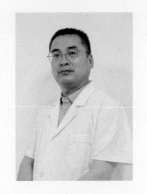

朱向东

宁夏医科大学中医学院院长，教授，博士生导师，中医学博士，中国中医科学院中医内科学博士后，全国高等中医药院校优秀青年，甘肃省普通高等学校青年教师成才奖获得者，甘肃省"飞天学者"特聘教授，国家级课程思政教学名师，师从中国科学院院士、国家973计划项目首席科学家仝小林，从事糖尿病及其并发症的研究和临床工作，主讲黄帝内经、中医基础理论、方药量效学等课程。主持国家自然科学基金3项，省部级科研项目15项，获省级科技进步奖等7项，公开发表学术论文150篇，其中SCI 8篇，主参编著作15部。现为中国健康管理协会糖尿病防治与管理专业委员会副会长，世中联方药量效研究专业委员副会长，世界中医药学会联合会态靶辨治专业委员会副会长，宁夏中医药学会方药量效研究专业委员会主任委员，宁夏中西医结合学会态靶辨治专业委员会主任委员，《中华中医药杂志》审稿专家，《西部中医药》编委。擅长中医药治疗2型糖尿病等内分泌代谢疾病。

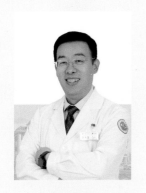

吴良勇

中医内科主任医师。第一批全国中医临床特色技术传承骨干人才，自治区青年拔尖人才，第一批宁夏优秀中医临床人才，石嘴山市"351人才"培养工程市级专家，石嘴山市卫生系统"三名"工程学科带头人，宁夏医师协会中医师分会第一届委员会副主任委员。擅长中西医结合诊治内分泌、心血管等内科疑难疾病。先后主持及参与自治区、市科研课题7项，获石嘴山市科技成果三等奖。发表学术论文10余篇，参编论著3部。

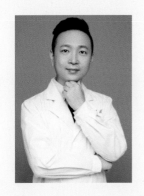

张　伟

中国农工民主党党员，副主任医师，甘肃中医药大学在站博士后（中国中医科学院广安门医院、北京大学基础医学院联合培养），师从中国科学院院士仝小林教授、"首都国医名师"冯世纶教授。中华中医药学会方药量效研究分会常委兼副秘书长。研究方向为神经内分泌疾病的中西医结合防治，主要从事雌激素低下导致脂质代谢紊乱的机制研究，临床擅长态靶辨治围绝经期肥胖、围绝经期认知功能障碍、卒中后遗症、糖尿病周围神经病变等，率先创立五苓散去桂加芍汤，并应用于临床。主持、参与各级课题9项，发表论文93篇。

常用降糖中药量效与临床

朱向东　吴良勇　张　伟　主编

科学出版社

北京

内 容 简 介

中医自古有云"中医不传之秘在量",药物剂量直接关乎中医的临床疗效。本书从常用的降糖中药中筛选整理了75味药物,包括本草记载、历代论述、名家经验、现代药理、降糖量效、验案选析等方面的内容,旨在为临床治疗糖尿病提供有益的参考。通过重视医案原文摘录和尊重医者的用药经验,本书力求使读者对常用降糖中药的运用及其量效关系有更深入的理解。

本书适用于中医临床医生、中医学子及糖尿病患者和相关爱好者。

图书在版编目(CIP)数据

常用降糖中药量效与临床 / 朱向东,吴良勇,张伟主编. — 北京:科学出版社,2024.6
ISBN 978-7-03-078430-8

Ⅰ.①常… Ⅱ.①朱…②吴…③张… Ⅲ.①糖尿病－中药疗法 Ⅳ.①R259.871

中国国家版本馆 CIP 数据核字 (2024) 第 082949 号

责任编辑:周 倩 冯 楠 / 责任校对:谭宏宇
责任印制:黄晓鸣 / 封面设计:殷 靓

科学出版社 出版
北京东黄城根北街 16 号
邮政编码:100717
http://www.sciencep.com
苏州市越洋印刷有限公司印刷
科学出版社发行 各地新华书店经销

*

2024 年 6 月第 一 版 开本:787 × 1092 1/16
2024 年 6 月第一次印刷 印张:26 1/2
字数:612 000
定价:180.00 元
(如有印装质量问题,我社负责调换)

《常用降糖中药量效与临床》
编 委 会

主 编

朱向东（宁夏医科大学）

吴良勇（石嘴山市中医医院）

张　伟（甘肃中医药大学）

副主编

岑　曦（甘肃中医药大学）

王　艳（甘肃中医药大学）

邵建柱（天津市北辰区西堤头镇社区卫生服务中心）

杨国华（石嘴山市中医医院）

马　科（宁夏医科大学）

王　燕（宁夏医科大学）

编 委

（按姓氏笔画排序）

马　玲（石嘴山市中医医院）

马　科（宁夏医科大学）

马　薇（石嘴山市中医医院）

马东升（石嘴山市中医医院）

王　燕（宁夏医科大学）

王剑锋（河南中医药大学）

王佳慧（甘肃中医药大学）

朱　斌（石嘴山市中医医院）

关晓文（白银市中西医结合医院）

苏　菲（甘肃中医药大学）

李　睿（石嘴山市中医医院）

李思诗（西安工会医院）

杨　霞（天水市中医医院）

杨冬玲（石嘴山市中医医院）

肖露露（三亚学院）

余　橦（北京中医药大学东直门医院洛阳医院）

宋　宁（定西中医药科技中等专业学校）

张媛媛（甘肃中医药大学）

周　楠（庆阳市中医医院）

柳　荣（江西中医药大学）

高鹏鹏（宁夏回族自治区中西医结合医院）

翟艳会（甘肃中医药大学）

薛笑笑（陕西中医药大学）

　　糖尿病是一种慢性内分泌代谢紊乱性疾病，是由遗传因素、免疫功能紊乱、饮食不当、运动缺乏等导致的，胰岛素抵抗和胰岛功能受损是两大病理基础。现代医学将糖尿病分为 1 型糖尿病和 2 型糖尿病，目前研究表明，胰岛素抵抗是 2 型糖尿病的主要特征，胰岛功能受损在 1 型糖尿病和 2 型糖尿病中均有出现。疾病早期没有明显的症状，仅在检查化验时表现为糖调节受损（IGR），包括空腹血糖受损（IFG）、糖耐量减低（IGT），其可单独或同时出现。随着疾病进展，患者开始出现典型的"三多一少"症状，进一步出现心、脑、肾、神经、眼睛、足等部位的并发症，从而威胁生命健康。对于糖尿病的治疗多采用饮食控制、运动、口服降糖药、注射胰岛素、服用中草药、基因疗法等，但并没有能完全逆转治愈的方法。流行病学调查发现目前糖尿病在全球发病率激增，且中国已成为糖尿病第一大国，给人民的生命和财产都带来了巨大威胁。

　　临床上常用降糖西药如双胍类、噻唑烷二酮类药物及磺脲类药物等，虽有一定疗效，但易出现耐用性低、副作用大等问题，如体重增加、低血糖风险、消化道反应、水肿等。祖国传统医学在糖尿病方面所进行的一系列研究表明，中医药对糖尿病在改善临床症状、控制并发症、提高患者生活质量和生存率方面均有较好的治疗作用。研究发现，天然药用植物中的萜类、黄酮类、多糖类、多肽、氨基酸、不饱和脂肪酸、生物碱和硫键化合物等成分均具有一定的降糖作用，其作用机制是多方面和多环节的。例如，类胰岛素样作用可改善胰岛 β 细胞功能，促进胰岛素分泌或改善胰岛素抵抗等。糖尿病属于中医学"脾瘅""消瘅""消渴"等范畴，根据《国际中医药糖尿病诊疗指南》《糖尿病中医防治指南》，糖尿病有"郁、热、虚、损"四大阶段，不同阶段的治则与治法不同，处方遣药也随之而变。而且中医自古有云"中医不传之秘在量"，中药剂量是中医处方的重要组成部分，药物剂量直接关乎中医的临床疗效。没有一定的量，就没有一定的质，也没有一定的效，适宜的剂量是确保用药安全有效的重要因素之一。王清任在《医林改错》中云："药味要紧，分量更要紧。"正说明了剂量在临床应用中的重要地位。

　　由此可见，中医治疗糖尿病简验便廉、疗效确切，已在实验和临床中证明，具有多靶点、整体调节、不良反应少、延缓并发症、疗效稳定等优势。在疾病不同阶段、针对不同的患者更能体现中医治疗糖尿病的灵活多变，通过不同药量以达到不同效果。基于此，我们编写了本书，目的是从已知常用的降糖中药中挖掘出降糖效佳、量变效变的中药用法，为临床治疗糖尿病提供有益参考。

限于时间和水平，书中如有不足之处，恳请各位同道批评指正，以便再版时修改！

编者

2024 年 1 月 3 日

CONTENTS | **目　录**

第三章　　补虚降糖药　　177

第一章
开郁降糖药

开郁降糖药主要用于治疗糖尿病"郁"的阶段，该阶段代表疾病早期，由于过食和少动形成以食郁为先导的气、血、痰、火、湿、食六郁，使机体处于一种郁滞状态。过食则谷气壅滞中焦，胃纳太过，脾运不及，土壅则木郁，肝气郁滞不行。加之少动，全身气机涩滞不畅，肝之疏泄不能，脾胃升降受阻，土壅木郁更甚。辨证见中土壅滞证或肝郁气滞证。中土壅滞证者临床表现为腹型肥胖，脘腹胀满，嗳气，矢气频频，苔白厚，脉滑；肝郁气滞证者临床表现为情绪抑郁，喜太息，胁肋胀满，脉弦。故治疗以清郁开郁为主。开郁降糖药主要在于调节中焦气机或疏肝解郁，如柴胡、夏枯草、桔梗、红曲、麦芽、荔枝核、鬼箭羽等。

柴　胡

【本草记载】

1.《神农本草经》　柴胡，主心腹，去肠胃中结气，饮食积聚，寒热邪气，推陈致新。久服，轻身明目益精。

2.《本草从新》　柴胡，宣发表里、退热升阳、解郁调经。苦微寒，味薄气升为阳，主阳气下陷。能引清气上行。而平少阳厥阴之邪热。

3.《本草蒙筌》　柴胡，味苦，气平、微寒。气味俱轻，升也，阳也，阴中之阳。无毒。州土各处俱生，银夏（州名，属陕西）出者独胜。根须长如鼠尾，一二尺余；香气直上云端，有鹤翔集。八月收采，折净芦头。疗病上升，用根酒渍；中行下降，用梢宜生。

4.《本草撮要》　柴胡，味苦辛，入足少阳经。功专入经达气，入络和血。升不上颠顶，下不散皮毛，故入胆而合其无出无入之性。得益气药则升阳，得清气药则散邪，阴虚火炎气升者禁用，外感生用，内伤升气酒炒用。根治中焦及下降用梢，有汗咳者蜜水炒。

5.《本草别说》　柴胡，唯银夏者最良，根如鼠尾，长一二尺，香味甚佳[1]。

【历代论述】

1.《名医别录》"一名山菜，一名茹草，一名芸蒿"，说明可能存在 3 种类型柴胡或 1 种柴胡有 3 种名称。

2.《本经逢原》 柴胡能引清阳之气，从左上升，足少阳胆经之药。胆为清净之府，无出无人，禁汗吐下，惟宜和解，以其经居半表半里。

3.《雷公炮制药性解》 柴胡，味苦，性微寒无毒，入肝、胆、心胞络、三焦、胃、大肠六经。主伤寒心中烦热，痰实肠胃中，结气积聚，寒热邪气，两胁下痛，疏通肝木，推陈致新。半夏为使，恶皂荚，畏女菀、藜芦，犯火无效。

4.《雷公炮炙论》 凡使，茎长软、皮赤、黄髭须。出在平州平县，即今银州银县也。西畔生处，多有白鹤、绿鹤于此翔处，是柴胡香直上云间，若有过往闻者，皆气爽。凡采得后，去髭并头，用银刀削上赤薄皮少许，却，以粗布拭了，细锉用之。勿令犯火，立便无效也。

5.《珍珠囊补遗药性赋》 柴胡，味苦，性平微寒无毒。升也，阴中之阳也。其用有四：左右两旁胁下痛；日晡潮热往来生；在脏调经内主血；在肌主气上行经。手足少阳表里四经之药也。

【名家经验】

1. 寇宗奭《本草衍义》曰："柴胡，……，《药性论》《日华子》皆言补劳伤，……，贻误无穷。"其反对柴胡可以"治劳"的理念。

2. 李时珍《本草纲目》曰："劳有五，……，惟劳在肺肾者，不可用耳。寇氏一概摈斥，殊非通论。"可见他支持柴胡具有补劳的功效。

3. 汪昂《本草备要》曰："肺劳亦用之者矣。"

4. 张锡纯《医学衷中参西录》曰："肝气不舒畅者，此能舒之；胆火甚炽盛者，此能散之。"

5. 张赞臣《本草概要》将柴胡归属于发表药，功效为解表和里、疏肝解郁、外阴调经[1]。

【现代药理】

1. 降血糖　现代药理学表明，柴胡皂苷 D 具有明显降血糖的作用，在大鼠实验中得到充分的证实，以高脂饮食联合小剂量链脲佐霉素（STZ）腹腔注射诱导建立 2 型糖尿病大鼠模型实验发现柴胡皂苷 D 可能通过抑制叉头框蛋白 O1（FoxO1）/过氧化物酶体增殖物激活受体 γ 辅激活因子 –1α（PGC–1α）信号通路激活从而降低血糖，抑制炎症，降低 2 型糖尿病大鼠胰岛素抵抗[2]。

2. 抗炎　柴胡具有明显的抗炎作用，主要通过刺激肾上腺，促进肾上腺皮质合成，分泌糖皮质激素来发挥作用。腹腔注射柴胡的有效成分柴胡皂苷（478 mg/kg）和柴胡挥发油（40 mg/kg）对由角叉菜胶所引起的大鼠足肿胀有明显抑制作用；肌内注射柴胡皂苷 50 mg/kg 能明显抑制由右旋糖酐引起的大鼠足肿胀；给豚鼠灌服柴胡 50 mg/kg，每日 1 次，连续 4 周，对由柯萨奇病毒 B（Coxsackie virus B）诱导的多发性肌炎有良好的治疗作用。临床以柴胡为主的复方搽剂外用也有很好的抗炎作用[3]。

3. 抗菌、抗病毒 在实验中证明，柴胡及其复方制剂对溶血性金黄色葡萄球菌、链球菌、霍乱弧菌、钩端螺旋体和结核杆菌有一定的抑制作用。北柴胡注射液及其蒸馏出的油状物对流感病毒有强烈抑制作用。柴胡皂苷 α 的体外实验也表明其对流感病毒有抑制作用。此外，柴胡还有抗结核杆菌作用，其注射液可治疗单纯疱疹性病毒角膜炎，能促进溃疡愈合、后层皱褶及实质层浸润水肿消失，同时也有助于视力恢复[3]。

【降糖量效】

1. 小剂量 柴胡入煎剂 6 ～ 9 g。适用于糖尿病早期，疾病多处于"郁"阶段。王建萍[4]以疏肝健脾、活血化瘀为治则，对 60 例糖尿病患者采用自拟方（柴胡 6 g，郁金 30 g，佛手 10 g，赤芍、白芍各 30 g，三棱 10 g，丹参 30 g，白术 10 g，山药 30 g，枳壳 10 g，黄精 15 g）治疗，治愈 38 例，占 63.3 %；好转 18 例，占 30.0 %，无效 4 例，占 6.7 %，总有效率为 93.3 %，证明此剂量的柴胡可有效治疗糖尿病和控制其发展。

2. 常规剂量 柴胡入煎剂 10 ～ 14 g。适用于糖尿病中期，此期阴液亏损，治疗应该以疏肝养阴为主。吴虹斌[5]为观察疏肝养阴法对糖尿病的疗效，将 67 例糖尿病患者随机分为治疗组（36 例）和对照组（31 例）。治疗组予口服疏肝养阴汤（含醋柴胡 10 g，赤芍、白芍各 20 g，川芎 10 g，木香 12 g，知母 10 g，葛根 15 g，乌梅 10 g，黄芪 15 g，全当归 10 g）200 mL，每日 2 次，同时口服消渴丸 8 粒，每日 3 次。对照组予口服消渴丸 8 粒，每日 3 次。疗程 2 个月。两组观察治疗 1 个疗程，治疗组的显效率显著优于对照组（$P < 0.05$），提示疏肝养阴法治疗糖尿病的疗效确切。

3. 大剂量 柴胡入煎剂 15 g 及以上。适用于糖尿病中晚期，此时机体处于湿热瘀阻的状态，脾虚生湿，多用疏肝健脾的药物。梁松健[6]对 80 例患者采用疏肝健脾法（柴胡 15 g，黄芪 30 g，山药 20 g，苍术 15 g，玄参 15 g，薏苡仁 20 g，太子参 15 g，鸡内金 15 g，白芍 15 g，川楝子 15 g）治疗，显效 49 例，占 61.25 %，有效 19 例，占 23.75 %，无效 12 例，占 15.00 %，总有效率为 85.00 %，说明柴胡疏肝健脾法治疗糖尿病疗效肯定。

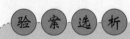

1. 柴胡小剂量验案[7]

余某，女，65 岁，2008 年 4 月 30 日初诊。

初诊：腹泻，每日 3 ～ 5 次，大便黏腻，味臭，伴怕热，易汗，自觉手足心热，口干乏力，头晕头痛，皮肤瘙痒，舌暗红，边有齿痕，苔薄黄腻，脉沉细弦数。既往有高血压病史 3 年。5 年前体检时发现血糖升高，空腹血糖 8.2 mmol/L，始终未用任何降糖药物治疗，仅通过调整生活方式干预，血糖维持尚可，2 年前患者无诱因出现腹泻。

中医诊断：消渴，腹泻；证属胃肠湿热。

西医诊断：糖尿病胃肠功能紊乱。

治法：清热利湿止泻。

处方：葛根芩连汤加减。

葛根 30 g	黄连 30 g	黄芩 30 g	干姜 6 g
怀牛膝 30 g	天麻 15 g	地龙 15 g	柴胡 9 g

水煎服，每日 1 剂，早晚分服。

二诊（2008 年 5 月 14 日）：患者服药 14 剂后复诊，当时大便溏，每日 2 次，怕热、头晕、头痛及皮肤瘙痒症状消失，予继用上方，黄连减为 15 g。患者再服药 14 剂后大便正常。

按：本案患者脾失健运，水湿停聚，郁久化热，湿热之邪积于胃肠，使传化失常，故腹泻，舌暗红，边有齿痕，苔薄黄腻，脉沉细弦数。热聚于内，易耗气伤津，故怕热，口干乏力，手足心热。热为阳邪，其性炎上，上扰神明，故头晕头痛。湿性黏滞，与热互结，留于肌表皮肤则皮肤瘙痒。方中葛根味甘辛，性平，入脾、胃经，既能解肌热，又能清肠热，还可升发脾胃清阳之气而止泻；小剂量柴胡亦能升阳，与葛根相配升阳而止泻；黄连味大苦，性寒而燥，正如徐灵胎所说"黄连至苦而反至寒，则得火之味与水之性，故能除水火相乱之病，水火相乱者湿热是也……惟黄连能以苦燥湿，以寒除热，一举而两得焉"；黄芩味苦，性凉，能清胃肠之热，坚阴以止泻；怀牛膝善引气血下注，能使浮越之热下行；天麻与怀牛膝相配可治阳热上扰之头晕头痛；地龙味咸，性寒，可清热息风通络，治热邪上扰之头晕头痛；大队寒凉之品中用干姜则可顾护脾胃。

2. 柴胡常规剂量验案[7]

王某，男，35 岁，2007 年 12 月 21 日初诊。

初诊：头颈部疖肿 2 个月未愈，色红高凸，无疼痛。形体肥胖，周身乏力，偶有胸闷不适，饮食正常，睡眠正常，二便调，舌暗红，苔黄腻，脉滑数。2007 年 12 月 20 日查空腹血糖 9.8 mmol/L，餐后血糖 10.8 mmol/L。

中医诊断：消渴；证属肝胃郁热，痰热蕴结。

西医诊断：2 型糖尿病。

治法：开郁清热化痰，辛开苦降。

处方：大柴胡汤合小陷胸汤加减。

柴胡 12 g	枳实 9 g	白芍 30 g	瓜蒌 30 g
清半夏 9 g	黄连 15 g	水蛭粉 6 g	鸡血藤 30 g
生大黄 3 g	土茯苓 30 g	黄芩 30 g	干姜 6 g

水煎服，每日 1 剂，早晚分服。

二诊（2008年2月15日）：以上方加减治疗2月余，全身乏力减轻，体重下降约3 kg，血糖较前下降，空腹血糖7.6 mmol/L左右，餐后血糖8.5 mmol/L左右。但头颈部疖肿增多，红肿高凸，根盘紧硬，疼痛明显，影响睡眠。小便短赤，大便偏干。舌暗红，苔黄，脉数。予五味消毒饮加减：紫花地丁30 g、野菊花30 g、蒲公英30 g、土茯苓30 g、五谷虫30 g、红曲9 g、黄连30 g、干姜9 g、生大黄6 g。

三诊（2008年2月21日）：患者服上方7剂，后颈部疖肿部分红肿消退，未生新疖肿，疼痛缓解。舌暗红，边有齿痕，苔黄，脉数。2008年2月20日查空腹血糖7.2 mmol/L，餐后血糖7.8 mmol/L。予上方加苦参、黄芩各30 g，皂角刺15 g，炮穿山甲*15 g。以本方加减治疗2个月，疖肿完全消退。

按：2型糖尿病多是由饮食不节或过食肥甘而致，食郁中焦有碍脾胃升降，脾主运化，肝主疏泄，脾胃气滞，肝疏泄不及形成肝脾气郁，气机升降受阻，水液代谢失常，运化不健，则水湿不化，津液不布，为湿为痰。痰性流利，无处不到，至头颈部，内结于里，蕴郁皮毛肌腠，日久化热形成疖肿。初诊时，血糖偏高是主要矛盾，虽有疖肿却无疼痛，故重在治本，以大柴胡汤合小陷胸汤加减，清热化痰，仅加土茯苓兼顾清热解毒。二诊时，血糖下降，但疖肿增多，且疼痛明显，故改用五味消毒饮加减，重在治热毒炽盛。《医宗金鉴》之五味消毒饮，功能清热解毒、消痈散肿，用治火毒结聚的痈疮疖肿，常能药到病除。在五味消毒饮祛邪治标的基础上，辅以土茯苓加强清热解毒之力，生大黄通腑泻热，同时加黄连清热泻火燥湿解毒，与干姜配伍辛开苦降以降血糖，五谷虫、红曲消膏降浊，此属兼顾治本之治。三诊疖肿有渐退之势，故在原方清热解毒、降血糖、清痰热的基础上，配伍穿山甲、皂角刺活血化瘀，消肿，排脓。

3. 柴胡大剂量验案[7]

佟某，男，25岁，2007年6月21日初诊。

初诊：双目干涩、疼痛，时有头晕，口干渴，全身乏力，溲黄便干，眠安。舌略红，苔干略黄，脉滑数。2007年1月30日查丙氨酸转氨酶（ALT）200 U/L，肝炎病毒检测均为阴性。形体肥胖，体重75 kg，身高170 cm，体重指数（BMI）25.95 kg/m²，既往发现血糖升高3年，脂肪肝4年。因未规律服药，ALT最高曾达500 U/L。

中医诊断：脾瘅，肥胖；证属肝胃郁热，湿瘀互结。

西医诊断：糖尿病，脂肪肝。

治法：疏肝清胃，祛湿化瘀。

处方：大柴胡汤加减。

柴胡15 g	黄芩30 g	生大黄6 g	黄连30 g
干姜6 g	知母30 g	乌梅15 g	生山楂30 g

水煎服，每日1剂，早晚分服。

---

*穿山甲现为国家保护动物，临床常用其他药物替代。

　　·二诊（2007 年 7 月 5 日）：服上方 14 剂后，双目干涩、疼痛消失，口干渴、乏力及便秘等症均减轻，仍时有头晕。2007 年 6 月 23 日查 ALT 314 U/L，天冬氨酸转氨酶（AST）161 U/L。上方加五味子 30 g、红曲 6 g、夏枯草 30 g、水蛭 6 g。

　　三诊（2007 年 9 月 6 日）：连续服药 2 个月后，头晕减轻，略感乏力，易汗出。2007 年 9 月 4 日查 ALT 145 U/L，AST 22 U/L。续以上方去夏枯草、水蛭，加虎杖 15 g、红参 6 g、神曲 30 g，红曲加量至 9 g。

　　四诊（2007 年 11 月 8 日）：继服药 2 个月后，患者无明显不适。2007 年 11 月 6 日查 ALT 42 U/L，AST 25 U/L。

　　后患者多次复诊，肝功能维持正常范围。

　　按：本案患者既有目痛、头晕等肝胆火旺之证，又具形体肥胖、大便秘结、口干、舌红苔黄等湿热中阻之阳明病症状，故在大柴胡汤清肝利胆、清泻腑热基础上，加用清热、活血之品，使其更符合脂肪肝患者肝胃郁热、湿热瘀阻的证候特点。方中大剂量柴胡苦辛微寒，归肝、胆经，疏肝理气，清肝退热；黄芩、黄连配合知母，清泻中、上二焦邪热，同时苦寒之性又可燥湿；乌梅生津止渴；生山楂既可消食积，祛浊气，又可散瘀血，有去宛陈莝之功；大黄苦峻走下，在大柴胡汤中既能泄热破结，荡涤气分邪热，使阻滞之气机通畅，蕴结之邪热消除，更能泄热化瘀，荡涤血分邪热，使蓄留之瘀血化解，膏浊瘀血假道阳明而出。

| 参考文献 |

[1]　王晖，张改霞，杨成民，等. 历代本草所用柴胡物种辨析［J］. 中草药，2018，49（20）：4928-4934.

[2]　宋萍，纳娜，王燕. 柴胡皂苷D对2型糖尿病大鼠胰岛素抵抗及FoxO1/PGC-1α通路的影响［J］. 中国免疫学杂志，2023，39（7）：1425-1430.

[3]　舒文将，姚昕利，陈宗游，等. 中药柴胡的药理研究与临床应用［J］. 广西科学院学报，2017，33（4）：268-273.

[4]　王建萍. 疏肝健脾活血化瘀法治疗2型糖尿病60例［J］. 河北中医，2001，23（2）：105.

[5]　吴虹斌. 自拟疏肝养阴汤治疗2型糖尿病36例临床观察［J］. 安徽中医临床杂志，2001（2）：81-82.

[6]　梁松健. 疏肝健脾法治疗2型糖尿病80例临床观察［J］. 河北中医，2003，25（6）：422-423.

[7]　仝小林. 糖络杂病论［M］. 北京：科学出版社，2010：157-202.

夏 枯 草

【本草记载】

1.《神农本草经》 夏枯草：味苦辛、寒。热瘰疬，鼠瘘，头创，破癥，散瘿，结气，脚肿，湿痹，轻身。一名夕句，一名乃东。生川谷。夏枯草，土瓜为使。

2.《本草衍义补遗》 补养血脉。

3.《食物本草》 夏枯草，味辛苦，寒，无毒……，嫩苗渝过，浸去苦味，油盐拌之，以作菹茹，极佳美。

4.《本草正》 味微苦，微辛。

5.《本草通玄》 久用亦防伤胃，与参、术同行，方可久服无弊。

6.《本草正义》 于宣泄肝胆木火之郁窒，而顺利气血之运行。凡凝痰结气、风寒痹着，皆其专职。

【历代论述】

1.《丹溪治法心要》 夏枯草大能散结气，而有补养厥阴血脉之功，能退寒热，虚者，尽可倚仗。

2.《寿世保元》 湿痹能瘳。

3.《医学纲目》 夏枯草大治瘰疬……若实者，以行散之药佐之，外施艾灸，亦渐取效。

4.《景岳全书》 夏枯草味微苦微辛，气浮而升，阴中阳也。善解肝气养肝血，故能散结开郁，大治瘰疬、鼠瘘、乳痈、瘿气，并治头疮、目疾。

5.《重庆堂随笔》 夏枯草，微辛而甘，故散结之中，兼有和阳养阴之功，失血后不寐者服之即寐，其性可见矣。陈久者其味尤甘，入药为胜。

6.《玉楸药解》 凉营泻热，散肿消坚。治仆伤、血崩、带下、白点、汗斑诸证。鲜者熬膏佳。

7.《东医宝鉴》 夏枯草，此草禀纯阳之气，得阴气则枯。有补养厥阴血脉之功。故治目疼如神者，以阳治阴也……主治白癜风，浓煎汤，日洗数次。

8.《罗氏会约医镜》 疗郁怒所成乳岩乳痈，一切肿痛俱效。

9.《医学秘旨》 盖半夏得阴而生，夏枯草得阳而长，是阴阳配合之妙也。

【名家经验】

1.楼全善　夏枯草治目珠疼，至夜则疼甚者，神效。或用苦寒眼药点上，反疼甚者，亦神效。盖目珠连目本，即系也，属厥阴之经也。夜甚，及用苦寒点之反甚者，夜与寒亦阴故也。

2.朱震亨　夏枯草有补养厥阴血脉之功……治厥阴目疼如神者，以阳治阴也。予周师目珠疼，及连眉棱骨痛，并头半边肿痛，遇夜则作，用黄连膏子点上，则反大疼，诸药不效。灸厥阴、少阳则疼随止，半月又发。又灸又止者月余，遂以夏枯草二两，香附二两，甘草四钱，同为细末，每服一钱五分，用茶清调服下咽，则疼减大半，至四五日良愈。

3. 重庆堂　散结之中，兼有和阳养阴之功，失血后不寐者，服之即寐。

4. 兰茂　夏枯草祛肝风，行经络，治口眼㖞斜；行肝气，开肝郁，止筋骨疼痛、目珠痛，散瘰疬、周身结核。

5. 朱良春　夏枯草能散郁火之蕴结，安神以定魄。常选夏枯草与半夏合用治不寐。

【现代药理】

1. 降血糖　研究表明，夏枯草水提物可能通过促进肝糖原合成，降低正常和四氧嘧啶糖尿病糖调节受损小鼠餐后血糖，提高其淀粉耐量，而对肝脏、肾脏组织无损伤作用 [1]。

2. 降血压　研究表明，通过测定给药前后自发性高血压大鼠（SHR）尾动脉压，发现给药 2 周后，夏枯草水提物高、低剂量组，卡托普利组大鼠的收缩压、舒张压均明显低于空白对照组。结果说明夏枯草水提物对 SHR 具有显著的降血压作用 [2]。

3. 调血脂　研究表明，分别以醇提物、格林苯脲、纯净水对糖尿病模型小鼠（采用 STZ 行尾静脉注射）进行 28 日的灌胃实验，观察小鼠空腹血糖、总胆固醇（TC）、甘油三酯（TG）、低密度脂蛋白胆固醇（LDL-C）和高密度脂蛋白胆固醇（HDL-C）含量，以及体重、采食量和采水量变化。研究发现，长期服用夏枯草醇提物能缓解糖尿病小鼠体重下降和多饮多食的症状，高剂量夏枯草醇提物组小鼠空腹血糖比实验初期降低 9.7%，高、低剂量夏枯草醇提物均能显著地降低糖尿病小鼠 TC、TG 和 LDL-C 含量，同时提高 HDL-C 的含量 [3]。

4. 抗氧化、清除自由基　研究表明，采用分光光度法研究夏枯草总黄酮的抗氧化活性时发现：在浓度为 0.12 mg/mL 时，对羟自由基（OH·）清除率达 96%；在浓度为 0.004 mg/mL 时，对 2, 2'- 联氮双（3- 乙基苯并噻唑啉 -6- 磺酸）二铵盐（ABTS）自由基正离子的清除率达 99%；在浓度为 0.01 mg/mL 时，对超氧阴离子自由基（$O_2^-·$）的清除率达 92%。结果说明夏枯草具有良好的抗氧化能力和自由基清除能力 [4]。

5. 抗肿瘤　研究表明，通过不同浓度的乙醇溶液提取夏枯草中的化学成分并处理，得到乙醇提取物，通过细胞增殖实验、A/J 小鼠化学预防实验、细胞凋亡检测实验等方法研究上述乙醇提取物的抗肿瘤活性，发现 60% 的乙醇 - 水溶液提取物具有较强的肺癌化学预防作用 [5]。

【降糖量效】

1. 小剂量　夏枯草入煎剂 6～10 g。不论糖尿病发展至什么程度，血糖控制达标，以及痰热、火毒等病理基础基本清除后，可用小剂量夏枯草长期控制血糖，清肝热 [2]。

2. 常规剂量　夏枯草入煎剂 11～29 g。适用于糖尿病中晚期，此时疾病多处于

"虚、损"阶段，以虚为主，火热不甚，补阴药中配伍适当量的夏枯草可达事半功倍之效[2]。

3.大剂量 夏枯草入煎剂30 g及以上，多为30～60 g。适用于糖尿病出现热性并发症时，此时疾病多处于"郁、热"阶段，以实证为主，虚证不甚，火热偏盛，表现为火热内盛之象，故治疗应以清泄火热为主，夏枯草用量宜大[2]。

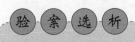

1.夏枯草小剂量验案[6]

患者，女，50岁，2016年4月7日初诊。

初诊：口渴多饮、乏力倦怠8年，双下肢轻度浮肿3周。患者既往健康，形体肥胖，食量大，8年前体检发现糖尿病，近期因搬家劳累过度出现双腿浮肿、麻木、视物模糊，查尿蛋白++，血肌酐正常，西医诊断为糖尿病肾病Ⅳ期，合并神经病变、视网膜病变，服用阿卡波糖合二甲双胍，血糖控制尚可。刻下：口咽干燥，食欲差，腰膝酸软无力，双下肢浮肿、麻木，疲乏倦怠，大便偏干如羊屎。舌质暗红，苔薄黄，脉细滑。

中医诊断：消渴，水肿；证属肝肾气阴两虚，络脉瘀阻。

西医诊断：糖尿病肾病。

治法：调补肝肾，益气养阴，化瘀散结。

处方：

生黄芪30 g	生地黄15 g	沙参15 g	夏枯草10 g
鬼箭羽10 g	土茯苓30 g	川芎10 g	生大黄3 g（后下）
丹参20 g	生薏苡仁30 g	仙鹤草30 g	当归10 g

30剂，水煎服，每日1剂，早晚分服。

二诊（2016年5月7日）：服药30剂，口渴、疲乏减轻，双下肢仍浮肿，大便每日1次，尿蛋白+，舌红，苔薄黄腻，脉弦细滑，稍数。原方加石韦20 g、猪苓10 g。30剂，水煎服，每日1剂。

三诊（2016年6月7日）：口渴、腰酸消失，舌质不红，苔黄稍减，脉弦细，尿蛋白+。守方治疗，30剂，水煎服，每日1剂。

四诊（2016年7月7日）：服药30剂，病情平稳，化验尿蛋白-。舌淡红，苔薄白微黄，脉弦细滑。嘱其继续守方治疗。

五诊（2016年8月7日）：病情持续稳定，精神状态良好，尿蛋白-。舌淡红苔白，脉缓。遂停汤药。

按：患者疲乏倦怠、视物模糊、腰膝酸软无力为肝肾气阴两虚；肝肾气阴亏虚，脾胃失养，运化失常故导致食欲差，口咽干燥，大便偏干如羊屎；肾虚不能主水液，水湿内停导致双下肢浮肿；津停血瘀，脉络瘀阻导致双下肢麻木；舌质暗红，苔薄黄，脉细滑为气阴亏虚有热之象。方中生黄芪、生地黄、沙参益气养阴；小剂量夏枯草在降血糖同时清肝热；当归、川芎、丹参、鬼箭羽、仙鹤草活血通络止血；生大黄通腑泻热；土茯苓、生薏苡仁清热解毒，健脾去湿，补气凉血清热。诸药合用，共奏调补肝肾、益气养阴、化瘀散结之效。

2. 夏枯草常规剂量验案[7]

宋某，女，46岁，会计。

初诊：睡眠障碍半年余，患者有糖尿病病史7年余，平素血糖控制尚可，半年前因工作任务突然加重出现入睡困难，每晚睡眠2～3 h，伴乏力、烦躁，时有烘热症状，月经量少，时有血块。近期血糖控制欠佳，空腹、餐后血糖均在10 mmol/L左右。面色少华，惆怅貌，二便尚可，舌红，苔薄，脉沉细。

中医诊断：消渴，不寐；证属阴虚痰扰夹瘀。

西医诊断：糖尿病。

治法：养阴祛痰化瘀。

处方：

百合 30 g	枸杞子 30 g	五味子 15 g	合欢皮 30 g
茯苓 20 g	知母 15 g	酸枣仁 30 g	川芎 15 g
黄连 15 g	淫羊藿 30 g	丹参 20 g	半夏 15 g
夏枯草 15 g	柴胡 15 g	香附 10 g	郁金 10 g

4剂，水煎服，每日1剂，早晚分服。

嘱患者放松心情，适当进行户外运动，远离喧嚣环境，食饮清淡。

复诊：患者失眠较前减轻，情绪较前稳定，烦躁缓解，仍时有烘热。患者告知预期5日后月经将至，予加当归15 g、生地黄10 g、栀子15 g，5剂。嘱患者月经至时，暂停服用，再诊时，患者每日已能睡5 h，月经已过，此次月经量较前多，夹杂血块较前多。后又在前方基础上调药3次，前后共服药20剂。患者每夜已能睡眠6 h左右，月经量较前稍多，已无血块，其他症状均有缓解。嘱患者查空腹及三餐后血糖：空腹血糖7～8 mmol/L，餐后血糖8.5 mmol/L左右。随访半年，以上诸症均未见复发。

3. 夏枯草大剂量验案[8]

王某，女，54岁，2009年4月29日初诊。

初诊：甲状腺功能异常1个月，血糖升高7年。2001年行肾上腺瘤手术时发现血糖偏高，诊断为糖尿病。2007年开始口服糖微康，未用其他药物，1个月前检查甲状腺功能发现三碘甲状腺原氨酸（T_3）、甲状腺素（T_4）升高，甲状腺抗体异常，患者拒绝服用西药。刻下：疲劳乏力，时有胸闷、心悸，易急躁，双眼干涩，眠差，因夜尿多影响睡眠，夜尿2～5次。大便1～2次/日。舌红，苔薄黄，舌底瘀，脉沉弦略数。既往：有溃疡性结肠炎病史 3 年，服中药 1 年，现已愈；有子宫肌瘤病史 5 年；2001 年行左侧肾上腺瘤手术。2009 年 3 月 25 日检查：总三碘甲状腺原氨酸（TT_3）3.47 nmol/L（1.01 ～ 2.95 nmol/L），总甲状腺素（TT_4）138.7 nmol/L（55.34 ～ 160.88 nmol/L），游离三碘甲状腺原氨酸（FT_3）7.49 pmol/L（2.76 ～ 6.3 pmol/L），游离甲状腺素（FT_4）22.24 pmol/L（10.42 ～ 24.3 pmol/L），促甲状腺激素（TSH）0.03 μU/mL（0.35 ～ 5.5 μU/mL）。抗甲状腺球蛋白抗体（anti–TGAb）207.7 U/mL（0 ～ 60 U/mL），甲状腺过氧化物酶抗体（TPO–Ab）>1300 U/mL（0 ～ 60 U/mL），ALT 20 U/L，AST 18 U/L。糖化血红蛋白 7.5 %，空腹血糖 8.6 mmol/L。甲状腺 B 超：甲状腺形态大小如常，表面光滑，包膜完整，内部回声不均匀，血供丰富。子宫 B 超：数个子宫肌瘤，最大为 29 mm×27 mm。乳腺 B 超：左乳外侧结节状增生。2009 年 4 月 3 日检查：核素扫描示甲状腺双叶饱满，摄镍功能显著增强，符合甲状腺功能亢进表现。

中医诊断：消渴，癥积；证属燥热津亏，气血郁结

西医诊断：糖尿病，甲状腺功能亢进，子宫肌瘤，乳腺增生。

治法：寒热平调。

处方：

玄参 30 g	浙贝母 30 g	夏枯草 45 g	生牡蛎 60 g（先煎）
莪术 15 g	清半夏 15 g	金樱子 30 g	黄芩 30 g
芡实 30 g	炒枣仁 30 g		

水煎服，每日 1 剂，早晚分服。

二诊（2009 年 6 月 17 日）：服药后睡眠改善明显，夜尿次数减少。但仍有胸闷、心悸，苔黄略腐腻，舌质暗红，脉略弦滑数。复查肝功能：ALT 22 U/L，AST 18 U/L。甲状腺功能：FT_3 2.85 pmol/L（2.76 ～ 6.3 pmol/L），FT_4 14.4 pmol/L（10.42 ～ 24.3 pmol/L），TSH 11.03 μU/mL（0.35 ～ 5.5 μU/mL），TT_3 1.79 nmol/L（1.01 ～ 2.95 nmol/L），TT_4 123.3 nmol/L（55.34 ～ 160.88 nmol/L），anti–TGAb 184.1 U/mL（0 ～ 60 U/mL），TPO–Ab>1000 U/mL（0 ～ 60 U/mL）。子宫 B 超：子宫肌瘤增大，最大为 32 mm×29 mm。糖化血红蛋白 7.2 %，空腹血糖 7.8 mmol/L。予初诊方去芡实、金樱子、炒枣仁，莪术增加至 30 g，并加雷公藤 30 g、鸡血藤 30 g、生甘草 30 g。

三诊（2009 年 7 月 27 日）：服药 1 个月内感冒 2 次，胸闷、心悸未缓解。2009 年 7 月 24 日复查，肝功能：ALT 101 U/L，AST 78 U/L。血常规：白细胞计数 $3.69×10^9$/L。甲状腺功能：TT_3 1.24 nmol/L（1.01 ～ 2.95 nmol/L），TT_4 84.3 nmol/L（55.34 ～ 160.88 nmol/L），FT_3 3.8 pmol/L（2.76 ～ 6.3 pmol/L），FT_4 14.73 pmol/L（10.42 ～ 24.3 pmol/L），TPO–Ab 503.6 U/mL（0 ～ 60 U/mL），anti–TGAb 140.3 U/mL（0 ～ 60 U/mL）。糖化血红蛋白 7.5 %，空腹血糖 8.6 mmol/L。予二诊方去雷公

藤、鸡血藤，加五味子 30 g、猫爪草 15 g，夏枯草增至 60 g。并嘱查自身免疫性肝炎相关抗体。

四诊（2009 年 9 月 30 日）：近 2 个月内未再感冒，胸闷、心悸减轻。复查：肝功能：ALT 38 U/L，AST 36 U/L。血常规：白细胞计数 4.21×10^9/L。甲状腺功能：TT_3 2.43 nmol/L（1.01 ～ 2.95 nmol/L），TT_4 89.6 nmol/L（55.34 ～ 160.88 nmol/L），FT_3 4.26 pmol/L（2.76 ～ 6.3 pmol/L），FT_4 21.56 pmol/L（10.42 ～ 24.3 pmol/L），TPO–Ab 269.4 U/mL（0 ～ 60 U/mL），anti–TGAb 101.6 U/mL（0 ～ 60 U/mL）。检查：自身免疫性肝炎。予三诊方五味子减为 15 g，夏枯草增加至 90 g。

五诊（2009 年 11 月 18 日）：无不适症状。复查：肝功能：ALT 26 U/L，AST 23 U/L。甲状腺功能：TT_3 1.25 nmol/L（1.01 ～ 2.95 nmol/L），TT_4 110.74 nmol/L（55.34 ～ 160.88 nmol/L），FT_3 4.52 pmol/L（2.76 ～ 6.3 pmol/L），FT_4 12.08 pmol/L（10.42 ～ 24.3 pmol/L），TPO–Ab 111.54 U/mL（0 ～ 60 U/mL），anti–TGAb 86.8 U/mL（0 ～ 60 U/mL）。糖化血红蛋白 6.8 %，空腹血糖 7.4 mmol/L。子宫 B 超：数个子宫肌瘤，最大为 26 mm×24 mm。予三诊方去掉五味子，夏枯草减为 30 g，莪术减为 15 g，加黄连 30 g。

六诊（2009 年 12 月 16 日）：患者无不适症状。复查，肝功能：ALT 22 U/L，AST 24 U/L。甲状腺功能：TT_3 1.28 nmol/L（1.01 ～ 2.95 nmol/L），TT_4 89.55 nmol/L（55.34 ～ 160.88 nmol/L），FT_3 3.22 pmol/L（2.76 ～ 6.3 pmol/L），FT_4 14.42 pmol/L（10.42 ～ 24.3 pmol/L），TPO–Ab 99.74 U/mL（0 ～ 60 U/mL），anti–TGAb 89.28 U/mL（0 ～ 60 U/mL）。糖化血红蛋白 6.4 %，空腹血糖 6.9 mmol/L。处方：玄参 30 g，浙贝母 30 g，生牡蛎 30 g，夏枯草 30 g，猫爪草 30 g，莪术 15 g，三七 6 g，葛根 45 g，黄芩 30 g，黄连 30 g，干姜 6 g，制水丸 9 g，日 3 次。

七诊（2010 年 3 月 20 日）：患者服水丸 3 个月，无不适症状。复查肝功能：ALT 24 U/L，AST 20 U/L。甲状腺功能：TT_3 1.58 nmol/L（1.01 ～ 2.95 nmol/L），TT_4 89.35 nmol/L（55.34 ～ 160.88 nmol/L），FT_3 5.36 pmol/L（2.76 ～ 6.3 pmol/L），FT_4 13.73 pmol/L（10.42 ～ 24.3 pmol/L），TPO–Ab 73.66 U/mL（0 ～ 60 U/mL），anti–TGAb 20.0 U/mL（0 ～ 60 U/mL）。糖化血红蛋白 6.2 %，空腹血糖 6.4 mmol/L。

按：本案患者患糖尿病数年，火热伤津耗气在先，甲状腺功能亢进发病后，则燥热更甚，阴津更亏，又因存在子宫肌瘤、乳腺增生，则燥热津亏、气血郁结是核心病机。并且患者 T_3、T_4、TPO–Ab、anti–TGAb 指标异常升高，而其本人拒绝西药治疗，故标本缓急中，当务之急是治疗其甲状腺疾病。初诊时以玄参、浙贝母、生牡蛎滋阴清火，夏枯草清火散结，莪术化瘀消积，金樱子、芡实益肾缩泉，炒枣仁养血安神。二诊时 FT_3、FT_4、TSH 已恢复正常，但甲状腺抗体指标仍异常升高，故加雷公藤 30 g，并配伍鸡血藤、生甘草佐制其毒性；因癥积（子宫肌瘤）增大，故将莪术用量增至 30 g 加强化瘀消癥功用；夜尿多、失眠明显改善，故去金樱子、芡实、炒枣仁。然而患者服药 1 个月后，虽然甲状腺抗体指标下降，但却出现明显肝功能异常，伴白细胞减少，怀疑与雷公藤所致肝损害有关，权衡利弊，去掉雷公藤、鸡血藤，并加五味子30 g护肝保肝，同时嘱患者查自身免疫性肝炎的相关检查。由于抗体指标仍显著升高，故将夏枯草剂量增加至60 g并加猫爪草15 g以替代雷公藤。服药2个月后，肝功能指标及白细胞计数恢复正常，由于检查提示患者有自身免疫性肝炎，因此不再应用雷公藤。在应用60 g夏枯草治疗过程中，患者未发生不良反应，故将夏枯草剂量增加至90 g，以进一步加强免疫调节作用。在应用90 g夏枯草治疗近2个月后，anti-TGAb、TPO-Ab指标显著下降，已基本接近正常，故五诊时果断将其剂量减为30 g。治疗至此，甲状腺疾病之紧急已缓解，治疗当标本兼顾，甲状腺疾病与糖尿病同治，故又加黄连30 g针对血糖升高。由于癥积（子宫肌瘤）亦较前缩小，故此诊将莪术剂量减至15 g。继续治疗1个月后，患者各项指标进一步改善，病情平稳，因此将处方改制为水丸，治疗3个月后，各项指标已基本正常。

| 参考文献 |

［1］ 郭英,李桂梅,郜明,等.夏枯草水提物对ICR小鼠餐后高血糖的影响［J］.东南大学学报（医学版）,2010,29（1）:70-73.

［2］ 李艳丽.夏枯草水提物对自发性高血压大鼠降压作用的研究［J］.中外医学研究,2012,10（30）:147.

［3］ 李晔,籍保平,郑杰,等.夏枯草提取物对链脲菌素致糖尿病ICR小鼠血糖及血脂影响［J］.食品科学,2006,27（6）:212-215.

［4］ 曹小燕,杨海涛.夏枯草总黄酮的抗氧化活性研究［J］.湖北农业科学,2016,55（9）:2316-2318.

［5］ 柏玉冰,李春,周亚敏,等.夏枯草的化学成分及其三萜成分的抗肿瘤活性研究［J］.中草药,2015,46（24）:3623-3629.

［6］ 肖遥,赵进喜.赵进喜治疗糖尿病肾病经验［J］.中华中医药杂志,2018,33（1）:159-162.

［7］ 张树桐,王德惠.王德惠治疗2型糖尿病合并失眠经验［J］.江西中医药,2013,44（3）:22.

［8］ 刘文科.仝小林教授应用消瘰丸治疗糖尿病合并甲状腺疾病验案三则［J］.四川中医,2013,31（1）:115-118.

桔　梗

【本草记载】

1.《神农本草经》　桔梗味辛微温。主胸胁痛如刀刺，腹满，肠鸣，幽幽惊恐悸气。生山谷；吴普曰：桔梗，一名符扈，一名白药，一名利如，一名梗草，一名卢如，神农医和苦无毒，扁鹊黄帝咸，岐伯雷公甘无毒，李氏大寒，叶如荠苨，茎如笔管，紫赤，二月生；案说文云：桔，桔梗，药名。广雅云：犁如。桔梗也。战国策云：今求柴胡，及之睾黍梁父之阴，则郄车而载耳。桔梗于沮泽，则累世不得一焉；桔梗，节皮为使，畏白芨，反龙胆，龙眼。

2.《本草经疏》　辛，微温。入手太阴、少阴，兼入足阳明胃经。主胸胁痛如刀刺，腹满，肠鸣幽幽，惊恐悸气。

3.《本草通玄》　桔梗之用，惟其上入肺经，肺为主气之脏，故能使诸气下降，世俗泥为上升之剂不能下行，失其用矣。

4.《本草崇原》　桔梗，治少阳之胁痛，上焦之胸痹，中焦之肠鸣，下焦之腹满。又惊则气上，恐则气下，悸则动中，是桔梗为气分之药，上中下皆可治也。

5.《本草求真》　桔梗，按书既载能引诸药上行，又载能以下气，其义何居？盖缘人之脏腑胸膈，本贵通利，一有寒邪阻塞，则气血不通，其在于肺，则或为不利，而见痰壅喘促鼻塞；其在阳明，则或风热相搏，而见齿痛；其在少阴，则因寒闭火郁，而见目赤喉痹咽痛；久而火郁于肺，则见口疮肺痈干咳；火郁上焦，则见胸膈刺痛；肺火移郁大肠，则见下痢腹痛，腹满肠鸣。总皆寒郁于肺，闭其窍道，则清不得上行，浊因不得下降耳。桔梗系开提肺气之药，可为诸药舟楫，载之上浮，能引苦泄峻下之剂，至于至高之分成功，俾清气既得上升，则浊气自下降，降气之说理根于是。

【历代论述】

1.《药征》　桔梗，主治浊唾肿脓也，旁治咽喉痛……仲景曰：咽痛者，可与甘草汤，不瘥者，与桔梗汤也。是乃甘草者，缓其毒之急迫也，而浊唾吐脓，非甘草之所主，故其不瘥者，乃加桔梗也。由是观之，肿痛急迫则桔梗汤，浊唾吐脓多则排脓汤。

2.《雷公炮炙论》　凡使桔梗，去头上尖硬二三分已来，并两畔附枝子，细锉，用百合水浸一伏时。漉出，缓火熬令干用。每修事四两，用生百合五分，捣作膏投于水中浸。

3.《药性论》　苦，平，无毒。治下痢，破血，去积气，消积聚，痰涎，主肺热气促嗽逆，除腹中冷痛，主中恶及小儿惊痫。

4.《珍珠囊补遗药性赋》　疗咽喉痛，利肺气，治鼻塞。

5.《名医别录》　苦，有小毒。利五脏肠胃，补血气，除寒热、风痹，温中消谷，疗喉咽痛。

6.《备急千金要方》 桔梗二两。水三升,煮取一升,顿服之,可治喉痹及毒气。

7.《简要济众方》 桔梗一两半。捣罗为散,用童子小便半升,煎取四合,去滓温服,治痰嗽喘急不定。

【名家经验】

1. 李杲 桔梗利胸膈,(治)咽喉气壅及痛,破滞气及积块,(除)肺部风热,清利头目,利窍。

2. 王肯堂 以其为舟楫之剂,上而不下,不用则不能引诸药至肺部。

3. 朱肱 治胸中痞满不痛,用桔梗、枳壳,取其通肺利膈下气也。

4. 裴正学 运用桔梗汤加减治疗扁桃体炎,基础方由生地黄 12 g、麦冬 10 g、玄参 10 g、桔梗 20 g、甘草 6 g、牡丹皮 6 g、薄荷 6 g、浙贝母 10 g、白芍 10 g、马勃 6 g 组成。

5. 施今墨 桔梗、杏仁药对常用于治疗痢疾初起,表现为半痢半粪者;黄芪、桔梗、生甘草药对常用于治疗疮疡久治不愈者。

【现代药理】

1. 降血糖 研究表明对于糖尿病大鼠,桔梗多糖能显著减少大鼠的进水量、进食量和尿量,并且大鼠体重显著增加,与模型组比较差异有统计学意义($P < 0.05$ 或 $P < 0.01$);桔梗多糖低、中、高剂量组空腹血糖较模型组明显降低($P < 0.05$ 或 $P < 0.01$),空腹胰岛素水平、胰岛素敏感指数及葡萄糖耐受能力明显增加($P < 0.05$ 或 $P < 0.01$);桔梗多糖还能提高肝组织超氧化物歧化酶(SOD)活性,降低丙二醛(MDA)含量($P < 0.05$ 或 $P < 0.01$),说明桔梗具有明显的降血糖作用[1]。

2. 抗氧化 桔梗总皂苷和桔梗皂苷 D 都具有较好的体外清除自由基的能力,具有比同等浓度的维生素 C 还强的活性,且呈浓度依赖关系,同时,与正常内皮细胞对照相比,桔梗皂苷 D 能明显提高一氧化氮(NO)浓度($P < 0.01$)、降低 MDA 浓度($P < 0.01$),并减少动脉细胞黏附分子 –1 和细胞黏附分子 –1 的表达($P < 0.01$),抑制单核细胞和内皮细胞的黏附作用($P < 0.01$)[2, 3]。

3. 止咳平喘 桔梗有很好的止咳平喘作用,这是其主要作用之一。研究表明,高、中剂量的桔梗水提液可使咳嗽潜伏期明显延长,咳嗽次数明显减少($P < 0.05$ 或 $P < 0.01$),低剂量的桔梗水提液对咳嗽潜伏期、次数也有所改善;同时给予高、中剂量桔梗水提液的小鼠气管酚红排泌量显著增加($P < 0.05$ 或 $P < 0.01$),低剂量也有增加趋势,由此说明桔梗水提液是通过增加呼吸道黏膜分泌量的方式,达到祛痰的目的[4]。

4. 抗炎 研究表明,桔梗皂苷 D 有抑菌作用,随着桔梗皂苷 D 浓度的增加,能使白念珠菌由孢子相向菌丝相改变逐渐减少,白念珠菌的黏附数、菌活力逐渐降低,上清液中白介素 –8(IL–8)和人 β– 防御素 2(HBD–2)蛋白含量及 KB 细胞中的 HBD–2 信使 RNA(mRNA)的表达量逐渐减少,说明桔梗皂苷 D 可降低白念珠菌,对口腔黏膜的感染可能与其参与口腔黏膜上皮细胞的免疫抑制作用有关[5]。

5. 抗肿瘤 研究表明,桔梗皂苷 D、桔梗皂苷 D₃ 和远志皂苷 D 均可抑制人肝癌

Bel-7402 细胞株、人胃癌 BGC-823 细胞株及人乳腺癌 MCF-7 细胞株的增殖，其中桔梗皂苷 D 抑制作用最强[6]。

【降糖量效】

1. 小剂量　桔梗入煎剂 6 ～ 10 g。桔梗开宣肺气，可引其他主药入肺经以利气。

2. 常规剂量　桔梗入煎剂 11 ～ 20 g。糖尿病患者有其并发症时，本品性升散，利膈气，为诸药之舟楫，根据患者症状所处方药着力于健脾、行气、化痰，再兼顾温肾阳、滋阴血、调枢机等功能。

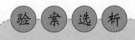

1. 桔梗小剂量验案[7]

李某，男，62 岁，2016 年 5 月 12 日初诊。

初诊：自诉患糖尿病 10 余年，平日性格内向，饮食过量，缺乏运动。近 2 个月神疲倦怠，乏力气短，五心烦热，盗汗，纳差腹胀，反酸烧心，大便干，3 日一行，睡眠欠佳，舌淡，苔少中间有裂纹，脉弦细数。

中医诊断：消渴；证属阴虚火旺。

西医诊断：糖尿病。

治法：滋阴清热，益气生津。

处方：

薤白 10 g	杏仁 10 g	炒枳壳 10 g	桔梗 10 g
生地黄 10 g	山茱萸 10 g	炒白术 20 g	怀山药 10 g
牡丹皮 10 g	生黄芪 30 g	生甘草 6 g	党参 30 g

14 剂，水煎服，每日 1 剂，早晚分服。

二诊（2016 年 5 月 26 日）：体力明显加强，食欲增强，腹胀反酸减轻，仍有五心烦热和盗汗，平日偶有手脚麻木，遂加丹参 15 g、葛根 20 g、知母 10 g、黄柏 10 g，30 剂。

2016 年 5 月 26 日随访血糖控制平稳，不适症状基本消失。

按：患者性格内向，不善倾诉，易忧思气结，气机紊乱，则脾胃运化失职，反酸烧心，脘腹胀闷，且患者多年糖尿病，平日饮食过量，缺乏运动，更易耗伤气阴致阴虚火旺、五心烦热、盗汗、手脚麻木，故方中调畅气机、养阴泄火而获效。中医认为久病伤肾，故加生地黄、山茱萸、怀山药等旨在滋补肾阴，知母、黄柏清热滋阴，丹参、葛根清热活血改善微循环，减轻手脚麻木，预防糖尿病周围神经病变。方中用小剂量桔梗清宣肺气，引诸药直达病所，使降血糖事半功倍。

2. 桔梗常规剂量验案[8]

陈某，女，33 岁，2017 年 6 月 20 日初诊。

初诊：妊娠 6 周，在当地妇幼保健院产检时，测空腹血糖 11.07 mmol/L，纳呆，腹胀，便溏，嗜睡。查体见舌体胖大，有齿痕，色暗红，苔薄黄，脉弦。实验室检查结果：尿糖 ++++，酮体 +。

中医诊断：消渴；证属脾肾两虚，气血亏虚。

西医诊断：2 型糖尿病，多囊卵巢综合征。

治法：健脾行气，温肾化痰。

处方：

柴胡 6 g	黄芩 15 g	桔梗 15 g	党参 15 g
白术 15 g	茯苓 15 g	杜仲 15 g	枸杞子 15 g
怀山药 15 g	黄芪 15g	山茱萸 15 g	炙甘草 8 g

7 剂，水煎服，每日 1 剂，早晚分服。

2017 年 8 月 1 日二诊时，尿糖降至 +++。在前方基础之上加蒸陈皮 6 g、熟附子 8 g（先煎）、菟丝子 15 g、巴戟天 15 g、鸡血藤 15 g、玉米须 15 g、益母草 15 g 等，继续调养，在 2017 年 9 月 22 日的检查中尿糖转阴，空腹血糖 7.0 mmol/L。最后成功分娩，母女平安。随访半年，血糖水平稳定，无复发。

按：彭万年教授从中医基础理论出发，认为糖尿病的发生发展及治疗与中医藏象中的"脾"有密切的关系。本案患者陈某素体偏虚，妊娠期间负荷较重，故反应更为明显。诊治中，彭万年教授对本案患者不建议用胰岛素或降糖药，认为胰岛素和降糖药有依赖性，不能从根本上调整患者的正常脏腑功能。根据患者症状所处方药着力于健脾、行气、化痰，再兼顾温肾阳、滋阴血、调枢机、养胎元。方中用常规剂量桔梗，载诸药达降血糖之功。

| 参考文献 |

［1］ 乔彩虹,孟祥顺.桔梗多糖降血糖作用及其机制［J］.中国老年学杂志,2015,35（7）：1944-1946.

［2］ 吴敬涛.桔梗皂苷的抗氧化及脂质调节作用研究［D］.济南:山东师范大学,2011.

［3］ 王茂山,吴敬涛.桔梗皂苷D对氧化型低密度脂蛋白诱导的内皮细胞氧化损伤的作用［J］.食品科学,2013,34（13）：293-296.

［4］ 梁仲远.桔梗水提液的镇咳、祛痰作用研究［J］.中国药房,2011,22（35）：3291-3292.

［5］ 朱立芬,王冰.桔梗皂苷D防御口腔黏膜上皮细胞感染白色念珠菌的作用［J］.中国病理生理杂志,2017,33（1）：161-165.

［6］ 李伟,齐云,王梓,等.桔梗皂苷体外抗肿瘤活性研究［J］.中药药理与临床,2009,25（2）：37-40.

［7］　李智.施小墨临床运用"调畅气机汤"经验举隅［J］.中国中医基础医学杂志，2017，23（3）：421-422.

［8］　罗晓筱，陈敏.彭万年从脾论治糖尿病经验［J］.广州中医药大学学报，2019，36（5）：738-741.

红　曲

【本草记载】

1.《本草纲目》　红曲，味甘性温，无毒，凡妇人血气痛及产后恶露不尽，擂酒饮之良。

2.《本草备要》　红曲，宣，破血。燥，消食。甘温色赤。入营而破血，燥胃消食，活血和血。治赤白下痢，跌打损伤，产后恶露不尽。红入米心，陈久者良。

3.《本草述钩元》　红曲，气味甘温，消食活血，健脾燥胃，下水谷。治赤白痢，女人血气痛，及产后恶血不尽。擂酒饮之，酿酒，破血行药势，杀山岚瘴气，治打扑损伤。方书治血郁蓄血，心痛、胃脘痛，有治脾胃营血之功，得同气相求之理。

4.《药用本草》　阴虚胃火盛，无食积瘀滞者不用。

5.《本草经疏》　性能消导，无积滞者勿用，善破血，无瘀血者禁使。

【历代论述】

《饮膳正要》　红曲味甘性平，无毒，功能健脾、益气、温中。

【名家经验】

1. 李时珍　人之水谷入胃，中焦湿热熏蒸，游溢精气，化为营血，此造化自然之妙也。红曲以白米饭杂曲面母，湿热蒸罨，即变为真红。此人造化之巧者也，故治脾胃营血，得同气相求之理。

2. 汪昂　红曲温燥，能腐生物使熟，故鱼肉鲊用之，不特取其色也。

3. 仝小林　认为红曲为治疗血脂偏高的靶药，可用于糖尿病、高尿酸血症等代谢性疾病合并血脂异常者，常用剂量为 3 ～ 15 g。

【现代药理】

1. 降血糖　动物实验表明，红曲可以降低正常大鼠、STZ 诱发的糖尿病模型大鼠及高果糖餐大鼠的血糖浓度，并认为红曲的降血糖作用是通过增加胰岛素分泌，改善胰岛素抵抗来实现的。红曲能降低非酒精性脂肪肝模型大鼠的胰岛素抵抗及高胰岛素血症，增加胰岛素敏感性。临床数据也表明，血脂康（红曲提取物制剂）降血脂作用疗效确切，同时对于非胰岛素依赖性糖尿病患者也有确切的疗效[1]。

2. 降血脂　红曲有多种次生代谢物，如莫那克林系列（K、J、L、M、X）、γ- 氨基丁酸、甾醇、氨基葡糖、皂苷、红曲色素、真菌毒素橘霉素、葡萄糖淀粉酶等。其中莫那克林 K 与降血脂关系尤为密切[2]。

3. 抗炎　研究发现，红曲对巴豆油致小鼠耳肿胀、角叉菜胶致大鼠足肿胀和棉球致小鼠腹腔肉芽肿均有显著的抑制作用。结果表明，红曲对急性和慢性炎症均有较强的抗炎作用，抗炎作用和洛伐他汀作用相近，强于布洛芬，而且应用小剂量即可达到较理想的抗炎效果。研究还发现，红曲可显著减轻胶原诱导性关节炎大鼠的关节肿胀程度，降低关节炎评分，减轻关节侵蚀破坏的程度。进一步研究红曲的抗炎机制表明，红曲对胶原诱导性关节炎大鼠滑膜组织中的单核细胞趋化蛋白 –1（MCP–1）、趋化因子［T 细胞激活性低分泌因子（RANTES）］和肿瘤坏死因子 –α（TNF–α）的表达有显著的抑制作用，并可显著降低胶原诱导性关节炎大鼠血清 TNF–α、IL–6、IL–8、γ 干扰素诱导蛋白 –10（IP–10）、MCP–1 和 RANTES 的水平，推测红曲可能是通过抑制炎症因子的表达而发挥治疗作用[1]。

4. 抗癌　目前已知红曲中富含多种抗肿瘤活性物质，如莫那克林 K、红曲色素（红曲橙色素、红曲红色素、红曲黄色素等）、酶类、多糖等，其能多靶向地防御并治疗肿瘤[2]。研究表明，洛伐他汀及其类似物对胰腺癌、乳腺癌、卵巢癌、肝癌、胆管癌、白血病、前列腺癌、直肠癌、膀胱癌及黑色素瘤等多种癌细胞有明显抑制作用，认为其主要机制包括抑制肿瘤细胞增殖及诱导细胞凋亡、降低肿瘤细胞侵袭与转移能力、抑制肿瘤血管生成的调控因子、放化疗增敏、逆转耐药等。红曲黄色素有选择性细胞毒活性，能促进人 HepG2 和 A549 癌细胞凋亡[1]。

【降糖量效】

1. 小剂量　红曲入煎剂 3 ～ 5 g。红曲消膏降脂，多用于糖尿病形体偏于肥胖者，胸膈热郁的阶段，此时小剂量的红曲消膏除降血脂外，还将血糖控制在正常范围。

2. 常规剂量　红曲入煎剂 6 ～ 15 g。多用于素有膏脂痰浊堆积壅滞，久则化热伤津，故痰热、浊热、膏热等蕴积为本，热伤阴津为标。此时常规剂量的红曲消膏降脂解浊，合理控制血糖。

3. 大剂量　红曲入煎剂 15 g 以上，适用于病程短，肥胖并伴高脂血症和脂肪肝的年轻患者，意在药专力宏，有效降脂化浊，常配合五谷虫、生山楂等。

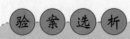
验　案　选　析

1. 红曲小剂量验案[3]

刘某，女，60 岁，2007 年 5 月 14 日初诊。

初诊：胸膈烦热，时觉胸闷，乏力，汗多，失眠，大便干结。舌紫暗，苔黄略厚，舌下经脉粗黑，脉沉。体重 62 kg，身高 157 cm，BMI 25.15 kg/m²，2005 年，患者外伤后至医院检查空腹血糖 6.5 mmol/L，餐后血糖 8.7 mmol/L，诊断为糖耐量减低。曾间断口服金芪降糖片、阿卡波糖，现仅饮食运动控制。2007年5月13日查空腹血糖5.6 mmol/L，餐后血糖9.4 mmol/L。2007年5月10日查糖化血红蛋白6.0 %。口服葡萄糖耐量试验：空腹6.8 mmol/L，1 h 11.5 mmol/L，2 h 10.2 mmol/L。

中医诊断：脾瘅；证属胸膈热郁，膏脂蓄积。

西医诊断：糖耐量减低。

治法：清泄郁热，消膏降浊。

处方：栀子干姜汤加减。

栀子30 g	干姜6 g	黄连30 g	生大黄6 g（包煎）
决明子15 g	红曲3 g	生山楂30 g	

水煎服，每日1剂，早晚分服。

二诊（2007年5月21日）：服药7剂，烦热、汗多减轻，仍失眠、大便干、胸闷。2007年5月15日查血生化：胆固醇（CHO）5.9 mmol/L。上方加全瓜蒌15 g、广郁金12 g。

三诊（2007年6月4日）：服药14剂，睡眠改善，入睡较前容易，胸闷、大便干好转较明显。2007年5月27日查空腹血糖5.5 mmol/L、餐后血糖8.3 mmol/L。上方去广郁金，加降香12 g、丹参30 g、炒枣仁30 g。

四诊（2007年7月5日）：服药30剂，诸症明显好转，近期血糖稳定，空腹血糖5～6 mmol/L、餐后血糖7～8 mmol/L。自初诊至今，体重下降4 kg。可改为丸剂服药3个月。

3个月后复诊，诸症若失，体重较最初已下降8 kg。2007年10月4日，口服葡萄糖耐量试验：空腹5.9 mmol/L、1 h 8.0 mmol/L、2 h 6.82 mmol/L。可不必服药，仅饮食、运动控制。

按：膏脂充溢，则形体偏于肥胖，胸膈热郁，则烦热、汗多、胸闷等。栀子、黄连、干姜辛开苦降，清泄胸膈郁热，生大黄、决明子通腑泄热，小剂量红曲配合生山楂消膏降浊，此四者为治肥胖常用药。二诊，加全瓜蒌、广郁金开胸散结理气。三诊，胸闷好转，可去开胸散结之广郁金，因尚存心络瘀阻，故加辛香活血疏络之降香、丹参，并加炒枣仁养血安神。至四诊，血糖基本控制于正常范围，病情稳定，故可以丸药巩固治之。

2. 红曲常规剂量验案[3]

张某，女，55岁，2008年4月27日初诊。

初诊：口干，不欲饮，大便干，2～3日一行，余无不适。2008年4月8日生化检查：γ-谷氨酰胺酶101 U/L、TG 6.92 mmol/L、CHO 6.7 mmol/L，空腹血糖12.3 mmol/L，身高163 cm，体重70 kg，BMI 26.35 kg/m^2，舌红，苔黄干，舌底瘀，脉弦细。

中医诊断：脾瘅；证属痰热伤津。

西医诊断：糖尿病，高脂血症。

治法：清化痰热，生津益阴。

处方：小陷胸汤加减。

黄连 45 g	瓜蒌仁 30 g	知母 60 g	葛根 30 g
天花粉 30 g	生山楂 30 g	红曲 9 g	决明子 30 g
生大黄 3 g	水蛭 9 g	生姜 3 片	

水煎服，每日 1 剂，早晚分服。

患者服药 21 剂，2008 年 5 月 27 日复诊。自诉口干减轻 80%，大便已正常，每日一行。服药 10 剂后，血糖明显下降，2008 年 4 月 25 日空腹血糖 6.4 mmol/L；2008 年 4 月 26 日餐后血糖 7.4 mmol/L。2008 年 5 月 15 日于北京医院查血生化：γ- 谷氨酰胺酶 70 U/L，空腹血糖 6.8 mmol/L，TG 1.72 mmol/L，CHO 4.03 mmol/L。自 2008 年 5 月 19 日停服中药，未服任何药物，2008 年 5 月 23 日空腹血糖 6.4 mmol/L，2008 年 5 月 24 日空腹血糖 6.0 mmol/L，餐后血糖 6.9 mmol/L，2008 年 5 月 26 日空腹血糖 5.7 mmol/L。1 个月内体重下降 4 kg。

按：患者形体肥胖，素有膏脂痰浊堆积壅滞，久则化热伤津，故痰热、浊热、膏热等蕴积为本，热伤阴津为标。然痰热不除，热源不清则伤津更甚，津液亏伤则口干难耐，故应标本同治，清化痰热兼以生津。黄连苦寒泄热，苦寒制甜，瓜蒌仁清化痰热；知母、天花粉、葛根生津益阴，此处用量较大，是因热势较盛，量小恐杯水车薪，无济于事；决明子通腑泄热，为减肥常用之品；生大黄、水蛭活血通络，同时生大黄兼以通腑消导；生山楂与常规剂量红曲消膏降脂解浊；生姜护胃，防苦寒伤中。本案亦是肥胖、血糖、血脂并调之治。

3. 红曲大剂量验案 [4]

姜某，男，37 岁，2007 年 8 月 20 日初诊。

初诊：患者于 1 年前体检时发现血糖升高，空腹血糖 11.6 mmol/L，服二甲双胍 250 mg 每日 3 次，现空腹血糖 6 ~ 7 mmol/L。刻下：周身乏力，易出汗，眠差，入睡困难，面色隐红，小便泡沫多，偶有手麻，夜间偶有胸闷、头晕、头疼，大便调。2007 年 7 月 24 日查空腹血糖 6.58 mmol/L，TG 17.9 mmol/L，CHO 10.1 mmol/L，LDL 3 mmol/L。既往有高脂血症 1 年，服阿托伐他汀钙片 40 mg 每日 1 次，共 1 个月，有高血压病史 4 年，血压最高 140/110 mmHg，服苯磺酸氨氯地平片 5 mg 每日 2 次，现血压 130/90 mmHg，有脂肪肝 5 年。身高 175 cm，体重 85 kg，BMI 27.76 kg/m²。舌红，苔黄腻，脉沉弦数。

中医诊断：脾瘅；证属肝胃郁热，痰热互结。

西医诊断：糖尿病，高脂血症，脂肪肝，高血压。

治法：清泄郁热，化痰通腑，消膏降浊。

处方：大柴胡汤合小陷胸汤加减。

柴胡 15 g	黄芩 30 g	生大黄 3 g	清半夏 15 g
黄连 30 g	瓜蒌仁 30 g	干姜 6 g	生山楂 45 g
红曲 30 g	神曲 30 g	五谷虫 30 g	炒枣仁 30 g
五味子 9 g			

水煎服，每日 1 剂，早晚分服。

二诊（2007 年 11 月 25 日）：患者服药 90 剂，自诉全身乏力、汗出症状减轻，小便中泡沫明显减少，停服西药降压药 1 个月，血压控制于 130/90 mmHg。2007 年 11 月 21 日查 TG 4.69 mmol/L，CHO 5.72 mmol/L，配合饮食运动，3 个月内，体重下降 12.5 kg（由初诊 85 kg 降至 72.5 kg）。

按：中土壅滞，影响肝之疏泄，土壅木郁，日久化热；肥胖患者，膏脂痰浊等积聚，积久化热，致血糖、血脂等异常增高；热伤津气，则乏力汗出，热扰心神，则入睡困难；面色隐红，胸闷、头晕，苔黄腻，脉弦数等均是肝胃郁热，痰热互结之象。故以柴胡、黄芩、黄连、生大黄清泄肝胃郁热；黄连、清半夏、瓜蒌仁清化痰热；黄芩、黄连、干姜、清半夏辛开苦降；大剂量红曲，以及生山楂、神曲、五谷虫消膏降脂消导化浊；生大黄通腑活血；炒枣仁、五味子宁心安神，酸敛气阴。本案为辛开苦降、开郁清胃、消膏降浊、通腑活血等多法综合并用，因而疗效显著。

┃参考文献┃

［1］周香珍，林书发，何书华.红曲药学评价研究进展［J］.中国现代中药，2016，18（7）：936-941.

［2］殷梦梅，叶晖，张学智.红曲单药及复方制剂治疗高脂血症的研究进展［J］.医学综述，2017，23（2）：344-347.

［3］成晓霞，陈泽雄.红曲抗肿瘤活性研究进展［J］.中国现代中药，2011，13（3）：43-45.

［4］仝小林.糖络杂病论[M].北京：科学出版社，2010：60-61.

麦　芽

【本草记载】

1.《本草纲目》 麦糵、谷芽、粟糵，皆能消导米面诸果食积。观造饧者用之，可以类推矣。但有积者能消化，无积而久服，则消人元气也，不可不知。若久服者，须同白术诸药兼用，则无害。

2.《本草述钩元》 在蘖下并列谷芽和麦芽。

3.《新修本草》 大麦出关中，即青稞麦，形似小麦而大，皮厚，故谓大麦，殊不似穬麦也。

4.《吴普本草》 一名穬麦，五谷之长也。

5.《本草求真》 麦芽味甘气温。又味微咸，能软坚。温主通行，故能消食化谷，及治一切宿食冷气，心腹胀满，温中下气除烦，止霍乱，消痰饮，破癥结等症。单服炒麦芽能回乳。

6.《新修本草》 穬麦作蘖，消食和中。

7.《日华子本草》 麦蘖温中下气，开胃止霍乱，除烦，消痰，破癥结，能催生落胎。

【历代论述】

1.《名医别录》 蘖，温，消食和中……大麦味咸，温微寒无毒。主治消渴，除热，益气调中。

2.《药性论》 大麦蘖味甘无毒。能消化宿食，破冷气，去心腹胀满。

【名家经验】

1. 张仲景 小建中汤中用麦芽（饴糖），饴糖药性甘温，入脾、胃、肺经，具有补中益气，缓急止痛，润肺止咳的作用。

2. 张锡纯 一年近四旬妇人，肋下常常作疼，饮食入胃常停滞不下行……此肝不升，胃不降也。为疏方用生麦芽四钱以升肝，生鸡内金二钱以降胃，连服十余剂，病遂痊愈。

3. 焦树德 认为麦芽炒焦用，消食化积的作用最大。

4. 陈念祖 泄泻之症……如食积，加麦芽、山楂炒黑。

【现代药理】

1. 降血糖 研究表明，将 β- 葡聚糖加入到大麦粉中使其含量达到 7.7 %，并制作成意大利面条，提供给 5 位先经断食的成人食用，食用后测定受试者的血糖和胰岛素反应，结果发现 β- 葡聚糖可以显著抑制餐后血糖的升高和胰岛素反应[1]。研究表明，富含大麦 β- 葡聚糖的饮食能够减缓机体对糖的吸收速度，推断原因可能是胰岛素浓度降低。

2. 治疗结肠炎 研究表明，麦芽中含有富含谷氨酰胺的蛋白质和富含半纤维素的纤维，这些物质对溃疡性结肠炎有治疗作用。Kanauchi 等[2] 研究显示麦芽可阻止小鼠结肠炎的发展并对抗体重的降低，同时血清 IL-6 和黏膜信号转导因子和转录激活因子 3（STAT3）表达量降低，并伴有肠黏膜损害的减轻。结果表明麦芽通过抑制 STAT3 的表达，增加胆酸盐的吸收来发挥抗结肠炎作用。研究显示麦芽及麦芽中的纤维可显著改善结肠炎症状，降低血清 α_1- 酸性糖蛋白水平，并显著增加盲肠中丁酸盐的含量，而麦芽中的蛋白质则不能。给予麦芽或同时给予麦芽和柳氮磺胺吡啶可显著加快结肠黏膜上皮的修复。结果提示麦芽中的纤维在抗结肠炎中发挥主要作用[3]。

3. 去极化肌肉松弛作用　研究表明，麦芽细根中含有一种毒素 Maltoxine，后知为 Candicine，即 ρ- 羟 -β- 苯乙基三甲铵盐基，其作用原理与十烃季铵（C_{10}）相似，属于一种快速的去极化肌肉松弛剂，既有去极化作用，又能降低肌肉对乙酰胆碱的敏感性，能降低肌膜及整个肌纤维的正常静息电位。在某些组织上还表现出烟碱样作用[4]。

4. 回乳与催乳　研究表明，乳汁的产生与妇女体内存在的催乳素（PRL，也称为泌乳素）的多少有密切关系，而 PRL 的分泌调节受松果体、下丘脑、卵巢激素、甲状腺激素及药物等多方面影响，其中与多巴胺能神经有关的药物可直接影响 PRL 的分泌[5]。麦芽中含有麦角胺类化合物，能够抑制 PRL 的释放，维生素 B_6 是吡哆醛 -5'- 磷酸盐的前体、氨基酸的氨基转移和脱羧作用的辅酶，能促进多巴向多巴胺转化，从而加强了多巴胺的作用。而麦芽中含有丰富的维生素 B_6，因此有人认为麦芽回乳是由于麦芽中维生素 B_6 的作用。

5. 治疗急慢性肝炎　研究表明，取大麦低温发芽的幼根（长约 0.5 cm），干燥后磨粉制成糖浆内服，每次 10 mL（内含麦芽粉 15 g），每日 3 次，饭后服。另适当加用酵母或复合维生素 B 片。一般以 30 日为 1 个疗程，连服至治愈后再服 1 个疗程。治疗 161 例，有效 108 例，无效 53 例，有效率为 67.1 %。其中急性肝炎 56 例，有效 48 例；慢性肝炎 105 例，有效 60 例。服用后肝痛、厌食、疲倦、低温等症状都有不同程度的改善，尤其对消除厌食更显著，有效病例的肝大大多有不同程度的缩小，转氨酶亦有不同程度的下降。服药后少数患者有口干、口苦、烦躁、腹泻等副作用。远期疗效有待继续观察[4]。

6. 助消化　研究表明，用麦芽水煎液，对无消化病病史的成人行胃内灌注，可以轻度增加胃酸分泌，对胃蛋白酶的分泌也有轻度促进作用[6]。

【降糖量效】

1. 麦芽常规剂量　麦芽入煎剂 6 ~ 20 g。可用于糖尿病各阶段，减弱机体对糖的吸收速度，可控制血糖。

2. 麦芽大剂量　麦芽入煎剂 21 g 及以上。可健脾益肾、生津止渴、降血糖，主治各类糖尿病。

验 案 选 析

1. 麦芽常规剂量验案[7]

患者，男，50 岁，2011 年 5 月 7 日初诊。

初诊：患者诉血糖升高 3 月余，查空腹血糖 8.86 mmol/L，糖化血红蛋白 7.2 %。刻下：头目眩晕，口干少津，多饮多尿，心中烦热，神疲乏力 2 月余，有时多饮、多尿现象不明显，心中偶尔烦热，神疲乏力，且形体瘦弱，腰酸肢软，舌红苔少而干燥，脉沉细。

中医诊断：消渴；证属气阴两虚。

西医诊断：糖尿病。

治法：益气养阴，滋肾生津。

处方：补气养阴降糖汤（自拟）加味。

红参 5 g（另炖）	白术 10 g	怀山药 10 g	黄精 10 g
元参 10 g	天冬 10 g	生地黄 10 g	天花粉 10 g
鸡内金 10 g	麦芽 10 g	荔枝核 15 g	北黄芪 30 g
地骨皮 30 g			

水煎服，每日 1 剂，早晚分服。

另口服二甲双胍片 0.25 g，3 次 / 日，饭后服用。用此方治疗至 2011 年 6 月 6 日。查空腹血糖 6.05 mmol/L，糖化血红蛋白 5.8%，临床治愈。2011 年 12 月 17 日随访，检查指标皆正常，症状也消失。

按：糖尿病发展到一定阶段，临床常表现为头目眩晕，口干少津，神疲乏力，形体瘦弱，腰酸肢软，舌红苔少而干燥，脉沉细，其基本病机多为气阴两虚，此时患者症状持续的时间也往往较长。其关键是治疗气阴两虚，且要长期治疗，方可收到明显效果。补气养阴降糖汤中红参、麦芽均有降血糖作用，麦芽含有丰富的消化酶及酵母菌，具有助消化止泻、降血糖的作用，常规剂量下的麦芽又可和中健脾。从中医角度来看，方中益气的有红参、北黄芪、白术、怀山药、黄精；养阴的有元参、天冬、生地黄、天花粉，这些是全方的核心部分，地骨皮清泄内燥；鸡内金、麦芽等健运中气。全方各药通力协同，针对气阴两虚证最为合拍，极其有效。总之，中西医结合治疗糖尿病效果明显。

2. 麦芽大剂量验案

患者，男，66 岁，2014 年 12 月 27 日初诊。

初诊：患者自诉患糖尿病多年，一直服用西药控制血糖。刻下：偶有胸闷，西医诊断为糖尿病、心肌缺血。自诉有便秘宿习。舌淡红，苔黄白，脉弦滑。

中医诊断：消渴；证属肝郁脾虚。

西医诊断：糖尿病。

治法：疏肝运脾，养血通脉。

处方：疏肝运脾药物加减。

当归 30 g	黄芪 10 g	生何首乌 10 g	柴胡 5 g
生麦芽 30 g	白术 10 g	茯苓 10 g	蒺藜 12 g
山药 20 g	丹参 30 g	厚朴 10 g	槟榔 10 g

5 剂，水煎服，每日 1 剂，早晚分服。

忌食肥甘、油腻、辛辣，并嘱每日清晨起床后先饮半杯温开水，然后按时［卯时（早晨 5 时至 7 时），为大肠经当令］如厕。

二诊：药后大便通畅，身体亦觉轻松，脉略显舒缓。上方去厚朴、槟榔，加党参 10 g、生地黄 15 g。连续服药月余，诸症消失；其间某日服降糖药后，觉头昏眼花心慌等不适感，自知为降糖药服用过量所致，食馒头后缓解。后嘱其逐渐减少降糖药物的用量，直至停服中药的前几日已停服降糖西药，血糖监测仍正常。嘱其平时少坐车，多散步，忌食肥甘，保持良好的心态，养成良好的生活习惯，并继续定期监测血糖。

　　按：患者有便秘宿习，此为一大隐患，危害良多，宜首先解决。方中当归、丹参养血通脉，二药携手能下润大肠，上通心脉，为治疗年老便秘及胸痹心痛的要药；生何首乌能养血润肠通便；便秘宿习日久，故以厚朴、槟榔、茯苓消积导滞除湿。年老体衰故需用白术、山药、黄芪健脾益气守中，以防过度滑肠；大剂量生麦芽配合柴胡、蒺藜能疏肝养肝，助脾胃运化。二诊大便通畅，宿积已去，故去厚朴、槟榔，加党参、生地黄以养阴益气固本。如此调理月余，体内瘀滞渐除，肝脾疏泄运化功能复常，血糖逐渐下降，身体亦逐渐康复。

| 参考文献 |

［1］　杨延超.大麦芽活性多糖的分离及结构解析［D］.无锡：江南大学，2012.

［2］　Kanauchi O，Serizawa I，Araki Y，et al. Germinated barley foodstuff, a prebiotic product, ameliorates inflammation of colitis through modulation of the enteric environment［J］. J Gastroenterol, 2003, 38（2）：134–141.

［3］　Fukuda M，Kanauchi O，Araki Y，et al. Prebiotic treatment of experimental colitis with germinated barley foodstuff：a comparison with probiotic or antibiotic treatment［J］. Int J Mol Med, 2002, 9（1）：65–70.

［4］　江苏新医学院.中药大辞典［M］.上海：上海科学技术出版社，1986：1021.

［5］　黄李梅.散瘀回乳方［J］.广西中医药，2001，24（1）：48.

［6］　王亚红.麦芽在临床中应用说略［J］.河南中医，2003，23（1）：60.

［7］　陈小伟.中西医结合治疗糖尿病的疗效观察［J］.中国药物经济学，2014，9（8）：77–78.

荔 枝 核

【本草记载】

　　1.《本草经疏》　其味苦温而下气，所以能入肾与膀胱，除因寒所生之病也，疝气方中多用之。

2.《本草衍义》记载荔枝核酒，"调服可治疗心痛及小肠气"。

3.《本草纲目》荔枝核入厥阴，行散气滞，其实双结而核肖睾丸，故其治癫疝卵肿，有述类象形之义。

【历代论述】

1.《施今墨对药临床经验集》橘核沉降，入足厥阴肝经，功专行气、散结、止痛；荔枝核善走肝经血分，功擅行气、散寒、止痛。二药参合，专入肝经，直达少腹，祛寒止痛、散结消肿之功益彰。

2.《本经逢原》惟实证为宜，虚者禁用。以其味苦，大伤胃中冲和之气也。

3.《本草分经》甘、涩，温。散滞气，辟寒湿，治胃脘痛，形肖睾丸，故亦治颓疝、卵肿。煅用。

【名家经验】

1. 张景岳 主治心腹胃脘久痛：荔枝核 3 g，木香 2.4 g，上药为末，每服 3 g，清汤调服。现今临床用治肋间神经痛：荔枝核（烧炭存性捣碎）、广木香各 6 g 水煎服，每日 2 次。

2. 危亦林 用治肾大如斗：舶上茴香、青皮（全者）、荔枝核等分。锉散，炒，出火毒，为末。酒下二钱，日三服。

3. 陈自明 蠲痛散治血气刺痛：荔枝核（烧存性）半两，香附子一两。上为末。每服二钱，盐酒送下。

【现代药理】

1. 降血糖 荔枝核的降糖作用一直受到世界的广泛关注。研究发现，用荔枝核水提取液给小鼠灌胃，通过实验证明，荔枝核不但能降低正常小鼠的血糖值，而且可以降低四氧嘧啶所致小鼠的高血糖，其治疗效果与格列本脲和苯乙双胍基本类似。荔枝核水提取物及醇提取物能拮抗肾上腺素、葡萄糖和四氧嘧啶所致的高血糖；降低糖尿病 - 高血脂小鼠血糖；但是不能降低高血脂小鼠和正常大鼠的血糖，因此推断荔枝核的降糖机制与双胍类降糖药物的作用机制类似。此外，荔枝核皂苷提取物可以明显抑制糖异生，使得血清 TG 和 CHO 的水平均明显降低，肝糖原的含量也明显升高，由此判断荔枝核皂苷提取物对正常小鼠具有调节血脂和血糖的作用[1]。

2. 降血脂 郭洁文等[2] 在四氧嘧啶所致高血脂、高血糖和糖尿病动物模型上，证实荔枝核水提取物和醇提取物均能降低模型动物的血清 TG 和 CHO，提高 HDL-C 含量和 HDL-C 与 CHO 的比值，实验表明可抑制脂质过氧化反应和减弱自由基损伤，并产生协同调血脂和降血糖的药理作用。郭洁文等根据实验研究证实，荔枝核皂苷和罗格列酮能降低口服葡萄糖耐量试验 2 h 血糖值和空腹血糖值，并能显著降低 TC、TG、LDL-C 含量，提高 HDL-C 含量，其作用机制是通过改善高脂血症 - 脂肪肝致胰岛素抵抗模型大鼠的葡萄糖耐量。

3. 护肝 成秋宸等[3] 采用胆总管结扎建立继发性胆汁淤积性肝纤维化大鼠模型，

以此研究荔枝核总黄酮对血清 ALT、AST 的影响。结果显示实验组 ALT、AST 均低于模型组，且病理结果显示荔枝核总黄酮组肝纤维化程度明显改善，该结果提示了荔枝核总黄酮有较好的抗肝纤维化作用。证明荔枝核具有护肝的药理作用。

4. 抗肿瘤　林妮等[4]采用在小鼠腋下接种瘤株的方法，复制 S180、EAC 及肝癌细胞荷瘤动物模型，结果证明，荔枝核对 S180、EAC 和肝癌细胞的生长抑制作用明显，荔枝核具有抑制小鼠 S180、EAC、肝癌细胞的作用；具有抑制小鼠 S180、EAC 体内、体外细胞生长的作用；并且可以促进肿瘤细胞凋亡，从而起到抗肿瘤的作用。

【降糖量效】

1. 常规剂量　荔枝核入煎剂 6 ～ 15 g。常配伍陈皮，治疗糖尿病及其并发症夹有气滞血瘀，其中荔枝核味甘、微苦，性温，能入血化滞。

2. 大剂量　荔枝核入煎剂 16 ～ 60 g。适用于糖尿病神经源性膀胱急症，小腹胀痛甚，意在理气通络、疏肝理气，助膀胱气化。

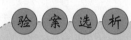

验　案　选　析

1. 荔枝核常规剂量验案[5]

患者，女，72 岁，2018 年 12 月 10 日初诊。

初诊：患者 20 年前因冠心病住院，其间发现血糖升高，诊断为 2 型糖尿病，出院后一直规律使用胰岛素治疗，空腹血糖控制在 9 ～ 12 mmol/L，餐后 2 h 血糖控制在 12 ～ 20 mmol/L。无尿意，排尿无力，无法蹲位排便，痛苦异常。无尿急，无尿痛，无尿失禁。口干，口不渴，大便时干时溏。舌暗淡，苔薄白，脉沉细弦。

中医诊断：脾瘅，癃闭；证属气虚血瘀。

西医诊断：糖尿病神经源性膀胱。

治法：益气活血通络，化瘀利尿。

处方：自拟方。

| 黄芪 30 g | 桂枝 9 g | 橘核 15 g | 荔枝核 15 g |
| 沉香粉 3 g | 葶苈子 30 g | 竹叶 15 g | 生大黄 3 g |

水煎服，每日 1 剂，早晚分服。

患者服药 14 剂后，恢复排尿感，可蹲位排尿，尿量正常。患者回家乡后继服上方 14 剂，2 个月后随诊，患者已完全恢复正常。

按：患者高龄，津液不足，气血亏虚，辨病属于仝小林院士糖尿病络病中郁热虚损的"虚损"阶段，病消渴日久，虚而至瘀，络脉阻塞，损及膀胱络脉，并发糖尿病神经源性膀胱。发病起初缘于与家人争吵，忧郁恼怒，肝气不疏，中焦气机逆乱，致使膀胱气化失利、小便不通，气虚推动无力，则小便无力，即使蹲位也无法排尿。荔枝核行气疏肝开中焦郁结而利尿，且控制血糖，全方上中下三焦并治，标本兼治，补中有泄，予邪以出路，气盛则水津四布，方中使用常规剂量荔枝核，使得瘀血消散，气机恢复正常，小便通利，血糖亦平稳下降。

2. 荔枝核大剂量验案[6]

王某，男，54岁，2008年11月12日初诊。

初诊：2006年患者无明显诱因出现全身乏力，住院治疗时发现空腹血糖11 mmol/L，初步诊断为糖尿病，开始口服药物二甲双胍等；2007年10月22日因尿不尽，尿流量变细在北京大学第一医院住院治疗，诊断为糖尿病神经源性膀胱，前列腺囊肿。刻下：小便不畅，排尿无力，尿流变细，小腹胀痛，排尿时明显。舌暗红，舌体胖大，边有齿痕，苔黄厚腻，脉弦滑数。既往有脂肪肝2年。身高172 cm，体重75 kg，BMI 25.4 kg/m²。

中医诊断：脾瘅，癃闭；证属下焦湿热，胞络瘀阻。

西医诊断：糖尿病神经源性膀胱，前列腺囊肿。

治法：清利湿热，活血通络利尿。

处方：滋肾通关丸加减。

黄柏 30 g	知母 30 g	川桂枝 30 g	橘核 30 g
荔枝核 30 g	琥珀粉 3 g（分冲）	三七 9 g	酒大黄 3 g
生姜 3 片			

30剂，水煎服，每日1剂，早晚分服。

二诊（2008年12月15日）：服药30剂，小便不畅，排尿无力缓解70%左右。现睡眠质量差，多梦，早醒，耳鸣如蝉，安静时明显，腰酸不适。上方加葛根60 g，山茱萸、肉桂各30 g。

三诊（2009年2月2日）：服药40余剂，小便基本正常，耳鸣消失，睡眠明显好转。

按：下焦湿热，血行不畅，滞而为瘀，湿、热、瘀三者互结于膀胱胞络，致膀胱无法正常行使气化之职，而见小便不畅，尿流变细等。故治以清利湿热，活血通络以利尿。滋肾通关丸出自《兰室秘藏》，李东垣释曰："热在下焦而不渴，是绝其流而溺不泄也，须用气味俱厚，阴中之阴药治之，《素问》云：无阳则阴无以生，无阴则阳无以化。又云：膀胱者州都之官，津液藏焉，气化则能出矣。无液癃秘，是无阴则阳无以化也，须用知柏大苦寒之剂，桂一钱为引，服之须臾，前阴若刀刺火烧，溺如涌泉而愈。"此处黄柏清下焦湿热、火热，以川桂枝易肉桂，重在化膀胱腑气；橘核、荔枝核、琥珀粉、三七、酒大黄理气活血通络，化瘀利尿。二诊，出现耳鸣、腰酸、睡眠质量差等肾之阴阳失调，清阳不升之象，故加葛根升清阳，舒筋络，山茱萸、肉桂调补阴阳。至三诊，排尿不畅症状已基本痊愈。

| 参考文献 |

［1］ 郭放.荔枝核多糖降糖活性部位的化学结构研究［D］.长春：长春中医药大学，2012.

［2］ 郭洁文，廖惠芳，潘竞锵，等.荔枝核皂苷对高脂血症－脂肪肝大鼠的降血糖调血脂作用［J］.中国临床药理学与治疗学，2004，9（12）：1403-1407.

［3］ 成秋宸，赵永忠，肖绪华，等.荔枝核总黄酮改善胆总管结扎大鼠胆汁淤积症状的研究［J］.天津医药，2014，42（3）：224-227，229.

［4］ 林妮，肖柳英，潘竞锵，等.荔枝核对小鼠S180、EAC肿瘤细胞Bax和Bcl-2蛋白表达的影响研究［J］.中国药房，2008，19（15）：1138-1141.

［5］ 杜林，顾成娟.橘核、荔枝核、沉香粉治疗糖尿病神经源性膀胱—仝小林三味小方撷萃［J］.吉林中医药，2020，40（7）：854-857.

［6］ 仝小林.糖络杂病论[M].北京：科学出版社，2010：139-140.

鬼　箭　羽

【本草记载】

1.《神农本草经》 卫矛味苦寒。主女子崩中下血，腹满汗出，除邪，杀鬼毒虫注。一名鬼箭。生山谷。吴普曰：鬼箭一名卫矛，神农黄帝桐君苦无毒，叶如桃如羽，正月二月七月采，阴干，或生野田。名医曰：生霍山，八月采，阴干。案广雅云：鬼箭，神箭也。陶弘景云：其茎有三羽，状如箭羽。

2.《本草衍义》 所在山谷皆有之，然未尝平陆地见也。

3.《本草蒙筌》 深山谷多产，平陆地决无。

4.《本草品汇精要》 鬼箭羽黄褐色。味苦，性浅寒。气薄味厚阴也。

5.《本草经集注》 而为用甚稀，用之削取皮及羽也。

6.《唐本草》 疗妇人血气。

7.《日华子本草》 通月经，破癥结，止血崩、带下，杀腹脏虫，及产后血绞肚痛。

8.《本草述》 鬼箭羽，如《本经》所治，似专功于女子之血分矣。又如苏颂所述古方，更似专功于恶疰及中恶气之毒以病于血者也。第方书治女子经闭有牡丹皮散中入此味，而治男子胀满有见睍丸，亦用此味，即苏颂所述古方之治，犹未言专治女子也。大抵其功精专于血分，如女子固以血为主，较取效于男子者更为切中耳。苏恭谓疗妇人血气大效，非无据也。

【历代论述】

1.《本经逢原》 鬼箭，专散恶血，今人治贼风历节诸痹，妇人产后血晕，血结聚于胸中，或偏于胁肋少腹者，四物倍归，加鬼箭羽、红花、玄胡索煎服。以其性专破血，力能堕胎。

2.《雷公炮炙论》　凡使，勿用石茆，根头真似鬼箭，只是上叶不同，味各别。

3.《名医别录》　主中恶腹痛，去白虫，消皮肤风毒肿，令阴中解。

4.《开元广济方》　单行鬼箭汤（鬼箭五两，水六升，煮取四升，去滓）服八合，日三服。亦可烧灰作末，水服方寸匕，日三，可治疗妇人乳无汁。

5.《太平圣惠方》　鬼箭羽散可治恶疰心痛或刺腹胁或肩背痛无常处，鬼箭羽、桃仁（汤浸，去皮、尖，麸炒微黄）、赤芍药、鬼臼（去须）、陈橘皮（汤浸，去白瓤，焙）、当归（锉，微炒）、桂心、柴胡（去苗）、朱砂（细研）各一两，川大黄二两（锉，研，微炒）。上药，捣细罗为散，入朱砂，研令匀。每服，不计时候，以温酒调下一钱。

【名家经验】

1. 杨时泰　鬼箭羽大抵其功精专于血分。

2. 周仲瑛　鬼箭羽通经脉、散瘀滞，疏利周身气机，促使津液正化，改善血液循环，促进新陈代谢，治疗糖尿病（消渴）、冠心病（胸痹）、类风湿关节炎（痹证）等病效果甚好，是理想的活血药。

3. 朱良春　鬼箭羽味苦善于坚阴，性寒入血，又擅清解阴分之燥热，对糖尿病之阴虚燥热者，每于辨治方中加用鬼箭羽30 g，能止渴清火，降低血糖、尿糖，屡收佳效。因其具活血化瘀之功，对糖尿病并发心、脑血管和肾脏、眼底及神经系统等病变，有改善血液循环、增强机体代谢功能等作用，既能治疗，又可预防，实为糖尿病之上选药品。

【现代药理】

1. 降血糖　近年来鬼箭羽在糖尿病的治疗中被广泛应用且疗效突出，其单味及复方活性成分均有较好疗效。鬼箭羽降血糖作用明显，可能的机制是提高胰岛素与受体亲和力、刺激胰岛素分泌、增加胰岛素耐受力、改善受损伤胰岛β细胞功能、降低机体对胰岛素拮抗性等。鬼箭羽乙酸乙酯和正丁醇提取部位可显著抑制醛糖还原酶（AR）的功能，AR是多元醇通路的限速酶，多元醇通路与糖尿病慢性并发症关系密切[1]。近年来的研究虽然已从鬼箭羽的水提取物、醇提取物中分离并确定了一些降血糖活性成分，但由于各实验室采用了不同的分离分析法，所获得的降血糖有效成分在化学结构等定性方面仍需进一步鉴定和统一[2]。

2. 抗心肌缺血　研究者利用各种色谱法和理化性质鉴定了鬼箭羽抗心肌缺血有效部位的化学成分和结构，并分离出5个化合物，分别为丁香酚苷、金丝桃苷、吡喃葡萄糖基苯乙醇、吡喃葡萄糖氧基乙酮、橙皮苷[3]。在对心血管系统作用方面，单味鬼箭羽即可起到降低全血黏度、增加小鼠抗缺氧时间的作用，卫矛属其他植物如扶芳藤也有较好疗效，说明传统的活血化瘀药在治疗糖尿病并发症方面也有较好的作用[1]。

3. 降血压　研究表明，复方鬼箭羽汤（由鬼箭羽、葛根、丹参、当归、制大黄、黄连等药物组成）治疗前后患者收缩压、舒张压、胰岛素敏感指数、空腹血清胰岛素、血液流变学各项指标变化显著，表明复方鬼箭羽汤具有降低血压、空腹胰岛素，升高胰岛素敏感指数，改善血液流变学指标等作用[4]。鬼箭羽破血通经，解毒消肿，药理研究表明其具有改善血液流变学和微循环、降血糖、调血脂及延缓动脉粥样硬化等作用。

4. 抗炎抗菌　研究表明，采用药敏纸片法观察鬼箭羽醇提取物的抑菌、抗炎作用，并观察其对迟发型变态反应（DTH）模型的影响，并从细胞信号转导、对人体还原酶等环节研究了其作用机制。结果发现鬼箭羽醇提取物能抑制金黄色葡萄球菌和大肠埃希菌，抑制 DTH，表现出了一定的抑菌、抗炎作用，鬼箭羽抗炎活性有效成分主要集中在三萜类成分上[5]。

5. 抗肿瘤　通过体外抗肿瘤活性测试结果显示，鬼箭羽活性成分 11- 羰基 -β- 乳香酸对 BEL-7402 和 HCT-8 细胞抑制率分别为 68.29 % 和 61.78 %，鬼箭羽活性成分乙酰 11- 羰基 -β- 乳香酸对上述细胞抑制率分别为 84.07 % 和 70.91 %，表明鬼箭羽具有较好的抗肿瘤功效[6]。

6. 抗氧化　研究表明鬼箭羽提取物总黄酮、总甾体具有清除氧自由基及超氧阴离子自由基的功能，可防止脂质过氧化，抑制邻苯三酚自氧化，显著抑制丙二醇的生成，清除氧离子，而总黄酮效果优于总甾体，所得出的结论是鬼箭羽提取物具有抗氧化作用，其主要成分是总黄酮、总甾体和总多糖[7]。

【降糖量效】

1. 小剂量　鬼箭羽入汤剂 6 ～ 12 g。意在活血利水，以长期、缓慢调节肾虚湿热血瘀糖尿病。

2. 常规剂量　鬼箭羽入煎剂 13 ～ 25 g。适用于糖尿病中晚期，此时疾病多处于"虚、损"阶段，以虚证或虚实夹杂为主，火热不甚，鬼箭羽用量不宜大。鬼箭羽配伍地骨皮、牡丹皮、丹参可清阴分之血热络瘀。

3. 大剂量　鬼箭羽入煎剂 26 g 及以上，多为 30 ～ 45 g。适用于糖尿病气阴两虚之证，即肺气虚于上，肾阴亏于下。鬼箭羽之降血糖、尿糖及增加体重的作用在此展现出中流砥柱的作用。

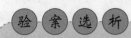

1. 鬼箭羽小剂量验案[8]

郑某，女，24 岁，2017 年 12 月 13 日初诊。

初诊：因"有糖尿病病史 2 年，发现蛋白尿 10 个月"入院。患者于 2015 年妊娠期发现血糖升高，空腹血糖 7.1 mmol/L，餐后血糖未测，当地医院诊断为糖尿病，后进行饮食控制及运动，未关注血糖变化。2017 年 2 月当地医院查体发现空腹血糖 13 mmol/L，餐后 2 h 血糖未测，糖化血红蛋白 9.4 %，尿常规示蛋白＋，尿微量白蛋白 450.3 mg/L，肾功能正常。现主食每日 200 g，活动以家务劳动为主，无室外运动，应用二甲双胍250 mg，每日3次，低精蛋白重组人胰岛素注射液12 U，每日1次（早）。刻下：口干不思饮，无乏力，无怕冷，劳累后腰酸，下肢轻度水肿，睡眠不佳，食欲尚可，小便有泡沫，夜尿2～3次，大便正常。舌淡暗，舌体胖大，边有齿痕，苔微黄腻，舌下脉络青紫，脉沉滑数。

中医诊断：消渴，消渴兼证，尿浊；证属肾虚湿热血瘀。

西医诊断：2型糖尿病，糖尿病肾病。

治法：补肾活血，清化湿热。

处方：

菟丝子15 g	女贞子15 g	黄精10 g	白果10 g
土牛膝10 g	玉米须10 g	制何首乌10 g	土大黄10 g
车前子10 g（包煎）	生桑白皮30 g	鸭跖草15 g	土茯苓6 g
石榴皮15 g	鬼箭羽10 g		

14剂，水煎服，每日1剂，早晚分服。

二诊（2017年12月27日）：服药14剂后，诸症减轻，舌淡暗，舌体胖大，边有齿痕，苔微黄腻，舌下脉络青紫，脉沉滑。证治同前，将土牛膝加量至15 g以加强清热利尿活血之力，加覆盆子10 g补肾固精。14剂，水煎服。

三诊（2018年1月15日）：2日前当地医院复查尿微量白蛋白降至146.33 mg/L，自行停用胰岛素，仅服用二甲双胍250 mg，每日3次。监测血糖：空腹血糖8.7mmol/L，餐后2 h血糖8.8 mmol/L。苔白微腻，脉沉滑。证治同前，上方去制何首乌，加泽泻10 g清利湿热，使湿热由小便而解，加白花蛇舌草10 g清热解毒且利尿消肿。30剂，水煎服。

四诊（2018年3月7日）：空腹血糖8.2 mmol/L，餐后2 h血糖8.9 mmol/L，服药后腰酸明显改善，口干，性急易怒，睡眠可。舌淡暗，舌体胖大，边有齿痕，苔白微腻，舌下脉络青紫，脉沉滑。嘱继续糖尿病基础治疗，改用降糖药为格列喹酮30 mg，每日3次。上方去玉米须，加知母10 g、葛根30 g，30剂，水煎服。

五诊（2018年4月26日）：空腹血糖7.6 mmol/L、餐后2 h血糖6.7 mmol/L，于2018年4月2日复查尿常规，尿蛋白转阴。口干，双下肢不肿，二便调，眠可。苔薄白，脉沉细滑。上方去黄精，加沙苑子10 g，鬼箭羽加量至15 g。服药1个月后本院查尿常规：尿蛋白－。8 h尿微量白蛋白排泄率正常（4.1 µg/min）。

按：初诊时患者血糖控制不良，辨证为肾虚湿热血瘀，给予补肾活血、清化湿热治疗。方中菟丝子配女贞子温肾益阴为君药。黄精健脾补肾，补后天促先天；制何首乌固精益肾，养血调肝；同时配合固涩之品，用覆盆子及白果固涩肾精、防止精微泄漏；伍用小剂量鬼箭羽活血利水，玉米须、车前子祛湿利尿，鸭跖草、土牛膝、土茯苓、土大黄清热祛浊，防止瘀毒滞留。诸药共奏补肾活血、泄浊利水之功。辨证用药和辨病用药相结合，充分体现了本案治疗糖尿病肾病的临床思路与经验。

2. 鬼箭羽常规剂量验案 [9]

陈某，女，56岁，2019年6月17日初诊。

初诊：患者舌痛1个月，多饮、多尿5月余。5个月前无明显原因出现多饮、多尿，至当地社区查血糖升高，诊断为2型糖尿病，1个月前开始出现口腔灼热，咀嚼时自觉舌体疼痛，有嚼辣椒感，口苦口黏。口腔科门诊检查：口腔黏膜外观正常，无溃疡，未见龋齿和明显牙龈炎。免疫功能检测：抗核抗体谱阴性，西医予维生素B_1、甲钴胺片，初服自觉症状略减轻，后未再改善，遂求诊于中医。刻下：舌灼痛，口渴，口苦，乏力，梦多，二便尚调。舌红，苔薄黄，边有涎沫，脉沉弦。视觉模拟量表（VAS）评分8分。

中医诊断：消渴，舌痛症；证属少阳郁热，气阴不足。

西医诊断：糖尿病，灼口综合征。

治法：和解少阳，益气养阴。

处方：小柴胡汤合清心莲子饮化裁。

柴胡12g	黄芩9g	北沙参15g	麦冬15g
生地黄25g	莲子肉15g	地骨皮15g	生黄芪18g
鬼箭羽15g	石斛15g	五味子6g	生牡蛎30g（先煎）
生甘草6g	延胡索12g	首乌藤25g	生龙骨30g（先煎）

10剂，水煎服，每日1剂，早晚分服。

二诊（2019年6月28日）：口渴、口苦、乏力明显减轻，但仍舌痛、梦多，夜间口干，不欲多饮，情绪焦虑，面色晦暗、色斑，舌红，脉弦。辨证为少阳郁热，气滞血瘀。治以活血化瘀，兼清郁热。

处方：血府逐瘀汤加味。

桃仁9g	红花9g	生地黄25g	赤芍25g
当归12g	川芎9g	枳壳9g	枸杞子15g
川牛膝15g	柴胡12g	黄芩9g	地骨皮15g
鬼箭羽15g	桔梗9g	牡丹皮15g	丹参25g

7剂，水煎服，每日1剂，早晚分服。

三诊（2019年7月4日）：舌痛明显改善，梦减少，无口干、口渴，VAS评分1分。效不更方，前方续服7剂，诸症若失。2019年9月9日电话回访，未见复发，无不适。

按：灼口综合征属于中医学"舌痛"，舌痛多属阴虚、内热，治法常以清热泻火、养阴清热为主。本案初诊证属少阳郁热、气阴不足，以常法处方，部分症状减轻，但舌痛依然。思之本病继发于消渴之后，消渴存在热伤气阴病机，日久入络，阴虚血瘀，瘀血阻络，舌失所养，故见舌痛；瘀阻阴分，津不上乘，故夜间口干而不欲饮，虽舌象未见紫暗、暗红瘀点瘀斑，舍舌从症，最终应用血府逐瘀汤加味取得良好疗效。血府逐瘀汤出自清代王清任《医林改错》，是治疗血瘀证代表方，该方中含四逆散以疏利少阳气机，含桃红四物汤活血化瘀，桔梗载药上行，川牛膝与柴胡达气机升降，气行血行，更以常规剂量鬼箭羽合地骨皮、牡丹皮、丹参清阴分之血热络瘀。全方共奏活血化瘀、清热养阴之功，方药对证，应手而效。

3. 鬼箭羽大剂量验案[10]

康某，男，48 岁，1998 年 8 月 18 日初诊。

初诊：口渴思饮，每日饮水量 3.18 ～ 4.54 L，多尿，每日小便 10 余次，伴头昏眼花，耳鸣，汗多，腰膝酸软，记忆减退，手足心热，神疲乏力，纳食一般，眠差梦多，大便干燥，舌淡红少津，脉细无力。查空腹血糖为 11.6 mmol/L，尿糖 ++。

中医诊断：消渴；证属气阴两虚。

西医诊断：糖尿病。

治法：益气养阴。

处方：参芪麦味地黄汤加鬼箭羽。

黄芪 30 g	太子参 30 g	麦冬 15 g	五味子 10 g
山药 20 g	鬼箭羽 30 g	枣皮 10 g	生地黄 15 g
茯苓 20 g	泽泻 10 g	牡丹皮 12 g	

取水 600 mL 泡上方 20 min，文火煎煮 30 min，取汁 150 mL，共煎 3 次，合取 450 mL，分 3 次温服，每日 1 剂。

服药 5 剂，患者饮水量减少到 2.27 L 左右，小便次数减少，诸症有所减轻，睡眠情况改善，出汗减少，大便正常，复查空腹血糖为 9.1 mmol/L，服药 10 剂，患者饮水量减少为 1.36 ～ 2.27 L，上述症状明显改善，复查空腹血糖为 8.8 mmol/L，尿糖 +；再续服 10 剂，诸症已不明显，查空腹血糖为 6.8 mmol/L，餐后 2 h 血糖为 9.3 mmol/L，尿糖 －，再服 5 剂，巩固疗效。治疗期间停用其他降糖药。

按：糖尿病属中医学"消渴"之范畴，而本案证属气阴两虚，即肺气虚于上，肾阴亏于下。故方选参芪麦味地黄汤为主，加鬼箭羽以降血糖、尿糖及增加体重，同时可致胰岛细胞增殖、胰岛 β 细胞增生、胰岛 α 细胞萎缩，说明鬼箭羽所含的草酰乙酸钠能刺激胰岛 β 细胞，加强胰岛素的分泌。因此，在参芪麦味地黄汤中加本药，增强了全方降血糖的协同作用，显著提高了疗效。

| 参考文献 |

［1］ 李路丹,谢梦洲,赵蒙蒙,等.鬼箭羽对2型糖尿病血瘀证大鼠血糖及血液流变学的影响［J］.中南大学学报（医学版）,2011,36（2）:128-132.

［2］ 黄谨,黄德斌.鬼箭羽药理作用的研究进展［J］.湖北民族学院学报（医学版）,2017,34（4）:48-51,55.

［3］ 王萍,杨炳友,肖洪彬,等.卫矛抗心肌缺血有效部位的化学成分研究［J］.中草药,2008,39（7）:965-967.

［4］ 彭利,李忠业,鲍宜桂.复方鬼箭羽汤改善高血压病胰岛素抵抗和血液流变学的临床研究［J］.广州中医药大学学报,2007,24（1）:14-17.

［5］ 谷树珍.鬼箭羽醇提物的抑菌、抗炎作用研究［J］.湖北民族学院学报（医学版）,2006,23（1）:17-19.

［6］ 张蕾,邹妍,叶贤胜,等.鬼箭羽的化学成分研究［J］.中国中药杂志,2015,40（13）:2612-2616.

［7］ 黄德斌,余昭芬.鬼箭羽三种提取物对氧自由基作用的影响［J］.湖北民族学院学报·医学版,2006,23（2）:4-6.

［8］ 杨丹,吴群励.梁晓春治疗糖尿病肾病的经验［J］.中国临床医生杂志,2019,47（6）:635-637.

［9］ 张华.从瘀论治糖尿病合并灼口综合征验案1则［J］.江苏中医药,2020,52（9）:58.

［10］ 胡剑秋,甄艳.参芪麦味地黄汤重加鬼箭羽治疗糖尿病［J］.中国民族民间医药杂志,2000,9（4）:209-210.

第二章
清热降糖药

清热降糖药主要用于治疗糖尿病处于"热"的阶段，该阶段代表疾病的发生。气郁、食郁等日久化热，热邪弥漫，波及脏腑，则见肝热、胃热、肠热、肺热、痰热等。"热"的阶段属糖尿病早、中期，病性以实为主，治疗以清热泻火为根本。辨证见肝胃郁热证、肺胃热盛证、热毒炽盛证、胃肠实热证、肠道湿热证、痰热互结证等。肝胃郁热证临床主要表现为胸胁胀闷，面色红赤，形体偏胖，心烦易怒，口干口苦，脉弦数。肺胃热盛证临床主要表现为口大渴，喜冷饮，汗出多，脉洪大。热毒炽盛证临床主要表现为口渴引饮，心胸烦热，体生疖疮、痈、疽或皮肤瘙痒，便干溲黄。胃肠实热证临床主要表现为大便秘结难行，口干口苦，或有口臭，脘腹胀满，痞塞不适，多食易饥，渴喜冷饮，饮水量多，舌红，苔黄，脉数有力，右关明显。肠道湿热证临床主要表现为脘腹痞满，大便黏腻不爽，或臭秽难闻，小便色黄，口干不渴，或有口臭，舌红，舌体胖大，或边有齿痕，苔黄腻，脉滑数。痰热互结证的临床主要表现为形体肥胖，腹部胀大，胸闷脘痞，口干口渴，喜冷饮，饮水量多，心烦口苦，大便干结，小便色黄，舌质红，舌体胖，苔黄腻，脉弦滑。故清热降糖药重在清热泻火以降糖，如黄连、大黄、葛根、苦瓜、知母、黄柏、麦冬、生地黄、苦参、玄参、桑白皮、桑叶、石斛、地骨皮、牡丹皮、玉竹、防己、泽泻、车前子、紫草、地榆、地锦草、玉米须、虎杖、冬葵子等。

黄　　连

【本草记载】

1.《神农本草经》 味苦寒。主热气，目痛，眦伤，泣出，明目（《御览》引云，主茎伤，《大观本》，无），肠澼，腹痛，下利，妇人阴中肿痛。久服，令人不忘。一名王连。生川谷。《吴普》曰：黄连，神农岐伯黄帝雷公苦无毒，李氏小寒，或生蜀郡，太山之阳（《御览》）。《名医》曰：生巫阳及蜀郡，太山，二月八月采。案《广雅》云：王连，黄连也；《范子计然》云：黄连出蜀郡，黄肥坚者善。

2.《本草蒙筌》 黄连，久服之，反从火化，愈觉发热，不知有寒。故其功效，惟初病气实热盛者，服之最良，而久病气虚发热，服之又反助其火也。

3.《本草新编》　黄连，入心与胞络，最泻火，亦能入肝，大约同引经之药，俱能入之，而入心尤专任也。宜少用而不宜多用，可治实热而不可治虚热也。

4.《本草经百种录》　凡药能去湿者必增热，能除热者，必不能去湿，惟黄连能以苦燥湿，以寒除热，一举两得，莫神于此。心属火，寒胜火，则黄连宜为泻心之药，而反能补心何也盖苦为火之正味，乃以味补之也。若心家有邪火，则此亦能泻之，而真火反得宁，是泻之即所以补之也。

5.《日华子本草》　治五劳七伤，益气，止心腹痛。惊悸烦躁，润心肺，长肉，止血；并疮疥，盗汗，天行热疾；猪肚蒸为丸，治小儿疳气。

6.《本草拾遗》　主羸瘦气急。

7.《本草汇言》　黄连，解伤寒疫热，定阳明、少阴赫曦之传邪，退心脾郁热，祛下痢赤白后重之恶疾。又如惊悸、怔忡、烦乱、恍惚而神志不宁，痛痒、疮疡、癥毒、瘄痘而邪热有余，黄连为必用也。若目痛赤肿，睛散羞明，乃肝之邪热也；呕逆恶心，吞吐酸苦，乃脾之邪热也；胁痛弦气，心下痞满，乃肝脾之邪热也；舌烂口臭，唇齿燥裂，乃心脾之邪热也；均属火热内甚，阳盛阴衰之证，非此不治。

8.《本草正义》　黄连大苦大寒，苦燥湿，寒胜热，能泄降一切有余之湿火，而心、脾、肝、肾之热，胆、胃、大小肠之火，无不治之。上以清风火之目病，中以平肝胃之呕吐，下以通腹痛之滞下，皆燥湿清热之效也。又苦先入心，清涤血热，故血家诸病，如吐衄溲血、便血淋浊、痔漏崩带等证，及痈疡斑疹丹毒，并皆仰给于此。但目疾须合泄风行血，滞下须兼行气导浊，呕吐须兼镇坠化痰，方有捷效，仅恃苦寒，亦不能操必胜之券。且连之苦寒，尤以苦胜，故燥湿之功独显，凡诸证之必需于连者，类皆湿热郁蒸，恃以为苦燥泄降之资，不仅以清热见长，凡非舌厚苔黄，腻浊满布者，亦不任此大苦大燥之品。即疮疡一科，世人几视为阳证通用之药；实则惟疔毒一证发于实火，需连最多，余惟湿热交结，亦所恒用。此外血热血毒之不挟湿邪者，自有清血解毒之剂，亦非专恃黄连可以通治也。

【历代论述】

1.《医学入门》　黄连，酒浸炒，则上行头目口舌；姜汁炒，辛散冲热有功。一切湿热形瘦气急，一切时行热毒暑毒、诸般恶毒秽毒，诸疮疡毒，俱以姜和其寒，而少变其性。

2.《名医别录》　主五脏冷热，久下泄澼脓血，止消渴，大惊，除水利骨，调胃厚肠，益胆，疗口疮。

3.《药性论》　杀小儿疳虫，点赤眼昏痛，镇肝去热毒。

4.《珍珠囊补遗药性赋》　泻心火，心下痞。酒炒、酒浸，上颈已上。

5.《仁斋直指方论》　能去心窍恶血。

【名家经验】

1.周岩　《本草思辨录》曰："黄连之用，见于仲圣方者黄连阿胶汤、泻心汤，治心也。五泻心汤、黄连汤、干姜黄连黄芩人参汤，治胃也。黄连粉，治脾也。乌梅丸，治肝也。白头翁汤、葛根黄芩黄连汤，治肠也。其制剂之道，或配以大黄、芍药之泄，或配以阿胶、鸡子黄之濡，或配以半夏、栝蒌实之宣，或配以干姜、附子之温，或配以人参、甘草之补，因证制宜，所以能收苦燥之益而无苦燥之弊也。"

2. 李杲 诸痛痒疮疡，皆属心火，凡诸疮宜以黄连、当归为君，甘草、黄芩为佐。

3. 朱震亨 黄连，去中焦湿热而泻心火，若脾胃气虚，不能转运者，则以茯苓、黄芩代之。以猪胆汁拌炒，佐以龙胆草，则大泻肝胆之火。下痢胃热噤口者，用黄连、人参煎汤，终日呷之，如吐，再强饮，但得一呷下咽便好。

4. 仝小林 川连味虽苦，甜病少不了。苦寒不伤胃，和姜成药对。降糖宜量大，调胃宜量小。辛开消痞气，苦降气机调[1]。

5. 李赛美 用六经辨治糖尿病，认为凡病在肌肉、在胃肠，且其证属实者，均可归属于阳明病范畴，此时多用黄连配炙甘草，黄连配苍术，黄连、黄芩配葛根清热泻实，燥湿解毒[2]。

【现代药理】

1. 降血糖 研究表明，黄连中的小檗碱能够抑制线粒体激活环磷酸腺苷（AMP）活化蛋白激酶，从而达到降低血糖浓度的作用。黄连通过抑制肝脏将非糖物质转化为葡萄糖或糖原，减少糖类物质的产生，同时促进其消化吸收，提高脂肪细胞活性，有效降低血糖浓度[3]。研究结果显示，小檗碱可以促进胰岛 β 细胞的修复和再生，临床有效率高，副作用小[4]。小檗碱可活化肝脏和肌肉细胞内胰岛素受体基因的表达，使胰岛素的敏感性增加，还可提高糖尿病大鼠血清和肠道内胰高血糖素样肽 –1（GLP–1）水平、血清胰岛素及胰岛 β 细胞的数量，从而间接降低血糖浓度。但有研究发现小檗碱的生物利用度极低，其可能通过对肠道微生物的调节发挥降糖、调脂的功能[5]。

2. 抗菌 研究表明，黄连具有广谱抗菌活性，对金黄色葡萄球菌、白喉杆菌、肺炎链球菌等革兰阳性菌和大肠埃希菌、霍乱弧菌、伤寒杆菌、结核杆菌、肺炎克雷伯菌、淋球菌等革兰阴性菌，以及红色毛癣菌、白念珠菌等真菌敏感[6]。针对多重耐药性大肠埃希菌，黄连提取物、盐酸巴马汀或者盐酸小檗碱与左氧氟沙星联合用药可产生良好的体外抗菌作用，对 90.9 % 的耐药菌均表现为协同或者相加抑菌作用，此发现为解决临床中的多重耐药性问题、降低医疗成本提供了实验依据[7]。

3. 抗氧化 研究表明，黄连具有保护活性氧对正常红细胞损伤的作用，其多糖、多酚、总碱及亲水性组分均具有抗氧化（还原）活性，且配伍后黄连解毒汤复方的抗氧化活性有所增强，主要是黄酮类成分发挥作用[8]。

4. 抗炎 研究表明，黄连中的小檗碱能够有效抑制急慢性炎症反应，以药动学 – 药效学结合方法评价黄连碱对大鼠炎性发热模型解热作用的量效关系及作用时间窗，通过函数计算表明黄连碱的解热效果好、效价高、消除速度快、体内分布小[9]。同时，小檗碱能显著降低血清中的 TNF-α 和 IL-1 水平，且黄连乙醇提取物抗炎作用或许优于小檗碱[10]。

5. 抗肿瘤 小檗碱对肺腺癌 A549 细胞、结肠癌 HT-29 细胞、胰腺癌 Panc-1 细胞和 MIA-PaCa2 细胞等肿瘤细胞，均有抑制增殖、迁移和黏附，促进细胞凋亡，从而发挥抗肿瘤的作用。小檗碱抗癌作用的分子机制主要包括阻滞细胞周期、抑制相关蛋白和酶的活性、调节信号通路、诱导细胞线粒体膜电位、降低 IL-6 水平、下调原癌基因表达、阻断钾离子通道等[11]。

【降糖量效】

1. 小剂量 黄连入丸、散剂 3 ～ 5 g。意在长期、缓慢调节血糖[12]，不论在糖尿病发展中处于什么阶段，血糖控制达标，痰热、火毒等病理基础基本清除后，可用小剂量黄连长期控制血糖。

2. 常规剂量 黄连入煎剂 6 ～ 20 g。适用于糖尿病中晚期[12]，此时疾病多处于"虚、损"阶段，以虚证或虚实夹杂为主，火热不甚，黄连用量不宜大。阳虚征象明显者可配伍干姜、吴茱萸、肉桂等辛热之品，以去黄连寒凉之性，存降糖之用。

3. 大剂量 黄连入煎剂 21 g 及以上，多为 30 ～ 45 g。适用于糖尿病早、中期[12]，此时疾病多处于"郁、热"阶段，以实证为主，虚证不甚，火热偏盛，表现为火热内盛之象，故治疗应以清泄火热为主，黄连用量宜大。若血糖极高，甚至出现糖尿病酮症酸中毒，黄连用量可达 60 g 或 90 g，甚者 120 g，意在快速截断病势，重剂起沉疴，扭转高血糖状态。

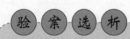

1. 黄连小剂量验案[1]

患者，女，48 岁。

初诊：口干、苦，易饥，便干，颜面及四肢肿胀，右足趾麻、痛，扁桃体肿痛，舌色暗、舌底滞，苔黄微腻，脉缓滑。

中医诊断：消渴；证属中消。

西医诊断：糖尿病。

治法：清泻湿热，解毒散瘀。

处方：以凉膈散、小柴胡汤、三仁汤序贯疗法，病情稳定后，予下方。

| 干姜 90 g | 黄连 540 g | 知母 540 g | 三七 270 g |
| 西洋参 270 g | 山茱萸 270 g | | |

制水丸，口服，每次 9g，每日 2 次。

8 年间未用西药，监测糖化血红蛋白 5.7 % ～ 6.2 %，餐后 1 h 胰岛素与空腹胰岛素比值由 1.2 升高到 11，眼、肾无并发症。

按：本案患者属胰岛素分泌不足所致糖尿病，故在使用凉膈散、小柴胡汤、三仁汤清泻湿热，解毒散瘀，去除顽固的痰、热、瘀等病理基础后，用丸剂缓消、慢消火毒痰热，长期控制血糖，效果良好。其中，黄连、知母清热泻火；西洋参清热生津；三七全程治络，防治并发症；干姜、山茱萸防止药性过于苦寒，顾护脾胃。此时，黄连小剂量长期应用，使血糖控制平稳。

2. 黄连常规剂量验案 [13]

患者，女，25 岁，2009 年 9 月 2 日初诊。

初诊：身高 160 cm，体重 37.5 kg，BMI 14.65 kg/m²。患者患 1 型糖尿病 5 年，注射胰岛素治疗，现使用生物合成人胰岛素注射液（诺和灵®R），血糖控制不佳，波动较大。空腹血糖 2 ~ 10 mmol/L。7 个月前患者无明显诱因出现呕吐，胃部不适，某三甲医院确诊为神经性呕吐，服用西药治疗无效，遂求中医治疗。刻下：呕吐胃内容物，7 ~ 8 次 / 日，食欲差，胃痛拒按，喜食凉饮，时有吞酸，大便干如羊粪状，5 ~ 6 日一行。自呕吐发作至今未行月经。舌暗红，舌底滞，脉沉细数。

中医诊断：消渴，呕吐；证属寒热错杂。

西医诊断：糖尿病，神经性呕吐。

治法：寒热平调。

处方：半夏泻心汤合小半夏汤。

半夏 30 g	黄连 15 g	黄芩 30 g	西洋参 30 g
生姜 30 g	肉苁蓉 60 g	当归 30 g	炙甘草 15 g

水煎服，每日 1 剂，早晚分服。

以上方加减治疗 3 个月，患者呕吐止，食欲转佳，大便 2 ~ 3 日一行，余症较前明显好转。

按：消渴发病后，中焦脾胃失于充养，运化不及，寒热痰食之邪皆阻于中焦，使精微不布，湿邪内生，脾不升清，胃不降浊，痞塞不畅。基本治疗大法为辛开苦降，理中焦，恢复枢机运转，代表方包括半夏泻心汤等。方中使用常规剂量黄连，既可调节脾胃功能，又可控制血糖，双管齐下，配伍黄芩、西洋参清热泻火，共收降糖之功。

3. 黄连大剂量验案 [6]

患者，男，41 岁，2013 年 2 月 4 日初诊。

初诊：患者 1 年前由于口干、多饮等症状就诊，于北京某三甲医院确诊为 2 型糖尿病，当时空腹血糖 15.8 mmol/L，餐后血糖 26.1 mmol/L，未接受相关治疗。1 个月前患者查糖化血红蛋白 10.1%，空腹血糖 14.5 mmol/L，餐后血糖 19.6 mmol/L，遂前来就诊。刻下：口干，口苦，头晕，乏力，面部色素沉着，形体肥胖。辅助检查：CHO 5.81 mmol/L、尿酸 434 μmol/L。舌深红，苔黄薄腻，舌底红，脉弦。

中医诊断：脾瘅；证属胃肠实热。

西医诊断：糖尿病。

治法：寒热平调。

处方：大黄黄连泻心汤。

| 生大黄 6 g | 黄连 30 g | 生薏苡仁 60 g（包煎） | 知母 45 g |
| 威灵仙 30 g | 红曲 6 g | 生姜 3 片 | |

14 剂，水煎服，每日 1 剂，早晚分服。

二诊：14 剂后患者自觉口干、口苦明显减轻，复查指标均较前明显下降。糖化血红蛋白 9.1%，空腹血糖 9.7 mmol/L，CHO 4.84 mmol/L，尿酸 429 μmol/L，面色好转。

按：该患者血糖升高明显，且同时出现高 CHO、高尿酸的表现，为典型的代谢综合征。临床上需要快速降糖，遏制疾病的进一步发展，故方中使用大剂量黄连清热燥湿而厚肠胃，同时配伍大黄通腑泄浊导中满，又能防止黄连燥湿太过，二者相辅相成，"釜底抽薪"以清热源。黄连为苦寒之最，以热和湿为用药指征，为防止苦寒伤胃，配伍生姜以佐制其苦寒之性，又能辛开苦降调畅气机。

| 参考文献 |

[1] 朱葛馨,周强,全小林.黄连临床应用举要[J].中医杂志,2014,55(22):1969-1971.

[2] 张楠.基于属性偏序结构理论的李赛美六经辨治糖尿病患者失眠知识发现[D].广州:广州中医药大学,2017.

[3] 盖晓红,刘素香,任涛,等.黄连的化学成分及药理作用研究进展[J].中草药,2018,49(20):4919-4927.

[4] 倪艳霞,刘安强,高云峰,等.黄连素治疗2型糖尿病60例疗效观察及实验研究[J].中西医结合杂志,1998,8(12):711-713.

[5] Lu S S, Yu Y L, Zhu H J, et al. Berberine promotes glucagon-like peptide-1(7-36) amide secretion in streptozotocin-induced diabetic rats[J]. J Endocrinol, 2009, 200(2): 159-165.

[6] 余园媛,王伯初,彭亮,等.黄连的药理研究进展[J].重庆大学学报(自然科学版),2006,29(2):107-111.

[7] 帅丽华,姜登钊,刘怀,等.黄连-左氧氟沙星联合用药对多重耐药大肠埃希菌的体外抗菌活性研究[J].中国医院药学杂志,2017,37(5):418-420.

[8] 宋建芳,王宏洁,司南,等.黄连解毒汤的抗氧化作用及抑制乙酰胆碱酯酶活性的研究[J].中国实验方剂学杂志,2010,16(5):61-64.

[9] Park S M, Min B G, Jung J Y, et al. Combination of *Pelargonium sidoides* and *Coptis chinensis* root inhibits nuclear factor kappa B-mediated inflammatory response *in vitro* and *in vivo*[J]. BMC Compl Alternat Med, 2018, 18(1): 20.

［10］陈凯，王月亮，王佳奇，等.黄连乙醇提取物与盐酸小檗碱体外抗炎对比研究［J］.中国免疫学杂志，2017，33（5）：684-687.

［11］蒋国君，李利，吴小祥，等.黄连素在A549细胞中对顺铂抗肿瘤作用的影响及其机制［J］.中国肺癌杂志，2015，18（8）：481-486.

［12］仝小林，刘文科，徐国良.黄连苦口利于病 用对剂量是关键［J］.家庭科技，2016（11）：32-33.

［13］王佳，冯磊，仝小林.仝小林教授运用黄连不同配伍经验［J］.中医药导报，2015，21（22）：16-20.

大　黄

【本草记载】

1.《神农本草经》 味苦寒。主下瘀血，血闭，寒热，破癥瘕积聚，留饮，宿食，荡涤肠胃，推陈致新，通利水谷（《御览》，此下有道字），调中化食，安和五脏。生山谷。

2.《吴普本草》 大黄一名黄良，一名火参，一名肤如，神农雷公苦有毒，扁鹊苦无毒，李氏小寒，为中将军，或生蜀郡，北部，或陇西，二月花生，生黄赤叶，四四相当，黄茎高三尺许，三月华黄，五月实黑，三月采根，根有黄汁，切，阴干。

3.《本草蒙筌》 大黄，一能破邪归正，挺出阳精；一能推陈致新，戡定祸乱。并有过乎诸药之能，宜其同得居上之号也。

4.《本草新编》 大黄，入胃与大肠。然有佐使，各经皆达也。其性甚速，走而不守，善荡涤积滞，调中化食，通利水谷，推陈致新，导瘀血，滚痰涎，破症结，散坚聚，止疼痛，败痈疽热毒，消肿胀，俱各如神。

5.《本草经百种录》 大黄色正黄而气香，得土之正气正色，故专主脾胃之疾。凡香者，无不燥而上升。大黄极滋润达下，故能入肠胃之中，攻涤其凝结之邪，而使之下降，乃驱逐停滞之良药也。

【历代论述】

1.《医学入门》 大黄，一切积热，伤寒热入里深，土郁大便燥结，肚腹胀满，服之推陈致新，安和五脏，如戡祸乱以致太平，故有将军之号。丹溪曰：生用则通肠胃壅热，熟用则解诸疮毒，泻心火。

2.《名医别录》 一名黄良，生河西及陇西，二月八月采根，火干。

【名家经验】

1.周岩 《本草思辨录》云："大黄色黄臭香，性与土比，故用于脾胃病极合。其能行火用上下表里咸到，则人多忽之，然有一言可以蔽之者，曰荡实涤热而已。热与实兼者，如大小承气汤下燥屎，大陷胸汤丸治结胸，抵当汤丸下瘀血，大黄附子汤治胁下偏痛；其但热不实者，如苓甘五味加姜辛半杏大黄汤治面热如醉，茵陈蒿汤治谷疸，泻心汤治心气不足；此二者之显有区别者。推是以求，则如鳖甲煎丸治癥瘕，大黄䗪虫丸治虚劳羸瘦，大黄牡丹汤治肠痈，大黄黄连泻心汤治气痞，非热实而同于热实，亦惟假荡涤之性功，扩神奇之妙用。"

2. 李杲　大黄通肠涤热，快峻因号将军。半夏，味辛平，生微寒，熟温，并有毒。五月夏至生，故名半夏。健脾止呕去痰涎，熟令人下，生令人吐，合生姜和煎，方制其毒。大黄，味苦寒无毒，黄芩为之使，无所畏。宣气消痈，除结热，通瘀血，荡燥屎，推陈致新，性至快。

3. 叶天士　大黄入心，味苦下泄，故下瘀血。血结则闭，阴不和阳，故寒热生焉。大黄味苦下泄，则闭者通。阴和于阳而寒热止矣，癥瘕积聚，皆有形之实邪，大黄所至荡平，故能破之。小肠为受盛之官，无物不受，传化失职，则饮留食积矣。大黄入小肠而下泄，所以主留饮宿食也。味厚则泄，浊阴归腑。大黄味厚为阴，故入胃与大肠而有荡涤之功也。消积下血，则陈者去而新者进。所以又有推陈致新之功焉。其推陈致新者。以滑润而能通利水谷，不使阻碍肠胃中也。

4. 仝小林　认为大黄为大肠动力药，乃涤荡肠胃之靶药，既可通便，又可泄浊[1]。

5. 骆安邦　认为凡是中风之证均可大胆应用大黄，对于出血性中风常用三化汤或血府逐瘀汤配大黄应用；缺血性中风常以大黄合补阳还五汤加减应用，疗效颇佳[2]。

【现代药理】

1. 泻下　研究表明，大黄对整个结肠的电活动有兴奋作用，使峰电频率明显增加，幅度明显增高，通过兴奋肠肌而妨碍肠内水分吸收，加快结肠内容物的排出而致泻下，对空肠几乎没有影响。其泻下作用机制是口服大黄后，结合型蒽苷大部分未经小肠吸收而抵达大肠，被肠道细菌 β- 葡萄糖苷酶水解、还原，裂解为大黄酸蒽酮，并进一步氧化成番泻苷元。大黄酸蒽酮具有胆碱样作用，可兴奋肠平滑肌上的 M 受体，使肠蠕动增加；同时又可抑制肠细胞膜上 Na^+，K^+-ATP 酶，阻碍 Na^+ 运转，使肠内渗透压增高，保留大量水分，促进肠蠕动而排便[3]。

2. 保护心脑血管　大量的实验研究证实，大黄能够有效抗动脉粥样硬化。Heo等[4]通过实验研究证实，大黄成分中的大黄素和大黄酸能够清除氧自由基，通过抑制LIGHT 诱导的单核细胞的迁移而发挥抗动脉粥样硬化作用。大黄可有效改善脑血管疾病，相关实验研究也表明，大黄有效成分对心肌有保护的功能，大黄可有效预防和治疗动脉粥样硬化、颈动脉狭窄引起的心血管疾病。

3. 保肝利胆　经过研究发现，大黄有保肝的作用，其作用可能是通过降低血清中的TNF 及内毒素，抑制转化生长因子 β，从而减少平滑肌胶原蛋白和肌动蛋白的表达。另外，大黄可以减轻四氯化碳对肝脏的毒性反应，并且降低因四氯化碳所导致的肝损害。大黄还具有利胆的作用，能通过舒张胆管括约肌减轻由胆管括约肌痉挛而引起的疼痛，还能够通利胆汁。此外，大黄还能增加一些消化酶的分泌，如胰腺消化酶，能够促进消化、改善血清 TC 及促进结石排出[5]。

4. 降血糖、降血脂　形态分析表明，经过大黄酸治疗以后，细胞外基质明显减少，转化生长因子 $-\beta_1$ 和黏连蛋白免疫组化表达下降，血浆 TC、TG、低密度脂蛋白、载脂蛋白 E 水平降低。提示大黄酸能调节血脂障碍、降低血糖、改善胰岛素敏感性，有效防治 2 型糖尿病肾病，表明大黄酸可作为一种新的降低脂质水平和保护糖尿病肾病的新药物[6]。另有实验结果显示，大黄酸是通过己糖胺途径抑制转化生长因子 $-\beta_1$ 和 p21 的基因表达，减少细胞肥大和细胞外基质的合成，抑制己糖胺途径是大黄酸治疗糖尿病肾病的一个重要机制[7]。

5. 抗炎、抑菌　大黄可清除机体内包括组织和血浆中的炎性物质，对危重症患者的抢救治疗起到作用，如降低血清中的 IL 及 TNF 的水平，降低内毒素生成等作用。临床中经常应用大黄治疗慢性胆囊炎，达到抗菌消炎、促进胆汁分泌和排泄的作用。大黄还可以抑制多种细菌，如临床上常见的金黄色葡萄球菌、铜绿假单胞菌、大肠埃希菌及伤寒杆菌等。而大黄的水提取物，同样可达到抑菌的目的。在某些细菌感染类疾病的治疗中，同样具有一定的疗效。目前，大量的研究显示，大黄煎剂对炎症过程具有抑制作用，尤其是以渗出和肉芽增生为主的炎症过程，抗炎性肿胀的作用要更优先于泻下作用[5]。

6. 抗病毒　相关研究显示[8]，大黄还具有很好的抗病毒作用，经常用来治疗呼吸道疾病。从大黄中提取的蒽醌类化合物能够抑制多种病毒，改善一些病毒感染性疾病，可以有效抑制病毒的合成，减少其复制数量，甚至直接有灭活病毒的作用。

7. 抗肿瘤　大黄素具有抗肿瘤的作用，作用机制涉及细胞凋亡、细胞周期、血管新生及细胞迁移至相关蛋白。大黄中的大黄酸、大黄素、蒽酮衍生物等有明显作用，可以通过抑制肿瘤细胞增殖，促进其凋亡来控制肿瘤的发展[5]。

8. 利尿　大黄中的大黄酸和大黄素均具有利尿作用，通过增加尿量，来促进输尿管的蠕动，使尿中 Na^+、K^+ 的含量也明显增加[5]。

【降糖量效】

1. 小剂量　大黄入煎剂 2～5 g。适用于糖尿病日久多伴有肾络、眼络等微小络脉瘀阻。大黄酒制可活血通络，取其入血、破血下瘀之效[9]，效果更佳。

2. 常规剂量　大黄入煎剂 6～9 g。适用于以脘腹胀满、大便秘结、舌红苔黄等为临床表现的 2 型糖尿病胃肠实热证患者。大便干是糖尿病胃肠实热证的主要表现之一，近 60 % 糖尿病患者存在大便干或难下，便秘对糖尿病来说，能引起眼底出血导致失明、诱发心脑血管病发作，也是加重糖尿病患者血糖不稳定不可忽视的原因[9]。

3. 大剂量　大黄入煎剂 10～30 g。适用于糖尿病终末期肾病，血瘀水停病理状态。常借生大黄泻下力以排毒减轻肾脏负担，但需包煎以防泻下太过耗伤正气。常合水蛭粉以活血化瘀，疏通肾络[9]。

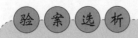

1. 大黄小剂量验案[9]

吴某，男，67岁，2007年4月2日初诊。

初诊：血糖升高10年。刻下：自汗，夜尿3～5次，小便泡沫多，味甜，大便1～3日1次。双足趾麻木，双膝关节以下皮肤瘙痒。舌暗，舌体略颤，舌下脉络瘀滞，脉弦硬滑数。查空腹血糖8.1 mmol/L，餐后2 h血糖13.1 mmol/L，糖化血红蛋白7.5%。尿白蛋白排泄率250.54 μg/min，糖蛋白26.6 mg/24 h，血清β_2微球蛋白（β_2-MG）0.01 μg/mL。既往有高血压病史15年，血压控制一般。

中医诊断：消渴，精气妄泄；证属阴虚火旺，肾气不固。

西医诊断：糖尿病肾病。

治法：养阴清热，固涩缩泉。

处方：知柏地黄丸合水陆二仙丹加减。

黄柏30 g	知母30 g	芡实30 g	金樱子30 g
黄连30 g	干姜6 g	怀牛膝30 g	地龙15 g
首乌藤30 g	鸡血藤30 g	生大黄2 g	水蛭粉6 g（冲服）

水煎服，每日1剂，早晚分服。

以上方加减治疗3个月后，空腹血糖6.5 mmol/L，餐后2 h血糖8.7 mmol/L，糖化血红蛋白6.8%，尿白蛋白排泄率18.8 μg/min，糖蛋白25.9 mg/24 h，β_2-MG 0.26 μg/mL。皮肤瘙痒消失，自汗、足趾麻木减轻，小便泡沫基本消失，诸症明显好转。

后患者多次复诊，肾功能基本波动于正常范围。

按：患者年老体衰，且病程迁延日久，伤及于肾，肾主水，司开阖，消渴日久，肾阴亏损，阴损耗气，而致肾气虚损，固摄无权，开阖失司，尿频尿多，尿浊而甜。处方以知母、黄柏配伍相须为用，为滋肾泻火之良剂。又加水陆二仙丹益肾滋阴、收敛固摄。方中芡实甘涩，能固肾涩精；金樱子酸涩，能固精缩尿。两药配伍，能使肾气得补，精关自固。以生大黄、水蛭粉合用取抵当汤之意，同时配伍鸡血藤、首乌藤，养血活血，疏通肾络；黄连、干姜辛开苦降以降血糖；地龙、怀牛膝降血压。本案肾络瘀损较重，以致精微漏泄过多，治疗非朝夕之事，既已对证，则需守方长服，故以首方加减治疗3月余。本方中使用小剂量生大黄，破血逐瘀，用于糖尿病患病日久引起的肾络瘀损效佳。

2. 大黄常规剂量验案[10]

戴某，男，45岁，2014年6月30日初诊。

初诊：素食肥甘厚味，形体肥胖，体重93 kg，身高180 cm，BMI 28.7 kg/m^2。4年前于医院体检查空腹血糖8 mmol/L，诊断为2型糖尿病，未予治疗，现空腹血糖维持在10 mmol/L左右。患者既往有饮酒、吸烟史20余年。刻下：形体肥胖，乏力，多汗，无明显口干、口渴，纳眠可，大便偏干，1～3日一行，小便调。舌红有齿痕，苔黄厚腻，脉沉略滑数，尺肤汗，掌红。

中医诊断：脾瘅；证属胃肠实热，痰热互结。

西医诊断：肥胖病，2型糖尿病。

治法：行气除满，清热化痰。

处方：厚朴三物汤合小陷胸汤加减。

厚朴 15 g	枳实 15 g	生大黄 6 g	茵陈 30 g
赤芍 30 g	知母 30 g	黄连 15 g	半夏 15 g
瓜蒌仁 30 g	党参 15 g	茯苓 15 g	白术 15 g

28剂，水煎服，每日1剂，早晚分服。

二诊（2014年8月6日）：服上方1月余，多汗，久站后易腰酸，小便有泡沫，余无明显不适。舌红有齿痕，苔黄腻，脉沉滑数略弦。辅助检查：糖化血红蛋白7.5%，CHO 5.46 mmol/L，TG 3.57 mmol/L，尿微量白蛋白149.51 mg/L。守上方加红曲6 g，水蛭粉3 g，改知母45 g，茯苓30 g，白术30 g，赤芍45 g。28剂，水煎服，每日1剂，早晚分服。上方加减服用6个月，患者体重减至83 kg，腰酸较前大有减轻，汗出消失，小便黄，余无明显不适。辅助检查：CHO 5.69 mmol/L，TG 2.2 mmol/L，尿微量白蛋白90 mg/L。

按：该患者为典型的2型糖尿病胃肠实热证。患者素食肥甘厚味，嗜烟好酒，导致病理产物积聚，化生痰浊湿热之邪而壅滞中焦，损伤脾胃。脾胃既伤，饮食无以运化导致食滞内停，膏脂堆积于胃肠。患者乏力、多汗，乃诸邪耗伤其本而致气虚。大便干、舌红苔黄厚腻、脉数、掌红皆为胃肠实热之象。厚朴三物汤行气除满，去积通便，为治疗食滞内停、实热内积胃肠之靶方。小陷胸汤清热化痰，能除痰热之胶着。故全方以厚朴、枳实、生大黄三味行气泄满，消除食积；以黄连、半夏、瓜蒌仁三味清湿热化痰结，同时配以茵陈、赤芍二味清热凉血利湿。考虑患者先天之本已伤，故取四君子汤之意，以党参、茯苓、白术三味健脾培本，助中焦健运而有利于给膏脂痰浊以出路。此方中使用常规剂量大黄，正好切中患者胃肠实热证，泻腑逐热，用于肥胖型糖尿病效佳。

3. 大黄大剂量验案[9]

荀某，男，60岁，2007年11月19日初诊。

初诊：血糖升高20年。现注射胰岛素，血糖控制可，空腹血糖5～6 mmol/L，餐后2 h血糖8～9 mmol/L。刻下：大便干，排便困难，2～3日一行，每次需服通便药方能排便，下肢水肿，小便泡沫多，夜尿2次，纳眠可。既往有糖尿病视网膜病变3年，糖尿病肾病4年，高血压2年，现服硝苯地平缓释片。生化检查：尿素氮（BUN）11.42 mmol/L，血肌酐218.6 μmol/L，血清钠133.2 mmol/L，尿常规中尿蛋白500 mg/dL、尿糖100 mg/dL。餐后2 h血糖10.6 mmol/L。血压

160/80 mmHg。舌淡红，苔薄黄腻，舌底瘀，脉弦硬略数。

中医诊断：消渴，关格，水肿，尿浊；证属肾络虚损，精微渗漏，血水不利。

西医诊断：糖尿病肾病，氮质血症，高血压。

治法：补肾通络，活血利水。

处方：抵当汤加减。

生大黄 15 g（包煎）	水蛭 9 g	泽兰 30 g	泽泻 30 g
益母草 30 g	蝉蜕 9 g	僵蚕 9 g	金樱子 30 g
山茱萸 30 g	生黄芪 30 g	当归 30 g	

水煎服，每日 1 剂，早晚分服。

二诊（2007 年 12 月 24 日）：患者服药 30 剂，自诉服药后大便通畅，2 次 / 日。下肢水肿减轻。近期因出现低血糖，胰岛素减量。生化检查：BUN 10.33 mmol/L，血肌酐 168.9 μmol/L，葡萄糖 9.2 mmol/L。糖化血红蛋白 5.8 %。空腹血糖 4 mmol/L，餐后 2 h 血糖 10 mmol/L。

后患者每个月复诊 1 次，每次检查生化指标均有不同程度改善，多次就诊后双下肢仅轻微水肿，小便中少量泡沫。故换以参芪丹鸡地黄汤合抵当汤加减，长期服用，益肾活血通络。

处方：

党参 15 g	生黄芪 30 g	鸡血藤 30 g	当归 15 g
生大黄 20 g（包煎）	水蛭粉 6 g（冲服）	金樱子 30 g	山茱萸 30 g
茺蔚子 30 g	泽兰 15 g	泽泻 15 g	

水煎服，每日 1 剂，早晚分服。

后随访，患者病情稳定，未见明显进展。

按：患病日久，体内诸毒蓄积，损伤肾脏，肾损络瘀，故治疗重在活血通络，排毒减负。肾阴亏损，不能涵养肝木，致肝阴亦亏，肝阳相对较亢，加之肾失其职主水不利；络脉瘀滞，血不利为水，以致血水不利，因而血压升高。故当活血利水同时，精微渗漏更损肾脏，故应注重减少其流失。生大黄，通腑泻下之力较大，因患者大便难较严重，则借生大黄泻下力甚以排毒减轻肾脏负担。但仍需包煎以防泻下太过耗伤正气。金樱子固精缩尿，合蝉蜕减少蛋白渗漏。山茱萸补益肝肾之阴，同时酸涩助固涩精微，是降血糖之佳药；僵蚕，平肝利尿；益母草、泽兰泽泻，活血利水，血水同治，四药合用，平肝降压。生黄芪，补气利水，当归养血润肠通便。后病情逐渐稳定，可以较平和之参芪丹鸡地黄汤加减轻疏平补，长期调理。此方中使用大剂量生大黄，重剂起沉疴，适用于患糖尿病日久，排除瘀毒。

| 参考文献 |

［1］ 朱葛馨,周强.仝小林运用大黄经验［J］.辽宁中医杂志,2013,40（10）：1988-1989.

［2］ 陈曦,陈庆钱.骆安邦应用大黄的经验［J］.江西中医药,2001,32（5）：13-14.

［3］ 林永成.大黄治热结便秘的机理研究［J］.中山大学学报,1996,35（2）：75-76.

［4］ Heo S K, Yun H J, Non E K, et al. Emodin and rhein inhibit LIGHT-indued monocytes migration by blocking of ROS prouction［J］. Vascul Harmacol, 2010, 53（1/2）：28-37.

［5］ 金丽霞,金丽军,栾仲秋,等.大黄的化学成分和药理研究进展［J］.中医药信息,2020,37（1）：121-126.

［6］ Gao Q, Qin W S, Jia Z H, et al. Rhein improves renal lesion and ameliorates dyslipidemia in db/db mice with diabetic nephropathy［J］. Planta Med, 2010, 76（1）：27-33.

［7］ Zheng J M, Zhu J M, Li L S, et al. Rhein reverses the diabetic pheno type of mesangial cells over-expressing the glucose transporter（GLUT1）by inhibiting the hexosamine pathway［J］. Br J Pharmacol, 2008, 153（7）：1456-1464.

［8］ 谢臻,周媛,陈勇,等.配伍药物与pH值环境对大黄蒽醌类成分溶出变化的影响规律［J］.中草药,2013,44（24）：3476-3481.

［9］ 仝小林.糖络杂病论［M］.北京：科学出版社,2010：46.

［10］ 郑玉娇,张莉莉,丁齐又,等.厚朴、枳实、生大黄治疗2型糖尿病胃肠实热证经验——仝小林三味小方撷萃［J］.吉林中医药,2020,40（7）：865-867.

葛　　根

【本草记载】

1.《神农本草经》 首载葛根,曰其味甘,平。

2.《开宝本草》 味甘,平,无毒。

3.《本草新编》 味甘,气平、体轻上行,浮而微降,阳中阴也,无毒。

4.《日华子本草》 治胃膈热,心烦闷,热狂,止血痢,通小肠,排脓,破血,传蛇虫啮。

5.《本草衍义》 大治中热、酒、渴病,多食行小便,亦能使人利。病酒及渴者,得之甚良。

【历代论述】

1.《药鉴》 气平,味甘,气味俱薄,无毒,升也,阳中之阴也。

2.《珍珠囊补遗药性赋》 味甘，平，性寒，无毒。可升可降，阳中之阴也。其用有四：发伤寒之表邪，止胃虚之消渴；解中酒之奇毒，治往来之温疟。

3.《名医别录》 主治伤寒中风头痛，解肌发表出汗，开腠理，疗金疮，止痛，胁风痛。

4.《本经逢原》 葛根乃阳明经之专药，治头额痛、眉棱骨痛，天行热气呕逆，发散解肌，开胃止渴，宣斑发痘。若太阳经初病，头脑痛而不渴者，邪尚未入阳明，不可便用，恐引邪内入也。

【名家经验】

1.葛洪 在《肘后备急方》中记载："治金疮中风，痉欲死；捣生葛根一斤，细切，以水一斗，煮取五升，去滓，取一升服；若干者，捣末，温酒调三指撮；若口噤不开，但多服竹沥，又多服生葛根自愈，食亦妙。"

2.陶弘景 生者捣取汁印之，解温病发热。

3.李东垣 《脾胃论》中的升阳散火汤（生甘草6g，防风、炙甘草各9g，升麻、葛根、独活、白芍、羌活、党参各15g，柴胡24g）取葛根退热止渴之功，全方升散脾胃郁火，为后世治脾胃郁热的名方。

【现代药理】

1.降血糖 近年来研究表明，葛根中主要活性成分，如葛根素或葛根异黄酮类等具有多种药理作用，其药效明确，药理活性较强，且安全低毒，在糖尿病、心脑血管疾病及其并发症等治疗中取得了良好的效果[1, 2]。有研究采用循证医学方法评价葛根素治疗早期2型糖尿病肾病的临床效果及安全性，结果表明，葛根素具有减少尿微量白蛋白、降低空腹血糖的作用，对治疗早期2型糖尿病肾病安全有效[3]。还有研究表明，葛根素能够显著降低糖尿病小鼠空腹血糖，改善糖耐量，抑制糖化血红蛋白，对体内外晚期糖基化终末产物形成具有明显的抑制作用[4]。

2.改善心脑血管疾病 现代医学研究表明，葛根在改善心脑血管疾病方面具有良好的作用，如心肌保护、降血压和降血脂等。有研究发现，葛根提取物能够明显降低食源性高脂血症大鼠的血脂水平，减轻脂质过氧化程度，提高机体的抗氧化能力，有利于防治动脉粥样硬化，减少心脑血管疾病的发生[5]。

3.预防和治疗骨质疏松 骨质疏松以骨量减少和骨微结构退化为主要特征，是中老年人群中的一种常见多发病。研究表明，植物雌激素是最有望替代雌激素的天然药物，其既保留了雌激素对骨的保护作用，又无明显不良反应。而以葛根素为代表的多种葛根素异黄酮类成分属于植物雌激素[6-8]。葛根活性成分对骨质疏松的作用机制可能通过下丘脑－垂体－性腺轴发挥作用，有研究采用卵巢去势手术和糖皮质激素诱导大鼠骨质疏松模型，发现葛根总黄酮可降低骨代谢，并上调下丘脑雌激素受体α（ERα）和雌激素受体β（ERβ）mRNA的表达，故葛根总黄酮可能通过调节下丘脑－垂体－性腺轴来调节卵泡生成素的表达水平，发挥对骨质疏松的保护和治疗作用[8]。

4.神经保护 葛根活性成分具有抑制神经元凋亡和抗氧化应激的作用。张静[9]通过中断大鼠两侧颈动脉主干制备慢性缺血引起的血管性痴呆动物模型，发现葛根素能提高模型大鼠的学习能力，并对大鼠的学习和记忆能力有保护作用，其作用与其对地黄寡糖（ROS）的清除能力密切相关，在分子水平上，葛根素能显著上调核转录因子红系2相关因子2（Nrf2）、FoxO1、FoxO3和FoxO4蛋白质水平，而FoxO家族和Nrf2在中枢神经系统中具有重要的生理功能和病理作用。

5.解酒和保肝　中医中葛花（植物葛根未完全开放的花）和葛根能解酒毒、治呕吐。薛婧[10]研究了葛根总异黄酮及葛根素对小鼠的急性解酒功效及对酒精性肝损伤的保护作用，葛根总异黄酮与葛根素均能显著延长小鼠的醉酒时间、缩短醒酒时间，加速酒精在肝脏中的代谢速度，减少毒害代谢中间产物的生成及发生酒精性肝损伤的风险，能够有效起到防醉解酒、保肝护肝的作用。对小鼠急性防醉解酒的研究表明[11]，葛根异黄酮和葛根素具有良好的解酒防醉效果，能有效降低血液中乙醇的含量，从而延长小鼠的醉酒时间，缩短醒酒时间。

【降糖量效】

1.常规剂量　葛根入煎剂15～30 g。葛根升发脾胃清气者，在临床上主要用于血糖控制欠佳，通过中药维持或小幅度降低血糖水平，减轻糖尿病患者的症状。

2.大剂量　葛根入煎剂30 g以上。一般而言，用葛根舒筋解肌者，需重用葛根至90 g，甚则120 g，大剂量葛根可在糖尿病初期，或高血糖时期迅速控制血糖，继而减量维持。

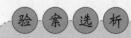

1.葛根常规剂量验案[12]

王某，男，59岁，2018年6月11日初诊。

初诊：身高181 cm，体重92 kg，BMI 28.08 kg/m²，患病前最大体重96 kg。间断口干17年。患者17年前因头晕、乏力、出冷汗至当地医院就诊，发现低血糖，进而检查确诊2型糖尿病，先后予二甲双胍、阿卡波糖、格列喹酮及中药汤剂口服降糖，自诉血糖控制尚可，空腹血糖控制在6.5～9.0 mmol/L，餐后2 h血糖控制在8.0～11.0 mmol/L，每周发作1～2次低血糖。刻下：乏力、口干口苦，怕热汗出，双眼视物模糊，手足趾尖发麻，腰膝酸痛，夜间加重，心烦失眠，多梦，眠后易醒，纳可，胃口佳，大便偏黏，每有解不尽感，一日数次，量不多，味臭，小便偏黄，偶有泡沫。舌胖，苔黄厚微腻，脉沉而无力，略滑。辅助检查（2018年4月4日中国中医科学院广安门医院）：糖化血红蛋白8.4%，空腹血糖10.64 mmol/L，TC 6.04 mmol/L，TG 6.71 mmol/L，LDL–C 3.37 mmol/L，尿蛋白＋，尿红蛋白（ERY）±，下肢动脉超声示双下肢动脉硬化伴多发斑块形成，肝功能、肾功能未见异常。2018年6月6日查尿微量白蛋白128.5 mg/L，眼底检查示视网膜动脉硬化，黄斑大致正常。肌电图示周围神经病变。

中医诊断：脾瘅；证属胃肠湿热。

西医诊断：2 型糖尿病。

治法：清热泻火祛湿。

处方：葛根芩连汤加减。

| 葛根 30 g | 黄芩 15 g | 黄连 18 g | 生黄芪 30 g |
| 丹参 15 g | 绵茵陈 15 g | 神曲 6 g | 水蛭粉 6 g（分冲） |

生姜 3 片（后下）

水煎服，每日 1 剂，早晚分服。

二诊：患者服药 1 个半月后复诊，乏力减轻，怕热汗出、口干口苦减轻，心烦、失眠好转，食欲不如之前旺盛，大便日 1 次，黏腻不爽基本消失，夜尿 1 次。血糖较前下降，自测空腹血糖 7.5 mmol/L 左右，餐后 2 h 血糖 9 mmol/L 左右，低血糖情况明显缓解，服药期间仅发作 1 次，仍有视物模糊，手足麻木。舌淡苔黄腻，脉略滑无力。予上方加生白术 45 g、茯苓 30 g、桑叶 30 g，继服 1 个月。

三诊：患者 1 个半月后复诊，自诉 3 个月内体重减轻 6 kg，BMI 下降至 26.25 kg/m²，乏力、心烦、失眠、口干口苦已基本消失，大便正常，血糖控制平稳，稍有腹胀、纳呆之感，加陈皮 15 g、大腹皮 9 g。后逐渐减少西药用量，诸症未再反复发作，坚持服药后随访情况良好。

按：本案患者以肥胖状态起病，虽病程日久，但长期过食肥甘，胃纳太过，脾运不及，谷食壅滞中焦，形成中满，土壅则木郁，影响肝之疏泄，木不疏土，加剧中满，致积久化火，形成内热，简言之，"中满内热"的核心病机未曾改变，仍属于典型的脾瘅范畴。口渴乃热盛伤津所致，乏力乃热盛耗气所致，失眠乃热扰心神所致，汗多乃热迫营阴所致，此时"热"仍为疾病当前的主要矛盾。胃纳太过，脾气相对虚弱，运化不及，饮食水谷壅滞中焦，不化精微反生膏、生浊，不归正化反聚湿生痰，故以开郁清热为要。结合其苔黄腻、便黏臭等症状，选择葛根芩连汤加减清热泻火祛湿。常规剂量葛根甘凉清脾；黄连苦寒，清化湿热以降浊阴，与葛根配合，一升一降，使清浊有序，黄芩功能清热燥湿，三药合用，治疗胃肠湿热之功效立现。

2. 葛根大剂量验案 1[13]

王某，男，47 岁，2010 年 4 月 21 日初诊。

初诊：血糖升高 8 年。患者 8 年前体检查空腹血糖 8 mmol/L，诊断为 2 型糖尿病。2008 年查空腹血糖 14 mmol/L，口服二甲双胍 1 片每日 2 次至今。既往有高血压病史 4 年余，未用降压药，轻度脂肪肝 1 年余，有吸烟、饮酒史 20 余年。母亲患高血压。体重 3 年内下降 6 kg。多饮，头晕不痛，视物模糊，平卧时偶有心悸，纳眠可，大便调，尿频量多有泡沫，夜尿 2～3 次。血压 130/100 mmHg。现查空腹血糖 8 mmol/L。舌苔厚腐腻，有齿痕，脉弦。

中医诊断：消渴；证属湿热困脾。

西医诊断：2 型糖尿病。

治法：清热利湿。

处方：

葛根 72 g	黄芩 27 g	黄连 27 g	炙甘草 18 g
干姜 4.5 g	清半夏 30 g		

水煎服，每日 1 剂，早晚分服。

二诊：患者服上方 3 周，停用二甲双胍，继服原方 3 周。口干、乏力、视物模糊、时有头晕均有所减轻，纳眠可。夜尿 1 次，空腹血糖控制在 6～7 mmol/L。查空腹血糖 6.6 mmol/L，TG 1.88 mmol/L。于上方基础上加红曲 6 g、苍术 15 g、三七 6 g，继观。

按：使用葛根芩连汤加减以清利湿热，以黄芩、黄连之苦制消渴之甜，干姜、炙甘草顾护胃气，清半夏消痞散结，方中使用大剂量葛根以消胃热，降糖效佳。

3. 葛根大剂量验案 2[13]

董某，男，37 岁。

初诊：患者 1 个月前因欲行肛周脓肿手术，检测血糖为 20 mmol/L，糖化血红蛋白 12.2 %。使用胰岛素早 14 U、晚 8 U，治疗 1 个月。刻下：口干多饮，怕热，运动出汗较多，余未见特殊不适。纳眠可，大便调，每日 2 次，小便黄，量多。查空腹血糖 9 mmol/L 左右，糖化血红蛋白 8.9 %。

中医诊断：消渴；证属湿热蕴脾。

西医诊断：2 型糖尿病。

治法：清利湿热。

处方：

葛根 72 g	黄芩 30 g	黄连 45 g	苍术 15 g
龙胆草 15 g	生姜 6 g		

水煎服，每日 1 剂，早晚分服。

二诊：服药 28 剂后仍有口干、多饮，纳眠可，二便调。自诉服药后胃部不适，恶心。上方去苍术、龙胆草、生姜，加炙甘草 30 g、干姜 7.5 g、竹叶 30 g，黄芩调为 45 g。嘱患者根据血糖控制水平逐渐减胰岛素用量。

三诊：服药 28 剂后胃胀、恶心基本消失，无明显不适。查糖化血红蛋白 6.2 %，血糖控制平稳。肝功能、肾功能、血脂正常。胰岛素减量为 4 U。上方去竹叶，加生牡蛎 120 g（先煎）。

四诊：服药 28 剂后，胰岛素停用，患者无不适症状，空腹血糖 5～6 mmol/L，餐后 2 h 血糖 6～9 mmol/L。

按：葛根芩连汤出自《伤寒论》太阳病篇："太阳病，桂枝证，医反下之，利遂不止。脉促者，表未解也；喘而汗出者，葛根黄连黄芩汤主之。"《伤寒药性赋》称葛根："阳明之的药，脾渴可解而胃热能消。"在临床实践中发现，组方葛根芩连汤中整方的剂量与临床效果密切相关。大剂量葛根对血糖偏高的患者疗效明显；小剂量无效时改用大剂量使血糖迅速得到控制，继而减量维持。中剂量疗效次之，而小剂量在临床上主要用于血糖控制欠佳，通过中药维持或小幅度降低血糖水平，以减轻糖尿病患者的症状。

｜参考文献｜

［1］ 谭家林,文颖娟,樊一波.葛根及其复方治疗糖尿病心肌病研究进展［J］.亚太传统医药,2018,14（1）:76-78.

［2］ 邹东洋,董桂英.葛根治疗心脑血管病的研究进展［J］.中西医结合心脑血管病杂志,2017,15（23）:2992-2993.

［3］ 吴伟,朱章志,李红,等.葛根素治疗早期2型糖尿病肾病的Meta分析［J］.中成药,2013,35（7）:1399-1406.

［4］ 袁媛,侯雪峰,封亮,等.葛根素对体内外晚期糖基化终末产物形成的抑制作用［J］.中草药,2017,48（7）:1386-1390.

［5］ 王萌萌,梅振东,张森,等.葛根提取物对高脂血症大鼠血脂及抗氧化能力的影响［J］.食品工业科技,2015,36（11）:369-372.

［6］ 孙玉敏,许晓琳,杨怡,等.葛根素可促进老年女性骨质疏松症患者成骨细胞的增殖［J］.中国组织工程研究,2015,19（29）:4593-4597.

［7］ 张莹莹,周建斌,曾祥伟,等.葛根素对成骨细胞增殖能力及靶向Runx2的miRNA的影响［J］.中国药理学通报,2016,32（10）:1457-1462.

［8］ 陈冠儒.葛根总黄酮对大鼠骨质疏松的作用及部分机制的研究［D］.合肥:安徽医科大学,2014.

［9］ 张静.葛根素对慢性缺血诱发的血管性痴呆大鼠认知功能障碍的保护作用及机制研究［D］.济南:山东大学,2015.

［10］ 薛婧.葛根解酒护肝成分提取、功效及产品开发研究［D］.天津:天津科技大学,2014.

［11］ 朱振元,薛婧,刘晓翠,等.葛根素及葛根异黄酮对小鼠急性醉酒预防和解酒效果的研究［J］.食品科学,2014,35（15）:247-250.

［12］ 王涵,颜成娟,吴学敏,等.葛根、黄连、黄芩治疗2型糖尿病胃肠湿热证——仝小林三味小方撷萃［J］.吉林中医药,2019,39（12）:1569-1572.

［13］ 赵林华,连凤梅,姬航宇,等.仝小林教授运用不同剂量葛根芩连汤治疗2型糖尿病验案［J］.中国实验方剂学杂志,2011,17（4）:249-251.

苦 瓜

【本草记载】

1.《滇南本草》 味苦，性寒，入心、脾、肺三经。除邪热，解劳乏，清心明目。泻六经实火，清暑，益气，止烦渴。

2.《本草求真》 除热解烦。

3.《泉州本草》 主治烦热消渴引饮，风热赤眼，中暑下痢。

4.《本草纲目》 除邪热，解劳乏，清心明目。

【历代论述】

1.《随息居饮食谱》 青则涤热，明目清心。熟则养血滋肝，润脾补肾。

2.《寿世传真》 除邪热，清心明目。

【名家经验】

张璐 《本经逢原》云："有长短二种。生青，熟赤。生则性寒，熟则性温。闽粤人以长者去子，但取青皮煮肉充蔬，为除热解烦清心明目之品。短者性温，其子苦甘，内藏真火，故能壮阳益气。然须熟赤，方有殊功。"

【现代药理】

1. 降血糖 研究表明，苦瓜中的苦瓜多糖降低糖尿病小鼠血糖的效果十分显著，并且血糖降低与剂量呈正相关，当剂量达到 500 mg/kg 时，苦瓜多糖的降血糖功效类似于常用的降血糖药物甲苯磺丁脲。连续给药 15 日的苦瓜多糖高剂量治疗组［2 g/(kg·d)］的小鼠血糖较糖尿病小鼠相比显著降低，胰岛素水平明显增加，胰岛素抵抗指数有一定幅度的升高，胰岛素敏感指标下降显著[1]，表明苦瓜在降血糖的同时可保护胰岛细胞功能。

2. 免疫调节 研究表明，苦瓜原汁和苦瓜提取液可以有效增强正常小鼠的血清溶菌酶的含量、血清血凝抗体滴度及白细胞的吞噬能力，也说明苦瓜中的活性成分是通过特异性免疫和非特异性免疫两方面对小鼠进行调节的[2]。Leungt 等[3] 研究表明，非细胞毒素 α- 苦瓜素和 β- 苦瓜素可显著抑制小鼠脾细胞的促有丝分裂反应，该反应是由于伴刀豆球蛋白 A、植物凝集素和脂多糖（LPS）的存在而产生的。通过体外抑制小鼠延迟过敏反应和绵羊红细胞形成抗体，起免疫调节作用。

3. 抗肿瘤 最近实验研究表明，苦瓜汁能够抑制有致突变性和致癌的杂环胺类物质；而苦瓜种仁中的核糖体失活蛋白对肝癌细胞 H22 及绒毛膜肿瘤细胞和人胚胎成纤维细胞及卵巢癌细胞的蛋白质合成有明显的抑制作用。另外，苦瓜碱性核糖体失活蛋白可以清除人体白血病细胞株 K562 细胞的肿瘤；苦瓜皂苷可以改善机体的状态，提高抗肿瘤的能力。研究发现，α- 苦瓜素及 β- 苦瓜素对实验体小鼠 S180 实体瘤都有显著的抑制作用，且抑癌率也十分高，分别为 71.2%、68.6%。此外，α- 苦瓜素及 β- 苦瓜素也可以抑制胃癌 NKM 细胞株中核糖核酸（RNA）、脱氧核糖核酸（DNA）及蛋白质的合成[4]。

4. 抗病毒　研究表明，苦瓜提取物能保护皮下感染乙型脑炎病毒的小鼠，其保护率可达 66%。而且苦瓜蛋白在一定浓度下还会直接灭活柯萨奇病毒，且会抑制其在体内外的 RNA 复制，降低心肌组织的病变程度。还有研究表明，对于感染了烟草花叶病毒（TMV）的黄瓜、番茄，苦瓜中的核糖体失活蛋白能够对该病毒起抑制作用[5]。陈执中[6]从苦瓜中提取出一种可以抗艾滋病病毒［人类免疫缺陷病毒（HIV）］的物质，这种物质能抑制艾滋病病毒蛋白质表面的活性，并杀死被 HIV 感染的 T 细胞和吞噬细胞。

5. 抗氧化　研究发现，苦瓜皂苷可显著增强 SOD、谷胱甘肽过氧化物酶活力。其机制可能与 TNF 作用有关。TNF-α 具有诱导和增强 SOD 与谷胱甘肽过氧化物酶活力的功能，苦瓜皂苷能够增强巨噬细胞分泌 TNF-α 的能力，明显增强血清、肝脏中谷胱甘肽过氧化物酶活力，却不影响骨骼肌中谷胱甘肽过氧化物酶活力[7]。

【降糖量效】

常规剂量　苦瓜入煎剂 15～30 g。苦寒清热，适用于肥胖型糖尿病患者[8]，此类患者多属于胃肠实热证。常规剂量的苦瓜可通腑泄热，有涤荡之功，降血糖效佳。

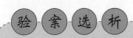

苦瓜常规剂量验案[8]

患者，女，47 岁，2017 年 12 月 11 日初诊。

初诊：患者 2 年前体检发现血糖升高，未予重视并未系统诊治，近期因体重下降明显，伴大便干，心下胀满，口舌反复生疮，遂来求诊。刻下：心下胀满，头晕，口舌生疮，体重下降，近 1 个月体重下降 5 kg，周身乏力，腰酸痛，双足麻木，眠差，纳可，大便干结难解，小便可。舌红少苔，舌下络脉瘀滞，脉沉细弦数。当日辅助检查：空腹血糖 18.2 mmol/L，餐后 2 h 血糖 28.8 mmol/L，糖化血红蛋白 17.1%。身高 165 cm，体重 75 kg，BMI 27.5 kg/m^2。

中医诊断：脾瘅；证属胃肠实热。

西医诊断：2 型糖尿病。

治法：泻热消痞。

处方：大黄黄连泻心汤加减。

大黄 6 g	黄连 30 g	黄芩 45 g	知母 30 g
桑叶 30 g	苦瓜 30 g	生姜 3 片	

7 剂，水煎服，每日 1 剂，早晚分服。

二诊（2017年12月18日）：心下胀满减轻，手足麻木减轻，头晕减轻，口舌生疮较前好转。当日空腹血糖11.9 mmol/L，餐后2 h血糖17 mmol/L。上方加天花粉30 g、生牡蛎30 g、乌梅15 g。

三诊（2018年1月2日）：心下胀满减轻，口舌生疮好转，头晕及手足麻木、乏力等症明显缓解，二便调。空腹血糖降至8.3 mmol/L，餐后2 h血糖降至11.4 mmol/L，继服上方半个月，复诊前查空腹血糖7.9 mmol/L，餐后2 h血糖9.5 mmol/L，糖化血红蛋白12.0 %。上方加减服用3个月后，复查糖化血红蛋白8.2 %，原方减量继服，血糖基本稳定，糖化血红蛋白逐渐下降至正常。

按：患者形体肥胖，内热结于胃肠，蓄积体内，积而化火，损伤阴津，使体内存有热象，表现为心下胀满，头晕，口舌生疮，大便干结，舌红少苔，舌下络脉瘀滞。患者以心下胀满难忍就诊，《伤寒论》第154条曰："心下痞，按之濡，其脉关上浮者，大黄黄连泻心汤主之。"因无形邪热结聚心下，以致心下胀满，热毒炽盛，上灼于口则口舌生疮，上蒸于头则头晕，下结于胃肠则大便干。患者血糖较高，大便干结，根据"急则治其标"的原则，稳糖和通便为治疗的首要任务。胃肠实热为当下之态势，大便坚干、口舌生疮为"症状靶"，血糖升高为"指标靶"，结合症状、指标，迅速找到辨证要点，抓准核心病机，结合态靶辨治模式指导诊疗。方中大黄黄连泻心汤泻热消痞，泻火解毒，热毒火邪清解，则诸症好转，知母、苦瓜、桑叶清热降糖，滋阴润燥，故仅服药7剂收效甚佳。二诊加天花粉、生牡蛎滋阴生津，乌梅酸以生津，酸敛气阴，因热毒炽盛日久，有伤阴伤津之虞。三诊时病情进一步好转，已趋于稳定，故可继服。患者血糖逐渐下降的过程中，逐渐减少大剂量苦寒之药的剂量，全程配伍生姜以去黄连、黄芩、知母等药的苦寒之性，存其降糖之用，也考虑苦寒伤胃，中病即减。本次诊疗中全程使用常规剂量苦瓜，以维持降糖效果。

| 参考文献 |

［1］ 张晓寒,张程慧,于文睿,等.药食同源类植物多糖降血糖功效的研究进展［J］.食品安全质量检测学报,2018,9（14）：3699-3705.

［2］ 冷文文.苦瓜的生物活性成分及药理作用研究［J］.种子科技,2019,37（1）：97-98.

［3］ Leung S O, Yeung H W, Leung K N. The immunosuppressive activities of two abortifacient proteins isolated from the seeds of bitter melon（Momordica charantia）［J］. Immunopharmacology, 1987, 13（3）：159-171.

［4］ 齐文波,徐中平,徐誉泰,等.苦瓜素的分离提纯与抗肿瘤活性的研究［J］.离子交换与吸附,1996,15（1）：59-63.

［5］ 金灵玲,唐婷,邢旺兴.苦瓜的化学成分及其药理作用［J］.健康研究,2015,35（1）：23-24,27.

［6］　陈执中.抗艾滋病天然药物——苦瓜成分的研究——Ⅰ水溶性成分分析［J］.中国民族民间医药杂志,1999,8（2）:63-65.

［7］　王莎,杨爽,莫勇娜,等.苦瓜皂苷的药理学研究进展［J］.农家参谋,2019（21）:41.

［8］　顾成娟,王涵,刘文科,等.态靶辨证在糖尿病胃肠实热中的运用——大黄黄连泻心汤加知母、苦瓜、桑叶［J］.辽宁中医杂志,2020,47（2）:1-3.

知　母

【本草记载】

1.《神农本草经》　味苦寒。主消渴,热中,除邪气,肢体浮肿,下水,补不足,益气。一名蚳母,一名连母,一名野蓼,一名地参,一名水参,一名水浚,一名货母,一名蝭母。生川谷。

2.《吴普本草》　知母,神农桐君无毒,补不足益气(《御览》引云:一名提母)。

3.《本草经疏》　知母禀天地至阴之气,故味苦气寒而无毒。

4.《本草蒙筌》　味苦、辛,气寒,气味俱厚。沉而降,阴也,阴中微阳。无毒。乃足少阴本药,而又入足阳明、入手太阴也。补肾水,泻去无根火邪;消浮肿,为利小便佐使。初痢脐下痛者能却,久疟烦热甚者堪除。治有汗骨蒸热痨,疗往来传尸疰病。润燥解渴,患人虚热口干,宜倍用之。

【历代论述】

1.《名医别录》　知母,主治伤寒久疟烦热,肋下邪气,膈中恶,及风汗内疸,多服令人泄。

2.《药性论》　主治心烦躁闷,骨热劳往来,生产后蓐劳,肾气劳。憎寒虚损。患人虚而口干,加而用之。

3.《名医别录》　一名女雷,一名女理,一名儿草,一名鹿列,一名韭逢,一名儿踵草,一名东根,一名水须,一名沈燔,一名薅,生河内,二月八月,采根暴干。案《说文》云:芪,芪母也。莐,莐藩也,或从炎作蕧。《广雅》云:芪母儿踵,东根也。《尔雅》云:薅,莐藩。郭璞云:生山上,叶如韭,一曰蝭母。《范子计然》云:蝭母,出三辅,黄白者善。

【名家经验】

1.张元素　认为凉心去热,治阳明火热,泻膀胱肾经火,热厥头痛,下痢腰痛,喉中腥臭。

2.王好古　认为泻肺火,滋肾水,治命门相火有余。

3. 李杲　认为知母，其用有四泻无根之肾火，疗有汗之骨蒸，止虚劳之热，滋化源之阴。

4. 叶天士　认为知母气寒，禀水气而入肾，味苦无毒。补不足者苦寒补寒水之不足，益气者苦寒益五脏之阴气。

5. 张锡纯　认为知母的药性并非大苦大寒，其性相对平和，可以通过合理的配伍改变药性，临证尤其善用黄芪配知母。黄芪配知母，取云行雨施之意，气阴两补，治疗消渴[1]。

6. 仝小林　常配伍选用知母、黄柏、生地黄三味药物，组成滋阴清热降糖三味小方，用于治疗糖尿病阴虚火旺证、围绝经期糖尿病、类固醇性糖尿病，既可以降糖，又能减轻阴虚火旺的症状[2]。

【现代药理】

1. 降血糖　研究表明，盐知母中的增量成分知母皂苷 A Ⅲ、知母皂苷 B Ⅲ、芒果苷等均有降糖作用[3]。动物实验表明，生知母和盐制知母对 2 型糖尿病具有抑制效果，且盐制知母对 α- 葡萄糖苷酶活性的抑制作用更强[4]。

2. 抗肿瘤　研究发现，知母皂苷 A Ⅲ 对人上皮细胞呼吸道合胞病毒（RSV）的活性有明显的抑制作用。其具体的作用机制虽未被阐明，但发现含螺甾烷骨架的化合物抗病毒活性强于含呋喃甾烷骨架的化合物，这预示了知母的抗病毒活性可能与其螺甾烷骨架有关[5]。

3. 抗炎　研究表明，知母中的木脂素类成分尼艾酚可以有效抑制神经炎症病变的发生。其原理是通过抑制小胶质细胞中一氧化氮合酶和环氧合酶 -2（COX-2）的表达从而减少炎症细胞的生成和抑制核因子 κB（NF-κB）的活性实现的[6]。

【降糖量效】

知母为仝小林教授临床常用降糖靶药，常用 10 ~ 90 g，平均剂量 36 g。他认为 2 型糖尿病发展有"郁、热、虚、损"4 个阶段，进入"热"阶段时强调有热必清，除热必尽，此时肺胃热盛者可用知母 30 ~ 60 g 配伍石膏 30 ~ 60 g 直折热势，防止其伤阴耗气向"虚"阶段转化，若患者已见"虚、损"之象，则在补气养阴、温阳益精同时兼顾热态，故常用知母 30 g[7]。

1. 常规剂量　知母入煎剂 10 ~ 20 g。意在长期、缓慢调节血糖，在血糖控制达标，痰热、火毒等病理基础基本清除后，可用小剂量连续长期控制血糖。

2. 大剂量　知母入煎剂 21 g 及以上。适用于糖尿病中期，此时疾病多处于"郁、热"阶段，以实证为主，火热不甚，其用量不宜大。阳虚征象明显者可配伍干姜、吴茱萸、肉桂等辛热之品，以防寒凉之性，留降血糖之用。

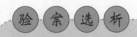

1.知母常规剂量验案[8]

张某，男，31岁，2020年6月1日初诊。

初诊：口干、多饮、多尿，体重下降1月余。既往否认家族史及其他慢性代谢性疾病病史，平素喜食肥甘厚味。2020年6月1日辅助检查示糖化血红蛋白12.3%，随机血糖18.03 mmol/L，果糖胺393.5 μmol/L。尿液分析：尿酮++，尿糖++。刻下：形体偏胖，时感乏力、疲倦，胃脘灼热，渴欲饮水，大便时有便秘，夜尿增多，易醒，体重1月余下降10 kg，舌淡红，苔厚腻，脉滑涩。

中医诊断：消渴；证属太阴虚损，阳明郁热。

西医诊断：2型糖尿病。

治法：益气健脾降糖，清泻阳明郁热。

处方：

黄芪40 g	太子参30 g	千年健15 g	枸杞子15 g
仙鹤草30 g	黄连9 g	生地黄15 g	知母12 g
玄参20 g	白术10 g	茯苓15 g	石膏40 g（先煎）
黄芩10 g	乌梅10 g	天花粉20 g	菟丝子15 g

水煎服，取汁150～200 mL，每日1剂，分早、中、晚温服。

忌辛辣刺激、酸冷食品。

二诊（2020年7月3日）：患者诉服用上方5剂后，夜尿明显减少，仍有渴欲饮水、胃脘灼热，口苦易怒，便秘口臭，复查尿液分析：尿酮±，尿糖+++。追问病史、患者生活习惯及工作情况：长期熬夜，生活节奏快，情志不畅。故加用夏枯草、龙胆草清泄肝胆郁热，益母草活血化瘀，调整处方如下：

太子参30 g	黄芪40 g	玄参20 g	石膏120 g（先煎）
知母15 g	生地黄15 g	黄连30 g	仙鹤草30 g
天花粉20 g	乌梅10 g	夏枯草30 g	龙胆草15 g
益母草15 g	白术10 g		

5剂，用法同前。

服用上方后，患者2020年11月7日复查随机血糖降至6～7 mmoL/L，空腹血糖、果糖胺、糖化血红蛋白降至正常，嘱其注意饮食及运动控制，半年后随访患者血糖恢复正常，无特殊不适。

按：本案为2型糖尿病患者青年发病，病程短，中医药早期干预是治疗成功的关键，结合患者长期饮食不节，嗜食肥甘，造成脾胃虚损，中满积热，郁久阳明郁热。"土为万物之本，脾胃为脏腑之本"，故重用石膏和常规剂量知母、黄连清泄阳明郁热。另外，近年来随着生活节奏的加快，青年糖尿病患者中情志因素突出，故应重视情志调节，疏泄肝胆，脾失健运，水湿内滞，阻于阳气，郁积为热，则湿热内生；湿热日久，可耗气伤阴，阴虚又生燥热；阴虚燥热，发为消渴。初诊以益气健脾降糖，清泻阳明郁热并举，补泻兼施、寒热并用，并予黄芪、太子参、白术、仙鹤草益气健脾，石膏、知母、黄连、黄芩清泻阳明郁热，夏枯草、龙胆草、益母草清泄肝胆郁热，乌梅、天花粉生津止渴，生地黄清热凉血，服用后夜尿减少，仍有渴欲饮水、胃脘灼热。综合患者情志因素，考虑阳明并肝胆郁热，故重用夏枯草、龙胆草清泄肝胆，益母草活血化瘀，内热得出，阴阳平和则血糖下降，因此临床需结合具体病情，辨证施治，随证治之，才能釜底抽薪，获得良效。

2. 知母大剂量验案[9]

杨某，男，68岁，2008年3月31日初诊。

初诊：患者2008年1月因消瘦查血糖升高，至今未服任何西药。刻下：口渴，时有头晕，眠差多梦，左下腹隐痛半个月。2008年3月20日查空腹血糖9.23 mmol/L，餐后血糖15.78 mmol/L。既往有高血压病史33年，血压最高160/110 mmHg。现服赖诺普利10 mg每日1次，非洛地平5 mg每日2次，氢氯噻嗪10 mg每日1次，阿司匹林300 mg每日1次，血压控制于140～145/90～95 mmHg。有偏头痛病史2年。脂肪肝1个月（未服药），高血脂、高尿酸血症1个月。2008年2月22日查CHO 5.4 mmol/L，尿酸467 μmol/L，空腹血糖9.19 mmol/L。身高172 cm，体重80 kg，BMI 27 kg/m²。舌红，苔黄腻，舌底滞，脉弦滑。

中医诊断：脾瘅；证属痰热互结，湿浊内蕴。

西医诊断：糖尿病，高血压，高脂血症，高尿酸血症，脂肪肝。

治法：清化痰热，清利湿浊。

处方：小陷胸汤合三妙散加减。

黄连45 g	清半夏15 g	瓜蒌仁30 g	生大黄3 g
葛根30 g	苍术15 g	怀牛膝30 g	鸡血藤30 g
五谷虫30 g	红曲6 g	威灵仙15 g	生姜5片

水煎服，每日1剂，早晚分服。

二诊（2008年4月28日）：服药21剂，口渴、头晕、腹部隐痛症状减轻，仍睡眠欠佳。2008年4月23日查空腹血糖7.79 mmol/L，餐后血糖13.92 mmol/L，糖化血红蛋白12.84%，尿酸429 mmol/L，血压150/100 mmHg。于首方中加黄芩45 g、知母45 g、干姜15 g，威灵仙增至30 g，去生姜。

三诊（2008年6月2日）：服上药30剂，头晕、偏头痛全然消失，自觉体力大胜从前，睡眠可，二诊后停服西药降压药，血压控制于140/90 mmHg左右。2008年5月28日查血生化：尿酸339 mmol/L，尿糖6.3 mmol/L。遂予二诊方中黄芩、知母均减为30 g，威灵仙减至15 g，干姜减至9 g，加钩藤30 g。

四诊（2008年7月7日）：服上方30剂，2008年6月28日查糖化血红蛋白7.0%，空腹血糖6.1 mmol/L，餐后血糖9.3 mmol/L，CHO 3.6 mmol/L，尿酸

324 mmol/L。自二诊后始终未服降压西药，血压控制于 130 ～ 140/90 mmHg。自初诊至今，3 个月内体重下降 10 kg。

后改用丸剂长期调理，每 3 个月复诊 1 次，血糖基本控制在正常范围。

按：重用知母 45 g 咸寒清热。素体肥胖，痰脂膏浊蓄积，日久化热，易伤津液，故见口渴；痰浊上蒙，则时有头晕，膏脂湿浊下注，则尿酸增高，入血入肝则见高脂血症、脂肪肝。故以黄连、清半夏、瓜蒌仁清热化痰散结；苍术、怀牛膝清利湿浊，牛膝兼可降血压；红曲、五谷虫降脂化浊；威灵仙降低尿酸；葛根生津止渴；生大黄通腑活血泄热；因舌下络脉改变较轻，提示络脉病变尚浅，故用鸡血藤疏通郁滞。二诊症状改善，血糖、尿酸、糖化血红蛋白等指标仍偏高，故加黄芩苦寒制甜、知母咸寒清热，威灵仙增量加强降尿酸之力，去生姜，加干姜，因苦寒药增加，恐生姜护胃之力不足，故代之以干姜。三诊时，尿酸已降至正常，血糖已明显降低，而血压仅中药控制仍较高，故减少黄芩、知母、威灵仙用量，加钩藤增加降血压之力。四诊时，患者糖化血红蛋白、血糖、血压等指标改善突出。

| 参考文献 |

［1］ 张建伟，周阳. 张锡纯应用知母心得［J］. 云南中医学院学报，2013，36（4）：27-28.

［2］ 朴春丽，顾成娟，张琦. 知母、盐柏、生地黄治疗糖尿病阴虚火旺证——仝小林三味小方撷萃［J］. 吉林中医药，2019，39（12）：1573-1575.

［3］ 王晓婷. 盐知母增量成分降糖活性及药代动力学研究［D］. 沈阳：辽宁中医药大学，2018.

［4］ 丛悦，柳晓兰，余祖胤，等. 知母皂苷抑制血小板聚集的活性成分筛选及构效关系分析［J］. 解放军医学杂志，2010，35（11）：1370-1373.

［5］ Youn U J, Jang J E, Nam J W, et al. Anti-respiratory syncytial virus（RSV）activity of timosaponin AⅢ from the rhizomes of *Anemarrhena asphodeloides*［J］. J Med Plants Res, 2011, 5（7）：1062-1065.

［6］ Lee H J, LI H, Chang H R, et al.（−）-Nyasol, isolated from *Anemarrhena asphodeloides* suppresses neuroinflammatory response through the inhibition of I-κBα degradation in LPS-stimulated BV-2 microglial cells［J］. J Enzyme Inhib Med Chem, 2013, 28（5）：954-959.

［7］ 丁齐又，赵林华，邸莎，等. 知母临床应用及其用量［J］. 吉林中医药，2019，39（1）：32-35.

［8］ 赵常安，卫灿红，郑进. 郑进教授基于"郁热为本，补虚泻实"思想分期论治 2 型糖尿病临证撷菁［J］. 中国民族民间医药，2023，32（14）：83-86.

［9］ 仝小林. 糖络杂病论［M］. 北京：科学出版社，2010：71-72.

黄　柏

【本草记载】

1.《汤液本草》 蜜炒此一味为细末，治口疮如神。

2.《本草辨义》 用蜜汤炒，取其恋隔而不骤下，治五心烦热，目痛口疮诸症。

3.《本草蒙筌》 先渍蜜水，日际曝干，次涂蜜糖，火边灸燥，二制则治上焦，单制则治中焦，不制则治下焦也。

4.《本草纲目》 黄柏性寒而沉，生用则降实火，熟用则不伤胃，酒制则治上，盐制则治下，蜜制则治中。

【历代论述】

1.《卫生宝鉴》 蜜炒为细末，治口疮、瘫痪必用药也。

2.《丹溪心法》 黄柏苦以燥湿，寒以清热，入下焦，配伍苍术健脾燥湿，共起清热燥湿的功效，是治疗湿热下注之基础方，名曰二妙散。

3.《医学入门》 黄柏，治眼赤、鼻渣、喉痹及痈疽发背、乳痈脐疮亦用。李东垣说，其能泻下焦龙火，治虚哕蛔虫，单用能补肾不足，生用补阴痿厥，故凡下焦有湿，膀胱有水，瘫痪肿胀痛，小便黄，腹中痛者，是必用良药，外感肌热，内伤骨热，失血遗精阳痿。

4.《医学启源》 泻心火，除脾胃中湿热，治烦躁恶心，郁热在中焦。

【名家经验】

1. 郑钦安　清代医家郑钦安创封髓丹，封髓丹由黄柏、砂仁、甘草组成。郑钦安认为：黄柏味苦入心，禀天冬寒水之气而入肾，色黄而入脾，脾也者，调和水火之枢也，独此一味，三才之义已具。况西砂辛温，能纳五脏之气而归肾，甘草调和上下，又能伏火，真火伏藏，则人身之根蒂永固，故曰封髓。

2. 王士雄　曾对黄柏的功用有精辟论述："盖下焦多湿，始因阴虚火盛而湿渐化热，继则湿热阻夫气化，反耗精液，遂成不坚之病，皆黄柏之专司也，去其蚀阴之病，正是保全生气，谁谓苦寒无益于生气哉？盖黄柏治下焦湿热诸证，正与蛇床子治下焦寒湿诸证为对待。

【现代药理】

1. 抗病原微生物　黄柏中的小檗碱、黄柏碱、掌叶防己碱等生物碱成分对金黄色葡萄球菌、白色葡萄球菌、甲型链球菌等多种病原体均有明显的抑制作用，对乙型肝炎表面抗原也具有明显的选择性抑制作用[1]。

2. 解热和抗炎　黄柏有一定的退热作用。它对微生物感染引起的发热，除具有抗菌作用以消除病因而退热外，也与其本身具有的解热作用有关。同时黄柏还具有抗炎作用，可以抑制和缓解多种炎症[1]。

3. 保护心血管系统   黄柏中所含的小檗碱、黄柏碱及掌叶防己碱等生物碱可以起到降血压、产生正性肌力作用，并可降低心脏耗氧量，保护缺血心肌，抗心律失常和抗血小板聚集[1]。

4. 抗肿瘤   有实验研究发现黄柏在 480 nm 和 650 nm 光照下对癌细胞的光敏作用[1]，可以抑制多种癌细胞生长。

5. 降血糖   黄柏降糖的有效成分是总生物碱，其中以小檗碱含量最高，据国内外文献资料报道，小檗碱能降低四氧嘧啶诱导的糖尿病小鼠的血糖，能改善糖尿病肾病大鼠肾功能不全，这可能是由于它能在肾小球膜里抑制醛糖还原酶的活性，刺激胰岛素分泌和脂类的转换性质有关[1]。

【降糖量效】

1. 小剂量   黄柏入煎剂 3 ～ 14 g。小剂量黄柏常配合其他清热类药物使用。

2. 常规剂量   黄柏入煎剂 15 ～ 30 g。功在清热泻火。仝小林教授指出，黄柏苦寒，知母甘寒，相须为用，为清泻肾火之良剂，在临床中，黄柏多用 30 g。门诊随诊患者中，长期使用，未见明显不良反应。黄柏苦寒，注意中病即减或配伍生姜、大枣等护胃之药，一则去性存用，二则防久用苦寒败胃。

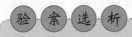

1. 黄柏小剂量验案[2]

张某，男，33 岁，2006 年 12 月 25 日初诊。

初诊：患者发现血糖升高 2 月余。2006 年 10 月患者因多饮多尿，至医院查血糖升高，空腹血糖 19 mmol/L，即服用瑞格列奈 1 mg 每日 3 次，因血糖控制不佳停用，现用精蛋白生物合成人胰岛素注射液（预混 30 R）早 14 U、晚 8 U。近期空腹血糖 7 mmol/L 左右，餐后血糖 9 mmol/L 左右。口渴甚，易饥，汗出阵作，自觉烦热，面红赤，小便黄，大便干结。舌红，少苔，脉滑数。身高 162 cm，体重 72 kg，BMI 27.4 kg/m²。2006 年 10 月 6 日查口服葡萄糖耐量试验：空腹 13.09 mmol/L，1 h 15.12 mmol/L，2 h 15.08 mmol/L，3 h 14.32 mmol/L。C 肽释放试验：空腹 0.76 ng/mL，1 h 1.05 ng/mL，2 h 1.17 ng/mL，3 h 1.38 ng/mL。糖化血红蛋白 11.9 %。

中医诊断：脾瘅；证属三焦火盛。

西医诊断：糖尿病。

治法：清热泻火。

处方：三黄汤合连梅汤加减。

天花粉 30 g   黄连 30 g   黄柏 9 g   乌梅 15 g

| 石榴皮 15 g | 生地黄 30 g | 黄芩 30 g | 干姜 9 g |

水煎服，每日 1 剂，早晚分服。

二诊（2007 年 1 月 29 日）：服药 30 余剂，诸症明显好转。2007 年 1 月 26 日查空腹血糖 6.4 mmol/L，餐后血糖 8.3 mmol/L，上方加白芍 30 g，石榴皮减至 9 g。

三诊（2007 年 3 月 3 日）：服药 30 剂，口渴、汗多、便干等症进一步好转。2007 年 3 月 1 日口服葡萄糖耐量试验：空腹 7.07 mmol/L，1 h 10.1 mmol/L，2 h 9.02 mmol/L，3 h 6.7 mmol/L。C 肽释放试验：空腹 0.82 ng/mL，1 h 1.12 ng/mL，2 h 1.17 ng/mL，3 h 1.5 ng/mL。糖化血红蛋白 9.9 %。胰岛素用量始终未变。可调整处方为大柴胡汤加生山楂、红曲等。

上方加减服用 3 个月后，血糖基本稳定，胰岛素减为早 8 U、晚 6 U，故将汤剂改为丸剂长期调理。后多次复诊，血糖平稳。

按：患者表现为口渴甚、汗出多、便干尿赤等一派三焦火盛之象，当务之急应清泄三焦火热，兼顾收敛气阴，防火毒耗伤。少量的黄柏合黄连、黄芩清三焦火毒，配伍干姜辛热护中，乌梅酸敛气阴，兼以生津，合黄连、黄芩、黄柏苦酸制甜，合常规剂量生地黄酸甘化阴，体现《温病条辨》乌梅汤酸苦泄热坚阴之意，天花粉生津益阴，常规剂量石榴皮酸涩收敛，合乌梅防火毒耗伤气阴。二诊，火热嚣张之势已有缓解，因而一鼓作气，仍以清泄火毒为首务，同时加白芍增加酸甘化阴之力，并减石榴皮之量。三诊，火势已基本得控，故可另立新方，消膏降浊，清泄郁热，以肥胖和糖尿病并治。

2. 黄柏常规剂量验案 [3]

钟某，女，49 岁，2019 年 5 月 24 日初诊。

初诊：患者间断口干渴、乏力 6 个月。6 个月前患者因口干渴、乏力倦怠于当地医院就诊，测空腹血糖 10.6 mmol/L，诊断为 2 型糖尿病，给予盐酸二甲双胍片、阿卡波糖片口服治疗，其间未坚持饮食、运动疗法，自诉空腹血糖控制在 8.0 mmol/L 左右，餐后 2 h 血糖控制在 10.0 mmol/L 左右。刻下：口干，乏力倦怠，心悸、气短，善太息，心烦易怒，潮热汗出，身燥热、夜间甚，手足凉，眠差、入睡困难，伴有耳鸣，纳可，大便干，2～3 日一行，小便频、夜尿每晚 1～3 次。舌苔腻微黄，脉沉细弱。否认有过敏史、吸烟史、饮酒史。末次月经 2019 年 4 月 30 日，患者自诉近半年月经不规律，量少色深，有血块。家族史：母亲及舅舅患有 2 型糖尿病。辅助检查：糖化血红蛋白 7.8 %，空腹血糖 8.2 mmol/L。BMI 24.1 kg/m^2。

中医诊断：脾瘅；证属阴虚火旺。

西医诊断：2 型糖尿病合并围绝经期综合征。

治法：滋阴清热。

处方：滋阴清热降糖方加减。

盐黄柏 20 g	生地黄 15 g	知母 15 g	当归 15 g
黄芪 20 g	黄连 6 g	肉桂 3 g	地骨皮 20 g
酸枣仁 30 g	煅龙骨 30 g（先煎）	煅牡蛎 30 g（先煎）	

水煎服，每日1剂，早晚分服。

二诊（2019年6月7日）：患者服药2周后，乏力稍缓解，眠差改善，仍有心悸、气短，善太息，心烦易怒，潮热汗出，身燥热，手足凉，耳鸣。血糖较前下降，自测空腹血糖 7.0 mmol/L 左右，餐后 2 h 血糖 8 ～ 9 mmol/L。予上方加生姜3片，黄连加到12 g，肉桂加到6 g。

三诊（2019年7月1日）：患者又服药1个月后，心悸、耳鸣、心烦易怒，夜间盗汗，身燥热均明显好转。自测空腹血糖 6.5 mmol/L 左右，餐后 2 h 血糖 7.5 ～ 9 mmol/L。予上方去煅龙骨、煅牡蛎。1个月后电话随访，自诉血糖控制尚可，不适症状基本消失，故未再次就诊。

按：本案患者49岁，为中老年女性，血糖控制不佳，并伴有一系列自主神经功能紊乱的表现，故诊断为糖尿病合并围绝经期综合征。全小林教授认为此类患者以热盛伤阴为因，阴虚火旺为态，故配伍常规剂量的黄柏滋阴清热降糖，补水泻命门之火，滋肾阴而降肾火。全方共奏调阴阳、降血糖之功。方中加入黄连、肉桂，一是为降低血糖，二是用于交通心肾。煅龙骨、煅牡蛎可增强收敛止汗之功，达到标本同治。煅龙骨、煅牡蛎与酸枣仁合用，以达改善睡眠之效。对于糖尿病患者来说，合并围绝经期综合征引起的潮热汗出、心悸、失眠等症状，是血糖波动的重要诱因，而围绝经期的激素紊乱，同时也会降低糖耐量及减少胰岛素的敏感性，配伍使用滋阴清热降糖小方能够调节自主神经功能紊乱，缓解患者临床症状。

｜参考文献｜

［1］ 叶雪兰. 知母—黄柏药对有效部位群质量标准研究及降血糖、降血脂作用初探［D］. 广州：广州中医药大学，2011.

［2］ 全小林. 糖络杂病论［M］. 北京：科学出版社，2010：63-64.

［3］ 朴春丽，顾成娟，张琦. 知母、盐柏、生地黄治疗糖尿病阴虚火旺证——全小林三味小方撷萃［J］. 吉林中医药，2019，39（12）：1573-1575.

麦 冬

【本草记载】

1.《神农本草经》 味甘平。主心腹，结气伤中伤饱，胃络脉绝，羸瘦短气。久服轻身，不老不饥。生川谷及堤阪。

2.《吴普本草》 神农岐伯甘平，黄帝桐君雷公甘无毒，李氏甘小温，扁鹊无毒，生山谷肥地，叶如韭，肥泽丛生，采无时，实青黄。

3.《本草拾遗》 麦门冬，出江宁小润，出新安大白。其大者苗如鹿葱（萱草），小者如韭叶，大、小有三、四种，功用相似，其子圆碧。

4.《本草新编》 麦门冬，味甘，气微寒，降也，阳中微阴，无毒。入手太阴、少阴。泻肺中之伏火，清胃中之热邪，补心气之劳伤，止血家之呕吐，益精强阴，解烦止渴，美颜色，悦肌肤。

5.《本草图经》 今所在有之。叶青似莎草，长及尺余，四季不凋，根黄白色，有须根，作连珠形，似麦颗，故名麦门冬。四月开淡红花，如红蓼花，实碧而圆如珠。

6.《本草经集注》 麦门冬，味甘，平、微寒，无毒。主治心腹结气，伤中，伤饱，胃络脉绝，羸瘦，短气。身重，目黄，心下支满，虚劳客热，口干燥渴，止呕吐，愈痿蹶，强阴益精，消谷调中，保神，定肺气，安五脏，令人肥健，美颜色，有子。久服轻身，不老，不饥。

7.《本草经解》 麦门冬，气平，味甘，无毒。主心腹结气，伤中伤饱，胃络脉绝，羸瘦短气。久服轻身，不老不饥。

【历代论述】

1.《长沙药解》 麦门冬，味甘，微凉，入手太阴肺、足阳明胃经。清金润燥，解渴除烦，凉肺热而止咳，降心火而安悸。

2.《名医别录》 秦名羊韭，齐名麦韭，楚名马韭，越名羊蓍，一名禹葭，一名禹余粮，叶如韭，冬夏长生，生函谷肥土，石间久废处，二月三月八月十月采，阴干。

【名家经验】

1. 贾所学 《药品化义》云："麦门冬同生地，令心肺清则气顺，结气自释，治虚人元气不运，胸腹虚气痞满及女人经水枯，乳不不，皆宜用之。同黄芩，扶金制木，治臌胀浮肿。同山栀，清金利水，治支满黄疸。又同小荷钱，清养胆腑，以佐少阳生气。入固本丸，以滋阴血，使心火下降，肾水上升，心肾相交之义。"

2. 陈士铎 麦门冬，退虚热，解肺燥，定咳嗽，真可持之为君而又可借之为臣使也。

3. 朱震亨 认为消渴的治疗必须时刻注意保全阴气。在治疗消渴的药物中，多选用滋阴药物如天花粉、麦冬、生地黄、藕汁等，其至今仍被用来作为治疗糖尿病的有效药物。

【现代药理】

1. 降血糖　麦冬具有降低血糖的作用。通过让 47 例 2 型糖尿病患者服用麦冬多糖胶囊，证明麦冬多糖具有良好的临床作用。陈莉等[1]证明麦冬多糖对胰岛素敏感性增加有很好的促进作用。现代医学也验证了麦冬多糖对降血糖有较好的促进作用。

2. 抗心律失常　麦冬总皂苷对心律失常有显著疗效并对缺血心肌有保护作用。辛丽等[2]发现麦冬皂苷能迅速使心律失常转为正常窦性心律。还有报道称麦冬总皂苷能明显降低心肌兴奋性。

3. 抗炎　麦冬通过抑制丝裂原活化蛋白激酶（MAPK）信号转导途径中胞外信号调节激酶 1/2（ERK 1/2）和 c-Jun 氨基端激酶（JNK）的磷酸化来降低一氧化氮和促炎细胞因子的产生，发挥显著的抗炎活性[3]。

【降糖量效】

1. 常规剂量　麦冬入煎剂 15～30 g。麦冬滋阴生津，其性凉润，防诸热药过燥，适用于糖尿病中晚期，此时疾病多处于"虚、损"阶段，以虚证或虚实夹杂为主，火热不甚。

2. 大剂量　麦冬入煎剂 31～120 g。麦冬为甘寒养阴润燥之品，为治虚劳、心烦、津枯、肠燥、大便秘结之要药，现代研究表明其有降血糖、促进胰岛细胞功能恢复之作用，但用药量须大[3]。

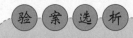

验 案 选 析

1. 麦冬常规剂量验案[4]

谭某，女，47 岁，2007 年 12 月 6 日初诊。

初诊：血糖升高 14 年，频发低血糖反应半个月。患者 14 年前因消瘦明显于当地医院查空腹血糖升高（自诉已不清楚当时情况），自 2000 年开始注射胰岛素，至 2007 年 10 月停用，近 2 个月仅服用中药汤剂（具体药物不详），亦未服任何西药，血糖较稳定。近半个月来无明显诱因发生 4 次低血糖反应，发作时症见：心悸胸闷，冷汗淋漓，汗出如洗，手抖，呼吸不相续接，伴饥饿感，口唇发麻。发生时间无特殊规律，每次持续 5～10 min。缓解后全身乏力甚。发作时自测血糖 4.3～5.0 mmol/L。平素心悸阵作，易汗，少气不足以息，大便偏干，日一行，小便调，形体偏瘦，面色㿠白，舌质暗红，苔薄白，舌下静脉迂曲呈串珠样改变，脉疾数无力。既往有高血压病 13 年，腔隙性脑梗死 7 年，双眼眼底血管瘤 4 年，子宫切除术后 6 年，胆囊切除术后 5 年。

中医诊断：消渴；证属元气不足，大气下陷。

西医诊断：2 型糖尿病合并低血糖反应。

治法：益气复脉，收敛元气。

处方：生脉饮加减。

红参 15 g	五味子 30 g	麦冬 30 g	煅龙骨 30 g（先煎）
煅牡蛎 30 g（先煎）	山茱萸 30 g	白芍 30 g	乌梅 30 g
黄芪 30 g			

水煎服，每日 1 剂，早晚分服。

服用 30 剂后诸症明显好转，1 个月内仅发生 1 次低血糖。

按：患者平素元气不足，发作时元气欲散，胸中大气下陷。心神不敛则心悸，气散不固，津液大泄则冷汗淋漓，气陷于下，则呼吸不相续接。津液生成不足，则大便偏干。红参，味甘，性温，长于培补元气；山茱萸，味酸，性温，能收敛元气，固涩滑脱，因得木气最厚，收涩之中兼有条畅之性，故又通利九窍，流通血脉，同时降糖之功著；五味子、乌梅、白芍，味酸收敛，煅牡蛎长于收涩，协同山茱萸敛气、敛汗、敛神。常规剂量的麦冬，滋阴生津，其性凉润，防诸热药过燥。黄芪既善补气又善升气，张锡纯之升陷汤即以黄芪为主药，谓其"与胸中大气有同气相求之妙用"。故而服药 30 剂，收效明显。

2. 麦冬大剂量验案[5]

患者，男，76 岁，2007 年 11 月 15 日初诊。

初诊：患者患 2 型糖尿病 25 年，帕金森病 2 年，现仅口服阿卡波糖片 50 mg 每日 3 次；格列苯脲 2 mg 每日 1 次，血糖控制尚可。刻下：半年来行走迈步困难，双下肢无力，步态拖拽，步距缩小，全身疼痛，气短，言语不流利，大便 3 日一行，时干时黏，临厕努责费力，夜尿每晚 3 次，眠可。舌质红绛而干，舌上无苔，满布小裂纹，状如牛肉，脉沉弦细涩。

中医诊断：颤证，便秘；证属髓海不足，肾阳虚衰。

西医诊断：2 型糖尿病，帕金森病。

治法：强肾壮骨。

处方：地黄饮子加减。

干地黄 60 g	山茱萸 15 g	官桂 9 g	巴戟天 15 g
肉苁蓉 30 g	五味子 9 g	麦冬 90 g	当归 30 g
制何首乌 30 g	锁阳 30 g	怀牛膝 30 g	鸡血藤 30 g
龟甲胶 9 g	阿胶 9 g		

30 剂，水煎服，每日 1 剂，早晚分服。

二诊（2007 年 12 月 17 日）：服上方仅 1 个月，诸症大减，气短、双下肢无力减轻，行走改善，言语明显转流利，大便正常，临厕努责症状消失，大便每日一行，舌脉同前。前方去制何首乌，减怀牛膝为 15 g、干地黄为 30 g，加黄芪 30 g、首乌藤 30 g、骨碎补 30 g、桑寄生 30 g。

按：帕金森病属中医学"颤证"范畴，为缓慢进展的中枢神经系统变性，西药不能根治，仅能延缓疾病进程。本案证属髓海不足，肾阳虚衰，以地黄饮子加减治疗为常规思路。然仝小林教授应用该方，妙在用药剂量上，故此年高之患者收效甚佳。地黄饮子多认为出自《黄帝素问宣明论方》，然据学者考证，此方实际源自内补散（《备急千金要方》），仝小林教授宗《备急千金要方》原意，干地黄用量达60g，同时重用麦冬达90g。生地黄麦冬在《神农本草经》中均被列为上品，干地黄即生地黄。宋朝以后始有生熟之分，生地黄有"逐血痹、填骨髓、长肌肉"之功。麦冬为甘寒养阴润燥之品，为治虚劳、心烦、津枯、肠燥、大便秘结之要药，现代研究认为其有降糖、促进胰岛细胞功能恢复之作用，但用药量须大，诚如《本草新编》所言"麦门冬益精强阴，解烦止渴……真可待之为君，而又可借之为臣使也，但世人未知麦冬之妙用，往往少用之而不能成功为可惜也，不知麦冬必须多用，力量始大"。患者舌干红无苔、裂纹，故去原方之防风、石菖蒲、茯苓、远志，加血肉有情之品龟甲胶、阿胶二味，与大剂量的麦冬合生地黄，走督脉益肾精，取效尤速。地黄饮子经如此加减，药证合拍，效若桴鼓。

| 参考文献 |

［1］　陈莉,何立英,金鑫.麦冬多糖对脂肪细胞胰岛素敏感性的作用机制［J］.武警后勤学院学报(医学版),2013,22（1）:5-8.

［2］　辛丽,侯文丽,王黎.中药抗心律失常作用机制的临床研究概况［J］.中国老年学杂志,2011,31（21）:4287-4290.

［3］　Zhao J W, Chen D S, Deng C S, et al. Evaluation of anti-inflammatory activity of compounds isolated from the rhizome of *Ophiopogon japonicus*［J］. BMC Complement Altern Med, 2017, 17（1）: 7.

［4］　仝小林.糖络杂病论［M］.北京:科学出版社,2010:190-191.

［5］　张蓉芳,仝小林.仝小林教授治疗疑难病验案［J］.中国民间疗法,2014,22（12）:7-8.

生 地 黄

【本草记载】

1.《神农本草经》　生咸阳川泽，黄土地者佳，二月、八月采根。

2.《本草图经》　地黄……二月、八月采根阴干……阴干者是生地黄。

3.《本经逢原》　生地黄乃新掘之鲜者，为散血之专药。

4.《本草纲目》《本经》所谓干地黄者，即生地黄之干者也……《本经》所谓干地黄者，乃阴干、日干、火干者，故又云生者尤良。

5.《证类本草》 干者粘湿，作丸散用，须烈日曝之，既燥则斤两大减，一斤才得十两散尔，用之宜加量也。

6.《本草蒙筌》 疗伤折金疮要药，又治妇人月经闭绝，产后血上攻心。

7.《本草正》 生地黄：味苦、甘，气凉。气薄味厚，沉也，阴也。鲜者更凉，干者微凉。能生血，补血，凉心火，退血热，去烦躁、骨蒸、热痢下血，止呕血、衄血、脾中湿热或妇人血热而经枯，或上下三消而热渴。总之，其性颇凉，若脾胃有寒者，用宜斟酌。

【历代论述】

1.《名医别录》 大寒。主治妇人崩中血不止，及产后血上薄心，闷绝，伤身，胎动，下血，胎不落，堕坠，踠折，瘀血，留血……皆捣饮之。

2.《雷公炮制药性解》 生地黄总是凉血之剂，故入四经以清诸热。老人津枯便结，妇人崩漏，及产后血攻心者，尤为要药。

【名家经验】

1. 葛洪 在《肘后备急方》中记载，治疗高处坠落致瘀血及折伤内损，用生干地黄二两，熬米酒服之，或用生地黄捣汁服一升或二升。后世医籍亦有生地黄单用或配伍用于治疗血证者。

2. 姜春华 善用大剂量生地黄（90 g 以上）为主药配伍治疗类风湿关节炎，取其活血通脉之功，颇有效验 [1-3]。

3. 仝小林 认为阴虚火旺型糖尿病核心病机为火热与阴伤并存，治疗需用生地黄清热生津，常用剂量为 15～30 g，在糖尿病阴虚火旺证、围绝经期糖尿病及类固醇性糖尿病中配伍使用，可明显减轻阴虚火旺症状，协同降血糖 [4]。

【现代药理】

1. 对胰岛素抵抗和糖尿病及并发症的作用 生地黄有效成分梓醇能够改善葡萄糖转运体 4（GLUT4）和胰岛素受体底物（IRS）丝氨酸 307 的表达，减少胰岛素抵抗 [5]。同时梓醇能促进肾上腺 β- 脑啡肽的释放进而与阿片受体结合，提高葡萄糖利用度可能是梓醇发挥降血糖作用关键因素 [6]。与此同时，梓醇不仅能够直接降血糖，而且能通过抑制 JNK 和 NF-κB 级联信号途径降低脂肪组织中促炎因子 M_1 mRNA 的表达，增加抗炎因子 M_2 的基因表达进而改善脂肪组织中的胰岛素抵抗 [7, 8]，并且能够通过活化胰岛素样生长因子 1，减弱胰岛素抵抗，达到治疗糖尿病的作用 [9, 10]。高血糖状态下梓醇具有"双管齐下"的作用。梓醇对 2 型糖尿病早期血管内皮功能具有保护作用，可减轻糖尿病大鼠血管氧化应激损伤，改善糖尿病糖脂代谢紊乱，提高机体抗氧化能力 [11]。研究显示，梓醇剂量依赖性地抑制晚期糖基化终产物（AGE）诱导的 EA.hy926 细胞，以及单核细胞趋化因子 -1（MCP-1）、TNF-α 和血管细胞黏附分子 -1（VCAM-1）的

mRNA 和蛋白表达，进而保护血管内皮，共同减少晚期并发症的发生 [12]。

2. 对神经系统的作用　Wang 等 [13] 实验显示梓醇可以明显减少抑郁症模型大鼠的血清皮质醇水平及 COX-2 的活性和表达，同时能够增加脑源性神经营养因子（BDNF）的活性和表达及原肌球蛋白相关激酶 B（Trk B）水平。梓醇有抗氧化、抗炎、抗凋亡和其他神经保护的作用，并且在体内和体外实验中都证明它在对抗神经缺氧缺血的损伤（如老年痴呆和帕金森病）中起到重要作用 [14-17]。近几年研究发现，梓醇能明显提高认知能力、探索能力和记忆功能，减弱 *D-* 半乳糖诱导的组织学异常 [18]。Hu 等 [19] 研究显示，梓醇是抗神经退行性变的一种有效成分。梓醇通过影响乙酰胆碱能系统提高大脑皮质和海马乙酰胆碱与 BDNF 含量，表明梓醇能够改善学习记忆，亦有利于细节记忆 [20]。

3. 保护心肌　刘如秀等 [21] 的实验表明，梓醇能够减少乳兔窦房结细胞的凋亡，保护细胞骨架 *β-* 微管蛋白的影响，因此梓醇可能会成为病态窦房结综合征治疗的新型药物。Huang 等 [22] 研究发现梓醇可能通过磷脂酰肌醇 3- 激酶（PI3K）/ 丝氨酸 / 苏氨酸激酶（Akt）途径减少氧化应激和硝化应激，发挥保护心肌的作用。

4. 抗癌　近几年研究发现，梓醇是一种耐热 DNA 聚合酶抑制剂，具有多种功效。耐热 DNA 聚合酶对人类的内环境紊乱和恶性肿瘤的发展非常重要，因此成为梓醇抗癌的机制之一 [23]。Gao 等 [24] 研究发现，梓醇能够抑制卵巢癌细胞的增殖，并促进其凋亡，上调微 RNA（miRNA）的表达，减少基质金属蛋白酶 -2（MMP-2）的产生。Garcia 等 [25] 研究结果显示梓醇修饰物能显著抑制实体瘤细胞的发育和分裂。

【降糖量效】[26]

1. 小剂量　生地黄入煎剂或丸散 6 ～ 15 g。6 g 生地黄配伍黄连、黄柏可用于临床辅助治疗糖尿病 [27]。9 g 生地黄配伍益气养阴药物可治疗气阴两虚、瘀血阻心型糖尿病心肌病 [28]，随症加减可用于治疗增生期糖尿病性视网膜病变 [29]，还可以用于糖尿病肾病 [30]；10 ～ 12 g 生地黄滋阴清热、清心泻火。10 ～ 15 g 生地黄补肾平肝、泻火养阴，可配伍珍珠母、白菊花、桑寄生等，治疗眩晕、耳鸣；补肾益气、理气消癥、清热凉血，可配伍麦冬、怀山药、莪术等，治疗原发性闭经、不孕症、功能失调性子宫出血等。10 g 生地黄可用于治疗气阴两虚夹瘀型糖尿病 [31]、病程持久阴阳两虚型糖尿病 [32]、糖尿病合并肺感染 [33]、糖尿病性黄斑水肿 [34]、糖尿病胃轻瘫 [35]、糖尿病周围神经病变 [36]、初期玻璃体积血 [37]、糖尿病视网膜病变 [38]、肝气郁结型老年糖尿病 [39]、早期糖尿病肾病 [40-42]、糖尿病微量白蛋白尿 [43]、糖尿病多汗症 [44]，还可通过中药足浴治疗 0 级糖尿病足 [45]。12 g 生地黄可用于治疗阴虚实热型糖尿病 [46]、早期糖尿病肾病 [47]、早中期糖尿病肾病 [48]、糖尿病肾病Ⅲ期 [49]、气阴两虚与瘀浊内阻型糖尿病肾病 [50]、糖尿病视网膜病变 [51]；15 g 生地黄可用于糖耐量减低、糖尿病肾病 [52]、气阴两虚型早期糖尿病肾病 [53]、糖尿病肾病Ⅳ期 [54]、糖尿病晚期血瘀型 [55]、糖尿病性冠心病 [56]、糖尿病合并不稳定性心绞痛 [57]、瘀血内停型糖尿病周围神经病变 [58]、糖尿病性视网膜病变玻璃体积血 [59]、肺脾气虚型压力性尿失禁（轻中度）[60]、糖尿病心脑血管病变 [61]。

2. 常规剂量　生地黄入煎剂 16 ～ 30 g。可配伍太子参、沙参、麦冬等，治疗便秘。18 g 生地黄可治疗 2 型糖尿病周围神经病变 [62]、糖尿病合并月经失调。30 g 生地黄可治疗三焦火盛、肝热灼营、阴虚火旺型 2 型糖尿病及气阴两虚型 1 型糖尿病，糖尿病络病，类固醇性糖尿病，丙型肝炎合并糖尿病，络脉瘀阻型糖尿病周围神经病变，脾瘅围绝经期综合征合并淋证，糖尿病合并胃肠功能紊乱，糖尿病合并高血压及阴虚内热、肝火偏旺所致失眠，糖尿病合并高脂血症[63]。20 g 生地黄可治疗糖尿病酮症酸中毒[64]，糖尿病肾病Ⅲ～Ⅳ期心经血热证[65, 66]，2 型糖尿病高凝状态[67]，糖尿病便秘[68]，糖尿病皮肤溃疡[69]，糖尿病周围神经病变[70]，气阴两虚、脾肾不足型老年 2 型糖尿病[71]。生地黄用量在 10 ～ 30 g 范围内，大部分人不会有不良反应，少数原有食欲不良、大便不成形的患者，服用生地黄后食欲更加降低，大便更加稀薄，次数增多，这是由生地黄的滑肠作用引起[72]。

　　3. 大剂量　生地黄入煎剂 30 g 以上。60 g 生地黄与犀角、赤芍、牡丹皮等合犀角地黄汤可治疗糖尿病高热引起的真菌感染、肺部感染、糖尿病合并疖肿等[63]。治疗早期糖尿病肾病有实验用至 100 g 效果显著[73]；用达 120 g 重力滋阴生津可治疗胃肠郁热顽固便秘。最大量用至 150 g，以治疗妊娠期糖尿病[74]。

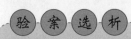

　　1. 生地黄小剂量验案[63]

　　张某，女，52 岁，2007 年 6 月 18 日初诊。

　　初诊：发现糖耐量异常 7 月余。2006 年 12 月，患者体检时发现空腹血糖 6.6 mmol/L，午餐后血糖最高达 10.5 mmol/L。2007 年 2 月 14 日口服葡萄糖耐量试验：空腹 5.25 mmol/L，1/2 h 10.28 mmol/L，1 h 7.94 mmol/L，2 h 5.29 mmol/L，3 h 5.09 mmol/L。2007 年 5 月 30 日查糖化血红蛋白 6.3 %。刻下：易汗怕风，阵发烘热，眠差，寐浅易醒，纳呆，二便可。舌红，苔薄黄，舌底瘀滞，脉弦。既往有高血压病史 1 年，服缬沙坦 80 mg 每日 1 次；高血脂 1 年，服阿托伐他汀 20 mg 每日 1 次。血压、血脂控制于正常范围。已绝经 4 年。有糖尿病家族史。体重 43 kg，身高 164 cm，BMI 16.0 kg/m²。

　　中医诊断：消瘅；证属阴虚内热，表虚不固。

　　西医诊断：糖耐量减低。

　　治法：滋阴泻火，益气固表。

　　处方：当归六黄汤加减。

当归 9 g	黄芪 15 g	黄连 6 g	肉桂 1 g
黄芩 12 g	黄柏 9 g	生地黄 15 g	炒枣仁 30 g

水煎服，每日 1 剂，早晚分服。

　　二诊（2007 年 7 月 30 日）：患者已无明显汗出症状，烘热感明显减轻，睡眠较前好转，寐稍实。舌暗红，苔中后部厚腻，舌底瘀滞，脉弦细。2007 年 7 月 18 日口服葡萄糖耐量试验：空腹 4.91 mmol/L，1/2 h 9.03 mmol/L，1 h 8.41 mmol/L，2 h 6.93 mmol/L，3 h 5.22 mmol/L。查糖化血红蛋白 5.7 %。调整处方：黄柏 30 g、知母 30 g、怀牛膝 30 g、地龙 30 g、生山楂 30 g、红曲 3 g、炒枣仁 30 g、生牡蛎 30 g（先煎）。嘱服中药 3 个月后，可停服降血压、降血脂药，并注意随时监测血压。

三诊（2007 年 8 月 28 日）：患者仍有眠差易醒，血糖控制较好，空腹血糖 4.3 ～ 5.0 mmol/L，餐后血糖 5.1 ～ 6.2 mmol/L，偶有午餐后血糖偏高，可达 10 mmol/L。调整处方：黄连 300 g、知母 300 g、黄柏 200 g、肉桂 100 g、地龙 300 g、红曲 100 g、炒枣仁 300 g、生大黄 200 g。1 剂，制水丸，每次 9 g，每日 3 次。

四诊（2007 年 12 月 10 日）：服药 3 个月余。自上诊结束后停服降血压、降血脂药，血压控制较好，一般 120 ～ 130/80 ～ 85 mmHg。复查血脂正常。2007 年 12 月 6 日口服葡萄糖耐量试验：空腹 4.75 mmol/L，1/2 h 7.78 mmol/L，1 h 7.41 mmol/L，2 h 6.63 mmol/L，3 h 5.20 mmol/L。查糖化血红蛋白 5.4 %。

按：本案患者为绝经后女性，冲任空虚，阴阳失调，虚火内生，易于发病。阴虚火旺，蒸炽于内，则阵发烘热，迫津外泄，加之表虚不固，则易汗，扰乱心神，心火偏亢，则失眠。故以小剂量生地黄配合当归、黄芪、黄连、黄柏、黄芩滋阴清热泻火，益气固表；黄连合肉桂，泻心火，暖肾水，令水火交济；炒枣仁养心安神。二诊，病情好转，实火已清，表虚已固，然出现舌苔中后部厚腻，是中焦积滞、化生湿浊之象，因素有膏脂痰浊积聚，复因长期纳差，食入不化，致食积化生膏浊，故以红曲、生山楂消膏降脂，消积导滞；虚热未清，故以黄柏、知母滋阴清热，生牡蛎清热生津；怀牛膝、地龙活血通络，为停服降血压药作铺垫。三诊，病情较稳，故可改用丸剂。方中既滋阴清热，又交通心肾水火，同时兼顾降血压、降血脂，故服药 3 个月，各指标均恢复正常，可不必服药，仅饮食运动控制。

2. 生地黄常规剂量验案

见黄柏小剂量验案。

3. 生地黄大剂量验案[75]

王某，男，74 岁，2007 年 10 月 25 日初诊。

初诊：因血糖升高 5 年，伴心悸 4 年余就诊。2002 年体检发现空腹血糖 8.0 mmol/L，诊断为 2 型糖尿病，口服二甲双胍、瑞格列奈，血糖控制不理想。发现风湿性心脏病（简称风心病）、二尖瓣狭窄、间断心房颤动 4 年余，未行系统治疗。刻下：心悸，胸闷，易汗，眠差，双下肢麻木。舌红，少苔，脉结代。既往有高血压病史 4 年，血压波动于 120 ～ 140/90 ～ 100 mmHg。空腹血糖 6.1 mmol/L，餐后 2 h 血糖 9.6 mmol/L，尿酸 556.5 mmol/L。

中医诊断：消渴，心悸；证属气血阴阳不足，心脉失养。

西医诊断：糖尿病，风湿性心脏病。

治法：滋阴益气，通阳复脉。

处方：炙甘草汤加减。

生地黄 60 g	炙甘草 45 g	火麻仁 45 g	阿胶珠 9 g
太子参 30 g	桂枝 15 g	秦皮 30 g	威灵仙 30 g
生姜 3 片			

水煎服，每日 1 剂，早晚分服。

泡足处方：

白鲜皮 30 g	地肤子 30 g	生麻黄 30 g	川桂枝 30 g
透骨草 30 g	艾叶 30 g	川芎 30 g	制草乌 30 g
制川乌 30 g			

用水煮沸，凉至 30℃，熏、蒸、洗双足。

服药 3 个月余，胸闷、心悸症状基本消失，仅偶有发作，查心电图较前有改善。其余不适症状消失。后患者多次复诊，体征平稳。

按：炙甘草汤重用生地黄（60 g）、炙甘草（45 g），以迅速养阴复脉。仲景原方中生地黄用量一斤（220.8 g，按西汉时期一两折合今之 13.8 g 计算），一则大补阴血，一则使桂枝雄烈之气变柔和，生血而不伤血，故《血证论》称其"真补血之第一方"。

| 参考文献 |

［1］ 董其圣. 姜春华教授用地黄通利血脉案探析［J］. 辽宁中医杂志, 1991, 18（6）: 6-7.

［2］ 李凤霞. 大剂量生地黄为主治痹证［J］. 河南中医学院学报, 2004, 19（3）: 57.

［3］ 戴克敏. 姜春华运用地黄的经验［J］. 山西中医, 2001, 17（6）: 1-3.

［4］ 朴春丽, 顾成娟, 张琦. 知母、盐柏、生地黄治疗糖尿病阴虚火旺证——仝小林三味小方撷萃［J］. 吉林中医药, 2019, 39（12）: 1573-1575.

［5］ 汪忠煜, 杨明炜, 陈立, 等. 小檗碱与梓醇及其配伍对胰岛素抵抗 3T3-L1 脂肪细胞 Glut-4、IRS-1、IRS-1 Ser307 磷酸化蛋白表达的影响［J］. 中国药师, 2008, 11（10）: 1142-1145.

［6］ Shien J P, Cheng K C, Chung H H, et al. Plasma glucose lowering mechanisms of catalpol, an active principle from roots of *Rehmannia glutinosa*, in streptozotocin-induced diabetic rats［J］. J Agric Food Chem, 2011, 59（8）: 3747-3753.

［7］ Zhou J, Xu G, Ma S, et al. Catalpol ameliorates high-fat diet-induced insulin resistance and adipose tissue inflammation by suppressing the JNK and NF-κB pathways［J］. Biochem Biophys Res Commun, 2015, 467（4）: 853-858.

［8］ 赵素容, 卢充伟, 陈金龙, 等. 地黄梓醇降糖作用的实验研究［J］. 时珍国医国药, 2009, 20（1）: 171–172.

［9］ Yang S S, Deng H C, Zhang Q Z, et al. Amelioration of diabetic mouse nephropathy by catalpol correlates with down–regulation of Grb10 expression and activation of insulin–like growth factor 1/insulin–like growth factor 1 receptor signaling［J］. PLoS One, 2016, 11（3）: e151857.

［10］ Bao Q W, Shen X Z, Qian L, et al. Anti–diabetic activities of catalpol in db/db mice ［J］. Korean J Physiol Pharmacol, 2016, 20（2）: 153–160.

［11］ 刘江月. 梓醇抑制NADPH氧化酶保护2型糖尿病早期血管内皮功能［J］. 中国中药杂志, 2014, 39（15）: 2936–2941.

［12］ 刘江月. 梓醇抑制AGEs诱导的EA. hy926细胞炎症反应及RAGE表达［J］. 中国病理生理杂志, 2015, 31（9）: 1693–1698.

［13］ Wang J M, Yang L H, Zhang Y Y, et al. BDNF and COX–2 participate in anti–depressive mechanisms of catalpol in rats undergoing chronic unpredictable mild stress ［J］. Physiol Behav, 2015, 151（26）: 360–368.

［14］ 崔瑛, 颜正华, 侯士良, 等. 熟地黄对毁损下丘脑弓状核大鼠学习记忆及下丘脑–垂体肾上腺–海马轴的影响［J］. 中药材, 2004, 27（8）: 589–592.

［15］ Yang S, Zhou W X, Zhang Y X, et al. Effects of Liuwei dihuang decoction on ion channels and synaptic transmission in cultured hippocampal neuron of rat［J］. J Ethnopharmacol, 2006, 106（2）: 166–172.

［16］ Wan D, Yang X, Wang Y, et al. Catalpol stimulates VEGF production via the JAK2/STAT3 pathway to improve angiogenesis in rats' stroke model［J］. J Ethnopharmacol, 2016, 191（15）: 169–179.

［17］ Xue Q, Liu Y, He R, et al. Lyophilized powder of catalpol and puerarin protects neurovascular unit from stroke［J］. Int J Biol Sci, 2016, 12（4）: 367–380.

［18］ Zhang X L, AN L J, BAO Y M, et al. D–galactose administration induces memory loss and energy metabolism disturbance in mice : protective effects of catalpol［J］. Food Chem Toxicol, 2008, 46（8）: 2888–2894.

［19］ Hu Y E, Xia Z Q, Sun Q X, et al. A new approach to the pharmacological regulation of memory : sarsasapogenin improves memory by elevating the low muscarinic acetylcholine receptor density in brains of memory–deficit rat models［J］. Brain Research, 2005, 1060（1/2）: 26–39.

［20］ 王红利, 薛莉君, 万东, 等. 梓醇改善东莨菪碱诱导的学习记忆障碍及机制研究 ［J］. 中国药理学通报, 2011, 27（9）: 1272–1275.

［21］ 刘如秀, 彭杰, 刘宇, 等. 梓醇对模拟缺血再灌注损伤兔窦房结细胞凋亡及细胞骨架β–微管蛋白的影响［J］. 中国中医药信息杂志, 2015, 22（8）: 59–62.

［22］ Huang C L, Cui Y L, Ji L L, et al. Catalpol decreases peroxynitrite formation and consequently exerts cardioprotective effects against ischemia/reperfusion insult［J］.

Pharm Biol, 2013, 51（4）：463-473.

［23］ Pungitore C R, León L G, García C, et al. Novel antiproliferative analogs of the Taq DNA polymerase inhibitor catalpol［J］. Bioorg Med Chem Lett, 2007, 17（5）：1332-1335.

［24］ Gao N, Tian J X, Shang Y H, et al. Catalpol suppresses proliferation and facilitates apoptosis of OVCAR-3 ovarian cancer cells through upregulating microRNA-200 and downregulating mmP-2 expression［J］. Int J Mol Sci, 2014, 15（11）：19394-19405.

［25］ García C, León L G, Pungitore C R, et al. Enhancement of antiproliferative activity by molecular simplification of catalpol［J］. Bioorg Med Chem, 2010, 18（7）：2515-2523.

［26］ 赵艺如, 邸莎, 安学东, 等. 生地黄的临床应用及其用量探究［J］. 吉林中医药, 2019, 39（12）：1583-1586.

［27］ 陈明芝. 黄连解毒汤辅助治疗糖尿病的临床效果［J］. 求医问药（下半月）, 2013, 11（8）：36.

［28］ 鲁浩. 糖心舒合剂治疗糖尿病心肌病的临床观察及其对糖尿病心肌病大鼠心肌 LncRNA影响的实验研究［D］. 济南：山东中医药大学, 2015.

［29］ 申进亮, 庞国明. 通血复明汤治疗增生期糖尿病性视网膜病变的体会［J］. 辽宁中医杂志, 2011, 38（12）：2408-2409.

［30］ 康兴霞. 培本活血汤治疗糖尿病肾病70例疗效观察——附西药常规治疗40例对照［J］. 浙江中医杂志, 2005, 40（1）：22-23.

［31］ 谭义平, 屈娅婷. 糖安丸治疗气阴两虚夹瘀型2型糖尿病30例小结［J］. 湖南中医药导报, 2004, 10（4）：18-20.

［32］ 张永娜. 社区高血压、糖尿病中医中药治疗概述［J］. 首都医药, 2014, 21（24）：180.

［33］ 李建红. 中西医治疗肺部侵袭性曲霉菌感染的疗效观察［J］. 内蒙古中医药, 2016, 35（7）：46-48.

［34］ 吕秀兰. 活血利水方剂治疗糖尿病性黄斑水肿的临床效果探讨［J］. 中医临床研究, 2012, 4（16）：66-67.

［35］ 周卫惠, 唐爱华, 李双蕾. 舒胃冲剂治疗糖尿病胃轻瘫疗效观察［J］. 中国中西医结合杂志, 2007, 27（9）：853-854.

［36］ 梁建发, 张旺珍. 补阳还五汤加虫类药治疗糖尿病周围神经病变34例［J］. 中国社区医师（医学专业）, 2011, 13（28）：182.

［37］ 龚华. 加味桃红四物汤为主治疗玻璃体积血34例［J］. 中医临床研究, 2011, 3（18）：46-47.

［38］ 孙志毅, 解孝锋, 毕宏生. 中西医结合全程治疗糖尿病视网膜病变临床评价分析［J］. 国际眼科杂志, 2011, 11（1）：103-105.

［39］ 张静术, 刘丹, 刘齐林. 老年2型糖尿病的中医治疗与辨证护理［J］. 中国医药指

南, 2013, 11（13）: 737–738.

［40］张金红, 邓红玲, 陈冠亚. 糖尿病肾病的中医研究进展［J］. 云南中医学院学报, 2010, 33（5）: 61–65.

［41］王培红, 陈晓丽, 郭燕. 芪地归芎汤对早期糖尿病肾病肾小管功能的影响［J］. 中国药物与临床, 2008, 8（4）: 333–334.

［42］王培红, 陈晓丽. 自拟糖肾康汤治疗早期糖尿病肾病的临床观察［J］. 山西医药杂志, 2005, 34（10）: 873–874.

［43］张焱, 殷文静, 尹其云. 寿胎丸加味治疗糖尿病微量白蛋白尿65例临床观察［J］. 四川中医, 2014, 32（8）: 104–105.

［44］常凯. 血府逐瘀汤加味治疗糖尿病多汗症45例［J］. 四川中医, 2007, 25（3）: 70–71.

［45］陈青青. 0级糖尿病足三虫桃红汤足浴联合足底反射区按摩的疗效观察［J］. 护理学报, 2014, 21（12）: 61–62.

［46］何小玲. 中西医结合治疗糖尿病的临床体会及护理要点［J］. 中国社区医师（医学专业）, 2011, 13（16）: 291–292.

［47］马秀, 陈鹏. 早期糖尿病肾病中医药治疗概况［J］. 中医药临床杂志, 2016, 28（12）: 1824–1827.

［48］郭全. 益气补肾泻浊方治疗糖尿病肾病30例临床观察［J］. 亚太传统医药, 2007, 3（7）: 65–66.

［49］刘思远. 活血祛痰法在早期糖尿病肾病中的临床应用［D］. 沈阳: 辽宁中医药大学, 2014.

［50］丁凡. 基于气阴两虚、瘀浊内阻病机的糖尿病肾病证候临床研究［D］. 北京: 北京中医药大学, 2013.

［51］孙志毅, 解孝锋, 毕宏生. 中西医结合全程治疗糖尿病视网膜病变临床评价分析［J］. 国际眼科杂志, 2011, 11（1）: 103–105.

［52］张文军, 金仲达, 安金龙, 等. 益肾清利活血法治疗糖尿病肾病临床观察［J］. 天津中医药大学学报, 2017, 36（2）: 117–120.

［53］李琴. 参芪地黄汤治疗气阴两虚型早期糖尿病肾病的效果分析［J］. 中国民间疗法, 2017, 25（1）: 38–39.

［54］鲍鹏杰. 杞地消渴肾安汤治疗消渴肾病（肝肾阴虚兼瘀毒证）的临床研究［D］. 长春: 长春中医药大学, 2019.

［55］林玲如. 穴位埋线治疗糖尿病前期的临床研究［D］. 广州: 广州中医药大学, 2019.

［56］赵红. 滋阴清热祛瘀解毒法治疗糖尿病性冠心病疗效分析［J］. 中西医结合心脑血管病杂志, 2017, 15（21）: 2745–2747.

［57］张艳艳. 益气化痰祛瘀法治疗不稳定性心绞痛临床观察［J］. 中医临床研究, 2017, 9（13）: 80–81.

［58］薛青. 中医辨证治疗糖尿病周围神经病变效果探讨［C］// 中国中药杂志编辑部. 中

国中药杂志2015/专集：基层医疗机构从业人员科技论文写作培训会议论文集. 北京：基层医疗机构从业人员科技论文写作培训会议，2016：2.

［59］车媛媛. 朱宁云教授治疗糖尿病视网膜病变玻璃体积血经验总结［D］. 沈阳：辽宁中医药大学，2015.

［60］谢莲波，冯英凯. 益气养阴方治疗2型糖尿病压力性尿失禁的临床观察［J］. 中国药房，2015，26（26）：3695–3697.

［61］田军. 糖尿病并发症的中医治疗［J］. 内蒙古中医药，2014，33（36）：7.

［62］郭翔宇，刘铜华. 糖尿病周围神经病变中医治疗初探［C］//中华中医药学会糖尿病分会. 第九次全国中医糖尿病学术大会论文汇编. 石家庄：第九次全国中医糖尿病学术大会，2006：4.

［63］仝小林. 糖络杂病论［M］. 北京：科学出版社，2010：86–236.

［64］张庆梅. 自拟补气滋阴方联合强化胰岛素方案治疗糖尿病酮症酸中毒临床研究［J］. 中国中医急症，2017，26（7）：1257–1259.

［65］吴宏辉. 消渴肾方治疗糖尿病肾病Ⅲ–Ⅳ期心经血热证的疗效观察［D］. 北京：北京中医药大学，2019.

［66］王欢静. 固肾泄浊和络方治疗糖尿病肾病的临床观察及对UBA52的影响［D］. 南京：南京中医药大学，2018.

［67］蔡晟宇，冯兴中. 益气养阴活血祛痰法治疗2型糖尿病高凝状态的临床观察［C］//中国中西医结合学会内分泌专业委员会，吴阶平医学基金会. 2015年国际中西医结合内分泌代谢病学术研讨会暨第八次全国中西医结合内分泌代谢病学术年会讲义论文汇编. 北京：2015年国际中西医结合内分泌代谢病学术研讨会暨第八次全国中西医结合内分泌代谢病学术年会，2015：5.

［68］李翠翠，宋宗良. 增液承气汤加味治疗糖尿病便秘30例临床观察［J］. 黑龙江中医药，2015，44（6）：9–10.

［69］武珊珊，潘从清. 糖尿病难愈性溃疡中医内治法研究进展［J］. 四川中医，2015，33（2）：180–184.

［70］姜南，王强. 从燥论治糖尿病周围神经病变［J］. 四川中医，2014，32（7）：29–31.

［71］曲思思. 滋肾健脾方治疗老年2型糖尿病（气阴两虚，脾肾不足证）的临床研究［D］. 长春：长春中医药大学，2014.

［72］王朴. 生地黄的现代药理研究与临床应用［J］. 中国中医药现代远程教育，2008，6（8）：986.

［73］赵秀玲，田德龙，崔秀兰，等. 益气固涩法治疗早期糖尿病肾病的临床研究［J］. 辽宁中医药大学学报，2008，10（8）：114–115.

［74］李淑琴. 中药玉泉散治疗妊娠期糖尿病的临床研究及护理［J］. 甘肃科技，2016，32（5）：136–137.

［75］仝小林. 重剂起沉疴［M］. 北京：人民卫生出版社，2010：142–143.

苦 参

【本草记载】

1.《神农本草经》 味苦，寒。主心腹结气，癥瘕积聚，黄疸，溺有余沥，逐水，除痈肿，补中，明目，止泪。

2.《本草经集注》 味苦，寒，无毒。主治心腹结气，癥瘕，积聚，黄疸，溺有余沥，逐水，除痈肿，补中，明目，止泪。养肝胆气，安五脏，定志，益精，利九窍，除伏热，肠澼，止渴，醒酒，小便黄赤，治恶疮，下部疮，平胃气，令人嗜食轻身。

3.《滇南本草》 凉血，解热毒，疥癞脓疮毒最良。疗皮肤瘙痒，血风癣疮，顽皮白屑，肠风下血，便血。消风，消肿毒，痰毒。

【历代论述】

1.《药性论》 能治热毒风，皮肌烦燥生疮，赤癞眉脱，主除大热嗜睡，治腹中冷痛，中恶腹痛，除体闷，治心腹积聚。

2.《名医别录》 苦参，养肝胆气，安五脏，定志益精，利九窍，除伏热肠澼，止渴，醒酒，小便黄赤，治恶疮，下部，平胃气，令人嗜食。

3.《雷公炮制药性解》 味辛，性寒无毒，入胃、大肠、肝、肾四经。主结气积聚，伏热黄疸，肠风燥渴，溺有余沥，逐水消痈，明目止泪，去湿杀虫，疗大风及一切风热细疹。以糯米泔浸一宿，去浮面腥气，晒用。苦参属水，有火性下降，本入少阴心，又入手足阳明及足厥阴经者，以其善主湿也。盖胜则生热，热胜则生风，而结气等证，从兹有矣。今以苦参燥湿，治其本也。东南卑湿，尤为要药。

4.《长沙药解》 味苦，性寒，入足厥阴肝、足太阳膀胱经。清乙木而杀虫，利壬水而泻热。

5.《中国药典》 苦，寒。归心、肝、胃、大肠、膀胱经。清热燥湿，杀虫，利尿。用于热痢，便血，黄疸尿闭，赤白带下，阴肿阴痒，湿疹，湿疮，皮肤瘙痒，疥癣麻风；外治滴虫性阴道炎。

【名家经验】

1. 张仲景 当归贝母苦参丸：治妊娠小便难，以土湿木陷、郁而生热、热传膀胱，苦参清湿热而通淋涩也。

2. 李东垣 升阳除湿方：妇科因月事不调、漏下不止、劳倦所伤之气虚湿热白带，以东垣升阳除湿方（黄芪、柴胡、苍术、羌活、当归、独活、蔓荆子、防风、升麻、藁本、炙甘草）加苦参常效。

3. 仝小林 以苦参、白鲜皮、地肤子三味小方治疗糖尿病"热"的阶段合并皮肤瘙痒症。

【现代药理】

1. 抗心律失常　苦参有效成分苦参总碱及单一苦参生物碱对心脏均有影响。苦参对心脏有明显的抑制作用，可使心率减慢、心肌收缩力减弱[1]。黄彩云等[2]制备大鼠心律失常模型观察氧化苦参碱的抗心律失常作用，结果发现，氧化苦参碱能明显对抗乌头碱、氯化钙和结扎左冠状动脉前降支诱发大鼠室性心律失常。此外，还能明显对抗氯化钙乙酰胆碱混合液诱发小鼠心房颤动或心房扑动。

2. 降压　苦参生物碱有扩张血管和对急性心肌缺血的保护作用。对麻醉家兔可引起明显的降压作用，一般降压 20 mmHg 左右，持续 3 h 恢复正常；对离体兔耳血管能立即引起扩张，并且持续 10 min 左右，对急性失血性心脏能延长停搏时间，延长时间为 7 min 左右，对脑垂体后叶素所致急性心肌缺血有明显的保护作用。氧化苦参碱有微弱扩张血管作用和快速的降压效果。

3. 降血糖　苦参主要含生物碱和黄酮两类成分，具有多种活性，近年来发现苦参黄酮具有良好的降血糖活性。黄秋云等[3]从苦参乙酸乙酯部位分离的异黄酮苷 F 对蔗糖酶、异麦芽糖酶、麦芽糖酶活性的半数抑制浓度（IC_{50}），分别为 26.7 μmol/L、20 μmol/L、5.34 μmol/L，比儿茶素活性的 IC_{50} 强 37 ～ 187 倍，对大鼠摄入葡萄糖后血糖值上升的半数有效浓度（ED_{50}）为 40 μg/kg，比儿茶素（800 μg/kg）强 20 倍，还可抑制醛糖还原酶的活性。重点对具有降血糖作用的苦参乙酸乙酯成分进行剂型研究，鉴于苦参中的黄酮类物质在水中溶解度小，不利于吸收，增加黄酮类物质的溶解度而提高其生物利用度，可选择分散片剂型，为临床提供一种治疗糖尿病的工艺合理、质量可控、稳定有效的药物提供思路[4]。

4. 对免疫系统的影响

（1）免疫抑制作用：研究表明，苦参生物碱在动物体内对 T 细胞、B 细胞和巨噬细胞的免疫功能活性均有明显抑制作用，氧化苦参碱对人和小鼠淋巴细胞的增殖都有抑制作用[5]。

（2）免疫促进作用：由苦参为主药组成的苦参注射液有免疫促进作用。苦参注射液在动物体内的细胞免疫作用与临床观察的双链酶反应增强的细胞免疫促进作用一致，其有促进细胞免疫调节的作用。

5. 抗过敏　苦参的抗过敏作用的活性成分主要是氧化苦参碱，其对大鼠被动皮肤过敏反应和反相皮肤过敏反应、阿蒂斯反应及绵羊红细胞诱导的迟发型过敏反应，均有明显的抑制作用[6]。苦参对小鼠血清免疫球蛋白 E（IgE）、抗体形成细胞及辅助性 T 细胞与抑制性 T 细胞的比值（Th/Ts）均无明显影响[7]。

6. 抗肿瘤　苦参碱具有抗癌活性，小鼠腹腔注射每日 500 μg 组 2 个月存活率为40％，而对照组在 23 日内全部死亡。侯华新等[8]报道，氧化苦参碱能在一定浓度下诱导卵巢癌 SKOV3 细胞凋亡。近年来有人发现，苦参能使 K562 细胞有分化现象并向多方向分化。苦参碱也可抑制 K562 细胞的增殖并促其凋亡。也有学者认为此作用与基因网络调控机制及多种凋亡调控分子的参与有关。

7. 对神经系统的作用　对自主活动的影响研究表明，氧化苦参碱 50 ～ 200 mg/kg

能明显抑制小鼠的自主活动，并能明显加强阈下剂量戊巴比妥钠的催眠作用，此外，氧化苦参碱还具有催眠作用和镇痛作用[9]。

8. 抗肝炎病毒及肝损伤 实验发现，苦参碱对巨噬细胞、肝库普弗细胞分泌的 IL-1、IL-6、TNF-α 有明显抑制作用，因此苦参碱有抗肝纤维化的作用。张玲等[10] 报道苦参碱能改善乙肝患者肝纤维化程度，同时对乙型肝炎病毒（HBV）有抑制作用，说明苦参碱具有抗免疫性肝损伤的作用。苦参碱及氧化苦参碱对各种肝损伤有一定的保护作用，可用于肝功能损伤较重并伴有黄疸的患者，对肝细胞的保护作用主要表现在降低 ALT、明显减轻肝脏病理变化、抑制巨噬细胞释放 TNF[11]。此外，苦参碱及氧化苦参碱还可阻断肝细胞的异常凋亡，经研究证实，苦参碱及氧化苦参碱具有抗乙型肝炎病毒和抗肝纤维化的双重作用[12]。不仅可以抑制 HBV 的复制，还对感染后的免疫系统具有双向调节作用，从而减轻肝病小鼠的肝衰竭，对肝脏具有保护作用。

9. 抗炎 苦参碱可抑制炎症过程的各个阶段，对多种炎症介质均有不同程度的抑制作用。氧化苦参碱具有较强的免疫调节作用，可通过对宿主的抗体水平、免疫细胞的变化、细胞因子及其他炎症调节因子产生影响而发挥其抗炎作用。

10. 抗病原微生物 邸大琳等[13] 研究表明苦参水煎液对大肠埃希菌、金黄色葡萄球菌、甲型链球菌、乙型链球菌、痢疾杆菌及变形杆菌均有明显抑制作用。

【降糖量效】

1. 小剂量 苦参入煎剂 6～12 g。功效清热燥湿，配伍白鲜皮、地肤子以清热利湿，祛风止痒，适用于糖尿病合并皮肤瘙痒，口服或外洗均可。

2. 常规剂量 苦参入煎剂 13～19 g。适用于糖尿病中晚期出现皮肤溃烂，湿热疮毒之证，可配伍白术、茯苓、山药、柴胡、石斛等，亦适用于脾虚有热。

3. 大剂量 苦参入煎剂 19 g 以上。适用于口干多饮，阳热亢盛，阴液耗损之类，多配伍葛根、天花粉、槐花、黄柏等治疗糖尿病，其中苦参可助葛根清热生津之力[14]。

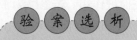

1. 苦参小剂量验案[15]

胡某，男，53 岁，2019 年 5 月 22 日初诊。

初诊：发现血糖升高 3 年余，头晕、心慌 1 个月。患者 3 年前因视物模糊于社区医院就诊，查空腹血糖 14 mmol/L，餐后未测，诊断为 2 型糖尿病，予二甲双胍片 1 片，每日 1 次，格列齐特缓释片 1 片，每日 1 次。1 个月前无明显诱因出现阵发头晕、心慌、怕热、汗出，未诊治，上症反复发作。刻下：神志清，精神一般，时有乏力，阵发头晕、心慌、汗出、怕热，时有眼前发黑、手胀手酸，双腿发胀，时有气短，周身皮肤瘙痒且影响睡眠，纳可，眠欠佳，大便正常，尿急，时有泡沫。舌胖，色暗，苔黄腻，脉沉细数。血压 110/64 mmHg，心率 94 次/分，身高 173 cm，体重 86.5 kg，BMI 28.90 kg/m²。辅助检查：空腹血糖

8.86 mmol/L，糖化血红蛋白 7.80 %，尿微量白蛋白 250.6 mg/L，尿蛋白 / 尿肌酐 130.86 μg/mg，尿酸 497 μmol/L。

中医诊断：消渴；证属气虚血瘀，风湿热蕴结。

西医诊断：2 型糖尿病。

治法：健脾益气，清热利湿，解毒祛风。

处方：

炙黄芪 45 g	党参 20 g	茯苓 30 g	炒苍术 15 g
黄连 15 g	丹参 30 g	酒萸肉 20 g	泽泻 20 g
怀牛膝 15 g	地肤子 15 g	白鲜皮 30 g	苦参 12 g
蝉蜕 10 g	合欢皮 15 g		

水煎服，每日 1 剂，早晚分服。

二诊（2019 年 5 月 29 日）：1 周后复诊，乏力、头晕减轻，偶有心慌、无眼前发黑，周身皮肤瘙痒减轻，背部、双小腿处皮疹消退，时有手胀手酸、双腿发胀减轻，时有气短、胸闷，纳可，眠欠佳，大便干，尿急，时有泡沫。予上方加珍珠母 30 g、瓜蒌 15 g、熟地黄 20 g、金樱子 15 g。

三诊（2019 年 6 月 5 日）：服药 1 周后复诊，周身皮肤瘙痒明显减轻，背部、双小腿处皮疹消失，乏力、头晕、气短、胸闷、手胀手酸、双腿发胀明显减轻，纳可，眠一般，大便可，尿急、尿中泡沫减轻。

按：患者形体肥胖，血糖、尿酸均升高，属代谢综合征，虽确诊糖尿病 3 年余，但血糖升高应远早于确诊时间，发病与饮食不节、过食肥甘，损伤脾胃有关。脾气虚，运化失常，湿浊内生，脾不升清，故见头晕，气虚则见气短乏力，湿阻气滞，日久化热，复感风邪，风湿热蕴结于皮肤，兼热邪伤阴，阴虚风动，内外风合邪，故皮肤瘙痒；脾主肌肉四肢，脾虚水停故见手胀、双腿发胀；脾虚日久，肾气亦虚，气化失司，故尿急，气虚无力推动，血行不畅，兼久病入络，肾络受损，失于固摄，故见尿中泡沫。就诊时舌胖，色暗，苔黄腻，综合舌脉，考虑该患者属于"湿热态"，辨证为气虚血瘀、风湿热蕴结。因此处方在治病求本、健脾益气的基础上，加入小剂量苦参、地肤子、白鲜皮意在清热利湿解毒祛风以治标，蝉蜕又有疏风清热之功，上方标本兼治，服药后效果明显。二诊守上方，加金樱子、熟地黄滋肾填精，珍珠母安神，瓜蒌宽胸散结。三诊后诸症减轻。

2. 苦参常规剂量验案 [16]

陈某，男，57 岁。

初诊：患糖尿病 3 年余，口干欲饮，消谷不甚，小溲频多，头目昏晕，视物模糊，舌偏红，脉弦细。空腹血糖 12.7 mmol/L，尿糖 ++++，血压 180/105 mmHg。

中医诊断：消渴；证属肺胃阴虚。

西医诊断：2 型糖尿病。

治法：养肺胃，益肝肾。

处方：

北沙参 10 g	僵蚕 10 g	麦冬 10 g	白芍 10 g
枸杞子 10 g	地骨皮 15 g	天花粉 15 g	石决明 15 g（先煎）
地锦草 15 g	苦参 15 g	泽泻 15 g	鬼箭羽 15 g
青黛 6 g（冲服）			

水煎服，每日 1 剂，早晚分服。

二诊：守上方服用 3 月余，三消症状基本消失，头目昏晕亦明显好转，血糖降为 8.3 mmol/L，尿糖转阴，血压 140/80 mmHg，原方去石决明、白芍，加何首乌 12 g。再进半年余，临床症状基本消失，血糖维持在 6.6 mmol/L 左右。

按：糖尿病以多饮、多食、多尿及身体逐渐消瘦为主症，当属消渴范畴。其病理变化以阴虚为本，燥热为标，治疗以养阴增液、润燥清热为大法。汪履秋主任认为，养阴增液以滋养肺肾为主，润燥清热主要是润肺清胃。故方中以北沙参、麦冬、天花粉滋养肺肾虚，地骨皮、石膏、知母清肺热泻胃火，鬼箭羽、地锦草、僵蚕、泽泻、青黛等乃结合辨病用药，其中根据研究，常规剂量苦参有降低血糖作用。全方辨证结合辨病，兼顾润肺、清胃、滋肾，实为上、中、下三消的通治方。在临床上选用降糖药物不能离开辨证，应在辨证的基础上选用，如地骨皮对上消口渴饮水较多者为宜。另外，许多用于辨证治疗的药物也有一定的降糖作用，辨证与辨病相结合，则疗效更佳。

3. 苦参大剂量验案 [17]

徐某，女，48 岁，1988 年 6 月 4 日初诊。

初诊：多食易饥，口渴多尿 3 年。口渴欲饮，日饮水量约 5 000 mL，食欲亢进，尿频量多，大便时干，虚烦少寐。经市级某医院检查诊断为糖尿病，先后住院经中西药治疗，效果不显。近半年来觉口渴加重，双膝无力。刻下：形体消瘦，面黄无华，舌质红绛少苔，脉沉细而数。辅助检查：空腹血糖 10.88 mmol/L，尿糖 +++。

中医诊断：消渴；证属肺胃热盛兼肾阴虚。

西医诊断：2 型糖尿病。

治法：养阴清热。

处方：

槐花 40 g	苦参 20 g	胡黄连 15 g	黄柏 25 g
知母 20 g	葛根 20 g	天花粉 15 g	白术 20 g

山药20 g　　　　　　百合20 g　　　　　　五味子10 g　　　　　枸杞子25 g

水煎服，每日1剂，早晚分服。

二诊（1988年6月10日）：服6剂后多食口渴欲饮症状减轻，仍自汗出，双膝无力，尿频量多，予上方加牡蛎25 g。

三诊（1988年6月13日）：服3剂后，自觉诸症减轻，仍时有失眠、多梦，予上方加远志15 g。

四诊（1988年7月13日）：前方服30剂后，日饮水量及进食基本恢复正常，虽时有饥饿欲食感但可以控制。口干微渴、尿稍频。舌质红苔白，脉弦细。此为肺胃之热已清，津液来复。予前方去槐花、苦参，连服12剂后除口干、膝软，时有失眠外，诸症悉除，尿糖消失，更方用六味地黄汤加养阴安神之剂以固疗效。

按：李玉奇认为糖尿病当属肺、胃、脾、肾四脏俱病。糖尿病早期主要病在肺胃，中晚期则常累及脾肾，在治疗上应照顾其标本缓急。糖尿病的病机关键在于阳热亢盛，阴耗液损，故李玉奇以清热养阴立法。血内邪热得清则阴液得存，同时配养阴之品可使中土不焦，水谷得通，肺金不烁，水津可布，肾阴得养，气化可司。故李玉奇自拟基本方，方中首选味苦性寒清热凉血的槐花，意在出奇制胜，速清血内蕴积的燥热以存津液，辅以胡黄连、大剂量苦参以助槐花清热凉血之力，除消渴、肠胃瘤热的天花粉与止烦渴、散肺胃郁火之葛根同用，不仅能清肺胃之血热，尚寓有养肺胃之阴的功能，知母辛苦寒凉，下润肾燥而滋阴，上清肺金而泻火，黄柏苦寒既可除肠胃中结热而存津，又可泻肾经之相火而坚阴，佐白术、山药健脾益胃，补肺益精，既能润其中土又滋肺肾，同时其甘温之性又可制诸药苦寒之弊。本方立法用药意在清阳明燥热，以润中焦匮乏之津液，清肺肃金，除上焦热，以图津液可布，坚肾阴滋肾水，以充下焦津液之源，因此可使燥热清而津液生，气血复而消渴除。

| 参考文献 |

［1］　李丽丽，金哲雄.苦参现代研究进展［J］.黑龙江医药，2012，25（5）：671-674.

［2］　黄彩云，谢世荣，黄胜英.苦参总碱抗心律失常作用的实验研究［J］.大连大学学报，2002，23（4）：108-110.

［3］　黄秋云，施海潮.中药苦参的抗糖尿病活性研究［J］.海峡药学杂志，1998，10（1）：9-11.

［4］　刘瑞驹，袁经权.苦参降血糖活性部位分散片剂型研究［J］.中国医药导报，2017，14（10）：17-21.

［5］　许红兰.苦参的药理研究进展［J］.现代医药卫生，2008，24（20）：3066-3067.

［6］　杨洁，刘萍，武晓玉.苦参提取物对表皮葡萄球菌的体外抗菌活性研究［J］.中华

医院感染学杂志,2007,17（11）：1357-1358.

[7] 金四立,霍立杰,王丽芳,等.苦参、甘草、枸杞子抗过敏作用机制的研究[J].齐齐哈尔医学院学报,1995,16（2）：81-84.

[8] 侯华新,黎丹戎,栾英姿,等.氧化苦参碱诱导卵巢癌SKOV3细胞凋亡作用的实验研究[J].中国药理学通报,2002,18（6）：704-707.

[9] 蒋袁絮,余建强,彭建中.氧化苦参碱对小鼠的中枢抑制作用[J].宁夏医学院学报,2000,22（3）：157-158.

[10] 张玲,马韵,黄绍标,等.苦参素注射液治疗慢性乙型肝炎的组织病理学分析[J].中华肝脏病杂志,2003,11（1）：45.

[11] 赵平,李捍卫,楼敏,等.拉米夫定耐药的慢性乙肝患者联合干扰素或苦参素治疗疗效观察[J].中华实验和临床病毒学杂志,2004,18（1）：80-82.

[12] 周建芳.苦参素联合甘草酸二铵治疗慢性乙型肝炎52例[J].医药导报,2004,23（1）：36.

[13] 邸大琳,李法庆,陈蕾,等.苦参体外抑菌作用的研究[J].时珍国医国药,2006,17（10）：1974.

[14] 白雅黎,朱向东,樊俐慧,等.苦参量效关系及其临床应用[J].吉林中医药,2019,39（5）：594-597.

[15] 郭会霞,王涵.苦参、白鲜皮、地肤子治疗糖尿病合并皮肤瘙痒经验——仝小林三味小方撷萃[J].吉林中医药,2020,40（9）：1128-1130.

[16] 汪悦.汪履秋治疗糖尿病的经验[J].新中医,1991,23（6）：2-4.

[17] 王垂杰.名老中医李玉奇治疗糖尿病的经验[J].辽宁中医杂志,1989,16（2）：1-2.

玄　参

【本草记载】

1.《神农本草经》 味苦微寒。主腹中寒热积聚，女子产乳余疾，补肾气，令人目明。一名重台。生川谷。《吴普》曰：元参，一名鬼藏，一名正马，一名重台，一名鹿腹，一名端，一名元台，神农桐君黄帝雷公扁鹊苦无毒，岐伯咸，李氏寒，或生冤胸山阳，二月生叶如梅毛，四四相值似芍药，黑茎方高四五尺，华赤，生枝间，四月，实黑（《御览》）。《名医》曰：一名元台，一名鹿肠，一名正马，一名减，一名端，生河间及冤句，三月四月采根，暴干。案《广雅》云：鹿肠，元参也。《范子计然》云：元参出三辅，青色者善。

2.《本草纲目》 滋阴降火，解斑毒，利咽喉，通小便血滞。……肾水受伤，真阴失守，孤阳无根，发为火病，法宜壮水以制火，故玄参与地黄同功。其消瘰疬亦是散火，刘守真言结核是火病。

3.《本草正》 玄参，此物味苦而甘，苦能清火，甘能滋阴，以其味甘，故降性亦缓。《神农本草经》言其惟入肾经，而不知其尤走肺脏，故能退无根浮游之火，散周身痰结热痈。

4.《本草正义》 玄参，禀至阴之性，专主热病，味苦则泄降下行，故能治脏腑热结等证。味又辛而微咸，故直走血分而通血瘀。亦能外行于经隧，而消散热结之痈肿。寒而不峻，润而不腻，性情与知柏、生地近似，而较为和缓，流弊差轻。玄参赋禀阴寒，能退邪热，而究非滋益之品。

5.《日华子本草》 治头风热毒游风，补虚劳损，心惊烦躁，劣乏骨蒸，传尸邪气，止健忘，消肿毒。

【历代论述】

1.《药品化义》 戴人谓肾本寒，虚则热。如纵欲耗精，真阴亏损，致虚火上炎，以玄参滋阴抑火。凡头疼、热毒、耳鸣、咽痛、喉风、瘰疬、伤寒阳毒、心下懊憹，皆无根浮游之火为患，此有清上澈下之功。凡治肾虚，大有分别，肾之经虚则寒而湿，宜温补之；肾之脏虚则热而燥，宜凉补之；独此凉润滋肾，功胜知柏，特为肾脏君药。

2.《玉楸药解》 玄参，清金补水，凡疮疡热痛，胸膈燥渴，溲便红涩，膀胱癃闭之证俱善。清肺与陈皮、杏仁同服，利水合茯苓、泽泻同服。

3.《医学衷中参西录》 玄参，味甘微苦，性凉多液，原为清补肾经之药。又能入肺以清肺家烁热，解毒消火，最宜于肺病结核，肺热咳嗽。

4.《名医别录》 生暴中风，伤寒身热，支满狂邪，忽忽不知人，温疟洒洒，血瘕下寒血，除胸中气，下水，止烦渴，散颈下核、痈肿、心腹痛、坚症，定五脏。

5.《药性论》 能治暴结热，主热风头痛，伤寒劳复，散瘤瘿瘰疬。

6.《医学启源》 治心懊憹烦而不得眠，心神颠倒欲绝，血滞小便不利。

7.《品汇精要》 消咽喉之肿，泻无根之火。

【名家经验】

1. 叶天士 《本草经解》云："元参同生地、甘菊、蒺藜、杞子、柴胡，能明目。同贝母、连翘、甘草、花粉、薄荷、夏枯草，治瘰。同升麻、甘草，治咽痛。同知母、麦冬、竹叶，治热病燥热烦乱。"

2. 黄元御 《玉楸药解》云："元参清金补水，凡疮疡热痛、胸膈燥渴、溲便红涩、膀胱癃闭之证俱善。清肺与陈皮、杏仁同服。利水合茯苓、泽泻同服。轻清飘洒，不寒中气，最佳之品。"

3. 李中梓 《雷公炮制药性解》云："玄参气轻清而苦，故能入心肺，以清上焦之火；体重浊而咸，故能入肾部，以滋少阴之火。所以积聚等证，靡不疗之。"

4. 张元素 玄参，乃枢机之剂，管领诸气上下，肃清而不浊，风药中多用之。故《活人书》玄参升麻汤，治汗下吐后毒不散，则知为肃清枢机之剂。以此论之，治空中氤氲之气，无根之火，以玄参为圣药。

【现代药理】

1. 降糖 玄参多糖具有降血糖作用,高剂量的玄参多糖可以显著改善 2 型糖尿病大鼠的糖脂代谢功能、提高机体氧化能力、增加胰岛素分泌量[1]。郑园园等[2]通过蛋白质印迹法(Western blotting)检测肝胰岛素通路相关蛋白的表达,发现玄参多糖可以通过调节肝胰岛素信号通路来改善 2 型糖尿病大鼠代谢功能,主要表现为玄参多糖使 2 型糖尿病大鼠空腹血糖、糖化血红蛋白、ALT、AST 和肌酐等水平降低,HDL-C、空腹胰岛素、C 肽和 SOD 等水平升高,从而活化 IRS-2/PI3K/Akt 信号通路,升高过氧化物酶体增殖物激活受体 γ(PPARγ)和 GLUT4 表达水平。田金凤等[3]采用 HepG2 葡萄糖消耗和四甲基偶氮唑盐(MTT)实验检测玄参提取物的降糖作用,发现哈巴俄苷对葡萄糖消耗能力最强,降糖活性最好。

2. 抑菌 玄参内的多种有机芳香酸对于常见的细菌包括大肠埃希菌、金黄色葡萄球菌、铜绿假单胞菌等都有较好的抑制作用,且发现玄参叶片的抑菌效果优于玄参根部[4]。

3. 扩张血管 玄参的乙醇提取物对于心血管疾病的治疗等也有较好的作用,注射玄参的乙醇提取物对模式动物小鼠及兔冠状动脉血流量的增加有显著效果,对于各种高血压也有较好的降压作用,因此推断可能与扩张血管有关[5]。李医明等[6]通过药理实验发现玄参中的苯丙素苷和环烯迷萜苷对炎症介质的产生和体外诱导的血小板聚集都有不同程度的抑制作用,而且以前者作用更甚,证明了玄参的抗炎和抗血小板聚集作用。

4. 护肝 中医处方中常用玄参作养阴解毒的药剂,研究发现苯丙素苷对 D- 氨基半乳糖对肝脏造成的损伤具有保护作用,且能抑制干细胞凋亡[7]。

5. 其他 玄参中的多糖物质可减少运动后小鼠体内无氧代谢产物的积累,有一定缓解疲劳增强耐力的作用[8, 9]。玄参提取物对人乳腺癌细胞具有抗肿瘤作用,其作用机制是下调人表皮生长因子受体 2(HER2)和髓样细胞白血病序列 1(MCL-1)的表达,上调 Caspase-3 和 Caspase-9 的表达,阻滞细胞周期并抑制肿瘤细胞生长[10]。

【降糖量效】

1. 常规剂量 玄参入煎剂 15 ~ 29 g。适用于糖尿病早中期。早期为阴虚热盛型,治以养阴、清热、泻火为主,肺胃兼治。中期为气阴两虚兼血瘀型,治以养阴益气,佐以化瘀[11]。

2. 大剂量 玄参入煎剂 30 g 及以上。适用于糖尿病引起视网膜病变者,中医称其为"消渴目病"[12]。

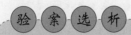

1. 玄参常规剂量验案[13]

白某,男,48 岁。

初诊:诉 1 个月前因乏力、口干、多饮就医。口服葡萄糖耐量试验:2 h

16.6 mmol/L。诊断为 2 型糖尿病，现口服格列吡嗪、二甲双胍，血糖控制可（空腹血糖 4.8 ～ 6 mmol/L，餐后 2 h 血糖 8 mmol/L 以下），但神疲乏力未见明显缓解，近日因工作压力大更觉心烦，口干，夜间尤甚，饮水不能缓解，影响睡眠。患者体型肥胖。查其口唇干燥，舌质红绛乏津，少苔，脉弦细。

中医诊断：消渴；证属痰湿，肝气郁结。

西医诊断：糖尿病。

治法：养阴清热兼以疏肝行气。

处方：益气养阴方合逍遥散加减。

党参 30 g	麦冬 15 g	玄参 15 g	天花粉 30 g
石斛 15 g	葛根 15 g	知母 15 g	淡竹叶 10 g
牡丹皮 10 g	柴胡 10 g	白芍 20 g	首乌藤 30 g
甘草 6 g			

水煎服，每日 1 剂，早晚分服。

二诊：服 7 剂后，患者自觉乏力、口干较前减轻，睡眠状况改善，查其舌润有津、质红，苔薄白，脉沉细。考虑患者虚热已清，阴亏仍存，上方去柴胡、牡丹皮、淡竹叶、白芍，加芦根 15 g 养阴生津，山茱萸 15 g 益肾固元。继服 7 剂，症状消失而愈。

按：冯维斌主任认为，患者形体肥胖，乃痰湿体质，湿郁化热伤阴耗气，肢体、官窍失于濡养，故有乏力、口干；近日因工作压力大，肝郁不疏，气郁化热更伤其阴，故乏力、口干加重，累及心阴不足而有心烦、失眠。病机关键在于阴虚。方中使用常规剂量的玄参有祛虚热、除烦躁的功能，热病伤阴治疗效果尤为明显。

2. 玄参大剂量验案 [14]

患者，男，52 岁，2007 年 5 月 25 日初诊。

初诊：左眼视物模糊 1 周。患糖尿病 5 年，平素口服降血糖药物，血糖控制不满意。检查：视力右眼 1.0，左眼 0.4。双眼外观正常，屈光间质透明。眼底：右眼未见明显异常；左眼视网膜水肿，静脉扩张，浅层出血，后极部有较多小圆点状动脉瘤及蜡黄色点、片状渗出。刻下：烦渴，消谷善饥，小便色黄，舌红，苔薄黄，脉细数。

中医诊断：消渴；证属阴虚燥热，血脉瘀阻。

西医诊断：左眼糖尿病视网膜病变（非增殖型）。

治法：养阴润燥，清热解毒活血。

处方：四妙勇安汤加减。

玄参 30 g	金银花 25 g	当归 15 g	甘草 8 g
丹参 30 g	墨旱莲 15 g	茯苓 15 g	泽泻 15 g

黄芪 20 g　　　　　　三七粉 6 g　　　　　　沙参 18 g　　　　　　石斛 15 g

水煎服，每日 1 剂，早晚分服。

二诊：嘱患者积极治疗原发病，尽快将血糖降至正常范围。上药服用 10 剂后复诊，左眼视力 0.6，视网膜水肿减轻，浅层出血及渗出减少。上方沙参、石斛减量，继续用药半个月后复查，左眼视力 0.8，视网膜水肿消退，视网膜浅层留有出血吸收痕迹。嘱患者再坚持用药 1 周以巩固疗效。

按：糖尿病可致眼部各组织发生病变，长期的高血糖是发生视网膜病变的决定因素，即糖尿病视网膜病变与病程和血糖控制情况相关。本病早期，患者多无眼部自觉症状，随着病变发展，可引起不同程度的视力障碍、视物变形、眼前黑影飘动及视野缺损等症状，最终导致失明。四妙勇安汤既然是治疗脱疽之良方，则必有促进代谢、改善血液循环作用，故推而广之，在辨证的基础上，加减变化用来治疗糖尿病视网膜病变，临床疗效满意。方中使用大剂量的玄参可滋阴清热，泻火解毒，养阴散结。

| 参考文献 |

［1］ 赵洪伟，张宁，李自辉，等. 玄参多糖对 2 型糖尿病大鼠降糖作用的研究［J］. 中医药信息，2017，34（5）：8–12.

［2］ 郑园园，王健，蒋剑平，等. 玄参多糖对 2 型糖尿病大鼠糖脂代谢及肝胰岛素信号通路的影响［J］. 中草药，2020，51（6）：1586–1592.

［3］ 田金凤，尚远宏，李学刚. 玄参中化学成分的分离鉴定及其降糖活性研究［J］. 食品工业科技，2017，38（13）：25–29.

［4］ 陈少英，贾丽娜，刘德发，等. 玄参叶的抗菌和毒性作用［J］. 福建中医药，1986，17（4）：57.

［5］ 黄前，贡沁燕，姚明辉，等. 玄参提取物对大鼠局灶性脑缺血的保护作用［J］. 中国新药与临床杂志，2004，23（6）：323–327.

［6］ 李医明，曾华武，贺祥，等. 玄参中环烯醚萜甙和苯丙素甙对 LTB$_4$ 产生及血小板聚集的影响［J］. 第二军医大学学报，1999，20（5）：301–303.

［7］ 黄才国，李医明，贺祥，等. 玄参中苯丙素苷对大鼠肝损伤细胞凋亡的影响［J］. 中西医结合肝病杂志，2004，14（3）：160–161.

［8］ 王震，宋健. 玄参多糖对运动小鼠组织抗氧化能力的影响［J］. 食品科学，2010，31（17）：385–387.

［9］ 谢小艳，夏春森. 中药玄参的化学成分及药理研究进展［J］. 亚太传统医药，2010，6（5）：121–125.

［10］ Goldar S, Baradaran B, Shekari K M, et al. Extracts of *Scrophularia frigida* Boiss display potent antitumor effects in human breast cancer cells by inducing apoptosis and inhibition of expression of the human epidermal growth factor receptor 2［J］. Cell Mol Biol, 2016, 62（9）: 83-89.

［11］王国庆. 糖尿病证治［J］. 中医研究, 2010, 23（2）: 55-57.

［12］仝小林. 糖络杂病论［M］. 北京: 科学出版社, 2010: 1-357.

［13］汪峰. 碻科. 冯维斌治疗糖尿病经验［J］. 辽宁中医杂志, 2007, 50（11）: 1520-1521.

［14］李红刚. 四妙勇安汤临床运用举隅［J］. 中国民间疗法, 2011, 19（8）: 40-41.

桑 白 皮

【本草记载】

1.《神农本草经》 桑根白皮味甘寒。主伤中，五劳六极，羸瘦，崩中，脉绝，补虚益气。

2.《本草纲目》 桑白皮，长于利小水，乃实则泻其子也。故肺中有水气及肺火有余者宜之。

3.《汤液本草》 桑白皮，气寒。味苦酸。甘而辛。甘厚辛薄。无毒。入手太阴经。

4.《日华子本草》 桑白皮，温，调中，下气。消痰止渴，利大小肠，开胃，下食，杀腹藏虫，止霍乱吐泻。

5.《开宝本草》 桑白皮，味甘，寒，无毒，去肺中水气，止唾血，热渴，水肿，腹满胪胀，利水道，去寸白，可以缝金疮。

6.《本草衍义》 桑白皮，治服金石发热渴，生精神，及小肠热，性微凉。

7.《本草经疏》 桑根白皮得土金之气，故味甘气寒而无毒。东垣、海藏俱云兼辛。然甘厚辛薄，降多升少，阳中阴也。入手太阴经。甘以固元气而补不足，辛以泻肺邪之有余，故能止嗽也。凡肺中有水气及肺火有余者宜之。

【历代论述】

1.《雷公炮制药性解》 味辛甘，性寒，无毒，入脾、肺二经。主伤寒羸瘦，崩中脉绝，肺气有余，虚劳客热，瘀血停留，吐血热渴，止嗽消痰，开胃进食，利二便，消水肿，能杀寸白，可缝金疮。皮中白汁，涂唇燥及小儿口疮。铜刀切片，文火蜜炙，勿令涎落，桂心、麻子为使，忌见铅铁。

2.《药鉴》 气寒，味苦、酸。无毒。可升可降，阳中阴也。酸、苦能补虚，故主伤中五劳羸瘦，补虚益气也；气寒能利水，故主除肺中水气，止唾血，消水肿，利水道也。蜜炙用之，又主理肺气，而止咳嗽。与阿胶同用，又能治血嗽，盖阿胶补血，所忌者在敛肺耳，今得此剂以泻之，则血得补而不患其为敛也。桑白皮乃监制阿胶之妙剂也，用之者，其可少乎。

3.《景岳全书》 味甘微辛微苦，气寒。气味俱薄，升中有降，阳中有阴。入手太阴肺脏。气寒味辛，故泻肺火；以其味甘，故缓而不峻。止喘嗽唾血，亦解渴消痰，除虚劳客热头痛。水出高原，故清肺亦能利水。去寸白，杀腹脏诸虫。研汁治小儿天吊惊痫客忤，及傅鹅口疮，大效。作线可缝金疮。既泻肺实，又云补气，则未必然。

4.《药类法象》 气寒，味苦酸。主伤中五劳六极羸瘦，补虚益气，除肺中水气，止唾血、热渴、消水肿，利水道。

5.《珍珠囊补遗药性赋》 味甘，性寒，无毒。可升可降，阳中阴也。其用有二：益元气不足而补虚，泻肺气有余而止咳。

6.《药品化义》 桑皮散热，主治喘满咳嗽，热痰唾血，皆由实邪郁遏，肺窍不得通畅，借此渗之散之，以利肺气，诸证自愈。故云泻肺之有余，非桑皮不可。以此治皮里膜外水气浮肿及肌肤邪热，浮风燥痒，悉能去之。同甘菊、扁豆通鼻塞热壅，合沙参、黄芪止肠红下血皆效。

【名家经验】

1. 李时珍　桑皮、地骨，皆能泻火从小便出，甘草泻火缓中，粳米清肺养血，乃泻肺诸方之准绳也。

2. 李杲　桑白皮，甘以固元气之不足而补虚，辛以泻肺气之有余而止嗽。又桑白皮泻肺，然性不纯良，不宜多用。

3. 罗谦甫　桑白皮泻肺，是泻肺中火邪，非泻肺气也，火去则气得安矣。

4. 仝小林　认为桑白皮清肺胃之热，临床功效堪比"小白虎汤"，是治疗肥胖 2 型糖尿病"热"态的靶药。

【现代药理】

1. 降血糖　桑白皮总黄酮可显著降低 2 型糖尿病大鼠血糖和 TG 水平，升高肝糖原含量，具有较好的抗糖尿病作用[1]。桑白皮所含桑白皮总黄酮、桑白皮总生物碱、桑白皮总多糖、桑白皮药材提取物，均具有一定的降血糖作用。其中桑白皮总黄酮的降血糖作用尤为显著，并且对糖尿病所致的骨质疏松及股骨头病变有较好改善作用，桑白皮总生物碱对空腹血糖、TC、TG 水平有显著的改善作用，而桑白皮总多糖相对较弱[2]。

2. 保肝　桑白皮多糖可显著降低四氯化碳、对乙酰氨基酚所致的小鼠急性肝损伤模型的血清 ALT、AST 活性，对小鼠实验性肝损伤有明显保护作用，对硫代乙酰胺所致小鼠实验性肝损伤无明显保护作用[3]。

3. 抗炎　桑白皮水提取物具有显著的抗炎作用，其主要成分桑白皮总黄酮（400 mg/kg）能显著抑制二甲苯所致的小鼠耳郭肿胀和乙酸所致的毛细血管通透性增加，说明桑白皮总黄酮具有较强的抗炎作用[4]。

4. 镇咳、祛痰、平喘　桑白皮所含的桑皮苷具有平喘作用，桑白皮总黄酮具有镇咳、祛痰作用，桑白皮 30 % 乙醇提取组分具有镇咳、祛痰、平喘药理作用。桑白皮30 % 乙醇提取组分和脂肪油组分是桑白皮发挥利尿作用的有效组分[5]。

5. 抗氧化　桑白皮黄酮和 3 种二苯乙烯类化合物（氧化白藜芦醇、白藜芦醇、桑皮苷）具有较强的抗氧化和清除自由基的生物活性[6]。

【降糖量效】

1. 小剂量　桑白皮入煎剂 6～10 g。功在缓图泄肺、行水，适用于糖尿病后期出现并发症。此时疾病多处于"虚、损"阶段，以虚证或虚实夹杂为主，用量不宜大。

2. 常规剂量　桑白皮入煎剂 11～15 g。功在清泻肺热，适用于糖尿病病程中表现出肺胃燥热之象。

3. 大剂量　桑白皮入煎剂 16～30 g。意在加强清泻中上焦郁热与降糖之力。适用于糖尿病病程中中焦及上焦热甚，加之血糖升高。

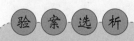

1. 桑白皮小剂量验案[7]

曹某，女，70 岁，1999 年 3 月 5 日初诊。

初诊：多食、消瘦 10 年，伴双下肢水肿 2 年，空腹血糖 10.1 mmol/L，神疲乏力，多食易饥，口干不欲饮，腰酸膝软，小便次多，大便时秘、时溏，舌质淡暗，苔腻，脉细滑。24 h 尿蛋白定量为 0.8 g。既往诊断 2 型糖尿病 10 年。

中医诊断：消渴；证属脾肾两虚，水湿内停。

西医诊断：糖尿病肾病。

治法：健脾温阳，利水渗湿。

处方：五苓散加减。

鹿衔草 6 g	黄芪 12 g	白术 10 g	茯苓 10 g
猪苓 10 g	冬瓜皮 15 g	蝉蜕 6 g	桑白皮 10 g
泽泻 12 g	泽兰 10 g	丹参 10 g	葶苈子 6 g

10 剂，水煎服，每日 1 剂，早晚分服。

经服汤药 10 余剂后，双下肢水肿渐消，服药 32 剂，24 h 尿蛋白定量为 25 mg。

按：方中猪苓、白术、茯苓、泽泻、鹿衔草是取《伤寒论》中五苓散之意，鹿衔草温而不燥以代桂枝，以健脾温阳、利水渗湿。因患者到了糖尿病肾病阶段常有气虚的表现，故用黄芪益气，而黄芪还取自《金匮要略》防己黄芪汤之意，以之合白术、冬瓜皮、桑白皮等健脾利水消肿。小剂量桑白皮与葶苈子泄肺行水。久病多瘀，故加入丹参、泽兰、蝉蜕化瘀通脉。诸药共奏健脾益肾、化瘀消肿之功。

2. 桑白皮常规剂量验案[8]

程某，男，58 岁，1998 年 8 月 18 日初诊。

初诊：患者烦渴多饮，饮食增多，口干舌燥，多尿，倦怠乏力，舌尖边红，脉滑数，伴多尿 6 月余。自 1998 年 3 月，突然口渴，消谷善饥，饮水增多，尿量及次数增多，消瘦，全身乏力，1998 年 4 月 5 日去某医院检查，空腹血糖 12.78 mmol/L，尿糖 ++ ～ +++，诊断为糖尿病。自起控制饮食，口服降糖药物治疗，每个月定期到原就诊医院复诊一次，病情有好转，空腹血糖波动在 10 ～ 11 mmol/L，尿糖 + ～ ++。刻下：烦渴多饮，饮食增多，口干舌燥，多尿，倦怠乏力，舌尖边红，脉滑数。

中医诊断：消渴；证属肺胃燥热。

西医诊断：糖尿病。

治法：清泻肺胃，补肾养阴，润燥生津。

处方：消渴方加减。

石膏 20 g	知母 12 g	黄芪 30 g	山药 15 g
天花粉 15 g	鸡内金 12 g	五味子 10 g	生地黄 20 g
苍术 10 g	川连 6 g	炙甘草 6 g	葛根 30 g
桑白皮 12 g			

水煎服，每日 1 剂，早晚分服。

注意合理控制饮食，停用一切其他药物治疗。

二诊：加减上方，连服 30 剂后，查空腹血糖 8.6 mmol/L，尿糖 +，患者自觉症状减轻，继用消渴方加减治疗，连服 30 余剂，血糖稳定在 6.94 mmol/L 左右，尿糖 ±，临床症状已基本好转，随访 1 年，患者病情稳定良好，现血糖稳定在 6.83 mmol/L 左右，尿糖 ±，能坚持一般轻体力劳动。

按：消渴方由白虎汤合龟鹿二仙胶化裁加减而成。本案方中取石膏大寒与知母相合，清肺胃之实热，川连清热降糖，黄芪益气，炙甘草调和诸药，与石膏、知母相合，又有益气生津作用，葛根、天花粉、生地黄清热止渴而生津，苍术、鸡内金助脾运化使水谷化生津液，五味子敛阴生津而固肾，山药补脾固肾。诸药相伍共奏清泻肺胃、补肾养阴、润燥生津之效。针对肺热病机自拟消渴方结合常规剂量桑白皮以清泻肺中之热，用于临床治疗糖尿病多获奇效。

3. 桑白皮大剂量验案[9]

刘某，女，66 岁，2019 年 6 月 10 日初诊。

初诊：口干喜饮，左手掌皮肤瘙痒、胀痛，双手灼热感，怕热汗出，口苦耳鸣，心烦失眠，纳可，大便调，夜尿 3 ～ 4 次。舌胖，苔黄微腻，脉弦硬而数。患者 9 年前因口干至当地医院就诊，发现血糖升高，空腹血糖 9 mmol/L，诊断为 2 型糖尿病，先后口服二甲双胍、消渴丸、瑞格列奈降糖，自诉前 7 年血糖控制尚可，2 年前无明显诱因自觉上症加重，遂于当地医院调整降糖方案为"甘精胰岛素 12 U 睡前皮下注射，二甲双胍 0.5 g，2 次 / 日，消渴丸 2 粒，2 次 / 日"，自诉空腹血糖控制在 7.0 mmol/L 左右，餐后 2 h 血糖控制在 9.0 mmol/L 左右，伴怕热，双手灼热感。既往有高血压病史 8 年余，脂肪肝 5 年余，高脂血症 5 年余，否认过敏史、吸烟史、饮酒史。辅助检查（2019年5月10日内蒙古自治区人民医院）：肝功能、肾功能、尿微量白蛋白、肌电图未见异常。身高155 cm，体重70 kg，BMI 29.14 kg/m^2。

中医诊断：脾瘅；证属上焦郁热。

西医诊断：2型糖尿病。

治法：升举阳气，发越郁火。

处方：升阳散火汤加减。

葛根15 g	升麻9 g	柴胡9 g	羌活9 g
独活9 g	桑叶30 g	桑枝30 g	桑白皮30 g
防风9 g	黄芪24 g	大枣9 g	生姜15 g
鸡血藤15 g	茺蔚子30 g		

水煎服，每日1剂，早晚分服。

二诊：患者服药1个月后复诊，左手掌皮肤瘙痒、胀痛，双手灼热感减轻，怕热汗出、口苦耳鸣减轻，无心烦失眠。血糖较前下降，自测空腹血糖6.5 mmol/L左右，餐后2 h血糖8～9 mmol/L左右，予停用消渴丸，效不更方，继服1个月。1个月后复诊，左手掌皮肤瘙痒、胀痛，双手灼热感、怕热汗出已基本消失，未再反复发作，血糖控制平稳，逐渐停用甘精胰岛素。

按：患者BMI超过25 kg/m^2，并伴有多代谢紊乱，是典型的肥胖2型糖尿病。过食和少动是本病的始动因素，该患者病程较长，平素饮食及生活欠规律，日久中焦脾胃受损，脾胃气虚，气机不畅，上焦不行，胃气郁而熏蒸胸中，阴火内生，故见口干多饮；郁热郁于肌表不能外达，故见双手灼热；食郁化火，火热扰心，热久耗伤气阴，则见心烦易怒，眠差。患者以脾虚生热为因，脾阳被遏为态，故予升阳散火汤升举阳气，发越郁火。方中柴胡为君，能除热散结而解表，发越少阳郁火；升麻、葛根发越阳明之火，羌活、防风发越太阳之火，独活发少阴之火，诸药共用为臣。仝小林教授认为，升阳散火汤之证机，乃阳气被遏，不能发散所致，内生之热或向外郁于体表，故此方为治疗糖尿病以四肢发热为表现的末梢感觉神经障碍之靶方[10]。本案患者中焦及上焦热甚，加之血糖升高，故配以桑叶、桑枝、桑白皮三味小方，清热降糖，兼以通络。大剂量桑白皮加强清泻中上焦郁热，常规剂量桑叶清热而不燥，宣通降糖，桑枝散四旁经络、皮腠之郁火。针对糖尿病末梢神经病变患者，降糖方案往往相对复杂，三味小方在发散郁火的同时，起到降糖通络的作用，以逐渐减用降糖药。

| 参考文献 |

［1］ 周锋，董志，李晶. 桑白皮总黄酮抗糖尿病作用的初步研究［J］. 激光杂志，2010，31（5）：93-94.

［2］　张静,高英,罗娇艳,等.桑白皮不同部位对实验性高脂糖尿病小鼠的影响［J］.中药新药与临床药理,2014,25（2）：159-164.

［3］　黄强,江丽霞,曾靖.桑白皮多糖对小鼠实验性肝损伤的保护作用［J］.中国中医药现代远程教育,2014,12（3）：155-156.

［4］　俸婷婷,谢体波,林冰,等.桑白皮总黄酮的镇痛抗炎药理作用研究［J］.时珍国医国药,2013,24（11）：2580-2582.

［5］　刘红淼,李艳玲,黄志云.桑白皮药理作用研究进展［J］.中国实验方剂学杂志,2019,25（20）：229-234.

［6］　姚维,王仕敏,袁珉汪,等.响应面设计优化桑白皮黄酮提取工艺及抗氧化活性研究［J］.广东化工,2018,45（13）：32-34.

［7］　邓德强.许公平治糖尿病肾病经验［N］.中国中医药报,2014-09-10（5）.

［8］　唐永德.继家传中医《消渴方》治疗消渴病［C］//淄博市科学技术协会.淄博市第十一届自然科学优秀学术成果论文集.济南：山东科学技术出版社,2008.

［9］　王涵,顾成娟,仝小林.桑叶、桑枝、桑白皮治疗糖尿病经验——仝小林三味小方撷萃［J］.吉林中医药,2019,39（11）：1463-1465.

［10］　王涵,周强,顾成娟,等.仝小林教授运用三升阳方的经验［J］.中国中医急症,2013,22（5）：743-744,753.

桑　叶

【本草记载】

1.《本草新编》　桑叶之功,更佳于桑皮,最善补骨中之髓,添肾中之精,止身中之汗,填脑明目,活血生津,种子安胎,调和血脉,通利关节,止霍乱吐泻,除风湿寒痹,消水肿脚浮。

2.《本草经解》　桑叶气寒,秉天冬寒之水气；味苦甘有小毒。

3.《本草纲目》　桑叶可常服,神仙服食方,乃平足阴阳之药,桑叶煎汁代茶饮,利五脏关节、通血下气、祛风凉血、明目长发、清热解毒。

4.《本草蒙筌》　采经霜者煮汤,洗眼去风泪殊胜。盐捣敷蛇虫蜈蚣咬毒。

5.《本草图经》　桑叶可常服,煎以代茶饮,令人聪明。

6.《本草撮要》　以之代茶,常服止汗。

【历代论述】

1.《本经逢原》　桑叶清肺胃去风明目,取经霜者。煎汤洗风眼下泪,同黑芝麻蜜丸,久服须发不白,不老延年。

2.《药笼小品》　桑叶泻肝经之气热。与丹皮同用,大能泄木。同石膏、生地能疗肺燥。同地骨皮，又治盗汗。轻清之物，施用颇广。须立冬后采。

3.《药性切用》　冬桑叶，即经霜桑叶。苦甘性凉，入肺而清肃气化，除燥退热，为肺虚挟热专药。

4.《中草药大全彩色图鉴》　叶基呈凹形或楔形；叶尖锐、钝、尾状或呈双头等。叶片的大小厚薄除与品种有关外，还因季节及肥水情况而有不同，一般春季叶形小，夏秋季叶形大；肥水充足时叶大而厚。

【名家经验】

1. 吴瑭　桑得箕星之精，箕好风，风气通于肝，故桑叶善平肝风；春乃肝令而主风，木旺金衰之候，故抑其有余。桑叶芳香有细毛，横纹最多，故亦走肺络，而宣肺气。

2. 朱震亨　焙干为末，空心米汤调服，止盗汗。

3. 吕仁和　善用桑叶治疗糖尿病视网膜合并眼底出血病变，认为桑叶归肺、肝经，具有轻轻向上之特点，可清肝明目，调理气机，凉血止血，惯用 10 ～ 15 g，常配伍菊花、枸杞子以疏肝清热、滋阴养肝，疗效可观。

4. 仝小林　认为桑叶可散中焦及上焦郁火，临床常用剂量为 15 ～ 60 g。桑叶、桑枝、桑白皮均来自桑树，是其临床常用的清热降糖通络小方。

【现代药理】

1. 降血糖　桑叶中含有独特的 1- 脱氧野霉素生物碱，该生物碱能够产生阻碍双糖与酶结合的作用，从而使双糖无法进一步水解成葡萄糖而进入大肠中，因此使血糖值得到显著的降低[1]。并且在桑叶中还含有两种黄酮，可以对双糖酶活性进行有效地抑制，使碳水化合物的消化得以延缓，从而能够使餐后血糖升高的现象得到控制，实现降低血糖的效果[1]。曾有学者采用桑叶中提取的总多糖对小鼠进行腹腔注射给药，结果发现，该成分能够对四氧嘧啶所引起的糖尿病产生显著的降糖效果，并且桑叶总多糖还能够改善糖尿病小鼠的耐糖能力[1]。

2. 改善肝功能、降血脂及降血压　依照肝脏的病理切片组织化验结果显示，桑叶可以对脂肪肝的形成进行有效地抑制，利用抑制肠道内 CHO 吸收的作用，而起到肝功能得到改善及降低血清脂肪、降血压的作用[1]。曾有学者在高脂血症大鼠脂代谢的研究中发现，桑叶可以升高高脂血症大鼠的 HDL-C、HDL-C/TC 水平，与对照组比较差异有统计学意义（$P < 0.05$）；并且可以降低 TC、TG、LDL-C 水平（$P < 0.05$）。这一结果显示，桑叶可以降低血脂，对有害过氧化物的生成可产生有效的抑制作用[1]。

3. 抗炎　由于桑叶具有显著的清热解表功效，曾有学者将小鼠分成桑叶水煎剂高低剂量组进行灌胃，结果发现，该水煎剂能够对巴豆所引起的小鼠肿胀产生十分有效的抑制作用[1]。经统计发现，抑制率在 32.3 % 和 32.8 % 左右，并且对乙酸所引起的腹腔毛细血管通透性产生有效的抑制作用，抑制率在 61.3 % 和 55.7 % 左右[1]。

4. 抗肿瘤　桑叶中所含有的两种黄酮类化合物能够对人早期幼粒白血病细胞系的增长产生十分明显的抑制效果，同时还可以对细胞系的分化产生比较显著的诱导作用，实验证实桑叶可以产生抗肿瘤的作用[1]。

【降糖量效】

1. 小剂量　桑叶入煎剂或丸散 5～15 g。可作为改善糖尿病及其他各种疑难杂症的药物而使用。

2. 常规剂量　桑叶入煎剂 16～30 g。仝小林教授根据多年临床经验，总结出桑叶、桑枝、桑白皮各 30 g，其降糖力度大约相当于阿卡波糖 50～75 mg，3 次/日的效果[2]。并认为其剂量阈可根据临床实际进行调整，散中焦及上焦郁火，常用剂量为 30～60 g。

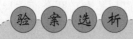

1. 桑叶小剂量验案[3]

陈某，男，29 岁，2007 年 2 月 28 日初诊。

初诊：患者自 2006 年 11 月出现口干多饮，体重下降，2 个月内由原 95 kg 降至 80 kg，遂于 2007 年 1 月赴首都医科大学附属北京友谊医院检查，空腹血糖 15.67 mmol/L，尿酮体 ++，尿糖 +++，诊断为糖尿病。当时即予胰岛素治疗，治疗后酮体 ±（0.5 mmol/L），餐后血糖 28 mmol/L。自治疗结束至今未服任何西药，亦未注射胰岛素。刻下：口干，喜饮凉开水，易饥饿，每日进食主食 500 g 左右。喜饮甜味饮料，体重持续下降，乏力，易汗出，时有心烦易怒，尿多，夜尿 2～3 次/晚，时有视物模糊。面色红赤，舌胖大，苔薄黄，脉沉细。2007 年 2 月 22 日，查空腹血糖 15.67 mmol/L，餐后血糖 28 mmol/L，胰岛抗体三项阴性。2007 年 2 月 24 日空腹血糖 12.3 mmol/L，2007 年 2 月 26 日空腹血糖 13.8 mmol/L，2007 年 2 月 27 日糖化血红蛋白 15.6 %，TG 4.l mmol/L，CHO 5.9 mmol/L，极低密度脂蛋白（VLDL）1.9 mmol/L。身高 172 cm，体重 75 kg，BMI 25.35 kg/m^2。

中医诊断：脾瘅；证属肺胃热盛。

西医诊断：糖尿病，高脂血症。

治法：清热泄火。

处方：白虎汤加减。

知母 30 g	生石膏 60 g	浮小麦 30 g	生甘草 6 g
黄连 30 g	黄芩 30 g	生大黄 3 g	乌梅 15 g
桑叶 15 g	干姜 9 g		

水煎服，每日 1 剂，早晚分服。

二诊（2007 年 3 月 22 日）：患者服药 21 剂，口干口渴减轻，夜尿消失，乏力汗出减轻，易饥饿症状减轻。2007 年 3 月 19 日复查，空腹血糖 8.5 mmol/L，餐后血糖 10.1 mmol/L；2007 年 3 月 20 日复查，空腹血糖 8.1 mmol/L，餐后血糖 11.9 mmol/L。上方中加赤芍 30 g、生地黄 30 g、天花粉 30 g。

三诊（2007年4月5日）：患者服上方7剂，口干进一步减轻，已不欲饮水，余症进一步好转。2007年3月29日糖化血红蛋白12.2%，2007年4月2日空腹血糖7 mmol/L，餐后血糖8.9 mmol/L；2007年4月3日空腹血糖7.8 mmol/L，餐后血糖8.8 mmol/L；2007年4月4日空腹血糖7.7 mmol/L，餐后血糖9.6 mmol/L；2007年4月5日空腹血糖7.1 mmol/L，餐后血糖9.6 mmol/L。调整处方如下：

牡丹皮30 g	赤芍30 g	生石膏30 g	知母30 g
黄连30 g	黄芩30 g	干姜9 g	桑叶30 g
天花粉30 g	石榴皮15 g		

水煎服，每日1剂，早晚分服。

四诊（2007年4月29日）：患者服上药23剂，口干症状基本消失，乏力、饥饿等症明显减轻。2007年4月26日糖化血红蛋白9.4%，空腹血糖6.7 mmol/L，餐后血糖10.5 mmol/L；2007年4月27日空腹血糖7 mmol/L，餐后血糖9.6 mmol/L；2007年4月28日空腹血糖7.1 mmol/L，餐后血糖9.0 mmol/L；2007年4月29日空腹血糖6.7 mmol/L，餐后血糖8.2 mmol/L。

按：该肥胖患者，素有膏脂痰浊等蓄积化热、持续不治，则热极为火，肺经火热，消灼津液，见口渴喜冷饮，胃火中烧，则消谷善饥；火热炽盛，逼迫津液直趋膀胱，以致多尿，代谢亢进，则体重下降，火热易伤津耗气，故见乏力汗出。本案虽表现病程较短，但患病时日恐不止4个月，故本以痰热、浊热、膏热等内蕴蓄积为主要矛盾，因持续不治，热极为火，转以肺胃火盛为主要病机，故应清泄肺胃火热。生石膏甘寒，寒胜热，甘入脾，备土中生金之体，具金能生水之用，知母气寒主降，苦以泻火，辛以润燥，黄连清胃火，黄芩泻肺热，四药合用功专清泄肺胃火热；桑叶甘寒润肺，小剂量使用不至寒而太过，生大黄通腑活血，乌梅酸敛气阴，酸以制甜，干姜护胃。二诊症状改善明显，但血糖仍较高，火势偏盛，恐已波及血分，故加赤芍、生地黄清热凉血，加天花粉滋阴。三诊，血糖指标进一步改善，因而一鼓作气，继以清热泄火凉血为主治，并加桑叶用量，以凉血之力更胜之丹皮易生地，酸涩敛阴之力更强之石榴皮代乌梅，故四诊收效甚佳。

2.桑叶常规剂量验案
见桑白皮大剂量验案。

| 参考文献 |

[1]　张欧,谭志平,李颜屏.中药桑叶的药理作用及其临床应用分析[J].中国医药指南,2013,11（6）：265-266.

［2］　王涵,顾成娟,仝小林.桑叶、桑枝、桑白皮治疗糖尿病经验——仝小林三味小方撷萃［J］.吉林中医药,2019,39（11）：1463-1465.

［3］　仝小林.糖络杂病论［M］.北京：科学出版社,2010：62-63.

石　斛

【本草记载】

1.《本草再新》　理胃气,清胃火,除心中烦渴,疗肾经虚热,安神定惊,解盗汗,能散暑。

2.《本草经集注》　陆英为之使。恶凝水石、巴豆。畏僵蚕、雷丸。

3.《滇南本草》　性平,味甘淡。

4.《本草经疏》　入足阳明、少阴,亦入手少阴。

【历代论述】

1.《雷公炮炙论》　凡使石斛,先去头土了,酒浸一宿,漉出,于日中曝干,却用酥蒸,从巳至酉,徐徐焙干用。

2.《药性论》　益气除热。主治男子腰脚软弱,健阳,逐皮肌风痹,骨中久冷,虚损,补肾积精,腰痛,养肾气,益力。

3.《纲目拾遗》　清胃除虚热,生津,已劳损,以之代茶,开胃健脾。定惊疗风,能镇涎痰,解暑,甘芳降气。

4.《名医别录》　益精,补内绝不足,平胃气,长肌肉,逐皮肤邪热痱气,脚膝疼冷痹弱,定志除惊。

5.《百草镜》　惟胃肾有虚热者宜之,虚而无火者忌用。

【名家经验】

1.柴松岩　善用石斛治疗妇科病,用量一般为10 g。在治疗习惯性流产时,石斛滋肾养阴通痹,配伍月季花；治疗阴虚伏热型卵巢早衰,取其清热养阴之功,常配伍熟地黄、女贞子[1, 2]。

2.李济仁　临床常用石斛生津养阴,配伍墨旱莲、制鳖甲等治疗正虚邪实的肝癌术后,多有效验；用鲜石斛配伍细生地黄滋阴以退虚火治疗冠心病；在治疗痹证时,石斛配伍黄芪、全虫、海风藤等共奏除痹之功[3-5]。

3.丁甘仁　临床常以鲜石斛配伍鲜生地黄生津清热治疗热毒阴伤证,配伍鲜芦根、鲜竹叶清热生津、养阴润燥以治疗湿温,用量一般为3～4钱（9～12 g）。在治疗阴虚风动之中风证以石斛配伍麦冬等以育阴息风,用量一般为4钱（12 g）[6]。

4.仝小林　在治疗糖尿病脾瘅阶段火毒炽盛证时,不仅重用靶药黄连清热降糖,对其中火毒伤阴之势，亦加以防护，予石斛配伍知母、天花粉等养阴清热毒，其中石斛用量为 30 g[7]。

5. 李赛美 在治疗糖尿病阳明之热已去、阴液津精不足阶段时，常用石斛配伍生地黄、麦冬、五味子等养阴生津，其中石斛用量为 15 g[8]。

【现代药理】

1. 降血糖 研究表明铁皮石斛不会改变正常小鼠体内胰岛素和血糖的水平，但在四氧嘧啶诱导下可促进糖尿病小鼠中血清胰岛素水平的升高[9]。此外，铁皮石斛极有可能会促进胰岛素分泌，通过调节血脂平衡和抗氧化活性来发挥降血糖作用[10]。铁皮石斛水提取物可以改善 2 型糖尿病模型小鼠的胰岛素抵抗及棕榈酸和葡萄糖诱导的小鼠胰岛 β 细胞株 MIN6 细胞的胰岛素抵抗，在与二甲双胍联合用药后，其作用更加明显[11, 12]。

2. 抗肿瘤 林丽珍等[13] 研究还发现，不同生长年限的仿野生铁皮石斛醇提取物（EIWD）对人肝癌细胞、宫颈癌细胞具有明显的抑制作用，且生长周期长的 EIWD 活性作用更强。Sun 等[14] 发现，铁皮石斛可选择性地抑制乳腺癌细胞的增殖，诱导 G_2/M 期细胞周期阻滞和调节乳腺癌细胞的关键生物标志物，同时不影响正常乳腺上皮细胞的生长。葛颖华等[15] 研究结果提示铁皮石斛的抗癌作用可能与其改善免疫系统活性有关。

3. 抗衰老 经提取纯化的铁皮石斛多糖在体外表现出对 1, 1- 二苯基 -2- 三硝基苯肼（DPPH）的清除作用，具有显著的体外抗氧化活性[16]。Zhao 等[17] 研究发现，铁皮石斛多糖对 H_2O_2 诱导的大鼠心肌细胞 H9c2 的氧化应激具有保护作用，可抑制 H9c2 细胞凋亡、显著降低 MDA 水平、增加 SOD 活性并抑制细胞内 ROS 的产生。对卵巢早衰小鼠灌胃铁皮石斛多糖后，其卵巢和子宫体重参数可降低至正常水平，卵泡细胞的数量也明显增加，提示卵巢病理损害减轻[18]。铁皮石斛多糖对衰老相关疾病具有显著的改善作用，在卵巢切除诱发雌激素缺乏的小鼠学习记忆障碍模型和 D- 半乳糖导致的认知能力下降模型中，铁皮石斛多糖可改善模型小鼠的认知障碍症状，改善神经损伤[19]。

4. 免疫调节 He 等[20] 研究发现，铁皮石斛能刺激 TNF-α 和 IL-1β 的产生，从而发挥其显著的免疫调节活性。李伟等[21] 研究发现，铁皮石斛对环磷酰胺所致免疫抑制型小鼠有增强免疫力作用，其作用机制与上调免疫抑制小鼠的血清干扰素 -γ（IFN-γ）、促肾上腺皮质激素（ACTH）、环磷酸腺苷（cAMP）水平相关。林福新等[22] 研究显示，通过调控环磷酰胺所致免疫抑制型小鼠血液细胞因子，铁皮石斛对血清抗氧化酶活性及 Th1、Th2 细胞发挥调节作用，使机体细胞免疫和体液免疫明显增强。T、B 细胞在机体免疫应答中发挥重要作用，其增殖情况直接反映机体免疫功能。Liu 等[23] 研究发现，健康 BALB/c 小鼠口服不同剂量的铁皮石斛及其多糖后，其巨噬细胞的吞噬功能和 NK 细胞的活性显著增强，此促进了小鼠脾细胞 IFN-γ 的生成，且提高了小鼠的细胞免疫和非特异性免疫。

【降糖量效】

1. 小剂量 石斛入煎剂 6 ～ 15 g。10 g 石斛养阴明目，滋肾强阴，可配伍地黄治疗脾肾亏虚型再生障碍性贫血；阴虚燥热型糖尿病[24]；配伍四生饮气阴两虚型 2 型糖尿病[25]；配伍地骨皮、石膏、知母等治疗热盛津伤型糖尿病[26]；配伍党参、石膏等可治阴虚内热型糖尿病肾病[27]；配伍生地黄、菊花治疗糖尿病眼底出血[28]。石斛用量为 15 g 时可用于阴虚燥热型[29]或肺肾阴亏型糖尿病[30]、肝源性糖尿病[31]、糖尿病胃轻瘫[32]、糖尿病患者胰岛素抵抗[33]、糖尿病视网膜病变[34-37]、玻璃体积血[38-40]；配伍丹参、黄芪治疗合并有血管病变的糖尿病[41]；配伍牡丹皮、苍术治疗湿热型糖尿病足溃疡[42]；配伍地龙、熟地黄等治疗早期糖尿病肾病[43]。另外，糖尿病阳明之热已去，阴液津精不足阶段，常用石斛配伍生地黄、麦冬等养阴生津药物。

2. 常规剂量　石斛入煎剂 16 ～ 30 g。益胃生津、滋阴清热，可配伍玄参、沙参、百合、麦冬、生地黄，治疗热病、燥病（阳明热伤阴、风温及伏暑秋温、干燥综合征）、代谢综合征、糖尿病等。如治疗糖尿病末梢神经炎、糖尿病足等疾病，常配伍赤芍、牛膝、丹参等滋阴养血，活血除痹，其中石斛用量 20 ～ 30 g。20 g 石斛可用于治疗气阴两虚型[44]，热盛于里、津气两伤型 2 型糖尿病[45]，老年 2 型糖尿病[46]，重度非增殖性糖尿病视网膜病变[47]，气虚血瘀型糖尿病周围神经病变[48]。石斛用量为 30 g 时，配伍知母、天花粉等养阴清热毒，可用于治疗糖尿病脾瘅阶段火毒炽盛证、1 型糖尿病失眠症状、糖尿病足[49]、糖尿病胃轻瘫[50]、糖尿病周围神经病变[51]、老年 2 型糖尿病下肢血管病变[52]。

3. 大剂量　石斛入煎剂 31 ～ 200 g。60 g 石斛配伍四神煎加减可治疗糖尿病周围神经病变[53]。大剂量石斛养阴生津、清热除痹，具有滋补肝肾之阴、强阴固本之效，可配伍生地黄、熟地黄、枸杞子、杜仲、续断、女贞子、附子、五味子，治疗干眼、闭经、卵巢早衰、腰痛、尿频、痿证等。

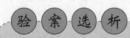

1. 石斛小剂量验案[54]

赵某，女，58 岁，2015 年 9 月 7 日初诊。

初诊：患者有糖尿病病史 7 年余，伴多食、善饥间作。近 1 个月来，规律服用降糖药物（二甲双胍片 0.5 g/ 次，三餐后及睡前服用；盐酸吡格列酮片 15 mg/ 次，睡前服）及中药汤剂（大柴胡汤合升降散加减），血糖控制尚可，然自觉饥饿感加重。刻下：身倦乏力，神情倦怠，面色萎黄，动辄汗出，自觉午后身热，多食易饥，纳不知饱，每日索食 4 ～ 6 次，饥饿时双手震颤，难以自持，若此时监测血糖仍为血糖偏高状态。食后胃痞腹满、反酸，腰部坠痛，双眼视物模糊，右膝以下酸痛。大便溏，每日一行，质黏，解之不畅，小便数。舌淡，苔白腻，脉沉。

中医诊断：消渴；证属气阴两虚，中气不足。

西医诊断：糖尿病。

治法：益气养阴，补中健脾。

处方：补中益气汤加减。

生黄芪 10 g	炒白术 15 g	太子参 10 g	炙甘草 6 g
升麻 3 g	柴胡 3 g	当归 10 g	川芎 10 g
知母 6 g	防风 10 g	桔梗 3 g	石斛 10 g
黄芩 3 g	黄连 3 g		

7 剂，水煎服，每日 1 剂，早晚分服。

二诊：患者饥饿感明显减轻，索食次数减少。但腰部坠痛未见明显好转，且出现小便淋漓刺痛，查尿常规示白细胞++，故守原方，随症加减，加肉桂 5 g、乌药 10 g、白花蛇舌草 30 g。服方 7 剂后，诸症悉减。更服 14 剂，消谷善饥之症基本消除，且血糖平稳。

按：补中益气汤中去陈皮，恐其伤脾胃之气，泄黄芪补益之功。方中炒白术可除胃中热，利腰脐间血。原方佐以川芎，取《脾胃论·脾胃胜衰论》中"脾胃不足，皆为血病""诸阳气根于阴血中"之意，故用一味气中之血药通络、润燥，且配合升麻、柴胡等升散郁于经中之伏火。再者，方中少佐黄连、黄芩合于健脾、益气、升阳药之内，泻火于补脾胃之中，取东垣所提"惟当以甘温之剂，补其中而升其阳，甘寒以泻其火则愈矣"之意。诸药合用，以补中益气汤复其脾胃，元气盛，阴火难乘脾土，加 10 g 石斛行"釜底抽薪"以断阴火内燔之势，又以少量黄芩、黄连清除胃中已成之火，川芎散郁于经络之火。诸药合用，标本兼治，则"消谷善饥"实难成矣。

2. 石斛常规剂量验案 [55]

杜某，男，67 岁。

初诊：经常出现口干、多饮、尿频、善饥诸症，一直皮下注射胰岛素，症状时轻时重，一直未根除。近半年血压升高，视物不清，大便秘结，经治后症状改善不明显，遂来就医。舌质暗，脉沉弦。空腹血糖 10.2 mmol/L，尿糖 +。既往有糖尿病病史 20 余年。

中医诊断：消渴，头晕；证属于肝肾阴亏。

西医诊断：糖尿病，高血压。

治法：益气养阴。

处方：

五味子 20 g	党参 20 g	肉苁蓉 15 g	紫河车 10 g（包煎）
生何首乌 20 g	生地黄 20 g	火麻仁 20 g	麦冬 20 g
生黄芪 30 g	蒺藜 20 g	川牛膝 20 g	天冬 15 g
郁李仁 20 g	谷精草 15 g	炒枳壳 15 g	杭菊花 20 g

石斛 20 g	白芍 30 g	炒白术 20 g

水煎服，每日 1 剂，早晚分服。

二诊：服上方 20 剂，诸症均减轻，视物模糊减轻不明显，患者要求改为丸剂口服。处方：鹿胎膏 30 g、枸杞子 60 g、石斛 50 g、谷精草 50 g、紫河车粉 50 g、生地黄 40 g、蒺藜 60 g、决明子 30 g、菊花 30 g、肉苁蓉 60 g、白芍 50 g、生黄芪 30 g、麦冬 30 g、全当归 30 g。上药共研细末，蜜丸重 10 g，早晚各服 1 丸，白开水冲下。

三诊：该患服药 1 个月，空腹血糖控制在 6.22 mmol/L 左右，尿糖－，血压正常，视物模糊明显改善，其余症状基本消失。

按：糖尿病兼有高血压，病机多为阴亏于下，阳亢于上，下元愈虚，血压愈增。本案患者糖尿病病史长，下元虚损至极，故血压高、便秘、视力模糊诸症均现。治以滋肾养肝以潜浮阳，不仅尿糖消失，大便通畅，血压亦恢复正常。中医之特点在于辨证，本案最为经典。案中常规剂量石斛起滋阴清热、降糖、明目之效。

3. 石斛大剂量验案 [51]

唐某，男，46 岁，2013 年 5 月 9 日初诊。

初诊：患糖尿病 5 年，口服格列吡嗪、二甲双胍或盐酸吡格列酮等控制血糖，血糖时好时坏，空腹血糖 6～10 mmol/L，餐后血糖 10～15 mmol/L，饮食一般，1 年前开始出现皮肤针刺感、四肢麻木、关节冷痛等，在医生指导下改用门冬胰岛素强化治疗以控制血糖，口服甲钴胺片 0.5 mg，每日 3 次，以营养神经。空腹血糖 7 mmol/L 左右，餐后血糖 10 mmol/L 左右，但仍感四肢麻木，皮肤针刺明显，遂来求中药治疗。刻下：口干，口苦，腰膝酸软，头晕耳鸣，食后脘痞，嗳气，皮肤针刺感，四肢麻木，关节冷痛，下肢皮肤轻度色素沉着，干燥，便秘。舌淡偏紫，苔白腻，脉细无力。检查：空腹血糖 7.4 mmol/L，早餐后 2 h 血糖 11.7 mmol/L，糖化血红蛋白 7.1 %。血脂：CHO 6.23 mmol/L，TG 2.1 mmol/L。肝功能、肾功能：正常。尿常规：尿糖＋，尿蛋白（－）。下肢浅感觉减弱，足背动脉搏动正常，血黏度偏高。肌电图检查：腓总神经和正中神经的运动神经和感觉神经传导速度减慢。心电图：正常。

中医诊断：消渴，痿证；证属气阴亏虚，血瘀阻滞。

西医诊断：糖尿病合并周围神经病变。

治法：养阴润燥兼健脾补肾，活血化瘀。

处方：

南沙参 20 g	麦冬 15 g	玉竹 30 g	石斛 30 g
生地黄 20 g	枸杞子 15 g	山药 30 g	山茱萸 15 g
白术 15 g	薏苡仁 30 g	香附 10 g	水蛭 10 g

怀牛膝 15 g　　　　　蜈蚣 2 条　　　　　升麻 15 g　　　　　甘草 3 g

6 剂，水煎服，每日 1 剂，早中晚分服。

二诊（2013 年 5 月 15 日）：自诉下肢麻木，皮肤针刺感、关节冷痛、脘痞等上述症状减轻，舌淡苔白，脉细，原方继用 5 剂，复查空腹血糖 6.3 mmol/L，三餐后 2 h 血糖 8 mmol/L 左右，血脂正常，肝功能、肾功能正常，血黏度正常，肌电图检查示神经传导速度增加。上述症状基本改善，要求再带 3 剂去外地打工继续服用，巩固治疗，后电话随访，病情一直稳定。

按：糖尿病合并周围神经病变者，或因消渴日久，气阴亏虚，阴虚及阳，久病入络，久痛入络，或因素体阴虚，加之病久耗伤精血，使阴更虚，燥邪内盛，引起一系列气血阴阳俱虚，痰瘀阻络的虚实夹杂复杂证候，如口干、咽燥、五心烦热，四肢疼痛、麻木、乏力、萎缩等。该证一旦形成，本虚与标实相互影响，治疗时应全面兼顾，不仅注意清热降糖，对其中火毒伤阴之势，应用大剂量石斛 30 g 养阴益气，顾及火毒耗伤气阴之势。标本兼治，本病以阴虚为主，伴有脾肾阳虚及血瘀现象，在养阴润燥基础上，予以辨证施治，方能取得满意疗效。

参考文献

［1］黄玉华,柴松岩.柴松岩"三论"辨治习惯性流产经验［J］.中医杂志,2012,53（4）:279-280.

［2］王伏声,许昕.柴松岩辨识舌象论治闭经临床用药经验［J］.中国中医药信息杂志,2011,18（7）:88-89.

［3］范为民,李艳.国医大师李济仁教授诊治肿瘤用药经验菁华［J］.湖北民族学院学报（医学版）,2015,32（4）:75-76.

［4］范敬.李济仁主任治疗冠心病临证经验［J］.云南中医中药杂志,2010,31（4）:5-6.

［5］储成志,李艳,张宏,等.浅议国医大师李济仁教授运用虫类药治疗痹证的经验［J］.承德医学院学报,2014,31（4）:320-322.

［6］丁甘仁.丁甘仁医案［M］.苏礼,王怡,谢晓丽整理.北京:人民卫生出版社,2007:1-235.

［7］仝小林.糖络杂病论［M］.北京:科学出版社,2010:65-66.

［8］王丽琴,林勇凯,庞琳蓉,等.李赛美辨治 2 型糖尿病临证撮要［J］.中华中医药杂志,2019,34（4）:1530-1533.

［9］胡宗礼,何文倩,王青华,等.丹霞铁皮石斛的降血糖实验研究［J］.智慧健康,2019,5（23）:40-41.

［10］Pan L H, Li X F, Wang M N, et al. Comparison of hypoglycemic and antioxidative effects of polysaccharides from four different *Dendrobium* species［J］. Int J Biol

Macromol, 2014, 64：420-427.

［11］ 谭青云，袁永俊，王丹，等. 不同提取方式对铁皮石斛多糖及体外降血糖的影响
［J］. 食品科技，2019，44（6）：202-206.

［12］ 陈瑛波，宋丹，吴晋，等. 铁皮石斛对小鼠和胰岛瘤细胞胰岛素抵抗的改善作用
［J］. 吉林大学学报（医学版），2018，44（4）：709-717.

［13］ 林丽珍，许仕锦，杨永军，等. 不同生长年限的仿野生铁皮石斛醇提物的抗肿瘤活
性比较［J］. 中药新药与临床药理，2018，29（2）：149-154.

［14］ Sun J, Guo Y D, Fu X Q, et al. *Dendrobium candidum* inhibits MCF-7 cells
proliferation by inducing cell cycle arrest at G_2/M phase and regulating key biomarkers
［J］. Onco Targets Ther, 2016, 9：21-30.

［15］ 葛颖华，王杰，杨锋，等. 鲜铁皮石斛多糖对Lewis肺癌小鼠免疫功能的影响［J］.
浙江中医杂志，2014，49（4）：277-279.

［16］ Luo Q L, Tang Z H, Zhang X F, et al. Chemical properties and antioxidant activity
of a water-soluble polysaccharide from *Dendrobium officinale*［J］. Int J Biol
Macromol, 2016, 89：219-227.

［17］ Zhao X Y, Dou M M, Zhang Z H, et al. Protective effect of *Dendrobium officinale*
polysaccharides on H_2O_2-induced injury in H9c2 cardiomyocytes［J］. Biomed
Pharmacother, 2017, 94：72-78.

［18］ Wu Y Y, Liang C Y, Liu T T, et al. Protective roles and mechanisms of
polysaccharides from *Dendrobium officinale* on natural aging-induced premature
ovarian failure［J］. Biomed Pharmacother, 2018, 101：953-960.

［19］ Liang J, Wu Y F, Yuan H, et al. *Dendrobium officinale* polysaccharides attenuate
learning and memory disabilities via anti-oxidant and anti-inflammatory actions［J］.
Int J Biol Macromol, 2019, 126：414-426.

［20］ He T R, Huang Y P, Yang L, et al. Structural characterization and immunomodulating
activity of polysaccharide from *Dendrobium officinale*［J］. Int J Biol Macromol,
2016, 83：34-41.

［21］ 李伟，张静，周雯，等. 铁皮石斛对免疫抑制小鼠的免疫调节作用和血清细胞因子
的影响［J］. 卫生研究，2016，45（1）：137-139.

［22］ 林福新，邹奕恒，张连妹，等. 铁皮石斛对免疫抑制模型小鼠血清抗氧化酶活性及
细胞因子含量的影响［J］. 黑龙江畜牧兽医，2017（9）：39-42.

［23］ Liu X F, Zhu J, Ge S Y, et al. Orally Administered *Dendrobium officinale* and
its polysaccharides enhance immune functions in BALB/c mice［J］. Nat Prod
Commun, 2011, 6（6）：867-870.

［24］ 黄海英. 中药治疗糖尿病近况［J］. 实用中医药杂志，2011，27（7）：494-495.

［25］ 许蓓红. 四生饮对2型糖尿病气阴两虚型患者生存质量影响的临床研究［D］. 太
原：山西中医药大学，2018.

［26］ 刘亚楠. 衡先培教授治疗糖尿病热盛津伤证临证经验［J］. 亚太传统医药，2015，

11（16）：76–77.

［27］ 李光荣，黄丽. 中医药治疗糖尿病肾病研究［J］. 世界最新医学信息文摘，2015，15（60）：137.

［28］ 苑维. 红参对糖尿病大鼠视网膜病变的影响［D］. 北京：北京中医药大学，2003.

［29］ 庞玺奎. 消渴平汤治疗消渴阴虚燥热兼瘀证的临床研究［D］. 长春：长春中医药大学，2012.

［30］ 梅如冰，文建华. 文建华运用六味地黄丸加味治疗内分泌系统疾病举隅［J］. 亚太传统医药，2017，13（22）：109–110.

［31］ 梁雪峰. 中医药治疗肝源性糖尿病的临床研究概况［J］. 中医杂志，2009，50（S1）：267–268.

［32］ 洪兵，王旭. 糖尿病性胃轻瘫中医诊治进展［J］. 辽宁中医杂志，2009，36（11）：2009–2011.

［33］ 张风霞. 从血浊内阻论治2型糖尿病的临床研究［D］. 济南：山东中医药大学，2009.

［34］ 江海佳. 达明饮对非增殖期糖尿病视网膜病变（气阴两虚、瘀血阻络证）TNF-α，LDL的影响［D］. 哈尔滨：黑龙江中医药大学，2013.

［35］ 董霏雪. 达明饮联合电针治疗非增殖期糖尿病视网膜病变的临床研究［D］. 哈尔滨：黑龙江中医药大学，2012.

［36］ 邢桂霞. 糖尿病视网膜病变中医药治疗研究进展［J］. 辽宁中医药大学学报，2007，9（4）：191–192.

［37］ 钟瑞英. 滋肾通窍饮治疗糖尿病视网膜病变23例［J］. 中国民间疗法，2006，14（7）：36–37.

［38］ 杨文忠，宋航，张建新. 血府逐瘀汤配合常规治疗玻璃体积血疗效观察［J］. 中医药临床杂志，2007，19（3）：277–278.

［39］ 潘春林. 中药治疗玻璃体积血32例报告［J］. 中医药临床杂志，2006，18（1）：31.

［40］ 王佑明，潘春林. 中药在治疗玻璃体积血中的应用［C］//中国中西医结合学会眼科专业委员会，中华中医药学会眼科分会. 第三次全国中医、中西医结合眼科学术交流会论文汇编. 长沙：第三次全国中医、中西医结合眼科学术交流会，2003.

［41］ 石磊，方朝晖. 中医药防治2型糖尿病大血管病变研究进展［J］. 中医药临床杂志，2014，26（3）：329–330.

［42］ 闫程程. 复方黄柏液负压滴灌治疗对糖尿病足感染创面及相关炎性因子的影响［D］. 北京：北京中医药大学，2019.

［43］ 王颖. 糖尿病肾病Ⅲ期中医证型分布特点及与相关指标关系的研究［D］. 大连：大连医科大学，2018.

［44］ 龚丽. 黄芪消渴方治疗气阴两虚型2型糖尿病的疗效观察［D］. 广州：广州中医药大学，2013.

［45］ 陈仁海. 白虎加人参汤合益胃散化裁治疗消渴病有感［J］. 中国民族民间医药，

2008, 17（9）: 60.

［46］ 张静术, 刘丹, 刘齐林. 老年2型糖尿病的中医治疗与辨证护理［J］. 中国医药指南, 2013, 11（13）: 737-738.

［47］ 陈文俐, 匡丽晖, 杨为中. 中西医结合治疗重度非增殖性糖尿病视网膜病变的疗效分析［J］. 实用医学杂志, 2012, 28（16）: 2805-2807.

［48］ 韩佳妮. 益气活血通络汤治疗糖尿病周围神经病变气虚血瘀证临床疗效观察［D］. 南京: 南京中医药大学, 2012.

［49］ 余延林. 中医治疗糖尿病病足［J］. 大家健康, 2015, 31（7）: 38.

［50］ 徐键. 针刺配合耳穴贴压治疗糖尿病胃轻瘫的临床研究［D］. 长春: 长春中医药大学, 2015.

［51］ 姜南, 王强. 从燥论治糖尿病周围神经病变［J］. 四川中医, 2014, 32（7）: 29-31.

［52］ 杨晓芹, 张秀香, 赵新春, 等. 自拟逐瘀通络组方治疗老年2型糖尿病下肢血管病变疗效观察［J］. 慢性病学杂志, 2010, 12（9）: 1026-1028.

［53］ 程群才, 吕全梅. 四神煎加味治疗糖尿病周围神经病变35例［J］. 医学理论与实践, 2005, 18（5）: 555-556.

［54］ 王尧, 梁家利. 甘温除热法治疗糖尿病非低血糖状态下饥饿［J］. 江苏中医药, 2017, 49（4）: 54-55.

［55］ 吴限, 李延, 苗永悦. 李延治疗糖尿病经验浅析［J］. 辽宁中医杂志, 2020, 47（10）: 42-45.

地 骨 皮

【本草记载】

1.《神农本草经》 首次提及了"地骨"之名:"枸杞, 一名杞根, 一名地骨, 一名枸忌, 一名地辅, 味苦、寒, 无毒。主五内邪气, 热中, 消渴, 周痹。久服坚筋骨, 轻身, 不老。"

2.《汤液本草》 首次提出了地骨皮的归经, 其曰:"地骨皮, 气寒, 味苦, 阴也。大寒。无毒。足少阴经, 手少阳经。"

3.《本草蒙筌》 地骨皮者, 性甚寒凉。即此根名, 惟取皮用。经入少阴肾脏, 并手少阳三焦。

4.《本草求原》 地骨皮, 甘入脾, 苦入心、三焦, 平入肺, 寒入肾。

5.《本草衍义》 枸杞当用梗皮, 地骨当用根皮, 枸杞子当用其红实, 是一物有三用。

【历代论述】

1.《五十二病方》 取杞本长尺，大如指，削，春木臼中，煮以酒。（杞本，即是地骨皮）

2.《名医别录》 枸杞，根大寒，子微寒，无毒。主治风湿，下胸胁气，客热头痛。补内伤，大劳，嘘吸，坚筋骨，强阴，利大小肠，久服耐寒暑。一名羊乳，一名却暑，一名仙人杖，一名西王母杖。

3.《珍珠囊补遗药性赋》 地骨皮，味苦平，性寒无毒。升也，阴也。

4.《肘后备急方》 "治温疟不下食"，首次正式记载了"地骨皮"之名，后世一直沿用至今。

5.《景岳全书》 地骨皮，枸杞根也。南者苦味轻，微有甘辛，北者大苦性劣，入药惟南者为佳。

6.《医学入门》 地骨皮苦寒无毒，入肾泻火退晡潮，有汗骨蒸惟比妙，表风肌痹亦堪调。即枸杞根。大寒。升也，阴也。入足少阴、手少阳经。

7.《雷公炮制药性解》 地骨皮，味苦，性寒，无毒，入肺、肾二经。

【名家经验】

1. 张鼎 《食疗本草》曰："枸杞，寒，无毒。叶及子：并坚筋、能老、除风。补益筋骨，能益人，去虚劳。根：主去骨热，消渴。叶和羊肉作羹，尤善益人。代茶法煮汁饮之，益阳事。能去眼中风痒赤膜，捣叶汁点之良。"

2. 张元素 地骨皮，气寒味苦。解骨蒸肌热，主消渴、风湿痹，坚筋骨。

3. 齐德之 《外科精义》中记载了以一味地骨皮入药的方剂，名应效散，治气瘘痔疮多年不效者，曰："地骨皮（不以多少，冬月自取，只要皮阴干）右杵为细末，每用纸撚蘸纴疮口内，频用，自然生肉。"

4. 兰茂 《滇南本草》记载了将地骨皮用于食用，曰："地骨皮，枸杞根皮。味苦，性寒，治肺热劳烧，骨蒸客热。（单方）枸杞尖作菜食，和鸡蛋炒吃，治少年妇人白带。"

5. 贾所学 《药品化义》曰："（地骨皮）皮能散表，外祛无定虚邪；苦能入骨，内除有汗骨蒸。取其体轻，能浮沉上下，上理头风痛，中去胸胁气，下利大小肠，通能奏效……以其性大寒，酒煎二两，治湿热黄疸，最为神效。"

6. 杨时泰 《本草述钩元》对地骨皮功效主治进行了较为全面的总结：主治去下焦肝肾虚热，益精气，凉血坚筋骨，解有汗骨蒸肌热，疗消渴，泻胞中火，降肺中伏火，退热补正气，去肾家风，并治在表无定风邪，（此阴虚生风非指外感之邪也）及骨槽风。方书更治虚劳发热，往来寒热，诸见血证，鼻衄嗽血，咳喘消瘅，中风眩晕，痫痉虚烦，悸健忘，腰痛行痹，脚气水肿，小便不通，赤白浊。

【现代药理】

1. 降血糖 研究表明，在地骨皮降血糖有效成分的研究中，以四氧嘧啶制备糖尿病小鼠模型，将小鼠随机分为模型对照组（给予生理盐水）、β-丙氨酸处理组、苯乙双胍治疗组、地骨皮水煎剂治疗组、β–丙氨酸＋地骨皮治疗组，共5组。给药前，模型小鼠的血糖均大于11.1 mmol/L；给药后，苯乙双胍25 mg/kg治疗组、地骨皮水煎剂5.0 g/kg治疗组、1%β–丙氨酸＋地骨皮治疗组小鼠血糖较给药前显著降低（$P < 0.01$），血糖降低率分别为43.40%、60.17%、35.23%，而模型对照组、β–丙氨酸处理组的血糖降低率仅为9.47%、9.41%。结果表明，苯乙双胍、地骨皮水煎剂对四氧嘧啶糖尿病小鼠有明显的降血糖作用，同时进一步证明了牛磺酸是地骨皮降血糖的有效成分之一[1]。糖尿病小鼠灌胃地骨皮水煎剂后，空腹血糖明显下降，SOD活性明显升高，而MDA水平降低，提示地骨皮的降血糖作用与抑制体内氧自由基的产生、增强抗氧化能力、加速自由基的清除有关[2]。

2. 解热镇痛　在研究解热作用中，将大鼠随机分为8组，其中阴性对照组灌胃等容积的水，阳性对照组给予阿司匹林100 mg/(kg·d)，其余6个处理组中地骨皮均分为20 g/(kg·d)、40 g/(kg·d)2个剂量组。在大鼠右足跖处注射10 g/L角叉菜胶溶液0.1 mL，并于给药后4 h、5 h、7 h测大鼠肛温。结果显示，与阴性对照组比较，高剂量的枸杞根皮、宁夏枸杞根皮对角叉菜胶所致的大鼠体温升高有明显的抑制作用，时间长达7 h，强度与解热镇痛药阿司匹林相当，而北方枸杞根皮的解热作用仅在5 h内有效[3]。研究地骨皮的镇痛作用中，在扭体法实验中，将小鼠随机分为5组，分别灌胃生理盐水（对照组）、罗通定（0.06 g/kg）及地骨皮（8.0 g/kg、4.0 g/kg、2.0 g/kg），给药30 min后，腹腔注射0.6%乙酸0.2 mL，观察15 min内小鼠出现的扭体次数。结果表明，与对照组相比，罗通定对小鼠扭体的抑制率为81.85%，地骨皮8.0 g/kg、4.0 g/kg、2.0 g/kg对小鼠扭体的抑制率分别为45.75%、37.40%、25.05%。在热板实验中，5组小鼠给药方式同扭体法实验。以小鼠置热板上出现舔足所需时间为该鼠疼痛阈值，于给药后30 min、60 min、90 min、120 min、180 min分别测小鼠疼痛阈值。结果表明，灌胃地骨皮后，8.0 g/kg组的疼痛阈值为30～120 min，4.0 g/kg组的为60～90 min，2.0 g/kg组的为90 min，与对照组比较，地骨皮可明显提高小鼠疼痛阈值。在家兔齿髓刺激致痛的实验中，以20%乌拉坦1.0 g/kg给家兔静脉注射麻醉后，制备慢性隐藏电极，于术后1日进行镇痛实验，以家兔出现舔舌或咀嚼反应时的刺激电压作为疼痛阈值。同样将家兔随机分为5组，分别灌胃生理盐水、罗通定及不同剂量地骨皮。结果表明，灌胃地骨皮（8.0 g/kg）1.2 h后，与对照组比较，可提高家兔齿髓刺激致痛的疼痛阈值[4]。

3. 抗自由基　研究表明，采用紫外–可见分光光度法测定还原性辅酶Ⅰ（NADH）/吩嗪硫酸甲酯（PMS）/硝基四唑蓝（NBT）系统中还原性物质NBT，从而间接测得超氧自由基的量，以生理盐水作为对照组。结果表明，19味中药在质量浓度为3.3 mg/mL时，对超氧自由基均有显著的清除作用，其强度：地骨皮、黄芪、黄连、厚朴、虎杖、大黄、干姜（对超氧自由基的清除率达90%以上）＞芫花、连翘、黄柏、栀子、车前子、瞿麦（80%～90%）＞五倍子、决明子（70%～80%）＞柴胡、知母（60%～70%）＞北沙参（41%）＞杏仁（23%）[5]。

4. 抑菌　研究表明，以75%乙醇回流提取地骨皮，提取物中总黄酮的质量分数为9.01%。采用试管二倍稀释法联合琼脂平板法测定地骨皮乙醇提取物对金黄色葡萄球菌、表皮葡萄球菌、白念珠菌、大肠埃希菌等 12 种常见细菌和真菌的最小抑制浓度（MIC）。测得地骨皮乙醇提取物对各菌的 MIC 分别为：金黄色葡萄球菌 0.25 mg/mL、表皮葡萄球菌 0.25 mg/mL、白念珠菌 0.25 mg/mL、大肠埃希菌 0.5 mg/mL、肺炎克雷伯菌 0.25 mg/mL、甲型副伤寒杆菌 0.25 mg/mL、伤寒沙门菌 0.25 mg/mL、福氏志贺杆菌 0.5 mg/mL、痢疾志贺杆菌 0.25 mg/mL、甲型溶血性链球菌 0.125 mg/mL、肺炎链球菌 0.125 mg/mL、铜绿假单胞菌 0.125 mg/mL。表明地骨皮乙醇提取物对 12 种供试菌均具一定的抗菌活性，尤其对甲型溶血性链球菌、肺炎链球菌、铜绿假单胞菌更为明显 [6]。

5. 免疫调节　有研究随机将实验小鼠分为 3 组，即正常对照组、免疫抑制组（腹腔注射环磷酰胺 1 mL）、免疫超常组（腹腔注射 7.5 mg/mL 硫唑嘌呤 1 mL），其中免疫抑制组小鼠的脾脏淋巴细胞 IL-2 生成量会降低，而免疫超常组小鼠淋巴细胞 IL-2 生成量会升高。于用药后的第 4 日，分别取出实验动物脾脏淋巴细胞，加入地骨皮、鸡血藤、女贞子、补骨脂、墨旱莲 5 种中药水煎剂 1 g/mL（生药）培养。结果表明，各单味药可升高免疫抑制组下降的 IL-2，差异具有统计学意义（$P < 0.01$），而对免疫超常组 IL-2 产生呈现抑制作用，差异具有统计学意义（$P < 0.01$）。由此可见地骨皮、女贞子等 5 种中药对异常的免疫功能具有双向调节作用。同时还发现地骨皮水煎剂抑制正常小鼠脾细胞产生 IL-2，鸡血藤则对正常小鼠 IL-2 的产生有轻微的促进作用 [7]。

6. 调血脂　研究表明，每日给家兔灌胃地骨皮浸膏 10 g/kg（生药），连给 3 周，能使家兔血清 TC 的量下降 36.9 %，与对照组相比有显著差别，但对 TG 的量影响不大，对肝脏脂肪的量亦无明显影响，甜菜碱则有抗脂肪肝作用 [8]。

7. 降血压　研究表明，给大鼠肌内注射地骨皮的甲醇提取物 0.5 g/kg（生药），可产生明显的降血压作用。甲醇提取物反复经柱色谱分离得到苦可胺 A，该成分对大鼠有明显降血压作用。地骨皮的氯仿提取物经进一步精制得到 9- 羟基 -10，12- 十八碳二烯酸和 9- 羟基 -10，12，15- 十八碳三烯酸，它们对血管紧张素转化酶具有抑制作用。枸杞素 A 和枸杞素 B 对肾素、血管紧张素肽原酶、血管紧张素和血管紧张素转化酶均有抑制作用 [9]。

【降糖量效】

1. 小剂量　地骨皮入煎剂 10 ～ 15 g。适用于糖尿病各阶段，可长期应用控制血糖。

2. 常规剂量　地骨皮入煎剂 16 ～ 25 g。适用于轻、中度的糖尿病患者，此时疾病多处于"虚、损"阶段，地骨皮在降糖的同时，兼补肾阴。如脾胃虚寒，可加入适量山药、白术、人参等调节。

3. 大剂量　地骨皮入煎剂 26 g 及以上。用于糖尿病中晚期，处于"虚"阶段，通过补益肾精来改善症状，控制血糖。

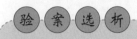

1. 地骨皮小剂量验案[10]

患者，男，50岁，2017年5月29日初诊。

初诊：自诉诊断为2型糖尿病10年，平素服用格列齐特每次2粒，每日2次，阿卡波糖每次2粒，每日3次，血糖控制不佳，空腹血糖徘徊于8～10 mmol/L，餐后血糖12～14 mmol/L。当日查随机血糖14.4 mmol/L，糖化血红蛋白12.6％，患者诉平日在外就餐多，饮食不规律，每周饮酒2～3次。刻下：口干欲饮，因近日经营亏损，心情不畅难以入睡。舌红苔黄腻，脉沉弦。

中医诊断：消渴；证属阴虚燥热，肝郁气滞。

西医诊断：2型糖尿病。

治法：清热滋阴，疏肝理气。

处方：消渴方。

葛根30 g	黄芩15 g	黄连15 g	桑白皮15 g
地骨皮15 g	黄芪15 g	黄精15 g	人参15 g
熟地黄15 g	藿香15 g	豆蔻15 g	炒鸡内金15 g
苍术15 g	郁金10 g	香附10 g	酸枣仁15 g
首乌藤15 g			

7剂，水煎服，每日1剂，早晚分服。

二诊（2017年6月6日）：诉口干症状缓解，睡眠好转。查随机血糖12.8 mmol/L，舌红苔白，脉沉弦。用消渴方原方加阿胶10 g，黄连加量至20 g，20剂制膏90袋，每次1袋，每日3次。嘱患者戒酒，规律饮食，适当运动。

三诊（2017年7月10日）：诉近来精神状况良好。查随机血糖12.0 mmol/L，糖化血红蛋白10.8 mmol/L，舌淡红苔白，脉沉。调整二诊黄连为15 g，减去郁金、香附、酸枣仁、首乌藤，加荷叶20 g，20剂制膏90袋，每次1袋，每日3次。

按：患者有饮酒史，且有口干症状，故初诊重用葛根解酒毒、止口渴，如无饮酒史，且无明显口干症状，可用葛根15 g；辨证加用地骨皮以凉血除蒸，清肺降火，滋阴清热；郁金、香附疏肝解郁；酸枣仁、首乌藤宁心安神；血糖较高且控制较差，故二诊时加大黄连用量，黄连降糖作用较强；三诊时血糖控制可，且考虑到黄连苦寒有碍脾胃，减至15 g，并去掉其他无关药物，因天气炎热故加荷叶20 g消暑。

2. 地骨皮常规剂量验案[11]

患者，女，58岁，2013年3月22日初诊。

初诊：患者诉近3个月来不明原因出现全身乏力，上楼则气喘，并逐渐加重，伴口干口渴，易饥，小便频数，自觉发热。刻下：四肢乏力加重3日，食欲欠佳，睡眠尚可。空腹血糖11.8 mmol/L，尿糖+++。舌淡红，苔薄白，脉细数。

中医诊断：消渴；证属脾气亏虚，虚火上炎。

西医诊断：糖尿病。

治法：补气健脾，清火滋阴。

处方：玉女煎加减。

生黄芪 40 g	山药 30 g	黄精 30 g	金樱子 15 g
玉竹 15 g	黄连 6 g	黄芩 12 g	地骨皮 20 g
枸杞子 30 g	女贞子 20 g	生石膏 20 g	知母 15 g
天花粉 30 g	沙参 30 g	玉米须 20 g	

6 剂，水煎服，每日 1 剂，早晚分服。

二诊（2013 年 3 月 28 日）：口干口渴减轻，四肢乏力好转，仍小便频数，舌淡红，苔薄黄，脉细数。上方加桑螵蛸 12 g，继服 6 剂。

三诊（2013 年 4 月 3 日）：症状明显好转，不再口干口渴，体力基本恢复，尿频好转。舌质淡，苔薄白，脉沉细。上方继续服用 6 剂以巩固疗效。

四诊（2013 年 4 月 9 日）：诸症基本消失。空腹血糖 6.8 mmol/L。嘱患者服用消渴丸 6 粒，每日 3 次以善后。

按：脾主运化，主升清，故健脾益气可促进水谷精微的运化、输送和布散，使水谷精微为人体所用，从而降低血糖。张继东教授往往运用常规剂量的地骨皮与知母、麦冬、天花粉、葛根、地黄、玄参、玉竹、枸杞子、女贞子、黄连、黄芩、桑叶等以生津养阴，清热降火。

3. 地骨皮大剂量验案[12]

患者，女，37 岁，1999 年 9 月 24 日初诊。

初诊：血糖升高 6 年，患者 6 年前住院检查时检查发现血糖升高，诊断为 2 型糖尿病、糖尿病视网膜病变（Ⅰ期）、糖尿病肾病（Ⅲ期）。口服格列吡嗪、阿卡波糖，平时血糖控制良好，但每逢经期前后，血糖明显升高，餐后血糖在经期前 1～2 日开始升高，可达 10～17.8 mmol/L，持续 5～6 日。月经提前 1 周左右，量多，色紫红，有血块。刻下：面色隐红，口唇干燥，双目干涩，乳房胀痛，腰膝酸软，眼睑微肿。舌红，苔白，脉沉弦细。

中医诊断：消渴，月经先期；证属阴虚肝旺，热郁胞宫。

西医诊断：糖尿病，月经失调。

治法：滋阴清肝，凉血清热。

处方：《千金》两地汤合二至丸加减。

生地黄 18 g	生地榆 30 g	女贞子 12 g	墨旱莲 12 g
牡丹皮 12 g	地骨皮 30 g	龙胆草 9 g	乌梅 9 g
石榴皮 15 g	黄连 3 g	南沙参 30 g	天花粉 30 g

水煎服，每日 1 剂，早晚分服。

　　每次月经前4日开始服药，每日1剂，连服4日，共服3个月经周期，降糖西药维持原量。此后观察4个月经周期，经期复常，经色、量、质均恢复正常，月经期前后血糖波动时间缩短至2～3日，血糖最高值未超过10 mmol/L。

　　按：糖尿病无论消瘅或脾瘅，"热"为病机关键，火热炽盛，日久则伤阴，火热与阴虚并见。此患者火热伤阴，同时火热未清，以致肝肾阴虚，血热肝旺，热郁胞宫。肝肾阴亏，不能滋养双目、腰膝，则双目干涩，腰膝酸软；阴伤津亏，则口唇干燥；肝火偏旺，则面色隐红，乳房胀痛；血分有热，郁于胞宫则月经先期，量多，紫红。生地黄、生地榆、牡丹皮，凉血清热，大剂量地骨皮凉血降火，牡丹皮入肝经，尤擅清肝经血热，合龙胆草清泄肝火；常规剂量女贞子、墨旱莲合为二至丸，滋补肝肾，凉血止血；南沙参、天花粉滋阴生津，黄连苦寒清火；乌梅、大剂量石榴皮酸涩收敛，防火热炽盛，气阴耗散太过，同时合黄连为苦酸制甜之意。诸药配伍滋阴清火凉血兼敛气阴。

| 参考文献 |

［1］　魏智清,于洪川,樊瑞军.地骨皮降血糖有效成分的初步研究［J］.时珍国医国药,2009,20（4）：848-850.

［2］　卫琮玲,石渊渊,任艳彩,等.地骨皮的降血糖机制研究［J］.中草药,2005,36（7）：1050-1052.

［3］　黄小红,周兴旺,王强.3种地骨皮类生药对白鼠的解热和降血糖作用［J］.福建农业大学学报,2000,29（2）：229-232.

［4］　卫琮玲,岩杏莲,柏李.地骨皮的镇痛作用［J］.中草药,2000,31（9）：688-689.

［5］　陈忻,周建平,李玉红.大黄等中药抗自由基损伤研究［J］.北京中医,1995,14（5）：48-49.

［6］　杨风琴,陈少平,马学琴.地骨皮的醇提取物及其体外抑菌活性研究［J］.宁夏医学杂志,2007,29（9）：787-789.

［7］　熊晓玲,李文.部分扶正固体中药对小鼠脾细胞IL-2产生的双向调节作用［J］.中国实验临床免疫学杂志,1991,3（4）：37-40.

［8］　郑军义,赵万洲.地骨皮的化学与药理研究进展［J］.海峡药学,2008,20（5）：62-65.

［9］　Yahara S, Shigeyama C, Nohara T. Structures of anti-ace and renin peptides from *Lycii radicis* cortex［J］. Tetrahedron Lett, 1980, 30（44）：6041-6042.

［10］　潘怡,王振兴,郭静,等.张发荣运用"消渴膏方"治疗糖尿病的临床经验［J］.中华中医药杂志,2018,33（10）：4508-4511.

［11］　李艳梅,张继东.张继东教授治疗糖尿病学术思想［J］.中国中医药现代远程教育,2014,12（6）：23-24.

［12］　仝小林.糖络杂病论［M］.北京:科学出版社,2010：206-207.

牡 丹 皮

【本草记载】

1.《神农本草经》 首载牡丹皮，列为上品。

2.《本草经疏》 主经脉不通，血沥腰痛。

3.《本草纲目》 滋阴降火，解斑毒，利咽喉，通小便血滞。

4.《得配本草》 丹皮、川柏，皆除水中之火，然一清燥火，一降邪火，判不相合。盖肾恶燥，燥则水不归元，宜用辛以润之，凉以清之，丹皮为力；肾欲坚，以火伤之则不坚，宜从其性以补之，川柏为使。

【历代论述】

1.《名医别录》 除时气头痛，客热五劳，劳气头腰痛，风噤，癫疾。

2.《药性论》 治冷气，散诸痛，治女子经脉不通，血沥腰疼。

【名家经验】

1. 孙思邈 用治伤寒及温病应发汗而不发汗之内蓄血者，及鼻衄、吐血不尽，内余瘀血，面黄，大便黑；消瘀血：犀角一两，生地黄八两，芍药三两，牡丹皮二两。上四味，细切，以水九升，煮取三升，分三服。

2. 吴球 用治妇人恶血攻聚上面，多怒：牡丹皮半两，干漆（烧烟尽）半两。水二钟，煎一钟服。

3. 吴悔庵 用治胎前衄血：丹皮、黄芩、蒲黄、白芍、侧柏叶。共为细末，早米糊为丸。空心白汤下百丸。

【现代药理】

1. 降血糖 牡丹皮（丹皮酚）具有显著的糖尿病治疗作用。牡丹皮水提取物可使 2 型糖尿病模型大鼠血糖产生显著性的下降作用，可有效降低模型动物血 CHO、TG 和 SOD，并证实了其对 2 型糖尿病的血脂代谢和氧化应激敏感性的改善作用，可明显降低胰岛素抵抗症状、增加葡萄糖耐受量。丹皮酚可显著抑制烯醇式丙酮酸磷酸羧激酶（PEPCK）基因转录，从而减弱糖异生活动。丹皮酚明显抑制刷状缘细胞葡萄糖的摄入能力，促进 Hs68 和 3T3-L1 等细胞对糖原的合成，显示出丹皮酚对糖代谢的调节作用。牡丹皮提取物能够明显增强 HepG2 细胞对葡萄糖的摄取能力和促进糖原的合成，并通过启动胞内的腺苷酸活化激酶的作用机制。丹皮酚具有促进胰岛 β 细胞增殖分化及促进葡萄糖代谢作用，从而改善和治疗糖尿病[1]。

2. 抗菌消炎作用 丹皮酚[1]抗菌消炎活性是牡丹皮发现最早的现代药理作用，也是现代应用较为广泛的作用之一。牡丹皮水提取物可对大肠埃希菌、溶血性链球菌、金黄色葡萄球菌、伤寒杆菌等20余种致病菌产生较强的杀菌抑菌作用。丹皮酚可显著抑制毛细血管通透性，抑制大鼠白细胞炎性趋向性和前列腺素 E_2 合成，改善角叉菜胶诱导模型大鼠足部炎性病变。抑菌实验研究表明，丹皮酚虽不能直接杀死病毒和真菌，但可明显抑制茄病镰刀菌、禾谷丝核菌和烟草花叶病毒的增殖与复制。

3. 抗肿瘤 丹皮酚[1]对食管癌、肝癌、结肠癌、胃癌、胰腺癌和直肠癌等消化系统肿瘤抑制作用较为明显，近年来对乳腺癌和宫颈癌相关报道也颇为常见。丹皮酚具有显著抑制肿瘤细胞的增殖分化作用，抗肿瘤机制主要是通过增强机体抗肿瘤因子的生成实现的。丹皮酚可抑制人 SGC-790 和鼠 MFC 肿瘤细胞的 *Bcl-2* 基因表达，促进 *Bax* 基因表达。在研究丹皮酚对结肠癌 HT-29 细胞的抗肿瘤作用时还发现，丹皮酚抗肿瘤作用机制与其抑制 *COX-2* 基因表达有关。丹皮酚具有抑制小鼠肝癌细胞（Hepa）增殖作用，研究发现肿瘤组织中凋亡坏死因子（IL-2、TNF-α 和 Bax）等蛋白含量及相关基因表达明显升高，而凋亡抑制因子 *Bcl-2* 基因表达则显著下调。丹皮酚主要是通过 Caspase 和 NF-κB 途径发挥抗肿瘤作用。丹皮酚可通过启动 PI3K 而降低肿瘤细胞内质网活性，从而抑制肿瘤细胞增殖分化。

4. 抗心律失常 通过对家兔的抗心律失常研究发现[1]，丹皮酚具有明显的抑制心肌细胞的外向钾离子通道作用。运用电生理技术方法研究表明，降低钙离子通道膜电位的兴奋性、减缓搏动频率、钙离子通道阻滞剂作用是丹皮酚抗心律失常作用的一个作用机制。

【降糖量效】

1. 常规剂量[2] 牡丹皮入煎剂 9 ~ 20 g。常配伍丹参，治疗糖尿病及其并发症夹有血瘀、血热，或瘀热互结者，其中牡丹皮辛苦而寒，气清芳香，既能入血清热化滞，又善清透阴分伏火，除活血外，功效以清热见长，常与丹参相使为用。

2. 大剂量[2] 牡丹皮入煎剂，21 ~ 60 g。适用于糖尿病早中期，此时疾病多处于"郁、热"阶段，以实证为主，虚证不甚，火热偏盛，表现为火热内盛之象，此时清肾火、泻肝火以釜底抽薪，牡丹皮用量宜大。

验·案·选·析

1. 牡丹皮常规剂量验案[3]

患者，女，58岁，2017年12月15日初诊。

初诊：患者平素饮食不节，1周前单位体检时发现血糖升高，空腹血糖 6.7 mmol/L，餐后 2 h 血糖 9.9 mmol/L。时觉口干欲饮，无明显多食消瘦症状，时有乏力，偶觉胸闷、气紧，纳呆，不欲饮食，眠可，大便黏腻，小便调。舌暗红，苔白厚，脉弦滑。既往有轻度脂肪肝，未行特殊治疗。

中医诊断：脾瘅；证属脾虚湿盛夹瘀。

西医诊断：糖尿病前期。

治法：健脾祛湿，活血化瘀。

处方：自拟方。

半夏 15 g	太子参 30 g	牡丹皮 15 g	牛膝 15 g
苍术 15 g	茯苓 20 g	山药 12 g	郁金 20 g
白术 30 g	白芍 15 g	鬼箭羽 15 g	陈皮 12 g

14 剂，水煎服，每日 1 剂，早晚空腹分服。

患者服中药后口干欲饮症状缓解，胸闷、气紧改善，纳尚可，大便较前改善，仍觉时有乏力，舌暗红，苔薄白腻，脉弦滑。自测空腹血糖 6.4 mmol/L，餐后 2 h 血糖 8.7 mmol/L。

按：患者平素嗜食肥甘油腻之品，致使脾胃受损，脾气亏虚而生痰，痰湿积滞于内，日久化瘀，积于脉中，故见胸闷、大便黏腻、纳呆等症；日久水谷精微运化失常，致使糖代谢紊乱，发为脾瘅，结合患者舌质暗红，苔白腻，脉弦滑，辨证属脾虚湿盛兼血瘀。方中六君子汤以益气健脾，以复脾本，绝生痰之源。另加苍术、山药以增强健脾祛湿之力；牡丹皮常规剂量使用既能活血祛瘀，亦能改善机体微循环，降糖效佳。郁金行气活血，疏肝解郁，与牡丹皮配伍，共奏清热活血之效。牛膝滋补肝肾，兼顾逐瘀通经之功，且可引诸药下行。鬼箭羽不仅能破血通经，且能改善胰岛素抵抗，以达降糖之奇效。

2. 牡丹皮大剂量验案[4]

连某，女，37 岁，2007 年 12 月 6 日初诊。

初诊：血糖升高 6 个月余。患者于 2007 年 5 月体检时发现血糖升高，空腹血糖 10.5 mmol/L，开始口服阿卡波糖片（用量不详）。2007 年 8 月停服口服药，改用胰岛素至今。现用精蛋白生物合成人胰岛素注射液（预混 30R）：早 10 U，晚 12 U，血糖控制不稳定。刻下：面色隐红，情绪急躁易怒，手足心灼热，夜间尤甚，影响睡眠，口渴，大便干，月经先期，量多，色深。2007 年 12 月 1 日查糖化血红蛋白 7.0 %。2007 年 12 月 4 日查空腹血糖 7.7 mmol/L，餐后血糖 10.1 mmol/L。2007 年 12 月 5 日查空腹血糖 7.5 mmol/L，餐后血糖 11 mmol/L。舌红，苔少，脉细数。既往有高血压病史 4 年。平日血压 140/90 mmHg。平素情绪抑郁，遇事易紧张焦虑。身高 165 cm，体重 48 kg，BMI 17.6 kg/m²。

中医诊断：消瘅；证属肝郁化热，热灼营阴。

西医诊断：糖尿病。

治法：清热凉血滋阴。

处方：清营汤加减。

赤芍 30 g	生地黄 30 g	牡丹皮 30 g	栀子 15 g
干姜 9 g	知母 30 g	黄连 30 g	怀牛膝 30 g

生大黄 3 g（包煎）

水煎服，每日 1 剂，早晚分服。

二诊（2007 年 12 月 20 日）：患者服药 14 剂，自觉手足心发热明显减轻，睡眠改善，情绪急躁缓解，遇事有时尚可忍耐。现头稍抽痛阵作，腰酸痛双下肢自膝以下酸胀疼痛。大便每日 3 ~ 4 次，质偏稀，腹中肠鸣。2007 年 12 月 18 日，早空腹血糖 6.4 mmol/L，午空腹血糖 5.7 mmol/L，餐后血糖 5.6 mmol/L，晚空腹血糖 5.9 mmol/L，餐后血糖 8.2 mmol/L。2007 年 12 月 19 日，早空腹血糖 7.2 mmol/L，餐后血糖 7.5 mmol/L。舌红，苔黄，舌底滞，脉偏弦细数。调整处方：

赤芍 30 g	牡丹皮 30 g	葛根 30 g	黄连 30 g
黄芩 30 g	炙甘草 9 g	白芍 30 g	全蝎 6 g
鸡血藤 30 g	生姜 5 片	制川乌 9 g	制草乌 9 g

水煎服，每日 1 剂，早晚分服。

三诊（2008 年 1 月 18 日）：服上药 28 剂，手足心热消失，情绪已较稳定，腰酸痛减轻，头部及下肢疼痛缓解，但时有反复。大便每日 2 次，基本成形。血糖控制较好。2008 年 1 月 16 日，空腹血糖 6.1 mmol/L，糖化血红蛋白 6.2%。2008 年 1 月 17 日，空腹血糖 5.9 mmol/L，餐后血糖 7.0 mmol/L。可调整处方，以治疗周围神经病变下肢疼痛症状为主。

按：长期情绪抑郁，肝气不疏，郁久化热，波及营阴，发为消瘅。营阴有热，不能透达，以致手足心灼热难忍，营属阴，夜间阴气用事，热随阴盛，血随热涌，故其热以夜间尤甚：血热上涌，则见面色隐红，热迫经血，则月经量多色深，肝经郁热，则情绪急躁易怒。热灼营阴，可致营阴亏损，口渴则是阴分有亏之象。赤芍入肝经，清热凉血，大剂量的牡丹皮能泄血中伏火，生地黄凉血滋阴，知母清热益阴，栀子、黄连苦寒泻火，有透热转气之意，怀牛膝引火下行，平肝降压，生大黄通腑活血，干姜辛热，防苦寒伤胃。二诊，病机有变，营阴余热未清，同时出现经络不通，水湿随热下注，故仍以赤芍、牡丹皮清热凉血，合葛根芩连汤清热泄邪，芍药甘草汤缓急舒筋止痛，乌头汤加减以治下肢疼痛。三诊时，营分之热已清，方可转以治疗周围神经病变症状。

参考文献

[1] 翟春梅,孟祥瑛,付敬菊,等. 牡丹皮的现代药学研究进展[J]. 中医药信息,2020,37（1）：109-114.

[2] 吴浩然,邸莎,代丹,等. 牡丹皮的临床应用及其用量探究[J]. 吉林中医药,2019,39（6）726-729.

［3］　宋朝,李佳.郭俊杰治疗脾虚湿盛型糖尿病前期经验举隅［J］.山西中医,2019,35（3）:5-6,10.

［4］　仝小林.糖络杂病论［M］.北京:科学出版社,2010:86-195.

玉　竹

【本草记载】

1.《神农本草经》　萎蕤味甘,平。主治中风暴热,不能动摇,跌筋结肉,诸不足。久服去面黑皯,好颜色,润泽,轻身,不老。

2.《本草通玄》　葳蕤用代人参,不寒不燥,大有殊功。但性味平和,力量宽缓。

3.《本草经集注》　主理诸石,人服石不调和者,煮汁饮之。

4.《日华子本草》　除烦闷,止渴,润心肺,补五劳七伤,虚损,腰脚疼痛,天行狂热,服食无忌。

5.《本草新编》　故中风之症,葳蕤（玉竹）与人参并服,必无痿废之忧。

6.《本草便读》　玉竹甘平滋润,虽补而不碍邪,故古人立方有取乎此也。

【历代论述】

1.《药性论》　主时疾寒热,内补不足,去虚劳客热,头痛不安,加而用之良。

2.《名医别录》　无毒。主治心腹结气,虚热,湿毒,腰痛,茎中寒,及目痛眦烂泪出。

【名家经验】

1. 刘喜明　治疗糖尿病思想为益气养阴、不忘活血。临床多选用玉竹配北沙参、麦冬的补阴药组,补阴而无滋腻之弊;玉竹配麦冬、黄芪的养阴药与补气药组,以求益气补精降浊之用;玉竹配丹参、黄芪的活血化瘀药与养阴药、补气药组,活血化瘀而不伤正[1]。

2. 米烈汉　认为消渴从现象上属于热,从性质上属于虚,气阴两虚,瘀毒互结证型最为常见。灵活运用玉竹的治则均益气养阴为主[2]。

3. 高天舒　认为糖尿病周围神经病变以阴液亏损为本,虚热为标。临床常用药对为女贞子、玉竹,女贞子善滋补肝肾明目,玉竹养阴润燥生津,二者共奏滋补阴津之功[3]。

4. 郑伟达　认为玉竹滋阴润肺、养胃生津使用量为15 g[4]。

5. 魏执真　治疗消渴尤其善用玉竹以缓脾胃中焦之燥,养阴清热、润燥止渴、补益气阴,常用量为30 g[5]。

6. 吕仁和　认为在2型糖尿病胰岛素抵抗脾瘅期,食欲旺盛者应重用玉竹30～60 g,意为缓脾之法[6]。

【现代药理】

1. 降血糖　王晓彤等[7]研究发现，玉竹及其多糖可通过改善胰脏功能提高降糖、降脂作用，其防治糖尿病局部神经病变的机制可能与上调坐骨神经 mRNA 表达水平有关。有研究表明使用玉竹总黄酮（50 ～ 200 mg/kg）可显著降低糖尿病小鼠的空腹血糖，增加 2 型糖尿病小鼠的胰岛素水平[8]。邓亚飞[9]发现玉竹黄酮能较强地促进细胞对葡萄糖的吸收，并抑制 α- 葡萄糖苷酶活性。张立新等[10]探讨了玉竹提取物对 STZ 诱导的 1 型糖尿病小鼠的降糖作用及其可能的作用机制，结果表明玉竹可能是通过抑制糖尿病小鼠 Th1 细胞的极化程度，减轻细胞免疫功能对胰岛 β 细胞的破坏来降低血糖。

2. 抗衰老　朱琪等[11]研究发现玉竹总黄酮与铁盐相互作用后，清除 DPPH· 的能力明显增强。钟方丽等[12]用玉竹总黄酮提取液对 DPPH·、OH·、O_2^-·、亚硝酸钠、$ABTS^+$· 进行清除活性测定，发现其具有一定的还原能力，而且随着质量浓度的增加作用逐渐增强。Zhou 等[13]从玉竹中可分离出 3 种新的同种异黄酮和 8 种同型异黄酮，所有分离出的同型异黄酮均显现出强大的抗氧化活性。刘春霞等[14]研究发现，含有玉竹的中药组方能够显著提高衰老模型裸鼠的皮肤含水量，并能显著提高皮肤和血清中透明质酸和皮肤中羟脯氨酸、总胶原蛋白、Ⅲ型胶原蛋白和弹性蛋白的含量，同时能够改善衰老裸鼠的皮肤形态。刘怡菲[15]以 3 年生玉竹为研究对象，比较研究根、茎、叶及果托中主要功能性成分的含量，以及不同部位的抗氧化活性。结果表明，玉竹根部黄酮、多糖，茎部的多酚和果托的蛋白质含量显著高于其他部位，且根部的抗氧化活性显著高于其他部位。

3. 抑菌　对玉竹 CO_2 超临界萃取物（挥发油）进行抑菌活性实验后发现其对细菌、霉菌、酵母菌、放线菌均有一定的抑制作用，且抑菌效力基本不受加热的影响[16]。张轩铭[17]选取 6 种细菌、13 种植物病原菌对不同产地玉竹提取物的抑菌活性进行测试，结果表明，对细菌而言，各产地玉竹总黄酮对溃疡病原菌的抑制活性均强。湖南玉竹总黄酮对金黄色葡萄球菌和灵杆菌抑制作用较强，抑菌圈均达到 14 mm。

4. 其他　玉竹提取物 B（EB-PAOA）能够显著抑制 CEM 肿瘤细胞的增殖，提高 CEM 肿瘤细胞的分化程度，又能明显抑制 S180 小鼠的移植瘤，延长荷瘤小鼠的存活期，提示其具有显著的抗肿瘤作用[18]。有研究发现玉竹酸性多糖（POPS80）对 HepG2 肿瘤细胞有体外抑制活性，玉竹精制多糖硫酸酯化后可增强其体外抗肿瘤活性[19]。赵良中等[20]研究发现玉竹提取物 A 可以抑制血栓素 B_2 的分泌，作用机制可能是其具有抗炎、降血脂、降压等的作用。林莉[21]发现玉竹有显著的抗疲劳作用。另有研究表明，玉竹提取物 A 具有抑制肝细胞破坏、改善肝脏微循环及抑制 T 细胞的转化增殖等作用[22]。

【降糖量效】

1. 小剂量　玉竹入煎剂 6 ～ 12 g。玉竹 10 g，养阴润燥，清热益胃生津，益气养阴活血，多用于 2 型糖尿病胰岛素抵抗[23]、糖尿病胃肠功能紊乱[24]、糖尿病末梢神经炎[25]、糖尿病视网膜出血[26]、糖尿病性便秘[27]、糖尿病合并脑缺血[28]、老年女性糖尿病尿路感染[29]；玉竹 12 g 甘而微寒，生津止渴而养阴润燥，多用于阴虚热盛型糖尿病[30]、气阴两虚血瘀型糖尿病[31]、糖尿病伴发面神经炎[32]、妊娠期糖尿病[33]、糖尿病心肌病心力衰竭[34]。

2. 常规剂量 玉竹入煎剂 13 ～ 20 g。玉竹养阴液，祛脾胃虚热之烦渴，主治咽干口渴，内热消渴，是中医治疗消渴的上品药物[35]，15 g 常用于肝郁型轻中度 2 型糖尿病[36]、糖尿病周围神经病变[37, 38]、糖尿病性末梢神经炎[39]、2 型糖尿病下肢动脉粥样硬化病变[40]、糖尿病酮症酸中毒[41]、消渴痹病[42]、老年 2 型糖尿病[43]、糖尿病性视网膜病变[44] 及玻璃体积血[45, 46]；20 g 多用于气阴两虚证消渴[47]、2 型糖尿病高凝状态[48]、糖尿病胰岛素抵抗[49]、妊娠期糖尿病患者胰岛素抵抗[50]。

3. 大剂量 玉竹入煎剂 21 ～ 150 g。30 g 玉竹可用于治疗阴虚燥热型消渴、肝胃不和型痞满及消渴胸痹心痛病[5]、控制 2 型糖尿病血糖量[51]，且治疗糖尿病性周围神经病变效果显著[5, 52]，亦有用 30 g 玉竹足浴治疗糖尿病足[53]。对于成年人血糖控制不理想玉竹可用 90 g[54, 55]，最大可用至 150 g。

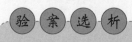

1. 玉竹小剂量验案[56]

张某，男，44 岁，2018 年 5 月 7 日初诊。

初诊：患者于 3 年前诊断为 2 型糖尿病，长期服用阿卡波糖、吡格列酮、二甲双胍降糖，血糖控制在 8.0 ～ 9.0 mmol/L，餐后 2 h 血糖波动在 10 ～ 14 mmol/L。尿频、尿急症状时轻时重。近 1 个月来，夜尿明显增多，每晚 6 ～ 7 次，伴腰膝酸软，乏力困倦，眠差，入睡困难，口干，大便调，小便频。余无异常。面色萎黄，倦怠貌，双下肢轻度浮肿，舌暗红，苔薄白少津，脉细律齐。外院尿常规提示尿潜血 ±，尿微量白蛋白 +。空腹血糖 6.7 mmol/L。

中医诊断：消渴肾病；证属脾肾气阴两虚。

西医诊断：糖尿病肾病。

治法：益气固阴，健脾益肾。

处方：自拟益气固阴养肾汤加减。

黄芪 30 g	生地黄 15 g	太子参 15 g	茯苓 15 g
南沙参 15 g	怀山药 15 g	粉葛 15 g	石斛 15 g
炒谷芽 15 g	炒麦芽 15 g	丹参 15 g	山茱萸 15 g
金樱子 15 g	炒白术 10 g	玉竹 10 g	五味子 10 g
麦冬 12 g	浮小麦 20 g		

水煎服，每日 1 剂，早晚分服。

患者每周定期复查，症状逐渐减轻，2018 年 6 月 25 日患者复查诉小便次数减少，腰膝酸软症状明缓解，口干缓解，空腹血糖 5.0 ～ 6.0 mmol/L，餐后 2 h 血糖在 8.0 mmol/L 以内。双下肢不肿。尿常规提示正常。嘱其原方继续服用，定期复查。

按：糖尿病肾病兼有糖尿病及肾病的特点，其患者脾胃之气受损，肾精不足，肾精是元气生成之先天基础，水谷精微是元气生成之后天保障，二者均不足则元气不足，气化失常，故言伤在气，随着糖尿病进程的发展，阴精亏虚，命门真阴俱损，而无以化生元气、元阳，而致肾气不足、气化无力、气血瘀阻，诸恙丛生，是以病在阴。应注意早期以治本为主，重于滋阴养气，顾护脾胃；后期以缓解症状为，扶正祛邪，以固肾滋阴益气健脾为主。小剂量 10 g 玉竹养阴润燥，清热益胃生津。此为"益气固阴"理论在本病中的具体运用。

2. 玉竹常规剂量验案 [57]

王某，男，67 岁，1995 年 7 月 6 日初诊。

初诊：患者自述患有糖尿病多年，经西医降糖治疗后，空腹和餐后血糖基本恢复正常，多饮、多食症状不甚明显。刻下：腰膝酸软，肢体困倦，大便溏泄，口干欲饮，气短乏力，舌红少苔，脉弦细。实验室检查：尿糖 ++++。

中医诊断：消渴；证属气阴两虚。

西医诊断：2 型糖尿病。

治法：养阴益气，健脾补肾。

处方：芪药消渴汤加减。

西洋参 15 g	山药 30 g	知母 20 g	天花粉 15 g
葛根 15 g	五味子 15 g	女贞子 20 g	玉竹 20 g
黄芪 30 g	枸杞子 20 g	泽泻 15 g	

6 剂，水煎服，每日 1 剂，早晚分服。

二诊（1995 年 7 月 11 日）：家属转述其病情好转，上述症状多有减轻，惟大便溏泄之症不去，遂于上方去玉竹，加莲子肉 15 g，6 剂，每日 1 剂，水煎服，并嘱其慎饮食，忌食寒凉油腻之物。

三诊（1995 年 7 月 17 日）：家属言其诸症日益好转，明显较前有力，便溏症状减轻，尿糖 ++，但仍食少，舌淡红少苔，上方黄芪用量加至 40 g，6 剂，每日 1 剂，水煎服。

四诊（1995 年 7 月 24 日）：患者诸症明显好转，尿糖转阴，舌脉复常，效不更方，稍做调整，于上方去泽泻，黄芪用量加至 50 g，并加焦白术 10 g、茯苓 20 g、乌梅 10 g。继服 6 剂，每日 1 剂，水煎服，以巩固疗效。嘱其慎饮食，调情志，适度锻炼。

后经随访得知，服药后一切安好，并无不适。

按：芪药消渴汤源于《医学衷中参西录》之玉液汤合滋膵饮，其成药芪药消渴胶囊经过药理研究和临床研究，证明治疗 2 型糖尿病的疗效明显优于同类中成药。方中以西洋参、山药为君，两者相伍，养阴益气，固肾健脾，恰中病机。以知母、黄芪为臣，知母甘寒而苦，善于滋阴润燥，清热生津，除烦止渴，助西洋参养阴生津，且清肾中虚火，黄芪善补气，《医学衷中参西录》云："黄芪能大补肺气，以益肾水之上源，使气旺自能生水；而知母又大能滋肺中津液，俾阴阳不至偏胜，即肺脏调和而生水之功益善也。"佐以天花粉清热生津止渴，常规剂量玉竹合五味子、女贞子、枸杞子养阴生津。葛根升阳布津，可上承津液，而止口干欲饮，与西洋参、黄芪相配，共补脾气，升清阳，健运中州。又佐入甘淡寒之泽泻，上泽下泻，既可"补虚损五劳"（《名医别录》），补肾以助气化，又可"渗去其湿，则热亦随去，而土气得令，清气上升"，以治"消渴"（《名医别录》）。全方共奏养阴益气、健脾补肾之功。本方经加减变化后，起效甚速，二诊时即有所好转，惟大便溏泄之症尚未缓解，虑其原因有二：一者，该患者脾虚甚久，补脾之药力 1 周尚不能尽愈其虚，况本方养阴之力稍胜一筹；二者，顾及消渴阴伤之本质，大量养阴之品同用，而其多为寒凉质润之品，对于脾虚便溏者不宜久服，故除滑利之玉竹，而加莲子肉以补脾止泻。三诊时又见好转，体力渐增，便溏减轻，表明其气虚得补，阴伤得复，于方中缓加黄芪用量，增加补气之力。继而去渗利之泽泻，增加补脾益气之力，黄芪用量加至 50 g，亦作为方中君药，更加入健脾之焦白术、茯苓助脾运化升清，乌梅敛津止渴，以止口干欲饮。

3. 玉竹大剂量验案[58]

患者，男，47 岁，2019 年 3 月初诊。

初诊：短期体重下降 10 kg，口干，四肢乏力，少气懒言，多汗多尿，睡眠较浅，甚至时有头晕目眩，舌质红，少津，脉细数。辅助检查：空腹血糖 17.6 mmol/L，糖化血红蛋白 13.4 %。

中医诊断：消渴；证属气阴两虚。

西医诊断：2 型糖尿病。

治法：清热补气生津。

处方：调体四黄汤加减。

黄芪 30 g	党参片 15 g	白术 15 g	茯苓 20 g
胡黄连 10 g	酒黄精 20 g	当归 10 g	丹参 10 g
薏苡仁 15 g	熟地黄 5 g	山药 20 g	天花粉 15 g
玉竹 30 g	淡竹叶 10 g	生石膏 10 g（先煎）	

7 剂，水煎服，每日 1 剂，早晚分服。

按：本案患者素体虚弱，饮食不节，为气阴两虚证，气虚兼夹阴虚体质，以气虚为主。初诊时乏力、少气懒言现象较为明显，有虚中夹实之象，故治以益气养阴为主，兼清湿热、化瘀血。方中黄芪、党参、白术补气健脾；茯苓、薏苡仁利水渗湿健脾；大剂量玉竹配合天花粉和熟地黄养阴液；山药、酒黄精为气阴双补之品，山药主健脾，酒黄精主滋肾，补而不滞，不热不燥；石膏、淡竹叶、胡黄连为清热之品，石膏清肺胃之热，胡黄连清虚热，淡竹叶可清心胃之火，《本草经解》中提到"竹叶寒可清胃，甘平可以下气也"；当归、丹参补血活血。后嘱其清淡饮食，禁烟禁酒，重视调整患者的生活习惯，改变其体质，从根本上治疗疾病。

| 参考文献 |

［1］　胡杰，冯慧，朱晓云，等. 刘喜明辨治糖尿病肾病用药规律分析［J］. 中医药导报，2019，25（16）：109-113.

［2］　申泽民，路波. 米烈汉教授治疗糖尿病的临床经验［J］. 光明中医，2013，28（7）：1325-1326.

［3］　景玺润，高天舒. 高天舒治疗糖尿病周围神经病变临床表现及用药规律系统综述［J］. 实用中医内科杂志，2017，31（5）：1-4.

［4］　郑东海，郑东梁，郑伟鸿，等. 郑伟达教授五十三特效验方（续一）［J］. 世界中医药，2012，7（4）：349-351.

［5］　韩垚. 魏执真学术思想和临床经验总结及从调脉饮拆方探讨凉血清热法在快速性心律失常的应用［D］. 北京：北京中医药大学，2016.

［6］　许焕利，赵文景，李景，等. 吕仁和分期论治2型糖尿病胰岛素抵抗经验［J］. 北京中医药，2020，39（8）：789-791.

［7］　王晓彤，林海雄，郭爱琳，等. 玉竹及其多糖对2型糖尿病大鼠血糖血脂及坐骨神经NGF mRNA表达的影响［J］. 中华中医药学刊，2017，35（5）：1177-1180.

［8］　Shu X S, Lv J H, Tao J, et al. Antihyperglycemic effects of total flavonoids from *Polygonatum odoratum* in STZ and alloxan-induced diabetic rats［J］. J Ethnopharmacol, 2009, 124（3）: 539-543.

［9］　邓亚飞. 玉竹中抗氧化及降糖活性成分研究［D］. 重庆：西南大学，2012.

［10］　张立新，庞维，付京晶，等. 玉竹对STZ诱导的1型糖尿病小鼠的降糖作用［J］. 中药药理与临床，2012，28（2）：107-110.

［11］　朱琪，张运良，孙双姣，等. 玉竹总黄酮与铁协同清除DPPH自由基活性研究［J］. 广东化工，2016，43（6）：89-90.

［12］　钟方丽，王文姣，王晓林，等. 猴腿蹄盖蕨、玉竹总黄酮的体外抗氧化活性研究［J］. 中国食品添加剂，2016（6）：65-72.

［13］　Zhou X L, Yuping Z P, Zhao H D, et al. Antioxidant homoisoflavonoids from

Polygonatum odoratum［J］. Food Chem, 2015, 186：63-68.

［14］刘春霞, 吴巧利, 余晓霞, 等. 一种中药组方的急性毒性实验及对衰老模型裸鼠皮肤的影响［J］. 中药材, 2018, 41（8）：1999-2002.

［15］刘怡菲. 玉竹不同部位功能性成分测定及其抗氧化活性研究［J］. 辽宁林业科技, 2019, 46（1）：6-9.

［16］赵秀红, 曾洁, 高海燕, 等. 玉竹挥发油超临界CO_2萃取条件及抑菌活性研究［J］. 食品科学, 2011, 32（8）：155-158.

［17］张轩铭. 玉竹化学成分与生物活性的地理变异［D］. 咸阳：西北农林科技大学, 2010.

［18］潘兴瑜, 张明策, 李宏伟, 等. 玉竹提取物B对肿瘤的抑制作用［J］. 中国免疫学杂志, 2000, 16（7）：376-377.

［19］王强, 李钟, 张维维, 等. 玉竹多糖的硫酸酯化及其对HepG-2细胞体外抑制活性研究［J］. 广东药学院学报, 2015, 31（5）：585-588.

［20］赵良中, 赵良化, 蒋辛, 等. 玉竹提取物A对小鼠单核细胞体外诱生血栓素B2分泌量的影响［J］. 中国临床康复, 2005, 9（47）：91-93.

［21］林莉. 铁皮石斛与玉竹抗疲劳作用的比较研究［J］. 浙江中西医结合杂志, 2015, 25（2）：127-129.

［22］赵良中, 赵良化, 佟伟, 等. 玉竹提取物A对小鼠免疫性肝损伤的保护作用［J］. 中国临床康复, 2006, 10（3）：99-101.

［23］苗晓辉, 潘敏. 增敏汤对于消除2型糖尿病胰岛素抵抗的研究［J］. 世界最新医学信息文摘, 2019, 19（77）：195-196.

［24］王敬. 益阴通络法治疗糖尿病胃肠功能紊乱的临床研究［J］. 糖尿病新世界, 2019, 22（10）：184-185.

［25］谭磊. 糖尿病末梢神经炎患者采用中西医结合治疗的效果观察［J］. 世界最新医学信息文摘, 2019, 19（91）：160.

［26］屈凝露, 刘涛. 王灿晖教授运用"滋阴凉血活血法"治疗"瘀热证"临床经验［J］. 中华中医药学刊, 2019, 37（10）：2414-2417.

［27］曹雯, 曹琳, 范尧夫, 等. 养阴和胃方治疗糖尿病性便秘的临床研究［J］. 现代中西医结合杂志, 2019, 28（33）：3689-3692.

［28］韩辉, 王守运, 鲍远程, 等. 益气养阴活血法拟方治疗糖尿病合并脑梗死随机对照临床研究［J］. 中医药临床杂志, 2011, 23（12）：1052-1055.

［29］王欣然. 老年泌尿系感染的中医证候学初探［D］. 北京：北京中医药大学, 2016.

［30］乔建荣. 陈卫川主任医师回族医药学术思想研究［D］. 银川：宁夏医科大学, 2011.

［31］王莒生, 赵文景, 夏军, 等. 益气养阴活血方对气阴两虚血瘀型糖尿病患者血浆内皮素与一氧化氮水平的影响［J］. 中国中西医结合杂志, 2000, 20（8）：571-573.

［32］姚建光, 姚百会. 养阴熄风法结合电针治疗糖尿病伴发面神经炎的疗效观察［J］.

中国社区医师，2020，36（3）：116-117.

[33] 郑新艳，李金鸽，党赛利，等. 黄芪麦冬汤联合门冬胰岛素治疗妊娠期糖尿病疗效分析［J］. 四川中医，2019，37（10）：160-162.

[34] 陈淼，武星，王国兴. 心衰宁合剂对糖尿病心肌病患者心脏舒张功能的影响研究［J］. 现代中西医结合杂志，2016，25（25）：2787-2789.

[35] 张慧荣，王婷婷，张月. 自拟大黄水蛭方对糖尿病患者血脂水平的影响［J］. 中国临床研究，2020，33（9）：1254-1256.

[36] 朱铭卿，夏佳燕. 疏肝法治疗2型糖尿病24例疗效观察［J］. 现代中西医结合杂志，2007，16（32）：4749.

[37] 刘文超. 和络活血方治疗糖尿病周围神经病变临床观察［J］. 糖尿病新世界，2019，22（20）：176-177.

[38] 赵媛媛，舒仪琼. 自拟益气养阴活血方治疗糖尿病周围神经病变疗效观察［J］. 中医药临床杂志，2019，31（4）：717-720.

[39] 邓铁涛. 邓铁涛医学文集［M］. 北京：人民卫生出版社，2001：463.

[40] 陈文一，姚奏英，胡慧. 消渴方加减治疗热盛伤津证2型糖尿病下肢动脉粥样硬化性病变临床研究［J］. 新中医，2019，51（9）：122-124.

[41] 张庆梅. 自拟补气滋阴方联合强化胰岛素方案治疗糖尿病酮症酸中毒临床研究［J］. 中国中医急症，2017，26（7）：1257-1259.

[42] 于占勇. 于世家教授治疗消渴病痹病的经验总结研究［J］. 中国医药指南，2020，18（3）：182-183.

[43] 张惠. 自拟补肾消渴方治疗老年2型糖尿病60例临床观察［J］. 实用中医内科杂志，2010，24（3）：77.

[44] 李豫. 自拟益气养阴化瘀通络汤治疗糖尿病性视网膜病变26例疗效观察［J］. 云南中医中药杂志，2012，33（5）：28-29.

[45] 潘春林. 中药治疗玻璃体积血32例报告［J］. 中医药临床杂志，2006，18（1）：31.

[46] 杨文忠，宋航，张建新. 血府逐瘀汤配合常规治疗玻璃体积血疗效观察［J］. 中医药临床杂志，2007，19（3）：277-278.

[47] 张玉芬. 自拟参地丹杞汤联合玉泉丸对气阴两虚证消渴病的疗效［J］. 河南医学研究，2019，28（20）：3757-3758.

[48] 蔡晟宇，冯兴中. 益气养阴活血祛痰法治疗2型糖尿病高凝状态的临床观察［C］// 中国中西医结合学会内分泌专业委员会，吴阶平医学基金会. 2015年国际中西医结合内分泌代谢病学术研讨会暨第八次全国中西医结合内分泌代谢病学术年会讲义论文汇编. 北京：2015年国际中西医结合内分泌代谢病学术研讨会暨第八次全国中西医结合内分泌代谢病学术年会，2015：5.

[49] 秦超. 祛胰抵方对2型糖尿病胰岛素抵抗血清PPARγ影响的临床研究［D］. 哈尔滨：黑龙江中医药大学，2012.

[50] 刘奕，陈洁，池丽芳. 益气养阴组方对妊娠期糖尿病的疗效观察及母婴围产结局的

影响［J］.中国临床药理学与治疗学,2013,18（4）:408-412.

［51］ 王兆根.西医及中西医结合治疗2型糖尿病疗效对比分析［J］.现代医药卫生,2013,29（23）:3655-3656.

［52］ 姜南,王强.从燥论治糖尿病周围神经病变［J］.四川中医,2014,32（7）:29-31.

［53］ 叶育双.中药外洗方治疗早期糖尿病足35例［J］.浙江中西医结合杂志,2014,34（10）:918-919.

［54］ 周德春.治疗糖尿病三验方［J］.开卷有益（求医问药）,2014,34（11）:23.

［55］ 方水林.糖尿病神经病变的中医治疗［J］.实用糖尿病杂志,2011,7（4）:60-61.

［56］ 赵茜,赵扬,戴莉雯,等.从"伤于气,病在阴"益气固阴论治糖尿病肾病经验的探析［J］.四川中医,2019,37（10）:26-28.

［57］ 赵雪莹,李冀.段富津教授辨治消渴病三则［J］.湖南中医杂志,2007（5）:72-73.

［58］ 姜廷桢,吴静媛,顾建萍,等.龚海洋自拟调体四黄汤治疗2型糖尿病经验［J］.中国民间疗法,2020,28（18）:26-27.

防 己

【本草记载】

1.《神农本草经》 味辛,平。主治风寒,温症,热气,诸痫,除邪,利大小便。

2.《本草拾遗》 汉主水气,木主风气,宣通。作藤著木生,吹气通一头如通草。

3.《开宝本草》 味辛、苦,平、温,无毒。疗水肿,风肿,去膀胱热,伤寒,寒热邪气,中风手脚挛急,止泄,散痈肿,恶结,诸蜗疥癣,虫疮,通腠理,利九窍。

4.《汤液本草》 通行十二经。《象》云:治腰以下至足湿热肿盛脚气,补膀胱,去留热,通行十二经。去皮用。

5.《本草纲目》 主风寒,温疟,热气诸痫,除邪,利大小便。疗水肿、风肿,去膀胱热,伤寒寒热邪气,中风,手脚挛急,止泄,散痈肿恶结,诸疥癣虫疮,通腠理,利九窍。

6.《本草衍义补遗》 气寒,苦辛,阳中之阴。治腰以下至足湿热肿盛,补膀胱,去留热,通行十二经及治中风,手脚挛急。

7.《本草发挥》 洁古云,气寒味苦。疗腰已下至足湿热肿盛脚气。补膀胱,去留热,通行十二经。

8.《本草经疏》 防己得土中阳气,而兼感乎秋之燥气以生,故味辛苦平,温无毒。洁古谓其大苦辛寒为得之。然性燥而不淳,善走下行,长于除湿,以辛能走散,兼之气悍,故主风寒温疟,热气诸痫,除邪气。除湿下行,故利大小便。此《本经》所载也。

《名医别录》疗水肿风肿，去膀胱热，通腠理，利九窍，止泄者，皆除湿之功也。其曰伤寒寒热邪气，中风手脚挛急，则寒非燥药可除，不宜轻试。又曰散痈肿恶结，诸呙疥癣虫疮，非在下部者，亦不宜用。治湿风口眼㖞斜，手足拘痛，真由中风湿而病者，方可用之。留痰非由脾胃中湿热而得者，亦不宜服。肺气喘嗽，不因风寒湿所郁腠理壅滞者勿用。惟治下焦湿热，肿、泄、脚气，行十二经湿为可任耳。

【历代论述】

1.《名医别录》 味苦，温，无毒。主治水肿，风肿，去膀胱热，伤寒，寒热邪气，中风，手脚挛急，止泄，散痈肿，恶结，诸蜗疥癣，虫疮，通腠理，利九窍。

2.《药性论》 汉防己，君，味苦，有小毒。能治湿风，口面㖞斜，手足疼，散留痰，主肺气嗽喘。木防己，使，畏女菀、卤咸，味苦，辛。能治男子肢节中风，毒风不语，主散结气痈肿，温疟风水肿，治膀胱。

3.《药类法象》 汉防己，气寒，味大苦。疗腰以下至足湿热肿盛、脚气。补膀胱，去留热，通行十二经。

4.《药性论》 汉防己，君。又云：木防己，使。畏女菀、卤咸。去血中湿热。

5.《主治秘诀》 辛苦阴也。泄湿气，去皮净用。又云：去下焦湿肿与痛，并膀胱火邪，必用汉防己、龙胆、黄柏、知母也。

【名家经验】

1. 李东垣 防己性苦，寒，纯阴，能泻血中湿热，通血中滞塞。补阴泄阳，助秋冬、泻春夏之药也，今夫防己闻其臭则可恶，下咽则令身心烦乱，饮食减少，药之瞑眩，诚为拙拙。至于通行十二经，以去湿热壅塞肿疼，及治下注脚气，除膀胱积热而庇其基，则非此不可，诚为行经之仙药也。

2. 陶弘景 防己，是疗风水要药。

3. 张元素 去下焦湿肿及痛，并泄膀胱火邪，必用汉防己、草龙胆为君，黄柏、知母、甘草佐之，防己乃太阳本经药也。

【现代药理】

1. 抗炎 防己中的粉防己碱具有广谱抗炎作用，对全身各部位急、慢性炎症均能有效抑制，其抗炎机制复杂，几乎包括了炎症反应的各个环节。磷脂酶 A_2（PLA_2）是细胞合成释放前列腺素、白三烯、血小板活化因子（PAF）、氧自由基及溶血磷脂等炎症介质的关键酶，本身也是一种重要的炎症介质。粉防己碱通过抑制 PLA_2，从而抑制花生四烯酸（AA）代谢的 COX 和脂氧化酶两条途径，阻止单核细胞和中性白细胞中前列腺素和白三烯的产生。研究发现粉防己碱对小鼠局部烫伤性炎症、家兔实验性葡萄膜炎、大鼠角叉菜胶性胸腹膜炎、大鼠溃疡性结肠炎、大鼠原发性关节炎、大鼠类风湿关节炎、实验性自身免疫性脑脊髓炎（EAE）等都具有较为明确的抗炎作用[1]。

2. 改善糖尿病慢性血管病变 研究发现，防己的有效成分之一粉防己碱能抑制糖尿病及正常血管平滑肌细胞的增殖，不同浓度的粉防己碱干预糖尿病血管平滑肌细胞 24 h

后显著抑制 NF-κB 的激活，减少核转运。粉防己碱对糖尿病血管平滑肌细胞增殖的抑制作用强于正常血管平滑肌细胞，其机制与减少糖尿病血管平滑肌细胞中 NF-κB 的核转运有关 [2]。

3. 抗心肌损伤　自由基损伤、细胞凋亡及炎症反应是心肌损伤过程中的 3 个重要影响因素，防己中的粉防己碱能够通过降低这 3 个方面的影响来降低心肌损伤，保护心肌细胞。张萌 [3] 利用异丙肾上腺素（ISO）造成大鼠急性心肌损伤模型以研究粉防己碱的心肌保护作用。发现与模型组相比，粉防己碱给药组能够明显降低大鼠的死亡率，抑制心电图 ST 段电压的上抬，降低血清心肌坏死标志物肌钙蛋白 I（TnI）的含量和肌酸磷酸激酶（CK）、乳酸脱氢酶、AST 的活力水平，改善受损组织细胞状态，说明粉防己碱能够抑制心肌损伤，保护心肌；同时发现粉防己碱能够升高抗氧化酶 SOD、过氧化氢酶（CAT）和非酶性抗氧化物质还原型谷胱甘肽的水平，清除大鼠体内的自由基，增强抗氧化能力，减少机体受到的氧化应激损伤，粉防己碱的抗氧化作用是其发挥心肌保护作用的重要机制。

4. 抗心律失常　细胞电生理研究表明，防己中的粉防己碱能抑制心室细胞 T 和 L 型钙通道，是一慢控门的钙激活钾离子通道的特异性阻滞剂，具有良好的抗心律失常作用 [4]。

5. 抗高血压　防己的多种生物碱对多种动物均具有降低血压的作用。目前粉防己碱降压的作用机制尚不明确，有人认为粉防己碱的降压原理可能是它对血管的直接扩张和拟 M 样作用，以及抑制了血管运动中枢及交感神经中枢所致；另有实验表明，粉防己抗压机制主要是依赖于 L 型钙离子通道阻滞性能起效；也有实验研究表明，粉防己碱对自发性高血压大鼠有抗高血压和催眠作用，粉防己碱的催眠作用可能与阻滞钙离子通道有关 [4]。

6. 抗肿瘤　防己中的粉防己碱对于人肝癌 7402 细胞、人乳腺癌 MCF-7 细胞、人宫颈癌 HeLa 细胞及人胃癌 BGC-823 细胞等多种肿瘤细胞均具有明显的抑制增殖和诱导凋亡作用，且其抑制率、凋亡率与时间、浓度呈正相关 [5]。此外，粉防己碱对癌细胞有多种生物活性，包括细胞增殖、血管生成、逆转肿瘤多药耐药和放疗增敏作用增强，是一种很有前景的癌症化疗药物。

7. 抗纤维化及胶原增生　研究粉防己碱对实验性肝纤维化的作用时发现，各粉防己碱治疗组大鼠肝组织及血清透明质酸（HA）含量、血清 ALT 活性均低于模型对照组。3 周时治疗组大鼠肝脏细胞变性、坏死及炎症细胞浸润程度均显著低于模型组；12 周模型组成纤维细胞增生达 2.8 级，治疗组 0.84 级，纤维组织染色显示 12 周时模型组已出现肝硬化的病理表现，治疗组肝脏只有胶原纤维增生，但肝小叶形态基本完整。一系列结果表明粉防己碱能保护肝细胞，减少其变性坏死，并减轻肝组织炎症反应，能明显抑制肝内成纤维细胞增生及胶原合成，抑制肝脏细胞外间质合成，从而抗肝纤维化 [6]。

【降糖量效】

1. **小剂量**　防己入煎剂 9 ~ 10 g。临床善用防己配伍黄芪治疗脾肾气虚引起的糖尿病肾病水肿。防己配伍黄芪可益气固表，兼补脾肺之气。

2. 常规剂量　防己入煎剂 11 ～ 15 g。适用于糖尿病中晚期，可利水消肿，有效改善糖尿病并发症中的水肿症状。

3. 大剂量　防己入煎剂 15 g 以上，多为 16 ～ 30 g。主要用于糖尿病晚期。可利水消肿、祛风止痛。临床上常用防己配伍生地黄、百合以祛风滋阴，治疗糖尿病并发症引起的周围神经病变（痹证）[7]。

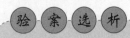

1. 防己小剂量验案[8]

王某，女，75 岁，2015 年 11 月 19 日初诊。

初诊：神清、精神可，口干、口渴，乏力，动辄汗出，双眼视物模糊，头痛，夜间较重，喘息、憋气，活动后加重，夜间喘息不得平卧，偶有心前区疼痛、痛及右肩臂，四肢麻木，双下肢怕凉、水肿，胃痛、纳食少，伴恶心、反酸，夜寐欠安，夜尿频、尿量少，大便调，舌暗淡，苔薄白，脉沉细。既往有冠心病、高血压、慢性胃炎病史 20 余年，有心力衰竭（心功能Ⅳ级）病史 1 年。

中医诊断：消渴、水肿；证属气虚水犯。

西医诊断：2 型糖尿病合并心源性水肿。

治法：益气祛风，健脾利水。

处方：防己黄芪汤合苓桂术甘汤加减。

生黄芪 15 g	陈皮 15 g	防己 10 g	太子参 15 g
鸡内金 15 g	白术 15 g	茯苓 20 g	黄芩 15 g
神曲 15 g	黄连 10 g	干姜 10 g	枳壳 10 g
生地黄 15 g	当归 15 g	桂枝 15 g	车前子 15 g
草果仁 10 g	半夏 10 g	厚朴 10 g	白芍 15 g
麦冬 20 g	甘草 10 g		

水煎服，每日 1 剂，早晚分服。

以上方加减治疗 10 日后患者口干、口渴症状明显好转，双下肢水肿明显减轻，夜间可侧卧休息 1 ～ 2 h。后患者继续辨证用药 2 个月后，病情平稳，未见明显不适，诉夜间可侧卧休息 4 ～ 5 h。

按：糖尿病与心血管疾病是密切相关的。2004 年欧洲糖尿病研究协会年会指出，2 型糖尿病发生时即合并Ⅰ级心力衰竭，糖尿病合并心力衰竭是老年糖尿病患者最主要的转归。患者久病气虚，心阳不足，经气不利，致水饮内停、泛溢肌肤、凌心射肺，治疗当以祛风固表、益气利水为主，兼以振奋心阳，故以防己黄芪汤合苓桂术甘汤为主方。其中防己小剂量配伍黄芪可益气固表，兼补脾肺之气，用于治疗糖尿病水肿疗效良好，再加半夏泻心汤治以"辛开苦降"之法，一解患者喘息上逆之气，二治患者胃痛、伴反酸、恶心之症。鸡内金、神曲、枳壳、草果仁、厚朴可健胃化痰，行气导滞；生地黄、当归、白芍、麦冬可养津血；车前子可增利水之效。

2. 防己常规剂量验案[8]

张某，女，88 岁，2015 年 12 月 11 日初诊。

初诊：神情、精神可，口干、多饮，乏力，消瘦，偶有头晕，双眼视物模糊，双眼睑水肿，时有心慌、胸闷，双下肢水肿，纳食可，夜寐欠安，夜尿频，排便无力、大便 3 日未行，舌淡红苔白，脉沉细。既往有冠心病病史 3 年，有糖尿病肾病病史 2 年。

中医诊断：消渴、水肿；证属气虚水犯。

西医诊断：糖尿病肾病。

治法：益气健脾，祛风利水。

处方：防己黄芪汤合苓桂术甘汤。

黄芪 30 g	防己 15 g	白术 15 g	太子参 15 g
茯苓 20 g	泽泻 10 g	陈皮 10 g	当归 15 g
赤芍 15 g	黄芩 15 g	黄连 10 g	生地黄 15 g
桂枝 15 g	枳壳 10 g	干姜 10 g	益母草 25 g
甘草 10 g	神曲 15 g		

水煎服，每日 1 剂，早晚分服。

以上方加减治疗 1 周后复查，患者口干、多饮好转，双眼睑浮肿消失，双下肢水肿减轻，予原方续服 7 剂，患者双下肢水肿明显减轻，未诉明显不适。

按：糖尿病肾病是糖尿病患者最主要的微血管病变之一，是糖尿病的严重慢性并发症，尤其是糖尿病肾病的严重水肿。患者消渴日久，年老体虚，表气不固，外受风邪，水湿内郁，肺失宣降、脾失健运、肾气化失司，故见水肿。治疗以益气固表、健脾利水为主。以防己黄芪汤为主方，益气固表，合苓桂术甘汤既能加强健脾利水之效，又可温阳化气以利水。常规剂量防己可改善糖尿病并发症中的水肿症状。当归、益母草、枳壳养血行气，使气血行而不滞，益母草又添利水消肿之用；以太子参、陈皮、赤芍、生地黄、黄芩、黄连治患者消渴日久气阴两虚之"本虚"证；干姜、神曲温补中焦，以固后天之本。

3. 防己大剂量验案[9]

患者，男，62 岁，2012 年 8 月 7 日初诊。

初诊：左足拇趾及第 2 趾溃烂两个半月。患者患糖尿病 13 年，目前使用精蛋白生物合成人胰岛素注射液（预混 30 R）（早 25 U，晚 22 U）皮下注射、格列美脲片（每次 2 mg，每日 2 次）口服和二甲双胍缓释片（每次 850 mg，每日 1 次）口服控制血糖，血糖控制在空腹 8.0 mmol/L、餐后 2 h 13.0 mmol/L 左右。虽值暑月，双下肢水肿，双足冰冷，双足背动脉搏动极弱，足趾颜色青紫，左足趾疼痛，足趾溃疡，有白色分泌物，无臭味，大便干，舌红，苔白厚，脉弦滑。

中医诊断：痹证；证属气虚血瘀，热毒内蕴。

西医诊断：糖尿病性足溃疡。

治法：益气化瘀，解毒消肿。

处方：当归芍药散合防己黄芪汤加减。

当归 12 g	川芎 10 g	白芍 20 g	白术 12 g
茯苓 15 g	泽泻 30 g	黄芪 50 g	防己 20 g
玄参 30 g	金银花 30 g		

水煎服，每日 1 剂，早晚分服。

以上方加减治疗 1 个月后患者足部溃疡愈合，按压后无疼痛，足趾颜色恢复正常，足温较前好转，双下肢水肿消失。继续服用上方以巩固疗效。

按：本案患者为气血瘀滞，瘀血阻滞于下肢，脉络不通，不通则通，瘀血不去，新血不生，不能濡养筋脉，不荣则痛。故给予当归芍药散，有活血养血之意，活血通脉，化瘀通络；《金匮要略·痉湿暍病脉证治第二》曰："风湿脉浮身重，汗出恶风者，防己黄芪汤主之。"故给予防己黄芪汤活血通脉，通则不痛，养血活血，使气血生，筋脉得荣则痛消；由于患者足趾溃疡、疼痛，故给予四妙勇安汤，解毒化瘀止痛，托毒生肌。三方合用，共奏活血养血通脉、化瘀解毒止痛之效。方中大剂量防己利水消肿、祛风止痛。

参考文献

[1] 蒋桔泉,曾秋棠,曹林生,等.粉防己碱抗氯化铯诱发家兔在体心脏早期后除极化及心律失常的作用[J].中国药物与临床,2002,2（3）:163-165.

[2] 刘明华,谢伟蓉,章卓,等.粉防己碱对糖尿病大鼠VSMCs增殖的抑制作用[J].中药材,2009,32（12）:1867-1870.

[3] 张萌.粉防己碱血管舒张及心肌保护药理作用的研究[D].北京:中国协和医科大学,2008.

[4] 王蓉,马腾茂,刘飞,等.防己的药理作用及临床应用研究进展[J].中国中药杂志,2017,42（4）:634-639.

[5] 裴晓华,樊英怡.粉防己碱对人乳腺癌细胞MCF-7细胞株的作用[J].河南中医学院学报,2007,22（5）:12-15.

[6] 宁璞,刘德伍,毛远桂,等.增生性瘢痕与正常皮肤微小RNA的差异表达谱分析[J].中华医学杂志,2012,92（10）:692-694.

[7] 张莉莉,徐坤元,邸莎,等.防己的临床应用及其用量探究[J].吉林中医药,2020,40(10):1360-1363.

[8] 贾静静,王斌.防己黄芪汤治疗2型糖尿病合并水肿验案举隅[J].亚太传统医药,2017,13(6):85-86.

[9] 郭建中,吕娜,韩颖萍.李发枝教授运用《金匮要略》当归芍药散治疗糖尿病并发症经验[J].中医研究,2016,29(6):36-39.

泽 泻

【本草记载】

1.《神农本草经》 泽泻,味甘,寒。主风寒湿痹;乳难;消水,养五脏,益气力,肥健,久服耳目聪明,不饥,延年,轻身,面生光,能行水上。一名水泻,一名芒芋,一名鹄泻,生池泽。

2.《本草纲目》 泽泻气平,味甘而淡。淡能渗泄,气味俱薄,所以利水而泄下。

3.《本草经解》 气寒,味甘,无毒,主风寒湿痹、乳难,养五脏、益气力、肥健,消水,久服耳目聪明。

4.《本草从新》 泽泻,通、利水、泻膀胱火、去湿热。甘咸微寒,入膀胱,利小便(热在气分而口渴者)泻肾经之火邪,功颛利湿行水。

5.《本草新编》 泽泻,味甘、酸、微咸,气寒,沉而降,阴中微阳,无毒。入太阳、少阳足经,能入肾。

6.《本草图经》 主治小便不利冒眩也。旁治渴。

7.《本草崇原》 泽泻,水草也。气味甘寒,能启水阴之气上滋中土。主治风寒湿痹者,启在下之水津,从中土而灌溉于肌腠皮肤也。

【历代论述】

1.《神农本草经百种录》 味甘寒。主风寒湿痹,凡挟水气之疾,皆能除之。乳难,乳亦水,利故能通乳也。

2.《长沙药解》 味咸,微寒,入足少阴肾、足太阳膀胱经。燥土泻湿,利水通淋,除饮家之眩冒,疗湿病之燥渴,气鼓水胀皆灵,膈噎反胃俱效。

【名家经验】

1.张仲景 水蓄渴烦,小便不利,或吐或泻,五苓散主之。方用泽泻,故知其用长于行水。

2.张璐 《本经逢原》曰:"泽泻性专利窍,窍利则邪热自通。内无热郁,则脏气安和,而形体肥健矣。所以素多湿热之人,久服耳目聪明。"

3.仝小林　根据多年的临床经验将高血压的病机概括为"革、涝、旱、塞、肥、痰、火、寒、虚、瘀"10种类型，其中"涝"者与肾脏关系密切，主要表现为水液代谢紊乱，与西医病理之水钠潴留类似，治疗常以大剂量茯苓为靶药，以利水消肿降压[1]。

4.王勇　根据临床经验总结出脾肾阳气虚衰型糖尿病，即糖尿病肾病肾衰竭的危重阶段，可以用附子泻心汤力挽危局，常用药物有黄芩、泽泻、佩兰、藿香等[2]。

【现代药理】

1.降血糖　高效液相色谱－电喷雾电离质谱联合技术（HPLC-ESI/MS）研究表明[3]泽泻乙醇提取物在抑制 α-葡萄糖苷酶活性的同时，能够使机体摄取葡萄糖量增加，却不增加脂肪的形成。对模型大鼠进行尿检及血液检测时找到了相应的化合物，因此推测泽泻是通过增加机体摄取葡萄糖却不增加脂肪的合成来发挥降糖作用，避免了部分不良反应。

2.降血脂　研究发现[4]，三萜类化合物是从泽泻中提取的有效降血脂成分，其中特别以泽泻醇 A-24-乙酸酯降脂作用最为明显。研究发现，目前普遍认为泽泻的药理作用为加速内源性 CHO、TG 的水解或影响肝脏的合成功能，减少外源性 CHO 和 TG 的吸收。研究发现，泽泻不但能够显著降低大鼠 TC 及 TG 含量，升高 HDL-C 在血清中的含量，而且可以降低大鼠肝脏的相对重量及血清中相关酶的含量，并推测其降血脂的作用可能不是通过增加 CHO 的代谢而是通过减少肝脏 CHO 的合成。

3.抗肿瘤　Wang 等[5]研究表明 23-乙酰泽泻醇 B 可作为潜在的调节因子，通过激活内源性途径诱导人肺 A549 和 NCI-H292 细胞凋亡与自噬而达到抗肿瘤作用。

【降糖量效】

1.常规剂量　泽泻入煎剂 10～20 g。味甘淡，性寒，归肾、膀胱经，具有利水渗湿、化浊降脂的功效，临床可用于降糖。

2.大剂量　泽泻入煎剂 21～60 g。应用于糖尿病中期，此时疾病多处于"郁、热"阶段，以实证为主，虚证不甚，火热偏盛，故其剂量应大。

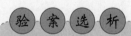
验　案　选　析

1.泽泻常规剂量验案[6]

赵某，女，57岁，2007年4月16日初诊。

初诊：怕凉，头晕间作，胸闷，气短，胃痛，腹胀，四肢冷，手足麻木，腰痛时作，饮食正常，睡眠正常，二便调。血糖升高18年。1989年患者因出现甲状腺功能亢进，检查时发现血糖升高，空腹血糖 8.7 mmol/L，诊断为 2 型糖尿病，开始口服药物格列齐特、瑞格列奈等，近 1 年开始用精蛋白生物合成人胰岛素注射液（预混 30 R），日用量 26 U，阿卡波糖早晚各 50 mg，午 100 mg，现血糖控制范围：空腹血糖 7～9 mmol/L，餐后血糖 10～11 mmol/L。2007年4月

15 日，空腹血糖 12.4 mmol/L，餐后血糖 11.2 mmol/L。2007 年 4 月 10 日血生化：TG 5 mmol/L，CHO 8.4 mmol/L，高密度脂蛋白（HDL）1.5 mmol/L，低密度脂蛋白（LDL）5.3 mmol/L，VLDL 2.3 mmol/L。肾功能：尿白蛋白排泄率 53.4 μg/min，糖蛋白 14.3 mg/24 h。β_2-MG 0.16 μg/mL。眼底检查：视网膜病变。

中医诊断：糖尿病络病；证属肾络瘀阻，气虚水停。

西医诊断：糖尿病肾病。

治法：益气通络，化湿祛瘀。

处方：自拟方。

桑枝 30 g	桑叶 30 g	黄芪 30 g	茯苓 30 g
川桂枝 30 g	制川乌 9 g	黄连 30 g	干姜 6 g
益母草 30 g	泽兰 15 g	泽泻 15 g	神曲 15 g
红曲 9 g	制草乌 9 g		

水煎服，每日 1 剂，早晚分服。

二诊（2007 年 5 月 17 日）：患者服上方 14 剂，自诉四肢冷消失，左侧手足麻木减轻，头晕脑涨明显减轻，两目干涩。空腹血糖 8.3 mmol/L，糖化血红蛋白 9.4 %，TG 2.8 mmol/L，CHO 6.8 mmol/L，VLDL 1.3 mmol/L，尿白蛋白排泄率 42.15 μg/min。此时辨证属脾虚胃热、湿瘀阻络。治以健脾清热益气，化瘀祛湿通络。

处方：干姜黄芩黄连人参汤加减。

干姜 6 g	黄连 30 g	黄芩 30 g	太子参 15 g
桑枝 30 g	桑叶 30 g	葛根 30 g	天花粉 30 g
水蛭粉 6 g	生大黄 3 g	生山楂 30 g	红曲 6 g
苍术 30 g			

水煎服，每日 1 剂，早晚分服。

三诊（2007 年 7 月 5 日）：患者手足麻木减轻，腰隐痛，睡眠正常，二便调。舌略暗，苔薄，舌下静脉增粗，脉弦滑。血压 150/70 mmHg，空腹血糖 7.4 mmol/L，餐后血糖 5.3 mmol/L，尿白蛋白排泄率 11 μg/min，糖蛋白 7.92 mg/24 h，β_2-MG 7.56 μg/mL。

后患者每 3 个月复查肾功能，未见异常。

按：用泽泻 15 g 以健脾利湿而降脂，以期达到降糖的功用。本案患者气短，四肢冷，手足麻木，为气虚络损之证，方取黄芪桂枝五物汤之意，黄芪益气固卫，川桂枝、桑枝疏通肾络，制川乌、制草乌祛寒止痛，又以黄连、干姜配伍，取辛开苦降以降糖，益母草、泽兰活血，同时患者血脂较高，可见痰湿之邪较盛，故加泽泻合茯苓以健脾利湿，同时用神曲、山楂降脂。二诊时四肢冷消失，手足麻木明显好转，说明气虚络瘀已减，而血糖控制尚不理想，故用干姜黄芩黄连人参汤，方中黄芩、黄连苦寒清热，太子参益气养阴，干姜佐制芩连苦寒。四肢冷消失，又说明寒闭脉络已去，故去制川乌、制草乌，而加葛根、天花粉降糖，加水蛭粉，合桑枝、桑叶增强疏通肾络之功。至三诊，尿蛋白已降至正常，血糖亦控制较好。

　　2. 泽泻大剂量验案[6]

　　吴某，男，22岁，2008年11月19日初诊（代诉）。

　　初诊：全身水肿2年，加重1个月，血糖升高13年。患者曾出现昏迷被送至医院抢救，诊断为糖尿病酮症酸中毒，1型糖尿病。出院后应用胰岛素治疗，血糖控制不佳。2年前无明显诱因出现全身浮肿，头面及下肢尤重。当地医院诊断为糖尿病肾病V期。静脉滴注及口服利尿药治疗效果不佳。1个月前因感冒致水肿加重，现全身重度水肿，头面眼睑及下肢肿甚，行走困难，终日卧床。无尿，每日小便量不足200 mL。怕冷明显，覆三层厚被仍无法缓解。腰酸乏力，腹胀，饭后尤甚。视物模糊，记忆力差。大便偏稀。血压偏高150/（90～100）mmHg。现用卡托普利75 mg每日2次，氢氯噻嗪20 mg每日2次，硝苯地平20 mg每日2次。2008年11月3日查BUN 19.24 mmol/L，血肌酐317 μmol/L，血清总蛋白（TP）57.2 g/L，白蛋白（ALB）26.2 g/L，TG 2.83 mmol/L，CHO 15.04 mmol/L，LDL 10.81 mmol/L，载脂蛋白B（ApoB）1.45 mmol/L。白细胞计数 15.5×10^9/L，血红蛋白106 g/L。尿常规：蛋白+++，病理管型++。

　　中医诊断：糖尿病络病，水肿，关格；证属阳虚水泛，肾络瘀损。

　　西医诊断：糖尿病肾病V期，高血压。

　　治法：温阳利水，活血通络。

　　处方：真武汤合大黄附子汤、抵当汤加减。

附子60 g（先煎）	云苓120 g	红参30 g	泽泻60 g
蝉蜕6 g	苏叶9 g	杏仁9枚	芡实30 g
怀山药30 g	酒大黄15 g	生姜3片	水蛭粉3 g（冲服）

水煎服，每日1剂，早晚分服。

　　二诊（2008年11月26日，代诉）：仅服药7剂，全身水肿减轻约50%，已能离床进行轻微日常活动，自觉身轻，较前有力。仍怕冷明显，尿少，但排尿较前畅快，面部及下肢相对肿甚，胃胀，怕凉，时有心悸，活动后加重，大便稀。血压150/100 mmHg左右。上方中附子增至120 g，云苓增至500 g，加红曲15 g。

　　三诊（2008年12月10日）：其间因感冒停药，仅服药9剂。全身水肿较初诊减轻70%左右，基本可自由活动，故来就诊。尿量较前明显增多，乏力好转明显。周身怕冷缓解，胃胀胃凉减轻。现已停用氢氯噻嗪，卡托普利减至50 mg每日2次。大便成形，已基本正常。舌淡苔薄白，脉弦细。当日血压

145/95 mmHg。二诊方附子减至 60 g，红参减至 15 g，去蝉蜕、苏叶，加怀牛膝 30 g、地龙 30 g。

后患者几次复诊，病情一直较稳定。

按：用泽泻 60 g 活血利水以降压，而达到降糖的作用。脾肾阳衰，温运无力，水湿不化，泛滥周身，致全身水肿。寒湿缘因中下二焦阳衰而生，故下肢肿甚；因眼睑属脾，故双睑肿甚；加之感冒受风，风水相搏，以致头面浮肿。本案水肿病情复杂，本为脾肾阳衰所致阴水，温阳利水足矣，因风邪侵袭，与水相搏，导致风水泛溢，阳水与阴水错杂为患，因此治疗既应注重温阳利水，同时兼以宣肺利水。然病重势急，命悬一线，常规用药恐于事无补，故以超大剂量 60 g 附子、30 g 红参急救衰微之阳气，培补元阳；120 g 云苓功专利水渗湿健脾，60 g 泽泻活血利水以降压；因肺为水之上源，加之风邪袭表，故以蝉蜕、苏叶、杏仁祛风宣肺，提壶揭盖助消肿，蝉蜕、苏叶也是临床治疗蛋白尿的经验药对；芡实、怀山药益肾涩精，减少精微渗漏，此属"塞因塞治"之法；酒大黄、水蛭粉为抵当汤之意，合附子排毒泄浊，逐瘀通络，以保护肾脏。二诊收效明显，病势扭转，因而一鼓作气，将附子增至 120 g、云苓增至 500 g 以温阳利水，并加红曲降血脂。三诊，水肿明显消退，并渐露温暖之象，故去蝉蜕、苏叶，将附子、红参减量，加怀牛膝、地龙引火下行，活血通络增加降压之力。因小便通利，水湿分利有道，故此时大便已基本正常，此即"利小便所以实大便"。

| 参考文献 |

［1］ 刘彦汶，王青，赵学敏，等.全小林运用大剂量茯苓治疗高血压验案［J］.山东中医杂志，2019，38（3）：281-283.

［2］ 王勇.从湿邪内生论治糖尿病［J］.中医学报，2015，30（3）：346-348.

［3］ Li Q, Qu H B. Study on the hypoglycemic activities and metabolism of alcohol extract of *Alismmatis Rhimma*［J］. Fitoterapia, 2012, 83（6）: 1046-1053.

［4］ 秦建国，王亚红，梁晋普，等.泽泻萜类化合物对ApoE基因敲除动脉粥样硬化小鼠肝基底膜HSPG的调节作用［J］.中华中医药学刊，2007，25（4）：696-698.

［5］ Wang J X, Li H Z, Wang X N, et al. Alisol B-23-acetate, a tetracyclic triterpenoid isolated from *Alisma orientale*, induces apoptosis in human lung cancer cells via the mitochondrial pathway［J］. Biochem Biophys Res Commun, 2018, 505（4）: 1015-1021.

［6］ 全小林.糖络杂病论［M］.北京：科学出版社，2010：109-118.

车 前 子

【本草记载】

1.《神农本草经》 车前子，味甘，寒。主气癃，止痛，利水道小便，除湿痹。久服轻身耐老。一名当道……一名芣苢，一名虾蟆衣，一名牛遗，一名胜舄。

2.《嘉祐本草》 疏引《陆玑疏》云：马舄一名车前，一名当道。喜在牛迹中生，故曰车前，当道也。今药中车前子是也。幽州人谓之牛舌草，可鬻作茹，大滑。其子治妇人难产。

3.《本草图经》 生真定平泽丘陵道路中，今江湖、淮甸、近京、北地处处有之……其子入药最多；叶布地如匙面，累年者长及尺余，如鼠尾，花甚细，青色微赤，结实如葶苈，赤黑色。

4.《救荒本草》 以"车轮菜"之名收载："生滁州及真定平泽，今处处有之。春初生苗，叶布地如匙面，累年者长及尺余，又似玉簪叶稍大而薄，叶丛中心撺葶三四茎，作长穗如鼠尾，花甚密，青色微赤，结实如葶苈子，赤黑色，生道傍。救饥，采嫩苗叶煠熟，水浸去涎沫，淘净，油盐调食。"

5.《本草品汇精要》 色黑，味甘、咸，性冷，软，味厚于气，阴中之阳，主明目，利小便。

6.《本草蒙筌》 山野道途，处处生长。一名牛舌草，又谓虾蟆衣。叶中起苗，苗上结子，细类葶苈，采择端阳。专入膀胱，兼疗肝脏。

7.《本草纲目》 幽州人谓之牛舌草，蛤蟆喜藏伏于下，故江东称为蛤蟆衣，人谓之牛舌草，蛤蟆喜藏伏于下，故江东称为蛤蟆衣。

8.《本草原始》 车前始生真定平泽、丘陵阪道中，今处处有之。春初生苗叶，布地如匙面，累年长及尺余。中抽数茎，作长穗如鼠尾。花甚细密；结实如葶苈，赤黑色。

9.《本草图经》 车前子，其叶今医家生研水解饮之，治衄血甚善。

10.《本草正》 车前子，根叶，生捣汁饮，治一切尿血，衄血，热痢；尤逐气癃，利水。

11.《本草述》 车前叶，甘滑，最利小水，且泄精气，非子类也，其疗衄血，下血，当是以行为止。

12.《名医别录》 车前子，味咸，无毒。主男子伤中，女子淋沥，不欲食，养肺，强阴，益精，令人有子，明目，治赤痛。

13.《日华子本草》 通小便淋涩，壮阳，治脱精，心烦下气。

14.《本草衍义》 此药甘滑，利小便，走泄精气。

15.《本草纲目》 导小肠热，止暑湿泻痢。

16.《本草备要》 "凉血去热，止吐衄，消瘕瘀"，能"固精窍，精盛则有子"。

【历代论述】

《药性论》 车前子，君，味甘，平。能去风毒，肝中风热，毒风冲眼，目赤痛，障翳，脑痛泪出，压丹石毒，去心胸烦热。叶主泄精病，治尿血，能补五脏，明目，利小便，通五淋。

【名家经验】

1. 张锡纯 车前子能利小便，而骤用之亦无显然功效。惟将车前子炒熟（此药须买生者自家经手炒，以微熟为度，过熟则无力）。

2. 李士材 主淋沥癃闭，阴茎肿痛，湿疮，泄泻，赤白带浊，血闭难产。

3. 李杲 车前子，能利小便而不走气，与茯苓同功。

4. 倪朱谟 车前子，行肝疏肾，畅郁和阳，同补肾药用，令强阴有子；同和肝药用，治目赤目昏；同清热药用，止痢疾火郁；同舒筋药用，能利湿行气，健运足膝，有速应之验也。设情动过节，膀胱虚，气艰于化而津不行、溺不出者，单用车前疏泄，闭愈甚矣，必加参、苓、甘、麦，养气节欲，则津自行，溺乃出也。

5. 贾所学 车前子，子主下降，味淡入脾，渗热下行，主治痰泻、热泻、胸膈烦热，周身湿痹，盖水道利则清浊分，脾斯健矣。取其味淡性滑，滑可去暑，淡能渗热，用入肝经，又治暴赤眼痛，泪出脑疼，翳癃障目及尿管涩痛，遗精溺血，癃闭淋沥，下疳便毒，女人阴癃作痛或发肿痒，凡此俱属肝热，导热下行，则浊自清矣。

6. 汪绂 车前子，功用似泽泻，但彼专去肾之邪水，此则兼去脾之积湿；彼用根，专下部，此用子，兼润心肾。又甘能补，故古人谓其强阴益精。

7. 朱良春 运用自拟痛风方治疗高尿酸血症或痛风发作，方中车前子清热利尿，渗湿通淋，常用 15 g。

8. 干祖望 运用车前子配伍升提清气之品（升麻等）治疗耳鸣耳聋等属脾虚为本，湿胜为标者，车前子常用 10 g。

9. 路志正 运用三妙散加味治疗痛风之疾，车前子利水通淋，常用 15～18 g。

【现代药理】

1. 降血糖 研究表明，车前子较高剂量组能显著拮抗肾上腺素对大鼠的升血糖作用，可能与促进糖原合成，促进糖利用，抑制糖异生作用有关[1]。车前子的主要黏多糖具有一定的降糖作用[2]。研究车前子多糖体外对肠道功能的影响，发现脂蛋白酯酶（PLP）对糖扩散和 α- 淀粉酶活性具有明显的抑制作用，有助于延长血糖反应从而控制餐后血糖浓度[3]。运用活性导向分离法，从车前子中分离得到的 2 个环烯醚萜苷类化合物 alpinoside 与 anagalloside，它们均能明显抑制蛋白酪氨酸磷酸酶 1B 的活性，其 IC_{50} 分别可以达到（17.7 ± 2.5）μmol/L 和（19.8 ± 1.2）μmol/L[4]。

2. 利尿 研究表明，40 g/kg 剂量的车前子和车前草能增加大鼠排尿量和尿中 Na^+、K^+、Cl^- 含量，相同浓度下车前子作用略强于车前草，但其水提取物则无利尿作用[5]。车前子提取物能显著下调 AQP2 的 mRNA 表达，对 AQP1 的 mRNA 表达也有一定的下调作用，但对 AQP3 的 mRNA 表达调节作用并不明显，表明车前子有明显的利尿作用，其利尿活性与降低肾髓质水通道蛋白 AQP2 和 AQP1 表达有关[6]。

3. 调血脂 研究表明，车前子能显著提高高脂血症大鼠血清和心肌组织 SOD 活性，降低 MDA 含量，提高血清和肝脏的过氧化氢酶（CAT）、谷胱甘肽过氧化物酶活性[7]。通过研究车前子对实验性高脂血症大鼠调脂作用及其干预机制，发现车前子能降低高脂血症大鼠血清 TC、TG 水平，升高血清 HDL 及 HDL/TC 水平，进一步证实车前子具有明显的调脂作用[8]。研究表明，车前子多糖（PSP）可显著降低动脉粥样硬化大鼠血清内 TC、LDL-C 和大鼠肝脏内羟甲基戊二酰辅酶 A（HMG-CoA）还原酶水平，提高血清的脂蛋白脂肪酶（LPL）水平，表明 PSP 可能通过降低大鼠体内血脂水平来直接发挥其调血脂和抗动脉粥样硬化的作用[9]。

4. 抗炎 研究表明，车前子提取液能降低大鼠皮肤及腹腔毛细血管的通透性及红细胞膜的通透性，表明车前子具有抗炎活性[10]。研究不同浓度 PSP 对各期炎症模型的影响，结果表明 PSP 能抑制二甲苯致小鼠耳郭肿胀、乙酸致小鼠毛细血管通透性的增加，以及小鼠棉球肉芽肿的形成；同时可减少渗出液容积，降低渗出液中白细胞、MDA、TNF-α 含量及血清中 MDA 水平，并能提高渗出液和血清中 SOD 活性，减轻各期炎症形成[11]。研究车前子抗炎作用机制，发现车前子水提取物对 COX-2 的 IC_{50} 为 8.61 μg/mL，其中桃叶珊瑚苷为车前子水提液中的主要抗炎成分[12]。

5. 免疫调节 研究表明，车前子黏多糖 A 可以增强小鼠羊红细胞致敏的体液免疫和过敏反应[13]。研究大粒车前子多糖（PL-PS）对 RAW264.7 细胞一氧化氮生成的影响，发现 PL-PS 是巨噬细胞免疫调节物质[14]。研究 PL-PS 对树突状细胞分泌不同类型细胞因子的影响，发现 PL-PS 能够通过调控树突状细胞分泌 Th1、Th2 型细胞因子及趋化因子水平，诱导 Th1 型细胞免疫应答[15]。研究发现，PL-PS 羧甲基化修饰能够显著增强促进树突状细胞的成熟诱导活性[16]。

6. 抗氧化 研究表明，车前子可降低大鼠血清 TC、TG 和脂质过氧化物水平，并提高 SOD 活性，在剂量为 15 g/kg 时车前子清除氧自由基、抗氧化的作用最明显[17]。车前子及其多糖可通过增强衰老模型大鼠脑自由基清除能力，降低醛糖还原酶和晚期糖基化终末产物特异性受体表达而抑制氧化及非酶糖基化，降低羰基化蛋白的产生和清除，进而减少其在细胞的堆积而改善细胞的功能状态，并通过降低脑组织 B 型单胺氧化酶（MAO-B）含量而延缓脑衰老[18]。研究发现车前子的总黄酮提取物和总多糖提取物均具有较强的体外抗氧化活性，且能有效抑制 6- 羟基多巴胺（6-OHDA）诱导的神经细胞死亡，是天然有效的抗氧化及神经保护物质[19]。

7. 降血尿酸 研究表明，车前子提取物在体外能较好地抑制肝脏黄嘌呤氧化酶（XOD）活性[20]。研究车前子对 Wistar 高尿酸大鼠降尿酸的作用，发现车前子具有降低血尿酸的作用[21]。研究发现车前子醇提取物能降低高尿酸血症模型小鼠的血尿酸，降低 XOD 活性，改善高尿酸血症小鼠肾功能。抑制 XOD 与腺苷脱氨酶（ADA）活性并下调肾脏尿酸转运体（mURAT1）mRNA 的表达，是其降低高尿酸血症小鼠血清尿酸水平的可能机制[22]。

8. 降压 研究表明，采用超高效液相色谱 - 质谱联用（UPLC-MS）方法，生物技术指导车前子分馏和纯化，从车前子中分离出 4 个苯丙素类化合物类叶升麻苷、异类叶升麻苷、车前草苷 D 和大车前苷，可以通过降低血管紧张素 Ⅱ 的含量抑制血管紧张素转换酶（ACE）活性，这可能是车前子体内抗高血压活性的机制 [23]。

9. 其他　研究表明，车前子多糖对小鼠阴道菌群失调有调整作用 [24]。研究 PSP 对小鼠体细胞和生殖细胞的致突变作用，发现 PSP 均无诱导小鼠骨髓细胞微核、骨髓细胞染色体畸变，以及生殖细胞精子畸形等作用 [25]。采用毛细玻管法和浓氨水喷雾法研究车前子苷的祛痰镇咳作用，发现车前子苷高、低剂量组与空白对照组比较，祛痰镇咳作用均有显著差异 [26]。研究国内 PSP 对由阿托品诱发的小鼠小肠运动障碍的影响，发现 1.0 % 的大车前多糖可以提高小鼠的小肠推进率，改善小鼠小肠运动障碍，促进胃肠动力，达到缓泻的目的 [27]。

【降糖量效】

1. 小剂量　车前子入煎剂 2 ～ 10 g。与白术、枳壳、清半夏等同用，治疗糖尿病 [28]。

2. 常规剂量　车前子入煎剂 11 ～ 20 g。与黄芪、党参、生地黄、川芎等同用，具有益气养阴、活血利水的功效，用于治疗糖尿病视网膜病变 [29]。

3. 大剂量　车前子入煎剂 20 g 以上。用于治疗糖尿病之湿热内蕴证 [30]。

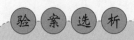

1. 车前子小剂量验案 [31]

患者，女，64 岁，2014 年 5 月 26 日初诊。

初诊：双眼干痒，视物模糊 5 年，加重半年。患者自诉 5 年前确诊为糖尿病视网膜病变后于当地医院行激光治疗，治疗后视力开始逐渐下降，近半年来加重。专科检查：右眼视力 0.02，左眼视力 0.3，双结膜无充血，双角膜透明，角膜后沉着物（KP）无，玻璃体混浊，双眼底可见，视神经盘边界清，网膜面平伏，颞上颞下均有大量激光斑，沿血管走向有点片状渗出，侵及黄斑部，黄斑囊样水肿，中心凹亮点不清。刻下：伴有头身沉重感，舌紫，苔厚腻，脉弦滑。

中医诊断：消渴目病；证属痰瘀互结。

西医诊断：糖尿病视网膜病变。

治法：益肝明目。

处方：自拟益肝明目汤。

柴胡 10 g	当归 10 g	白芍 10 g	川芎 8 g
丹参 20 g	茯苓 20 g	车前子 10 g	密蒙花 20 g
蒺藜 15 g	泽泻 10 g	茺蔚子 10 g	决明子 15 g

水煎服，每日 1 剂，早晚分服。

连服 2 个月余，并配合门冬胰岛素注射液以降血糖。

二诊（2014年8月4日）：患者双眼干痒感减轻，视物较前稍感清晰，继续原治疗方案治疗。

三诊（2015年1月5日）：双眼干痒感明显减轻，视物较前清晰，左眼视力0.1，右眼视力0.4，复查光学相干断层扫描（OCT），黄斑囊样水肿较前减轻，之后未再复诊。

按：糖尿病视网膜病变属中医学"消渴内障""消渴目病"等范畴，《秘传证治要诀·三消》载："三消久之，精血既亏，或目无视，或手足偏废如风疾。"消渴目病病位在瞳神，五轮属水轮，在脏属肝肾，眼底检查可见视网膜微血管瘤、出血、渗出、水肿及新生血管形成等。早期眼部无明显自觉症状，随着病情的发展，可出现眼前有黑影飞动、视力下降、视物模糊。本案患者有糖尿病病史5年，久病伤阴，阴虚血燥，因虚致瘀，损伤目络，痰瘀互结引发黄斑囊样水肿。陆绵绵认为，黄斑水肿多为水湿积聚所致，或因气滞血瘀，血不利则成水，治疗当活血利水、利水消肿。治疗方中，当归、丹参、川芎活血化瘀，方中小剂量车前子意在发挥利水的作用，与茯苓、泽泻、决明子等同用，以利水明目、柴胡、蒺藜、茺蔚子、密蒙花疏肝明目。诸药合用可燥湿化痰，活血祛瘀，减轻黄斑囊样水肿，促进渗出物的吸收。

2. 车前子常规剂量验案[32]

患者，女，78岁，2018年4月24日初诊。

初诊：以发现血糖升高10余年，伴小便夹泡沫1年为主诉。基础病为糖尿病、高血压、冠心病，现皮下注射精蛋白生物合成人胰岛素注射液，早餐前16 IU，晚餐前14 IU，口服酒石酸美托洛尔片、苯磺酸氨氯地平片、厄贝沙坦片。刻下：口干多饮，多尿，夜尿频数，多为泡沫尿，双下肢水肿甚，腰痛，舌下脉络迂曲。辅助检查：尿常规中尿蛋白－，葡萄糖++；空腹血糖9.21 mmol/L，糖化血红蛋白8.3%，24 h尿蛋白定量白蛋白119 mg/L，总蛋白261.8 mg；尿 α_1 微球蛋白16.2 mg/L，尿 α_2 微球蛋白2.8 mg/L；肾小球滤过率121.48 mL/min。

中医诊断：消渴肾病；证属心肾阳虚兼血瘀。

西医诊断：糖尿病，高血压，冠心病。

治法：温补心肾，活血化瘀。

处方：金匮肾气丸加减。

熟地黄 24 g	山药 12 g	山茱萸 12 g	茯苓 9 g
牡丹皮 9 g	泽泻 9 g	附子 4 g（先煎）	肉桂 4 g
桃仁 15 g	红花 15 g	丹参 15 g	葛根 20 g
车前子 20 g	葶苈子 20 g	炙甘草 12 g	

14剂，水煎服，每日1剂，早晚分服。

二诊（2018 年 5 月 8 日）：服上药后腰痛较前明显减轻，双下肢水肿较前减轻，仅午后 4 时肿甚，诉近日情绪不佳，劳累后出现心慌，胸闷，气短。处方：上方加瓜蒌 20 g、薤白 20 g、柴胡 12 g、白芍 12 g、郁金 6 g。患者服上方有效，守方继进。经过约 8 个月的治疗，复查各项指标均恢复正常，临床症状基本消失。

按：本案患者为老年女性，有糖尿病病史 10 余年，饮食劳倦损伤，耗伤气阴，故见口干多饮；肾气失司，膀胱气化不利，水湿内停，故见泡沫尿、夜尿频数、双下肢水肿；消渴日久，久病入络，舌下脉络迂曲，则有血瘀之象。根据临床症状及舌脉，辨为少阴心肾阳虚兼血瘀证。方中熟地黄滋阴补肾；山药药食两用，补脾益肺；山茱萸补益肝肾，涩精固脱；常规剂量车前子在此方中，利尿、消肿作用明显；茯苓渗湿利尿、宁心安神；泽泻利水渗湿、泻热；牡丹皮清热凉血；附子回阳救逆，补火助阳；肉桂补火助阳、引火归原、散寒止痛、活血通经。

3. 车前子大剂量验案 [30]

患者，男，48 岁，2016 年 10 月 25 日初诊。

初诊：主因间断双下肢乏力 3 年来诊。结肠癌术后 2 年，有糖尿病病史 2 年，既往喜食肥甘厚味，现有意控制，二甲双胍 1 g，2 次/日，血糖控制不佳，餐前血糖 9 mmol/L 左右，未规律监测。刻下：间断双下肢乏力，无少气懒言，偶有胸闷，四肢肿胀感，晚上尤甚，影响睡眠，性急易怒，口干口苦，腹部胀满不痛，纳可，眠差，大便黏腻，小便可，舌淡红苔黄腻，脉沉弦。检查：糖化血红蛋白 8.5 %。

中医诊断：消渴；证属肝郁气滞，湿热内蕴。

西医诊断：2 型糖尿病。

治法：疏肝理气，清热利湿。

处方：自拟降糖药串 1 号方加减。

生薏苡仁 30 g	知母 10 g	牛膝 30 g	车前子 30 g
柴胡 10 g	枳实 10 g	白芍 30 g	生黄芪 30 g
白术 10 g	茯苓 30 g	黄连 10 g	砂仁 10 g

7 剂，水煎服，每日 1 剂，早晚分服。

嘱患者在家监测血糖变化并放松心情。

二诊（2016 年 11 月 2 日）：患者自诉乏力、肿胀感好转，口干口苦好转，腹部胀满好转，眠仍差，舌红苔稍腻，脉沉弦。空腹血糖 7～8 mmol/L，上方去枳实、砂仁，加合欢皮 30 g、香橼 10 g。7 剂，煎服法同前，安抚患者，嘱其保持心情舒畅，后持续门诊就医，病情逐渐好转。

按：冯兴中教授认为保证脾胃的气机升降，给湿邪以出路是治疗糖尿病湿热内蕴证的重要方法，临床常用"知母、牛膝、薏苡仁、车前子"药串治疗糖尿病。薏苡仁味甘淡，性凉，清热健脾渗湿，利水消肿；知母苦甘寒，清热泻火，生津润燥；牛膝利水通淋，引火下行，根据患者的症状偏血瘀还是肝肾亏虚，可择用川牛膝活血通经或怀牛膝补肝肾、强筋骨，或二者同用；应用大剂量车前子，因其甘寒渗湿，故有利尿通淋的优势。利小便目的有二，其一使邪从小便而走；其二小便通利则阳气得通，升降有序，气化有权。清代高士栻《医学真传》曰："所痛之部，有气血、阴阳之不同……夫通则不痛……调气以和血，调血以和气，通也……若必以下泄为通，则妄矣。"故虽无行气消导之品，但清脾胃之湿热，引热下行，使小便利而邪有出路，阳气自通，气机自复。若效果不显，则应辨明病因，不可一概而论。且湿热证也应该辨明湿热的程度，若热重于湿仍以利小便为法，不免在糖尿病气阴两伤的病机基础上更加重阴伤，此时当以清热救阴为主，主次分明。

| 参考文献 |

［1］ 栗艳彬. 车前子胶调血脂及降血糖作用的实验研究［D］. 沈阳: 辽宁中医学院，2004.

［2］ 友田正司，陆光伟. 生药中的生物活性多糖［J］. 国外医学·中医中药分册，1990，12（5）：20-23.

［3］ Hu J L, Nie S P, Li C, et, al. *In vitro* effects of a novel polysaccharide from the seeds of *Plantago asiatica* L. on intestinal function［J］. Int J Biol Macromol, 2013, 54: 264-269.

［4］ 崔龙，李志，孙亚楠，等. 车前子环烯醚萜苷类化合物与其抑制PTP1B的活性研究［J］. 延边大学学报（自然科学版），2011，37（2）：180-183.

［5］ 耿放，孙虔，杨莉，等. 车前子与车前草利尿作用研究［J］. 上海中医药杂志，2009，43（8）：72-74.

［6］ 颜升，曾金祥，毕莹，等. 车前子提取物对正常大鼠利尿活性及肾脏水通道蛋白与离子通道的作用［J］. 中国医院药学杂志，2014，34（12）：968-971.

［7］ 王素敏，张杰，李兴琴，等. 车前子对高脂血症大鼠机体自由基防御机能的影响［J］. 中国老年学杂志，2003，23（8）：529-530.

［8］ 李兴琴，张杰，王素敏. 车前子对高脂血症大鼠血清一氧化氮的影响［J］. 四川中医，2004，22（10）：8-9.

［9］ 曹阿芳. 车前子多糖防治大鼠高脂血症的实验研究［D］. 石家庄: 河北医科大学，2014.

［10］ 张振秋，李锋，孙兆姝，等. 车前子的药效学研究［J］. 中药材，1996，19（2）：87-89.

［11］ 冯娜，刘芳，郭会彩，等. 车前子多糖抗炎作用机制的实验研究［J］. 天津医药，

2012, 40（6）: 598-601.

[12] Kim B H, Park K S Chang I M. Elucidation of anti-inflammatory potencies of *Eucommiaul moides* bark and *Plantago asiatica* seeds［J］. J Med Food, 2009, 12（4）: 764-769.

[13] Kim J H, Kang T W, Ahn Y K. The effects of plantago-mucilage a from the seeds of *Plantago asiatica* on the immune responses in ICR mice［J］. Arch Pharm Res, 1996, 19（2）: 137-142.

[14] 陈一晴, 聂少平, 黄丹菲, 等. 大粒车前子多糖对RAW$_{264.7}$细胞一氧化氮生成的影响［J］. 中国药理学通报, 2009, 25（8）: 1119-1120.

[15] 江乐明, 黄丹菲, 聂少平, 等. 大粒车前子多糖对树突状细胞分泌不同类型细胞因子的影响［J］. 南昌大学学报（工科版）, 2011, 33（4）: 343-347.

[16] 江乐明, 樊灿梅, 聂少平, 等. 羧甲基化大粒车前子多糖的制备及其生物活性研究［J］. 食品科学, 2013, 34（22）: 10-14.

[17] 王素敏, 黎燕峰, 代洪燕, 等. 车前子调整脂代谢及其抗氧化作用［J］. 中国临床康复, 2005, 9（31）: 248-250.

[18] 刘秀娟, 欧芹, 朱贵明, 等. 车前子多糖对衰老模型大鼠脑氧化-非酶糖基化影响的实验研究［J］. 中国老年学杂志, 2009, 29（4）: 424-426.

[19] 胥莉, 李阳, 刘学波. 车前子总黄酮和总多糖粗提物的体外抗氧化性能及其对脑神经细胞的保护作用［J］. 食品科学, 2013, 34（11）: 142-146.

[20] Kongetal L D, Cai Y, Huang W W, et al. Inhibition of xanthine oxidase by some Chinese medicinal plants used to treatgout［J］. J Ethnopharmacol, 2000, 73（1/2）: 199-207.

[21] 郑璇, 孙红. 车前子对Wistar高尿酸大鼠降尿酸的机制研究［J］. 福建中医药, 2010, 41（6）: 52-53.

[22] 曾金祥, 魏娟, 毕莹, 等. 车前子醇提物降低急性高尿酸血症小鼠血尿酸水平及机制研究［J］. 中国实验方剂学杂志, 2013, 19（9）: 173-177.

[23] Geng F, Yang L, Chou G X, etal. Bioguided isolation of angiotensin - converting enzyme inhibitors from the seeds of *Plantago asiatica* L.［J］. Phytother Res, 2010, 24（7）: 1088-1094.

[24] 谢小梅, 付志红. 车前子多糖对小鼠阴道菌群失调的调整作用［J］. 辽宁中医杂志, 2006, 33（2）: 241-242.

[25] 郭会彩, 孙瑶, 王素敏, 等. 车前子多糖致突变毒性的实验研究［J］. 河北医科大学学报, 2011, 32（7）: 758-760.

[26] 舒晓宏, 郭桂林, 崔秀云. 车前子甙镇咳、祛痰作用的实验研究［J］. 大连医科大学学报, 2001, 23（4）: 254-255.

[27] 王东, 袁昌鲁, 林力, 等. 车前子多糖对小肠运动障碍小鼠的影响［J］. 中华中医药学刊, 2008, 26（6）: 1188-1189.

[28] 丛培馥, 吴迎春, 褚秀凤. 巧治糖尿病偏方［J］. 中国民间疗法, 2010, 18（6）: 79.

［29］李萍,彭俊,周亚莎,等.彭清华辨治黄斑囊样水肿经验［J］.中华中医药杂志,
2016,31（11）：4581-4583.

［30］孙思怡,冯兴中.冯兴中应用"药串"治疗糖尿病及其并发症经验［J］.北京中医
药,2020,39（1）：36-38.

［31］陈向东,张又玮,覃艮艳,等.自拟益肝明目汤治疗黄斑囊样水肿验案举隅［J］.湖
南中医杂志,2017,33（2）：79-80.

［32］薛茜,赵丹钰,王高雷,等.路波主任医师从少阴论治糖尿病肾病的经验拾萃［J］.
现代中西医结合杂志,2021,30（16）：1760-1762.

紫 草

【本草记载】

1.《神农本草经》 紫草味苦,寒。主心腹邪气,五疸,补中益气,利九窍,通
水道。

2.《本草纲目》 治斑疹、痘毒,活血凉血,利大肠。

3.《本草图经》 治伤寒时疾,发疮疹不出者,以此作药,使其发出。

4.《本草求真》 紫草（专入心包、肝）。甘咸气寒,色紫质滑,专入厥阴血分凉
血,血凉则九窍通,二便利。故凡血热毒闭,而见心腹急痛、水肿不消、五疸癣恶疮,
及痘疮血热毒盛、二便闭涩者。治当用此。俾血得寒而凉。得咸而降。得滑而通。得紫
而入。血凉毒消。而二便因以解矣！奈世误以为宣发之药。不论毒闭与否辄用。殊失用
药意义矣。

【历代论述】

1.《名医别录》 主治腹肿胀满痛,以合膏疗小儿疮及面皱。

2.《珍珠囊补遗药性赋》 紫草味苦寒、无毒,通九窝,退肿通淋。

3.《张氏医通》 配赤芍、蝉蜕,治温毒发斑,斑疹紫黑,如紫草快斑汤。

4.《雷公炮制药性论》 紫草,味苦,性寒,无毒,入心、小肠二经。主心腹邪气,
胀满作痛,痈肿诸毒,除五疸,利九窍,通水道,小儿血热痘疮,尤为要剂,取嫩茸,
去髭用。

5.《医说》 紫草虽是疮家圣药,然性寒利大肠,若大便结者可用。

【名家经验】

1. 苏颂 （紫草）古方稀见使。今医家多用治伤寒时疾,发疮疹不出者,以此作药,
使其发出。

2. 韦宙 治豌豆疮,煮紫草汤饮,后人相承用之,其效尤速。

3. 杨士瀛 紫草治痘，能导大便，使发出亦轻。

4. 孙岱宗 用紫草根预防麻疹，以紫草根佐少量甘草，大锅煎煮取汁服用，以凉其血，以清其毒。血凉而九窍通，毒清而卫气强。窍通血行，百络通畅，营卫安和，卫外得气，而麻疹之邪，自不得乘虚攻入。

【现代药理】

1. 降血糖 紫草具有一定的降血糖作用[1, 2]。紫草叶提取物可使家兔血糖下降[3]。从紫草根水提取物中分离出的 3 种物质对正常鼠和尿嘌呤诱导的高血糖鼠均具有显著的降血糖作用[4]。

2. 降血脂 通过动物实验、人群实验，周少甫等研究得出紫草油能降低血清 TC，更重要的是它升高了 HDL-C 与 TC 的比例，并随实验期的延长这种作用更加明显[5]。为期 2 个月的人群实验在适当控制了高 CHO 的合理膳食的基础上，每日服用约 9 g 紫草油，基本反映了它的降 CHO 及相对升高 HDL-C 的作用[5]。

3. 抗炎及止血 林建峰等进行的在预先给予以紫草为君药的复方制剂（如紫云金等）或紫草提取物的动物中进行二甲苯、巴豆油致耳郭肿胀实验，角叉菜胶性足肿胀及小鼠腹腔毛细血管通透性实验，包埋异物诱发肉芽肿实验和断尾止血时间实验说明：紫草具有抗炎、抑制急性炎症的渗出和止血等作用[5]。

4. 抗肿瘤 Jiang 等[6]运用 MTT 比色法检测新疆紫草素对人大肠癌细胞株 CCL229 的增殖抑制作用，用 DNA 琼脂糖凝胶电泳、流式细胞术（FCM）及脱氧核糖核苷酸末端转移酶介导的原位末端标记法（TUNEL）检测新疆紫草素对 CCL229 细胞的诱导凋亡效应。结果显示新疆紫草素能够抑制 CCL229 细胞增殖诱导凋亡，并且呈浓度相关性。刘梅青发现紫草水、醇提取物均对角质形成细胞有诱导凋亡的作用，醇提取物显著优于水提水提物。通过对小鼠胶质瘤细胞 C6、人舌鳞癌细胞 Tca-8113 和人宫颈癌细胞 HeLa 的体外生长抑制实验发现，新疆紫草素对细胞生长具有明显的抑制作用[5]。促进肿瘤细胞凋亡是重要的抗肿瘤机制之一，其分子机制为促使拓扑异构酶 I-DNA 断裂复合物的形成，并延长半衰期，最终 DNA 链断裂[5]。

5. 抑菌 王文杰等[7]对软紫草、黄花软紫草、紫草、滇紫草、露蕊滇紫草、密花滇紫草 6 个品种进行体外抑菌实验，各紫草水、醇提液倍比稀释后接种金黄色葡萄球菌液，37℃培养 24 h 后测各药液最低抑菌浓度。结果：6 种紫草均有抑制作用，水提液优于醇提液，软紫草作用最强。

【降糖量效】

大剂量 紫草入煎剂 30 g。可用于糖尿病并发湿疹，以达到凉血活血、清热解毒透疹的功效。

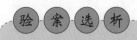

紫草大剂量验案[8]

杜某，男，74 岁，2014 年 12 月 25 日初诊。

初诊：因血糖升高 1 年余，皮肤瘙痒半个月就诊。1 年前体检时发现空腹血糖 9.2 mmol/L，未治疗。半个月前无明显诱因出现全身皮肤瘙痒，难以忍受，影响睡眠。5 日前至当地医院就诊，诊断为湿疹，予以二甲双胍、马来酸氯苯那敏片、西咪替丁片、维生素 C 片及复方甘草酸苷胶囊口服治疗，但仍觉瘙痒难耐。既往有冠心病病史 20 余年。刻下：全身皮肤瘙痒，难以忍受，大片抓痕，口干，全身皮肤泛发红斑、丘疹，色暗红，双手掌色红伴鳞屑，皮损面积约 2 000 cm²，睡眠差，舌暗红，苔白厚腻，舌下脉络增粗，脉弦数。检查：空腹血糖 9.8 mmol/L。身高 168 cm，体重 70 kg，BMI 24.8 kg/m²。

中医诊断：消渴；湿疮；证属湿热交蒸，热入血分。

西医诊断：2 型糖尿病，冠心病，慢性湿疹。

治法：清热凉血，祛风止痒。

处方：犀角地黄汤加减。

水牛角 30 g	生地黄 30 g	白芍 15 g	牡丹皮 20 g
紫草 30 g	蒺藜 30 g	茜草 15 g	墨旱莲 30 g
防风 15 g	乌梅 15 g	五味子 15 g	蛇床子 15 g
生甘草 15 g	蝉蜕 15 g		

4 剂，水煎服，每日 1 剂，早中晚分服。

另予糖足煎剂加减（由黄芪、当归、鸡血藤、川芎、忍冬藤、乳香、没药等药组成）外用泡手，2 次 / 日。同时予口服复方甘草酸苷片、白芍总苷胶囊等调节免疫、抗组胺；行手部鳞屑真菌培养以明确手部有无真菌感染。

二诊（2014 年 12 月 29 日）：用药后全身皮肤瘙痒较前明显好转，因外感风寒后感头重、全身乏力，偶咳嗽，感视物模糊，全身皮肤泛发红斑、丘疹较前减少，双手掌色红、鳞屑消失，皮损面积约 1 800 cm²，睡眠可。辅助检查：糖化血红蛋白 8.7 %，空腹血糖 8.62 mmol/L，餐后 1 h 血糖 15.53 mmol/L，餐后 2 h 血糖 14.7 mmol/L。胰岛素释放试验：空腹 7.27 mU/L，1 h 43.35 mU/L，2 h 42.62 mU/L，3 h 26.72 mU/L。血常规示嗜酸性粒细胞 1.26×10⁹/L，嗜酸性粒细胞百分比 23.9 %。尿常规示酮体±。LDL-C 3.42 mmol/L。双手掌鳞屑真菌涂片及培养未查见真菌。动脉彩超示双侧颈总动脉分叉处、颈内动脉起始段及右侧颈外动脉起始段斑块形成，双侧下肢动脉斑块形成伴左侧股总动脉轻度狭窄。治疗上加用皮下注射赖脯胰岛素三餐前 6 U、甘精胰岛素睡前 14 U 控制血糖，口服阿托伐他汀 20 mg，稳定斑块。中药在上方基础上加白鲜皮 15 g，地骨皮 30 g，6 剂。糖足煎剂加减泡手同前。

三诊（2014 年 1 月 5 日）：患者诉偶有瘙痒，晨起耳鸣，视物模糊，睡眠佳，全身泛发红斑、丘疹明显消退，有少量新发丘疹，皮损总面积约 1 300 cm²，舌质由暗红转为淡红，舌苔从白厚腻渐至薄白腻，舌下脉络增粗，脉弦。岳仁宋教授指出患者机体血热已清十之六七，湿邪渐化，中病即止；耳鸣、视物模糊均由肝经气血失调、瘀滞耳蜗目窍所致，故去水牛角、生地黄、白芍，减轻清热凉血之功，加用通气散调气行血、解郁开闭。处方：牡丹皮 15 g、紫草 30 g、茜草 15 g、墨旱莲 30 g、乌梅 15 g、五味子 15 g、蛇床子 15 g、生甘草 25 g、蝉蜕 15 g、白鲜皮 15 g、地骨皮 15 g、柴胡 15 g、川芎 15 g、香附 15 g、石菖蒲 10 g、地肤子 15 g，3 剂。糖足煎剂加减泡手同前。

四诊（2014 年 1 月 8 日）：症状基本同前，全身散在红斑、丘疹，无新发丘疹，皮损总面积约 800 cm²，舌淡红，苔薄白腻，舌下脉络增粗，脉沉弦。空腹血糖 7.0 mmol/L，餐后 2 h 血糖 8～10 mmol/L。处方：上方去通气散，加花椒 5 g、黄连 15 g、炒栀子 10 g、生地黄 30 g，共 14 剂。患者症状、体征基本消失，血糖控制良好，纳眠佳，好转出院。

按：本案患者素体肥胖，喜食肥甘厚味，且久居湿地，即薛生白《湿热病篇》所载："太阴内伤，湿饮停聚，客邪再至，内外相引，故病湿热。"湿热损伤脾胃，运化失司，水湿内聚，加之风湿热邪外袭人体，气机郁滞，内不得疏泄，外不得透达；且湿为阴邪，重着黏滞，湿热郁蒸过久，热重于湿，热邪深入血分，血分热邪炽盛，血络损伤，离经妄行，血溢于肌肤而出现斑疹密布全身；离经之血阻滞于肌肤，局部失于濡养则瘙痒；热邪灼伤阴津、湿盛困脾致津液失于输布不能上承于口，则见口干；舌脉均为一派湿热交蒸，热入血分之象。故辨证为湿热交蒸，热入血分。热邪炽盛于血分，湿邪氤氲于气分。叶天士曰："入血就恐耗血动血，直须凉血散血。"薛生白曰："大进凉血解毒之剂，以就阴而泄邪，邪解而血自止矣。"早期岳仁宋教授选用犀角地黄汤加减，取其凉血清热解毒之功，以达凉血之目的。方中用水牛角代犀角以清心凉血、解血分热毒；生地黄凉血养阴，与水牛角相配凉血止血、滋阴养血；白芍配牡丹皮清热凉血、清热凉血、活血散瘀。《医宗金鉴》记载："此方虽曰清火，而实滋阴；虽曰止血，而实去瘀，瘀去新生，阴滋火熄，可为探本穷源之法也。"配伍燥湿祛风、滋阴润燥之品共奏清热凉血、祛风止痒之功，大剂量紫草配伍意在凉血活血。然清凉到十之六七，患者热退、斑疹渐消，不可过于寒凉，恐寒凉太过阳气衰微；后期投以多皮饮、过敏煎、二至丸合通气散加味，邪去而正安。同时外用糖足煎剂以温阳利湿、活血通络为治法治疗糖尿病手部病变，泡手 4 剂后双手掌皮色正常、鳞屑消失。岳仁宋教授指出，本病需警惕湿邪重浊黏滞，难以骤化，与热相合，如油入面，蕴蒸胶着，缠绵难解，病势缠绵，病程较长，在热势减退后谨防"死灰复燃"。故嘱患者忌辛辣、肥甘之品，规律使用降糖药物控制血糖，坚持门诊随访，以防湿疹"卷土重来"。

| 参考文献 |

［1］ 阴健,郭力弓.中药现代研究与临床应用 I［M］.北京:学苑出版社,1993:634.

［2］ 江苏新医学院.中药大辞典［S］.上海:上海科技出版社,1986:245.

［3］ 顾关云.从紫草根分得低血糖活性的聚糖:Lithospermans A、B和C［J］.国外医学·药学分册,1985,12（6）:368.

［4］ Zhang H Z, Liao M C, Guo J X. Chemical and pharmacological research progress of Chinese drug "zicao"［J］. Nat Prod Res, 2002, 14（1）: 74–79.

［5］ 梅拉·哈万,单丽娟.中药紫草的临床应用探讨［J］.新疆中医药,2012,30（3）:97–101.

［6］ Jiang Y L, Song J D. Apoptotic induction of Xin jiang shikonin on human colorectal cancer CCL229 cell［J］. Chin J Cancer, 2001, 20（12）: 1355–1358.

［7］ 王文杰,白金叶,刘大培,等.紫草素抗炎及对白三烯B4生物合成的抑制作用［J］.药学学报,1994,29（3）:161–165.

［8］ 甘丽,岳仁宋,杨蔚,等.岳仁宋辨治2型糖尿病合并慢性湿疹验案举隅［J］.湖南中医杂志,2016,32（5）:128–130.

地　榆

【本草记载】

1.《神农本草经》 地榆味苦微寒。主妇人乳痓痛,七伤带下病,止痛。除恶肉,止汗,疗金创。

2.《本草经集注》 地榆,味苦、甘、酸,微寒,无毒……今近道处处有,叶似榆而长,初生布地,而花子紫黑色如豉,故名玉豉。一茎长直上,根亦入酿酒。道方烧作灰,能烂石也。乏茗时,用叶作饮,亦好。

3.《本草图经》 地榆今处处有之。宿根三月内生苗,初生布地,茎直,高三、四尺,对分出叶,叶似榆少狭,细长,作锯齿状,青色七月开花,如甚子,紫黑色根外黑里红,似柳根。二月八月采,暴干。

4.《滇南本草》 赤地榆,一名万两金。味苦、微涩、酸,性微寒。止面寒、背寒、肚腹痛、日久大肠下血,七天后赤白痢症。

5.《开宝本草》 味苦、甘、酸,微寒,无毒。止脓血,诸瘘恶疮,热疮,消酒,除消渴,补绝伤,产后内塞,可作金疮膏。

【历代论述】

1.《名医别录》 地榆,味甘,酸,无毒止脓血,诸瘘,恶疮,热疮,消酒,除消渴，补绝伤，产后内塞。可作金疮膏。生桐柏及冤句。二月、八月采根，暴干。

2.《药性论》 味苦，平。能治产后余瘀疹痛，七伤。治金疮。止血痢蚀脓。

【名家经验】

1. 李杲 治胆气不足。

2. 李时珍 《本草纲目》云："地榆，除下焦热，治大小便血证。止血，取上截切片炒用，其梢则能行血，不可不知。"

3. 杨士瀛 诸疮痛者加地榆，痒者加黄芩。

【现代药理】

1. 降血糖 地榆黄酮和地榆鞣质均是优良的 α- 葡萄糖苷酶抑制剂，地榆是良好的降糖药物来源 [1]。

2. 止血 研究表明，地榆可使出血、凝血时间缩短，而去除鞣质后该作用消失，故认为其止血作用与鞣质有关。另外，地榆中的鞣质及其多元酚对纤维蛋白溶酶有强的抑制作用。地榆成分 3, 3′, 4- 三 -O- 甲基没食子酸有止血作用 [1]。

3. 抗炎 研究表明，地榆对大鼠甲醛性足肿胀、前列腺素 E_1 引起的大鼠皮肤微血管通透性增加、大鼠棉球肉芽肿等均有抑制作用。地榆抗炎作用的有效成分为 3, 3′, 4- 三 -O- 甲基没食子酸。小鼠耳部涂抹地榆鞣质 4 mg 可显著抑制巴豆油诱发的耳郭肿胀，口服此化合物 1 g/(kg·d)，连续 4 日也可有效抑制巴豆油诱发的耳郭肿胀 [1]。

4. 促进伤口愈合 研究表明，地榆对大鼠背部皮肤伤口有显著促进伤口早期愈合作用。外用炒地榆粉对烫伤有显著疗效，可使渗出减少、组织水肿减轻，感染与死亡率降低，并使恢复加速。实验证明，地榆中儿茶类鞣质的疗效远不如地榆，而地榆的收敛作用比地榆中儿茶类鞣质要小得多 [1]。

5. 抗菌 体外实验表明地榆对大肠埃希菌、宋内痢疾杆菌、变形杆菌、伤寒杆菌、副伤寒杆菌、铜绿假单胞菌、霍乱弧菌、结核杆菌、脑膜炎奈瑟菌等有抗菌作用；地榆的乙醇浸液，在试管内对大肠埃希菌、枯草杆菌和金黄色葡萄球菌有抑制作用。曾发现地榆有抗噬菌体作用，能灭活噬菌体且抑制噬菌体在菌体内繁殖，但并不阻止噬菌体与细菌吸附 [1]。

6. 镇吐 研究发现，地榆镇吐效果与肌内注射氯丙嗪相仿；但不能抑制阿扑吗啡引起的犬呕吐反应 [1]。

7. 其他 体外实验发现地榆对人宫颈癌 JTC-26 株有抑制作用。雌性小鼠或豚鼠口服地榆饲料，可致性周期延长，这一作用与脑垂体促性腺激素无明显关系。小鼠口服地榆鞣质可明显对抗氨基比林合并亚硝酸钠引起的急性肝损伤 [1]。

【降糖量效】

常规剂量 地榆入煎剂 15 ~ 30 g。适用于糖尿病下焦阴虚症状。常配知母、地骨皮坚下焦之阴而除热。

验 案 选 析

地榆常规剂量验案[2]

于某，男，53 岁，干部，1989 年 5 月 13 日初诊。

初诊：口渴多饮，每日饮水 6 瓶，多食易饥，饮一溲一已 2 年余，经多方求治，其效不佳，求余诊治。刻下：三消症俱现，体重减轻，头晕乏力，不能坚持工作，舌质红，苔薄黄，脉细弱。曾服苯乙双胍及胰岛素等治疗并控制饮食，能暂缓症状，但停药即发。

中医诊断：消渴；证属脾阴不足。

西医诊断：糖尿病。

治法：滋阴清热，生津止渴。

处方：三消汤加减。

生地黄 30 g	山药 30 g	补骨脂 30 g	芡实 30 g
酒大黄 30 g	地榆炭 30 g	地骨皮 3 g	天花粉 25 g
石斛 25 g	知母 25 g	沙参 15 g	麦冬 15 g
泽泻 15 g	五味子 10 g		

水煎服，每日 1 剂，早晚分服。

同时用芡实米 30 g、莲子米 30 g、怀山药 50 g、高粱米 120～150 g、花生米 30 g，煮成烂粥，早晚 2 次服。另用石膏 75 g、淡竹叶 30 g、半枝莲 30 g、鲜芦根 150 g，煮沸 10 min 后，晾凉当茶饮。连续服药 46 剂，尿糖±，饮食正常，嘱其继续服用药粥 1 日 3 次及药茶 2 个月，随访 3 年未见复发。

按：近年来，曹家辉医生应用上法加减治疗脾阴不足型三消症 35 例，治愈 29 例，有效 4 例，总有效率达 94.3 %。若饥渴甚者加石膏 150～200 g、黄连 10～12.5 g，气虚者加人参 10～12.5 g、黄芪 35～55 g；阴损及阳者加熟附子 10～12.5 g、肉桂 3.5～4 g。张锡纯认为，三消症是脾阴不足所致，生地黄、怀山药大补脾阴，故重用之；天花粉、麦冬善消上、中二焦之热而止渴；石斛降中焦之火而益胃；常规剂量的地榆炭泄热止血，合知母、地骨皮坚下焦之阴而除热，沙参、麦冬滋养肺胃；泽泻利水导热浊；五味子、补骨脂、芡实、酒大黄炭敛阴生津。

| **参考文献** |

［1］　王伟伟.中药口服液防治鸡柔嫩艾美耳球虫病效果的研究［D］.咸阳：西北农林科技大学，2009.

［2］　曹家辉.脾阴不足证治举隅［J］.长春中医学院学报，1994，10（3）：27.

地 锦 草

【本草记载】

1.《嘉祐本草》 地锦草，辛平，归肝、大肠经；主通流血脉，亦可用治气；生近道田野，出滁州者尤良，茎细弱蔓延于地，茎赤，叶青紫色，夏中茂盛，六月开红花，结细实，取苗子用之。

2.《本草汇言》 地锦，凉血散血，解毒止痢之药也。善通流血脉，专消解毒疮。凡血病而因热所使者，用之合宜。设非血热为病，而胃气薄弱者，又当斟酌行之。

3.《本草图经》 味辛，无毒，主通流血脉，亦治气。其苗叶细弱，作蔓遍地，茎赤，叶青赤，中夏茂盛，六月开红花，结实。

4.《本草纲目》 地锦草，主治赤白痢。用地锦草洗净、晒干，研为末，米汤送服一钱。妇女血崩。用嫩地锦草蒸熟，加油、盐、姜调食，并喝一、二杯送下。地锦草阴干，研为末，姜、酒调服一、二钱，一服即可止崩。小便血淋，用地锦草加水捣服。刀伤出血不止，用地锦草捣烂涂上。风疮癣疥，血见愁草同满江红草一起捣成末，敷患处。趾间鸡眼，先割破，令出血，用地锦草捣烂敷上，甚效。

【历代论述】

1.《医宗要旨》 地锦草、婆罗子、兔肉、大蓟、石菖蒲、丝瓜子、山茶花、白芥子均分类为催吐剂类药物。

2.《名医别录》 主心气，女子阴疝血结。

3.《品汇精要》 主调气和血。

4.《植物名实图考》 奶花草，田塍阴湿处皆有之。形状似小虫儿卧单，而茎赤、叶稍大，断之有白汁。同鲢鱼煮服，通乳有效。

【名家经验】

1. *颜德馨* 地锦草治消渴之用，临床用量常达 30～60 g 亦可将新鲜地锦草泡茶长期饮用。

2. *颜乾麟* 主张健运脾胃为要，喜用苍术、地锦草药对，苍术可恢复脾之运化散精功能，减轻胰岛素抵抗。地锦草既可助苍术等清热燥湿药物清泄热邪，又可与其他调气活血药配伍，祛除瘀结、活血通脉，是预防糖尿病患者久病后络生瘀血的有效药物。

3. *查少农* 地锦草为万能止血药，可以用于多种出血症，其中以"斑地锦"（叶上有紫斑者）止血作用最强，常以地锦草配荠菜或白茅根治疗尿血；配马兰治疗血小板减少性紫癜；配益母草治疗功能性子宫出血；配墨旱莲治疗外伤出血；配地榆治疗大便下血，配白及治疗肺或胃出血等，常常药到病除。

【现代药理】

1. **降血糖**　高脂饮食的 2 型糖尿病 KK-Ay 小鼠模型，灌胃给予地锦草水提取物，可使小鼠血清 TNF-α、IL-6 及瘦素（LEP）的水平降低，脂联素（ADPN）的水平升高，改善 KK-Ay 小鼠胰岛素抵抗，可能与影响炎症因子及脂肪因子的水平有关[1]。地锦草水提液降低糖尿病小鼠的血糖，可能是通过保护胰岛 β 细胞、减轻其损伤及增加胰岛素分泌来实现[2]。

2. **抗氧化活性及对 α- 葡萄糖苷酶的抑制**　对斑地锦、地锦草提取液抗氧化活性的研究结果显示：当提取液含量均为 1 mg/mL 时，两者对超氧阴离子的清除率分别为 54 %、56 %；10 mg/mL 时，对羟自由基的清除率分别为 89 %、92 %。地锦草总黄酮对 α- 葡萄糖苷酶有强抑制活性，IC_{50} 为 1.073 mg/mL[3]。

3. **保肝**　采用小鼠肝损伤模型，灌胃给予斑地锦的正丁醇萃取物，结果 ALT、TG、AST、TC、MDA 的水平降低，SOD、谷胱甘肽的水平升高；肝组织中 NF-κB、TNF-α 基因的 mRNA 表达降低，病理损伤程度减轻；萃取物在 1 ～ 10 μg/mL 内对乙酰氨基酚诱导的 HepG2 细胞损伤有保护作用[4]。

4. **抗肿瘤及促进血管生成**　通过皮下接种肝癌 H22 细胞建立小鼠肝癌模型，灌胃给予地锦草水提取物，肿瘤组织中 NF-κB、TNF-α、VEGF mRNA 和蛋白质表达下降，肝癌小鼠瘤重减轻，其机制可能与减少肿瘤新生血管的生成、减弱肿瘤组织的炎症因子表达有关[5]。地锦草水提取物的抗肿瘤机制可能与抑制 H22 荷瘤小鼠的肿瘤组织 VEGF 和 MPP-3 蛋白的表达有关[6]。

【降糖量效】

1. **小剂量**　地锦草入煎剂 9 ～ 15 g。清热解毒，活血通脉，适用于糖尿病中晚期，兼夹湿邪、瘀血等病理产物。地锦草与苍术配伍，既可助苍术等清热燥湿药物清泄热邪，又可与其他调气活血药配伍，祛除瘀结、活血通脉，是预防糖尿病患者久病后络生瘀血的有效药物。

2. **常规剂量**　地锦草入煎剂 16 ～ 29 g。适用于糖尿病早中期，地锦草配伍地骨皮，地锦草清热解毒，活血通脉，地骨皮味甘性寒，能清热生津，善治消渴饮水不止。长期应用还可降脂。

3. **大剂量**　地锦草入煎剂 30 ～ 60 g。意在清热凉血，活血散结，适用于内热燔盛，血热妄行。新鲜地锦草泡茶亦可长期饮用。

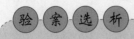

1. 地锦草小剂量验案[7]

患者，男，工人，2015 年 11 月 17 日初诊。

初诊：患者 2012 年体检时发现空腹血糖 9.8 mmol/L，餐后 2 h 血糖 16.0 mmol/L，遂测糖化血红蛋白 8.6 %，后至宣城市人民医院住院治疗，予以胰岛素泵强化降糖，出院后自诉血糖控制可，仅以饮食和运动治疗，未服用药物及胰岛素。2015年10月因口干多饮明显，再至当地医院就诊，测空腹血糖10.7 mmol/L，餐后2 h血糖20.2 mmol/L，予以二甲双胍（500 mg，每日1次）控制血糖至今。刻下：口干多饮，食欲亢进，右侧肢体麻木，双下肢时有乏力，平素活动后汗出明显，纳寐可，夜尿1～2次，小便未见泡沫，大便正常。舌偏红，苔黄腻，脉弦滑。空腹血糖10.8 mmol/L，餐后2 h血糖18.6 mmol/L。患者既往有高血压病史5年余，现服用苯磺酸左旋氨氯地平片1片，每日1次，膀胱癌术后3年余，目前复查未见任何异常。

中医诊断：消渴；证属燥热瘀结。

西医诊断：2型糖尿病。

治法：清热润燥，活血化瘀，生津止渴。

处方：

知母 10 g	地锦草 15 g	地骨皮 15 g	生石膏 30 g（先煎）
川连 6 g	鬼箭羽 15 g	地龙 10 g	生地黄 15 g
石斛 15 g	黄芪 30 g	丹参 15 g	炙甘草 3 g

14剂，水煎服，每日1剂，早晚分服。

嘱患者控制饮食，正常运动。

二诊（2015年12月1日）：患者服上药后，口干多饮有所好转，下肢乏力减轻，肢体麻木自诉改善不显，结合舌淡苔薄黄，脉细弦，空腹血糖8.9 mmol/L，遂调方如下：原方去地龙，加僵蚕10 g，鸡血藤15 g，继服14剂。

三诊（2015年12月15日）：患者诉口干多饮明显好转，食欲亢进减轻，肢体麻木不显，精神明显好转，空腹血糖7.8 mmol/L，舌淡，苔薄黄，脉细弦，嘱原方加苍术10 g、麦冬15 g、天花粉15 g，继续清热活血，养阴生津。服用3个月，巩固疗效，嘱其平素注意糖尿病低盐低脂饮食，适当运动，练习八段锦强身健体。

后随访患者，一直服用中药，未见明显不适，自觉精神状态佳，自诉现空腹血糖5～7 mmol/L，餐后2 h血糖7～9 mmol/L。

按：汪悦教授结合全国名老中医汪履秋教授的"二地苦青汤"及自己多年的临床经验，将地锦草和地骨皮运用于糖尿病的治疗中，结合降糖名方"白虎汤"而成"白虎二地汤"（由生石膏、知母、地锦草、地骨皮、黄连、鬼箭羽6味药物组方而成），临床取得良好疗效。方中用小剂量地锦草清热解毒，活血通脉；地骨皮味甘性寒，能清热生津，善治消渴饮水不止。本案患者初诊时已有糖尿病病史4年余，并可见并发症相关症状，结合舌脉，考虑体内燥热偏盛，而又有伤津伤阴之象，故开始予以清热润燥，养阴生津。服药后症状减轻，随其每次就诊症状加减，灵活用药。

2. 地锦草常规剂量验案[8]

王某，男，40岁，1988年12月6日初诊。

初诊：多食善饥，烦渴引饮，形体瘦弱，夜尿如脂，面色黧黑，耳轮焦干，倦怠乏功，腰膝酸软，大便秘结，病已5月余，曾服西药甲苯磺丁脲片和中药消渴丸未效。舌淡苔薄，脉沉细无力。查空腹血糖15 mmol/L，尿糖++++。

中医诊断：消渴；证属气阴两虚，郁热内生。

西医诊断：糖尿病。

治法：清热益气养阴。

处方：

太子参15 g	黄芪20 g	生地黄30 g	天花粉20 g
泽泻10 g	怀山药30 g	石斛30 g	山茱萸10 g
生薏苡仁20 g	地骨皮20 g	僵蚕20 g	地锦草20 g
肉桂2 g（后下）			

水煎服，每日1剂，早晚分服。

上方连服20余剂，兼服消渴丸，患者病情逐渐好转，4次检验尿糖均为阴性，血糖降至6.67 mmol/L，调理数日出院。

按：本案患者病延日久，病情错综复杂，少阴不藏，肾气独沉；精微下流，气阴被耗。治疗当重在益气养阴，用肉桂旨在"阳中求阴"，亦寓有反佐之意，地骨皮清虚热疗消渴，生薏苡仁清热除湿，僵蚕降脂降糖。常规剂量地锦草合地骨皮、僵蚕为徐景藩教授治疗糖尿病常用之品，此方常规剂量地锦草清热活血消脂，配合他药共奏治疗之效。

3. 地锦草大剂量验案[9]

陈某，男，76岁，2012年11月13日初诊。

初诊：患者有糖尿病病史多年，长期服用降糖西药，但血糖仍控制不佳，空腹血糖8～9 mmol/L，餐后血糖15～16 mmol/L。刻下：形体消瘦，神疲乏力，口干口黏，头晕阵发，头皮及背部瘙痒，胃纳一般，尿黄，便结，脉小弦。舌红苔薄黄腻、根部苔剥。

中医诊断：消渴；证属湿热内蕴，气阴两伤。

西医诊断：糖尿病。

治法：化湿清热，益气育阴。

处方：

生黄芪30 g	生地黄30 g	黄连5 g	黄芩10 g
肉苁蓉15 g	黄柏6 g	苍术10 g	白术10 g
徐长卿15 g	麦冬10 g	玄参15 g	天花粉10 g

| 地锦草 30 g | 桂枝 5 g | 赤芍 15 g | 白芍 15 g |
| 枳实 10 g | 厚朴 10 g | | |

14 剂，水煎服，每日 1 剂，早晚分服。

二诊（2012 年 11 月 28 日）：查空腹血糖 6.8 mmol/L，餐后血糖 10.2 mmol/L，神疲乏力好转，偶有头晕，头皮瘙痒减轻；尿色转淡，大便转畅，脉弦，舌红苔薄黄、剥苔消失。后原方加减治疗 3 个月余，诸症明显缓解，空腹及餐后血糖恢复正常，病情稳定。

按：本案为老年患者，糖尿病日久不愈，湿热之邪蕴结已成气阴两虚之体。神疲乏力乃中气受损之象，必用生黄芪大补中气，佐以苍术、白术健脾燥湿，枳实、厚朴行气化湿，以助脾之散精；合增液汤（玄参、麦冬、生地黄）以滋阴润肠；又以三黄（黄连、黄芩、黄柏）、徐长卿清热燥湿、苦寒救阴，谓"清一分热即救一分阴"之意；重用地锦草合赤芍、白芍以达到清热活血散结之功；取少量桂枝温通阳气，以化湿浊，可得"离照当空，阴霾自消"之效。此方大剂量地锦草意在助他药清泄热邪，尚可预防糖尿病患者久病后络生瘀血。

| 参考文献 |

［1］　王琳琳,富宏,黎巍威,等.地锦草改善2型糖尿病模型KK-Ay小鼠胰岛素抵抗的机制研究［J］.中国中药杂志,2015,40（10）:1994-1998.

［2］　周志愉,谢斌,王晓敏.地锦草水提液对糖尿病小鼠的降血糖作用［J］.南昌大学学报（医学版）,2014,54（6）:5-7,11.

［3］　侯静,黎理,蔡毅.地锦草组药用植物的研究进展［J］.华西药学杂志,2020,35（2）:218-224.

［4］　刘静.斑地锦正丁醇萃取物对小鼠肝损伤的保护作用及其化学成分研究［D］.武汉:湖北中医药大学,2017.

［5］　胡建新,席晓甜,王晓敏,等.地锦草调控NF-κB/VEGF信号通路抑制肿瘤血管生成的机制［J］.中国实验方剂学杂志,2018,24（23）:165-170.

［6］　邹志坚,刘海云,高增光,等.地锦草水提液对H22荷瘤小鼠生长抑制及其机制探讨［J］.中华肿瘤防治杂志,2014,21（12）:903-908.

［7］　娄妍,汪悦.汪悦教授治疗2型糖尿病思路探析［J］.四川中医,2016,34（11）:7-9.

［8］　金长禄.徐景藩教授治案二则［J］.江苏中医,1990（2）:17.

［9］　曹振东,胡琪祥,韩天雄,等.颜乾麟从"湿热"论治糖尿病经验撷英［J］.上海中医药大学学报,2014,28（3）:1-3,117.

玉 米 须

【本草记载】

《滇南本草》 宽肠下气。治妇人乳结，乳汁不通，红肿疼痛，怕冷发热，头痛体困。

【历代论述】

1.《现代实用中药》 为利尿药，对肾脏病、浮肿性疾患、糖尿病等有效。又为胆囊炎、胆石、肝炎性黄疸等的有效药。

2.《四川中药志》 清血热，利小便。治黄疸，风热，出疹，吐血及红崩。

3.《岭南采药录》 和猪肉煎汤治糖尿病。又治小便淋沥砂石，苦痛不可忍，煎汤频服。

【名家经验】

1. 邓铁涛 玉米须还具有降血糖之良效，可用于治疗糖尿病，在治疗糖尿病属脾肾气阴两伤时常用六味地黄丸加玉米须、黄芪、仙鹤草，共奏滋养脾肾、益气养阴、降糖止渴之效，对中老年消渴患者及糖尿病性末梢神经炎治疗效果尤为明显[1-3]。

2. 孙学全 玉米须平肝利胆、利尿消肿，能降血糖、降血脂、保肝[4]。

3. 梁晓春 糖尿病肾病，若以水肿为重者，用玉米须等药物可淡渗利湿，助肾以利水[5]。

【现代药理】

1. 控制血糖 Chen 等[6]通过体外实验发现玉米须多糖对 α- 葡萄糖苷酶的活性具有显著的抑制作用。Chang 等[7]的研究发现玉米须提取物可清除细胞内应激性活性氧，促进胰岛素合成、葡萄糖激酶等相关基因的表达以提高胰岛细胞的活力进而降低血糖。杨灵玲等[8]发现玉米须多糖可促进血糖的利用，其机制为促进肝糖原的合成进而降低小鼠的血糖。盛丽[9]通过对 2 型糖尿病模型小鼠的研究表明玉米须提取物可显著降低小鼠的空腹血糖和提高其糖耐受性。高莹等[10]的网络药理学研究发现了玉米须提取物对糖尿病治疗的 8 个潜在靶点，表明玉米须提取物可通过胰岛素受体、蛋白激酶 B1、CAMP 激活的催化亚基 α（PRKACA）及腺苷酸活化蛋白激酶（AMPK）等途径参与糖尿病的干预。孙秋等[11]的研究发现玉米须提取物可通过降低 IL-6、CRP、TNF-α 等炎症因子以缓解糖尿病。

2. 降血脂 刘平[12]通过高脂血症小鼠模型探究了玉米须黄酮类化合物对血脂的干预，结果显示饲喂处理后小鼠血清中 TC、TG 含量均显著下降，而 HDL-C 含量升高，表明玉米须黄酮类化合物具有显著的降血脂功效。杨夏等[13]通过胆酸盐结合试验及高血脂小鼠模型验证了玉米须多糖对血脂的影响，结果显示玉米须多糖可降低模型小鼠的血脂。

3. 保肝护肾 张百明等[14]在对胆管结扎致急性胆汁淤积性肝损伤模型的研究中发现玉米须提取物可降低大鼠血清中直接胆红素和 ALT 的含量，显著改善肝内胆汁淤积引起的肝病。昌友权等[15]利用小鼠探究发现玉米须多糖可抑制血清中 ALT、AST、乳酸脱氢酶的活性及抑制 MDA 的生成和促进谷胱甘肽的合成以缓解四氯化碳引起的肝损伤。Saheed 等[16]发现玉米须提取物可通过其抗氧化活性缓解肝损伤。蒲昭和[17]统计的数据表明玉米须提取物不仅可促进排尿还可消除水肿。

4. 抗氧化 张理平等[18]和 Liu 等[19]均发现玉米须黄酮类化合物可清除 DPPH·、O_2^-·和 OH·等。Yang 等[20]的研究表明玉米须提取物中槲皮素与山奈酚可提高细胞的抗氧化能力。赵强等[21]通过比色法分别测定了玉米须黄酮对 DPPH·、O_2^-·和·OH 的清除率，数据表明其半清除率分别为 0.057 mg/mL、0.56 mg/mL 及 0.38 mg/mL。刘军[22]通过体外实验验证了玉米须黄酮类化合物可较好地清除 DPPH·，也发现了该类化合物的还原性和金属离子螯合能力较强。赵鹤鹏等[23, 24]以 OH·、DPPH·、总还原能力为体外抗氧化评价体系，维生素 C 为阳性对照，分别研究了玉米须粗多糖、单体多糖 PSM2 与 PSM1 的抗氧化活性。结果显示，上述样品在一定浓度范围内对自由基均具有清除能力，对 Fe^{3+} 具有还原力，且呈量效关系；抗氧化活性依次为维生素 C > 粗多糖 > 单体多糖 PSM2 > 单体多糖 PSM1。

5. 抗癌 马虹等[25]通过体外对人肿瘤细胞株进行研究发现玉米须提取物对人胃癌细胞（SGC）和白血病细胞（K562）的存活及增殖具有抑制作用，其抑制率分别为 90.7 % 和 63.3 %。朱亮等[26]的研究表明玉米须多糖可抑制 HepG2 在体外的生长，多糖浓度达 44 mg/mL 时抑制率达到 18.3 %，且其抑制率与浓度呈正相关。Yang 等[27]通过 H22 肝癌荷瘤小鼠模型实验证明玉米须多糖可通过促进细胞因子产生、提高白细胞含量及升高脾脏和胸腺指数等途径抑制小鼠体内的癌细胞，使其平均存活指数提高超过 3 倍。Lee 等[28]发现玉米须提取物可抑制 ERK 和蛋白激酶 B 活性所必需的磷酸化，也可通过促进癌细胞 DNA 的断裂、线粒体膜电位的去极化等促进线粒体依赖性细胞凋亡以抑制癌细胞的生长。

【降糖量效】

1. 小剂量 玉米须入煎剂 8 ~ 15 g。玉米须 8 g 可用于治疗冠心病心绞痛合并糖尿病[29]；10 g 可显著降低 2 型糖尿病患者的血糖水平，改善临床症状，可用于胰岛素抵抗[30]、气阴两虚夹瘀型糖尿病肾病[31]、老年 2 型糖尿病气阴两虚兼血瘀[32]；12 g 可用于早期糖尿病肾病水肿患者[33]；15 g 可用于治疗糖尿病肾病[34-37]、慢性肾盂肾炎[38]，有活血消肿、利水消肿、益气养阴润燥等功效，并可进一步降低尿微量白蛋白的排泄[39]。

2. 常规剂量 玉米须入煎剂 16 ~ 30 g。具有益阴通脉、滋阴润燥的作用[4]，起到利尿通淋、祛湿邪的功效[40-42]，治疗糖尿病肾病蛋白尿有确切疗效[43]。能明显改善糖尿病肾病Ⅲ期患者的血糖、糖化血红蛋白、血清胱抑素 C 等实验指标及中医证候，为干预糖尿病肾病的有效方药[44]。20 g 玉米须可用于早期糖尿病肾病[45]、糖尿病肾病Ⅳ期[46]、糖尿病肾病少阴证[47]、气阴两虚型 2 型糖尿病[48]。30 g 可与黄芪、天花粉等组成平糖方，用以治疗糖尿病疗效显著[49]。

3. 大剂量　玉米须入煎剂 30 g 以上，多为 50～60 g。糖尿病患者用大剂量玉米须清热利尿、降压利胆、平肝和胃[50, 51]。50 g 有很好的降糖作用[52]；60 g 可很好控制 2 型糖尿病早期肾损害[53]。

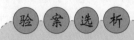

1. 玉米须小剂量验案[5]

郑某，女，24 岁，2017 年 12 月 13 日初诊。

初诊：患者于 2015 年孕期发现血糖升高，空腹血糖 7.1 mmol/L，餐后血糖未测，当地医院诊断为糖尿病，后进行饮食控制及运动，未关注血糖变化。2017 年 2 月当地医院查体发现空腹血糖 13 mmol/L，餐后 2 h 血糖未测，糖化血红蛋白 9.4%。尿常规：蛋白＋，尿微量白蛋白 450.3 mg/L。肾功能正常。现主食每日 200 g，家务劳动为主，无室外运动，应用二甲双胍 250 mg，每日 3 次，低精蛋白重组人胰岛素注射液 12 U，每日 1 次（早）。口干，不思饮，无乏力，无怕冷，劳累后腰酸，下肢轻度水肿，睡眠不佳，食欲尚可，小便有泡沫，夜尿 2～3 次，大便正常。舌淡暗，舌体胖大，边有齿痕，苔微黄腻，舌下脉络青紫，脉沉滑数。

中医诊断：消渴，消渴兼证，尿浊；证属肾虚湿热血瘀。

西医诊断：2 型糖尿病，糖尿病肾病（临床白蛋白尿期）。

治法：补肾活血，清化湿热。

处方：

菟丝子 15 g	女贞子 15 g	黄精 10 g	白果 10 g
土茯苓 6 g	倒扣草 10 g	玉米须 10 g	制何首乌 10 g
土大黄 10 g	车前子 10 g（包煎）	生桑白皮 30 g	鸭跖草 15 g
石榴皮 15 g	鬼箭羽 10 g		

水煎服，每日 1 剂，早晚分服。

二诊（2017 年 12 月 27 日）：服药 14 剂后，诸症减轻，舌淡暗，舌体胖大，边有齿痕，苔微黄腻，舌下脉络青紫，脉沉滑。证治同前，将倒扣草加量至 15 g 加强清热利尿活血之力，加覆盆子 10 g 补肾固精。

三诊（2018 年 1 月 15 日）：服上方 14 剂后，3 日前于当地医院复查尿微量白蛋白降至 146.33 mg/L，自行停用胰岛素，仅服用二甲双胍 250 mg，每日 3 次。监测血糖：空腹血糖 8.7 mmol/L，餐后 2 h 血糖 8.8 mmol/L，苔白微腻，脉沉滑。证治同前，上方去制何首乌，加泽泻 10 g 清利湿热，使湿热由小便而解，加白花蛇舌草 10 g 清热解毒且利尿消肿。30 剂，水煎服。

四诊（2018 年 3 月 7 日）：空腹血糖 8.2 mmol/L，餐后 2 h 血糖 8～9 mmol/L，服药后腰酸明显改善，口干，性急易怒，睡眠可。舌淡暗，舌体胖大，边有齿痕，苔白微腻，舌下脉络青紫，脉沉滑。嘱继续糖尿病基础治疗，改用降糖药为格列喹酮 30 mg，每日 3 次。上方去玉米须，加知母 10 g、葛根 30 g。30 剂，水煎服。服药期间意外怀孕，行人工流产。

五诊（2018 年 4 月 26 日）：空腹血糖 7.6 mmol/L，餐后 2 h 血糖 6.7 mmol/L，于 2018 年 4 月 2 日复查尿常规，尿蛋白转阴。口干，双下肢不肿，二便调，眠可。苔薄白，脉沉细滑。上方去黄精，加沙苑子 10 g，鬼箭羽加量至 15 g。服药 1 个月后查尿常规，尿蛋白 -、8 h 尿微量白蛋白排泄率正常。

按：初诊时患者血糖控制不良，辨证为肾虚湿热血瘀，给予补肾活血、清化湿热治疗。方中菟丝子配女贞子温肾益阴为君药；黄精健脾补肾，补后天促先天，何首乌固精益肾，养血调肝，同时配合固涩之品，用覆盆子及白果固涩肾精、防止精微泄漏，伍用鬼箭羽活血利水，小剂量玉米须合车前子祛湿利尿，加用鸭跖草、倒扣草、土茯苓、土大黄清热祛浊，防止瘀毒滞留。诸药共奏补肾活血、泄浊利水之功。处方时辨证用药和辨病用药相结合，常加用现代药理研究具有降糖作用的药物，如生桑白皮、鸭跖草、石榴皮等。二诊时，诸症减轻，将倒扣草加量至 15 g，加覆盆子 10 g。三诊时患者服用中药期间自行停用胰岛素治疗，仅服用二甲双胍降糖，复查尿微量白蛋白由 450.3 mg/L 降至 146.33 mg/L，且睡眠改善。故上方去制首乌，加用泽泻渗湿泄浊，加白花蛇舌草，不仅可清热解毒，还可利尿消肿、活血止痛。四诊时，腰酸明显改善，口干仍明显，故加知母、葛根，其均可生津液改善口干并能降低血糖。五诊时，调整降糖药为格列喹酮片后血糖较前明显下降，口干减轻。复查尿常规中蛋白转阴。去黄精，加沙苑子温补肝肾、固精缩尿。服药 1 个月后，复查 8 h 尿微量白蛋白排泄率及尿常规均正常，效不更方。本案患者临床效果满意，充分体现了梁晓春教授治疗糖尿病肾病的临床思路与经验。

2. 玉米须常规剂量验案 [54]

患者，男，51 岁，2019 年 3 月 5 日初诊。

初诊：偶有乏力，眼花，腹部大而凸出，无明显口干欲饮，无畏寒怕热，汗出正常，纳眠可，二便调。舌暗红，苔薄黄腻，脉滑数。既往有高血压、高脂血症、脂肪肝病史，形体肥胖，BMI 30.5 kg/m^2。患者就诊前 1 个月因感冒于河北当地医院治疗，查空腹血糖 10.18 mmol/L，餐后 2 h 血糖 19.07 mmol/L，糖化血红蛋白 8.9 %，诊断为 2 型糖尿病。

中医诊断：脾瘅；证属湿热内蕴，兼有血瘀。

西医诊断：2 型糖尿病。

治法：清热利湿。

处方：葛根芩连汤加减。

| 葛根 30 g | 黄芩 12 g | 黄连 10 g | 芦根 15 g |

玉米须 30 g　　　　　茵陈 20 g　　　　　　知母 10 g　　　　　　丹参 30 g

泽兰 20 g　　　　　醋鸡内金 20 g

14 剂，水煎服，每日 1 剂，早晚分服。

配合二甲双胍 0.5 g，3 次 / 日。

二诊（2019 年 3 月 19 日）：2 周后患者复诊，诉症状同前，体重、腹围无明显变化，舌质红，苔薄黄腻，脉细滑数，上方加生山楂 10 g、地骨皮 20 g，共 14 剂。

三诊（2019 年 4 月 2 日）：自诉大便干而难解，复查血糖：空腹血糖 6.46 mmol/L，餐后 2 h 血糖 5.45 mmol/L，前方加麦冬 10 g、五味子 9 g，共 21 剂，减少二甲双胍用量为 0.25 g，3 次 / 日。

四诊（2019 年 4 月 30 日）：饮上药后患者乏力明显改善，每日大便 2 次，质地不干，测随机血糖 6.60 mmol/L，上方去麦冬、五味子、丹参三味药，增加佩兰 20 g，改玉米须为 50 g，共 28 剂。

五诊（2019 年 5 月 28 日）：1 个月后复诊，患者自觉无乏力、眼花等明显不适，近来体重下降 3 kg，腹围减小 6 cm，舌质偏红，苔薄黄略腻，脉弦滑。查空腹血糖 6.60 mmol/L，餐后 2 h 血糖 6.70 mmol/L，嘱患者停用二甲双胍，继服中药汤剂。此后患者单用中药治疗，血糖控制良好，未诉明显不适，体重保持稳定。

按：患者无糖尿病典型"三多一少"的症状，而是表现为腹型肥胖，偶尔乏力及眼花，结合舌、脉，本病属于中医学"脾瘅"范畴，证属湿热内蕴证，病位主要在中焦脾胃，治以葛根芩连汤加减，因其能清中焦湿热，再来能升清阳而降浊阴，恢复脾胃升降，辅以常规剂量玉米须，合芦根、茵陈清热利湿，知母苦寒而润，清热又无苦燥伤津之虞，丹参、泽兰活血利水，醋鸡内金消积护胃，防止苦寒伤中。二诊时加入生山楂化浊降脂，兼有活血化瘀，地骨皮清透虚热。三诊时考虑大便干而难解，予麦冬、五味子补气养阴。四诊见患者乏力改善，大便通畅，血瘀症状不明显，故去麦冬、五味子、丹参，加入佩兰芳香醒脾化湿，加大玉米须用量 30 g 益阴通脉，起到利尿通淋、去湿邪之用，可使湿热速去。五诊时患者症状基本缓解，腹型肥胖明显改善，观其舌、脉，仍为脾胃湿热，故守上方不变。

3. 玉米须大剂量验案 [55]

患者，男，36 岁，2018 年 1 月 20 日初诊。

初诊：间断口干渴 1 年，加重伴乏力 3 日。患者 1 年前无明显诱因出现口干渴，就诊于当地医院，查空腹血糖 7.43 mmol/L，未予诊治。3 个月前于当地医院复查，空腹血糖 8.35 mmol/L，糖化血红蛋白 7.1 %。遵医嘱每日口服格列美脲片 20 mg，每日 1 次，未规律监测血糖。于 3 日前无明显诱因出现上述症状加重伴乏力，遂来就诊。刻下：口干渴，乏力，口苦，偶有胃胀，急躁易怒，纳眠可，小便黄，大便少，黏腻不爽。舌质暗红，苔黄腻，脉弦滑。既往史：高尿酸血症 6 个月，高脂血症 6 个月，未给予系统诊治。体格检查：血压 125/82 mmHg，身高 174 cm，体重 85 kg，BMI 28.08 kg/m^2。辅助检查：空腹血糖 7.12 mmol/L，糖化血红蛋白 6.9 %，血尿酸 543 μmol/L，TG 5.63 mmol/L，TC 6.91 mmol/L。

中医诊断：消渴，痹证；证属肝郁脾虚，浊瘀内蕴。

西医诊断：2 型糖尿病，高尿酸血症，高脂血症。

治法：疏肝健脾温肾，解毒通络排浊。

处方：

柴胡 15 g	白芍 20 g	土茯苓 50 g	生薏苡仁 50 g
威灵仙 30 g	丹参 30 g	泽兰 10 g	茯苓 20 g
泽泻 15 g	桂枝 15 g	玉米须 60 g	大黄 10 g
厚朴 20 g	佩兰 15 g	秦皮 25 g	生山楂 30 g

10 剂，水煎服，每日 1 剂，早晚分服。

二诊（2018 年 2 月 5 日）：服药后口干渴缓解，体力有所增加，仍有口苦，胃胀消失，情绪较前稍平和，纳眠可，小便略黄，大便仍黏腻不爽，排之不尽，但较前好转。舌质暗红，苔黄腻，脉弦滑。停服西药。复查空腹血糖 6.9 mmol/L，血尿酸 490 μmol/L。上方厚朴加至 25 g，加苍术 20 g。10 剂，水煎服，早晚分服。

三诊（2018 年 2 月 20 日）：服药后口干渴明显缓解，体力增加，偶有口苦，情绪平和，偶有急躁，纳眠可，小便可，大便黏腻较前明显好转，成形。舌质红，苔薄黄，脉弦滑。复查空腹血糖 6.6 mmol/L，血尿酸 423 μmol/L，TG 2.45 mmol/L，TC 5.76 mmol/L。上方去丹参，大黄减至 5 g，厚朴减至 15 g。10 剂，水煎服，早晚分服。

四诊（2018 年 3 月 8 日）：服药后口干渴基本消失，体力恢复如前，口苦症状基本消失，情绪平和，纳眠可，二便调。舌质红，苔白略腻，脉弦滑。复查空腹血糖 6.1 mmol/L，血尿酸 372 μmol/L。上方去大黄、厚朴、苍术、生山楂。10 剂，水煎煮，早晚分服。后患者多次复诊，血糖及血尿酸稳定处于正常水平。

按：患者为中青年男性，临床主要表现为口干渴、乏力。其中肝郁脾虚为疾病的发展基础，肾虚排泄不畅为本病发作的必要条件，痰、湿、瘀、浊为其病理产物。何泽教授认为"郁"为 2 型糖尿病和高尿酸血症共同的发病机制，"郁"区别于传统六郁"气、血、痰、火、湿、食"所形成的郁滞，此为气机失于疏泄调畅。情志不舒导致肝疏泄不及，其气郁滞，则木不疏土，中焦失于健运，谷反为滞，湿浊内生；饮食不节或思虑过度，脾胃运化失司，水谷精微失于输布，停滞中焦，形成中焦痞满，日久由滞转虚，土虚不能达木，气机升降出入失司，进一步影响肾的气化蒸腾功能；消渴日久及肾，肾的气化蒸腾功能失司，影响津液化生及输布，阻于络道，可滞而成痰、成湿、成瘀、成浊，蕴久成毒，壅滞经络，损伤脏腑经络、四肢百骸。肝失疏泄、脾失健运、肾失气化，肝脾肾三脏相互影响，津液的代谢输布障碍，致使湿浊瘀毒内生，发为本病。气机不畅、疏泄失常为本病的病机关键，治疗予疏肝健脾温肾，从根本上调畅气机，疏通经络以导邪外出，给邪以出路。方中以柴胡、白芍疏肝解郁，透邪升清降浊；厚朴消胀除满，调畅气机；茯苓、佩兰、生薏苡仁健脾化湿利水；桂枝助阳通脉，振奋膀胱之气，温肾化气利水；丹参、泽兰、泽泻等逐瘀泄热，利水渗湿；土茯苓、威灵仙、秦皮祛风通络，利湿化浊，且威灵仙与秦皮是治疗高尿酸血症的常用药对；60 g 大剂量玉米须既能疏肝利胆、平肝和胃又能清热利尿利小便；大黄通大便，前后分消，导邪外出。考虑患者血脂异常，予生山楂化浊降脂。总之，临床治疗本病，要善于抓住主证，将辨病、辨证结合，标本兼顾。

| 参考文献 |

［1］　邱文慧，郭诗韵，冼建春. 邓铁涛教授临证用药经验介绍［J］. 四川中医，2017，35（7）：1-3.

［2］　邓铁涛. 邓铁涛医学文集［M］. 北京：人民卫生出版社，2001：476.

［3］　徐志伟，李俊德. 邓铁涛学术思想研究［M］. 北京：华夏出版社，2001：346-347.

［4］　李西亮，孙红兵，宋言壮，等. 孙学全通腑益气化瘀法治疗血管狭窄临证心悟［J］. 江苏中医药，2020，52（2）：21-24.

［5］　杨丹，吴群励. 梁晓春治疗糖尿病肾病的经验［J］. 中国临床医生杂志，2019，47（6）：635-637.

［6］　Chen S H, Chen H X, Tian J G, et al. Chemical modification, antioxidant and α-amylase inhibitory activities of corn silk polysaccharides［J］. Carbohydr Polym, 2013, 98（1）：428-437.

［7］　Chang C C, Yuan W, Roan H Y, et al. The ethyl acetate fraction of corn silk exhibits dual antioxidant and anti-glycation activities and protects insulin-secreting cells from glucotoxicity［J］. BMC Complement Alter Med, 2016, 16（1）：432.

［8］　杨灵玲，农绍庄，崔瑾，等. 玉米须多糖的降血糖作用研究［J］. 食品科技，2011，36（3）：152-154.

［9］　盛丽. 异叶败酱化学成分及其抗肿瘤活性和玉米须对Ⅱ型糖尿病小鼠降糖作用的研究［D］. 合肥：安徽医科大学，2019.

［10］　高莹，张晶璇，黄羚. 基于网络药理学挖掘玉米须干预糖尿病的机制研究［J］. 天津中医药，2019，36（7）：705-709.

［11］　孙秋，张洪财，高杰，等. 玉米须提取物对糖尿病足小鼠血管内皮相关因子及炎症因子的影响［J］. 中国中西医结合外科杂志，2019，25（6）：888-891.

［12］刘平.玉米须黄酮的提取分离及生物活性研究［D］.西安：陕西师范大学，2006.

［13］杨夏，冯颖淑，童珊珊，等.降血脂多糖活性机制及构效关系研究进展［J］.中国中药杂志，2018，43（20）：4011-4018.

［14］张百明，赵致臻.玉米须提取物对胆汁淤积性肝病的改善作用研究［J］.中国药房，2010，21（23）：2130-2132.

［15］昌友权，王维佳，杨世杰，等.玉米须多糖对四氯化碳致肝损伤小鼠的保护作用［J］.食品科学，2004，25（10）：305-308.

［16］Saheed S，Oladipipo A E，Abdulazeez A A，et al. Toxicological evaluations of *Stigma maydis*（corn silk）aqueous extract on hematological and lipid parameters in Wistar rats［J］. Toxicol Rep，2015，2：638-644.

［17］蒲昭和.玉米须煎服止化疗呕吐［J］.家庭医药 快乐养生，2015，8（2）：46.

［18］张理平，张海燕，李孝栋，等.28味中药酸性成分提取物影响黑素合成的实验研究［J］.中华中医药杂志，2009，24（11）：1443-1445.

［19］Liu J，Wang C N，Wang Z Z，et al. The antioxidant and free-radical scavenging activities of extract and fractions from corn silk（*Zea mays* L.）and related flavone glycosides［J］. Food Chem，2011，126（1）：261-269.

［20］Yang T R，Hu J G，Yu Y T，et al. Comparison of phenolics，flavonoids，and cellular antioxidant activities in ear sections of sweet corn（*Zea mays* L. saccharata Sturt）［J］. J Food Process Pres，2019，43（1）：e13855.

［21］赵强，赵二劳，赵昀，等.玉米须中黄酮类化合物的抗氧化活性研究［J］.食品工业，2011，32（1）：36-38.

［22］刘军.玉米须黄酮类化合物制备及抗氧化活性研究［D］.长春：吉林大学，2011.

［23］赵鹤鹏.玉米须多糖的制备及其生物活性研究［D］.吉林：吉林化工学院，2017.

［24］赵鹤鹏，许秋达，周鸿立.玉米须多糖中糖醛酸含量的测定及抗氧化作用的研究［J］.河南工业大学学报（自然科学版），2017，38（4）：81-85.

［25］马虹，高凌.玉米须提取物ESM对K_{562}和SGC细胞的作用［J］.南京中医药大学学报，1998：40（1）：28-29.

［26］朱亮，石海春，罗强，等.玉米须多糖的提取、组成和生物活性研究［J］.四川大学学报（自然科学版），2013，50（3）：631-637.

［27］Yang J Y，Li X，Xue Y，et al. Anti-hepatoma activity and mechanism of corn silk polysaccharides in H22 tumor-bearing mice［J］. Int J Biol Macromol，2014，64：276-280.

［28］Lee J S，Lee S，Kim S L，et al. Corn silk maysin induces apoptotic cell death in PC-3 prostate cancer cells via mitochondria-dependent pathway［J］. Life Sci，2014，119（1-2）：47-55.

［29］彭亚平.中西医结合治疗冠心病心绞痛34例的临床疗效观察［J］.求医问药（下半月），2013，11（9）：305-306.

［30］李伯武，孙光荣，李军，等.孙氏降糖饮配合二甲双胍治疗气阴两虚型2型糖尿病

疗效观察［J］.北京中医药，2019，38（1）：51-53.

［31］ 韩中千，王晓蕴，苏秀海，等.益气养阴活血法在早期糖尿病肾病应用［J］.光明中医，2013，28（8）：1679-1680.

［32］ 朱琳琳.中医药治疗糖尿病研究进展［D］.北京：北京中医药大学，2013.

［33］ 文笑游.早期糖尿病肾病水肿中医治疗临床疗效评估［J］.心理月刊，2019，14（15）：157-158.

［34］ 王英博.中西医结合治疗糖尿病肾病的研究进展［J］.内蒙古中医药，2020，39（3）：157-158.

［35］ 朱惠军.参苓白术散加减治疗糖尿病肾病水肿的临床评价［J］.临床医药文献电子杂志，2019，6（99）：66.

［36］ 黄芳，郑胜龙，刘春明.真武汤加味治疗糖尿病肾病Ⅳ期水肿患者的临床观察［J］.中医药通报，2017，16（6）：36-39.

［37］ 潘洪权.芪丹饮对糖尿病肾病患者炎症因子的影响［D］.广州：广州中医药大学，2017.

［38］ 朱成英，莫燕新.莫燕新诊治慢性肾盂肾炎的经验［J］.江苏中医药，2011，43（9）：14-15.

［39］ 王婷，郑勇斌，林超，等.双清消斑饮对痰瘀互结型高血压伴糖尿病患者MAU的影响［J］.福建中医药，2019，50（4）：14-15.

［40］ 袁静，张良.中西医结合治疗早期糖尿病肾病的临床效果观察［J］.临床合理用药杂志，2020，13（2）：64-65.

［41］ 张华其.葛根芩连汤辅助治疗2型糖尿病伴肥胖47例［J］.现代中医药，2019，39（6）：76-79.

［42］ 吴高志.糖肾宁治疗糖尿病肾病的临床研究［J］.糖尿病新世界，2019，22（21）：180-181.

［43］ 陈涌波，郑丽玲，林城波.玉芪扶正汤治疗糖尿病肾病临床研究［J］.新中医，2019，51（8）：133-136.

［44］ 曹红霞，黄梅珍，林紫彤，等.糖肾平方治疗气阴两虚夹痰瘀型糖尿病肾病Ⅲ期临床研究［J］.中国中医药现代远程教育，2019，17（11）：82-84.

［45］ 孙赟.复方积雪草合剂治疗早期糖尿病肾病患者的临床疗效观察［D］.杭州：浙江中医药大学，2017.

［46］ 杨蕾.健脾益肾通络泄浊法治疗糖尿病肾病Ⅳ期的临床研究［D］.南京：南京中医药大学，2015.

［47］ 蓝柳贵，彭万年，朱章志，等.加味真武汤治疗糖尿病肾病少阴证60例临床观察［J］.国医论坛，2006，21（2）：7-8.

［48］ 龚丽.黄芪消渴方治疗气阴两虚型2型糖尿病的疗效观察［D］.广州：广州中医药大学，2013.

［49］ 郑华琴.平糖汤治疗糖尿病36例临床疗效观察［J］.内蒙古中医药，2013，32（16）：17.

[50] 佚名.玉米汁的营养及功效[J].吉林蔬菜,2020,47(1):18.

[51] 吴春炜.从"郁"论治2型糖尿病合并高尿酸血症的临床研究[D].长春:长春中医药大学,2020.

[52] 李超.玉米花丝降血糖作用研究概述[J].吉林农业,2012,24(3):232-233.

[53] 张望之,李双蕾.2型糖尿病早期肾损害中西医治疗进展[J].实用中医内科杂志,2012,26(4):92-96.

[54] 晏蔚田,董广通,肖瑶,等.从湿论治新诊断2型糖尿病的思路和方法[J].中国临床保健杂志,2020,23(4):454-458.

[55] 吴春炜,何泽.何泽从"郁"论治2型糖尿病合并高尿酸血症验案1则[J].中国民间疗法,2019,27(21):95-96.

虎 杖

【本草记载】

1.《本草纲目》 虎杖,杖言其茎,虎言其斑也。或云一名杜牛膝者,非也。一种斑杖似蒻头者,与此同名异物。

2.《本草拾遗》 主风在骨节间及血瘀。煮汁作酒服之。

3.《日华子本草》 治产后恶血不下,心腹胀满。排脓,主疮疖痈毒,妇人血晕,扑损瘀血,破风毒结气。

4.《滇南本草》 攻诸肿毒,止咽喉疼痛,利小便,走经络。治五淋白浊,痔漏,疮痈,妇人赤白带下。

【历代论述】

1.《药性论》 治大热烦躁,止渴,利小便,压一切热毒。

2.《医林纂要》 坚肾,强阳益精,壮筋骨,增气力。敷跌伤折损处,可续筋接骨。

【名家经验】

1. 仝小林 认为肝源性糖尿病应侧重顾及肝脏,保护肝功能,消除血糖升高的不利因素,以五味子、茵陈、虎杖等特效药直捣黄龙,将矛头直接指向原发病灶,并给予重剂,药宏力专。以茵陈、虎杖清热解毒、利胆除湿为主药,现代药理研究表明,虎杖、茵陈具有降糖作用,可促进乙肝表面抗体由阳转阴[1-3]。

2. 杨世勇 认为虎杖、丹参、葛根为治疗糖尿病必用药物。因一药而兼清热、活血、祛风、化痰、通腑、利尿之长者,虎杖是也。虎杖其味微苦,性微寒,归肝、胆、肺经。取其清糖尿病之热,效果甚佳[4]。

【现代药理】

1. 降血糖 研究表明，虎杖提取物可通过下调晚期糖基化终产物（RAGE）介导的 NF-κB 活化来减弱高迁移率族蛋白 –1（HMGB-1）信号通路，从而预防糖尿病引起的视网膜血管通透性过高[5]。

2. 降脂 研究显示，虎杖苷能显著降低非酒精性脂肪肝大鼠模型的 CHO、TG 和游离脂肪酸（FFA）水平，也能降低模型大鼠肝脏 TNF-α 和 MDA 的水平，降低固醇调节元件结合蛋白（SREBP-1c）及其下游的脂肪生成因子、脂肪酸合酶（FAS）、硬脂酰辅酶 A 去饱和酶（SCD1）的 RNA 水平，说明虎杖苷对肝脂肪变性的保护作用可能与其降低肝脏 TNF-α 水平、肝脂质过氧化和 SREBP-1c 介导的脂质生成作用有关[6]。

3. 抗氧化作用 研究表明，虎杖有效成分可有效清除自由基，能较好地控制自由基引起的脂质过氧化物（LPO）反应。杨兰泽等[7]研究发现虎杖提取物白藜芦醇可显著干预 D- 半乳糖导致的衰老大鼠氧自由基的应激损伤，降低一氧化氮自由基的形成和 LPO 水平，减少脑脂褐质含量，升高体内 SOD 及谷胱甘肽过氧化物酶的抗氧化酶的活性，说明白藜芦醇对体内过多的氧自由基有消除的能力。

4. 保护心血管 研究表明，虎杖苷可以抑制去甲肾上腺素，达到收缩家兔离体肺动脉作用，致使去甲肾上腺素的量效曲线向右侧移动[8]。

【降糖量效】

1. 常规剂量 虎杖入煎剂 15 ～ 20 g，丸剂 2.4 g。适用于糖尿病早中期，此时疾病多处于"郁、热"阶段，虎杖具有利水退黄、清热解毒、活血化瘀的功效，虎杖苷对高脂高糖小鼠的空腹血糖、糖化血红蛋白有一定的降低效果，且其对胰岛素水平和胰岛素抵抗指数亦有下降作用，因此可用于治疗糖尿病。

2. 大剂量 虎杖入煎剂 20 g 以上。适用于糖尿病后期、糖尿病足。虎杖味苦甘，性平，无毒，有清热解毒、活血祛瘀、祛风通络去湿功效。药理学研究显示，虎杖有抗菌消炎、抗病毒作用，被广泛应用于内外科、皮肤科、骨伤科、妇产科中，且疗效满意。

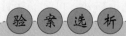
验 案 选 析

1. 虎杖常规剂量验案[4]

高某，男，31 岁，2015 年 9 月 12 日初诊。

初诊：口干渴、多饮 3 月余。患者 3 个月前查空腹血糖 14 mmol/L，后诊断为 2 型糖尿病，予地特胰岛素注射液 12 U/d 皮下注射。1 个月前联合阿卡波糖片 50 mg，每日 3 次，餐中嚼服，血糖控制欠佳，空腹血糖 9.6 mmol/L，餐后 2 h 血糖 15.8 mmol/L，故来诊。刻下：口干渴，乏力，活动后汗出，心慌，烦躁，纳食可，夜寐多梦易醒，二便调，舌红，尖略赤，苔薄黄，稍腻，脉略沉而细。

中医诊断：消渴；证属气阴两虚，心火亢盛。

西医诊断：糖尿病。

治法：益气养阴，清心泻火。

处方：交泰丸加减。

黄芪 50 g	山药 40 g	玄参 15 g	苍术 15 g
天花粉 25 g	黄连 10 g	肉桂 2 g	丹参 20 g
太子参 30 g	粉葛 30 g	山茱萸 40 g	五味子 15 g
石斛 15 g	甘草 10 g	虎杖 20 g	白术 30 g

7剂，水煎服，每日1剂，早晚分服。

二诊（2015年10月21日）：患者口干、心烦症状明显缓解，效不更方，杨世勇教授予减少地特胰岛素注射液用量至8 U/d，嘱患者餐后适量运动。

三诊（2016年1月9日）：患者稍觉口干，汗出减半，乏力消失，睡眠好转，予停用胰岛素。

处方：

黄芪 80 g	山药 80 g	玄参 40 g	苍术 40 g
太子参 80 g	虎杖 60 g	玉竹 40 g	天花粉 60 g

诸药共研为末，分25份，每份为1日用量，每日3次水冲服。

四诊（2016年3月5日）：患者诸症明显好转，血糖控制较理想，继服前方。

按：该患者为青年男性，新发糖尿病患者，初期肺胃阴伤，日久燥热内结，心火亢盛则见诸症。杨世勇教授选用黄芪配山药，此为补脾益肾法，用于脾肾不足，中气不升诸症；玄参配苍术以玄参之润制苍术之燥，苍术之燥制玄参之腻，互助为用，常规剂量虎杖清热活血利水，缓解患者心烦舌红之湿热。患者心烦、易怒、多梦易醒，应用交泰丸起到引热下行、交通心肾作用。结合患者整体病机，辨证论治加用太子参、丹参、白术、石斛、五味子、葛根等。养阴一般应用西洋参为佳，但考虑价格昂贵改用太子参。杨世勇教授临证常考虑患者实际情况，遂本案用中药粉剂口服亦可收效[9]。

2.虎杖大剂量验案[9]

患者，男，72岁。

初诊：糖尿病并发糖尿病足3年。2006年左侧中趾疼痛麻木，继而溃烂紫黑，西医外科建议切去患趾，后经同事介绍前来就诊。刻下：患趾紫黑，趾端溃烂，趾骨露出，有臭味分泌液，用手弹之，尚有痛感。

中医诊断：消渴，脱疽；证属热毒壅盛，瘀血阻滞。

西医诊断：糖尿病足。

处方：

虎杖 30 g	当归 10 g	金银花 12 g	甘草 5 g

| 玄参 15 g | 天花粉 15 g | 黄芪 20 g |

水煎服，每日 1 剂，早晚分服。

外用方制备：虎杖 1 000 g，浓煎，纱布过滤去渣，酒精消毒纱布四层敷伤口，药汁装入塑料小喷壶中，将药液喷在纱布上，湿润为度，半小时喷 1 次。嘱用酒精清洗患趾，用上法治疗 10 日而愈。后来 2 年，每次发生及时来诊，均用上法治疗 1 周而愈。

按：虎杖药性平和，药味微苦带甘，无毒，临床稍大剂量无碍。《药性论》言虎杖："尝之甘美……似茶啜之，且尊于茗。"但由于其无补益作用，虚人之体，久用此药，应适当配补益药。正如《本草述》所言："谓虚人之有损者，与补剂并行。"临床观察，配黄芪尤佳。糖尿病足是糖尿病的常见并发症，用虎杖配方内服及外用，效果甚佳。一般用药 2 周患趾可复活，若是足背或小腿感染，则需 20 ～ 30 日才能康复。

| 参考文献 |

［1］　仝小林.糖络杂病论［M］.北京：科学出版社，2010：56-57.

［2］　孙贺营，刘开庆.肝源性糖尿病中医病机论治探讨［J］.辽宁中医杂志，2010，37（2）：256-257.

［3］　逄冰，赵锡艳，彭智平，等.仝小林治疗肝源性糖尿病验案一则［J］.中国中医药信息杂志，2013，20（9）：87-88.

［4］　孙伟娟，杨世勇.杨世勇治疗糖尿病经验探要［J］.江苏中医药，2017，49（8）：14-15.

［5］　Sohn E, Kim J, Kim C S, et al. Extract of *Polygonum cuspidatum* attenuates diabetic retinopathy by inhibiting the high-mobility group box-1（HMGB1）signaling pathway in streptozotocin-induced diabetic rats［J］. Nutrients, 2016, 8（3）: 140.

［6］　Zhang J M, Tan Y Y, Yao F R, et al. Polydatin alleviates non-alcoholic fatty liver disease in rats by inhibiting the expression of TNF-α and SREBP-1c［J］. Mol Med Rep, 2012, 6（4）: 815-820.

［7］　杨兰泽，王宜娟，李三强，等.白藜芦醇的抗衰老作用［J］.中国老年学杂志，2013，33（3）：628-629.

［8］　樊慧婷，丁世兰，林洪生.中药虎杖的药理研究进展［J］.中国中药杂志，2013，38（15）：2545-2548.

［9］　卢灿辉，吴春洪，卢永兵.虎杖临床应用举隅［J］.光明中医，2010，25（2）：308-309.

冬 葵 子

【本草记载】

1.《神农本草经》 冬葵子，味甘，寒。主五脏六腑寒热，羸瘦，五癃，利小便。久服坚骨，长肌肉，轻身延年。

2.《本草纲目》 葵，阳草也。其菜易生，郊野甚多，不拘肥瘠地皆有之。为百菜之主，备四时之馔，本丰而耐旱，味甘而无毒。可防荒俭，可以菹腊，其枯枿可为榜簇，根子又能疗疾，咸无遗弃，诚蔬茹之要品，民生之资益者也。而今人不复食之，亦无种者。

3.《证类本草》 落葵，味酸，寒，无毒。主滑中，散热。实主悦泽人面。一名天葵。一名繁露。陶隐居云：又名承露，人家多种之。叶唯可钲（音征）解，性冷滑，人食之，为狗所啮作疮者，终身不差。其子紫色，女人以渍粉敷面为假色。少入药用。今注：一名藤葵，俗呼为胡胭脂。

4.《本草经集注》 以秋种葵，覆养经冬，至春作子，谓之冬葵，多入药用，至滑利，能下石。春葵子亦滑，不堪余药用，根，故是常葵尔（按：据尚志钧本点校。确认"余""根"二字当属衍文）。叶尤冷利，不可多食。

5.《日华子本草》 冬葵，久服坚筋骨。秋葵即是种早者，俗呼为葵菜。

6.《本草图经》 其子是秋种葵，覆养经冬，至春作子者，谓之冬葵子。古方入药用最多。苗叶作菜茹，更甘美。

【历代论述】

1.《名医别录》 葵根，味甘，寒，无毒。主恶疮，疗淋，利小便，解蜀椒毒。叶，为百菜主，其心伤人。

2.《肘后备急要方》 大便不通十日至一月，葵子三升，水四升，煮取一升，去滓服。

3.《植物名汇》 始将锦葵科植物 *Malva verticillata* 考订为《本草纲目》的"葵"和"冬葵"，又考订同属植物 *M. sylvestris* 为《本草纲目》中的"冬葵子"。

【名家经验】

1. 陈自明　治妊娠子淋、小便涩痛，以冬葵子、滑石、木通各等分。上为末，每服四钱，水一盏，葱白七寸，煎至六分，去滓服。

2. 孙思邈　治小儿小便不通，冬葵一升，以水二升，煮取一升，分服，入滑石末六铢。

3. 葛洪　治卒关格，大小便不通，支满欲死，葵子二升，水四升，煮取一升，顿服。内猪脂如鸡子一丸则弥佳。

【现代药理】

1. **降血糖**　研究表明，用蒙药方子降糖Ⅰ号（冬葵子、金石榴、红花、荜茇、阿胶、苍术、茯苓、甘草等 20 种中药）治疗 60 例糖尿病患者，结果：治愈率 63.3%，显效率 31.7%，好转率 5%，总有效率为 100%[1]。从冬葵子中分离到的肽聚糖具有显著的降糖活性。但需注意，冬葵子甘寒滑利，孕妇慎用。

2. **增强免疫**　研究表明，冬葵子具有增强免疫的作用[2]。其中采用有机溶剂提取冬葵子油状物，以气相色谱 – 质谱联用（GC–MS）技术对化学成分进行分离和鉴定，结果显示冬葵子分离鉴定的 10 种化合物中主要成分均为不饱和脂肪酸，特别值得一提的是冬葵子中主要含（Z, Z）–9, 12– 十八碳二烯酸（亚油酸），且其含量高达 43.22%，亚油酸是人体必需的脂肪酸，具有增强免疫功能作用，并具有抗肿瘤、降血脂和降血糖的作用[3]。

3. **抗肿瘤**　研究人员应用蛋白质分离纯化技术，从冬葵子中获得具抗肿瘤活性的单一蛋白，命名为 MSP。MSP 通过上调凋亡相关因子（Fas）、凋亡相关因子配体（FasL），提高半胱氨酸蛋白酶 8（Caspases–8）和半胱氨酸蛋白酶 3（Caspases–3）表达，激活外源性凋亡途径；它改变癌细胞线粒体膜电位，下调 B 淋巴细胞瘤 –2（Bcl–2），上调细胞色素 C（Cyt–c）、B 细胞淋巴瘤 –2 相关蛋白（Bax）及肿瘤抑制基因 *p53* 的表达量，激活了内源性凋亡途径，从而诱导癌细胞凋亡。总之，冬葵子来源的新型蛋白 MSP 展现了抗肿瘤活性，它能引起癌细胞 DLD1、T24 细胞周期阻滞和诱导其凋亡，有望作为癌症防控的药物进行深度开发[4]。

4. **抗胃溃疡**　研究表明，一定剂量（500 mg/kg）下，冬葵子水提取物可以发挥预防胃溃疡的作用。与模型组比较，冬葵子水提取物高剂量组小鼠胃溃疡面积减少，胃溃疡抑制率升高，胃液量减少、pH 升高[5]。冬葵子水提取物对小鼠胃溃疡有一定的预防作用，可减少小鼠胃溃疡面积，胃溃疡抑制率升高，胃液量减少，pH 升高；小鼠血清中 IL–6、IL–12、TNF–α、胃动素（MOT）、P 物质（SP）含量减少，生长抑素、血管活性肠肽含量增加；小鼠胃组织 SOD、谷胱甘肽过氧化物酶活性增强，一氧化氮含量增加，MDA 含量减少。

5. **利尿排石**　现代药理研究证明，冬葵子、海金沙、车前子、茯苓、金钱草、玉米须、冬瓜皮等能增加输尿管蠕动，有利于利尿排石，且可引起尿量增加，使输尿管上段腔内压力明显增高、输尿管蠕动频率增加，具有利尿、排出或消除尿路结石的作用[6]。现代药理研究表明，冬葵子、金钱草、车前子等单味中药的提取液具有降低尿钙，抑制结石形成及明显的利尿作用，给药后均可引起输尿管管腔内蠕动性压力、短时紧张性压力和长时紧张压力增加，输尿管蠕动频率增加，尿量增加，还可降低尿中草酸浓度，使肾钙含量显著下降，具有较强的抑制肾脏草酸钙结晶沉积的作用[7]。

【降糖量效】

1. **小剂量**　冬葵子入煎剂 10 g 及以下。当糖尿病治疗达到一定程度时，可用于随方控制血糖，为糖尿病经验用药。

2.常规剂量 冬葵子入煎剂 11～20 g。适用于糖尿病中晚期，出现脾肾亏虚之证时，有清热利湿泄浊的作用，可改善糖尿病肾病的症状。冬葵子清热解毒、通利膀胱，使下窍水道通畅，可用于治疗糖尿病神经源性膀胱。

3.大剂量 冬葵子入煎剂 20 g 以上。适用于糖尿病中晚期，此时虚、实并有，主要表现为肾虚水湿内停症状时可用。

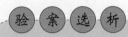

1.冬葵子小剂量验案[8]

患者，男，55岁，2012年7月10日初诊。

初诊：10年前体检发现糖尿病，近1年来时发头晕，眼前一过性黑点。刻下：精神不佳，腰部酸痛，双下肢瘙痒，颈项僵硬，口苦，便溏，纳寐可，舌红少苔，脉弦细。既往有糖尿病、高血压、腰椎间盘突出病史。

中医诊断：消渴，眩晕；证属水不涵木。

西医诊断：糖尿病合并眩晕症。

治法：平抑肝阳，滋补肾阴。

处方：六味地黄丸合半夏白术天麻汤加减。

生地黄 15 g	山茱萸 10 g	山药 20 g	泽泻 15 g
牡丹皮 15 g	茯苓 15 g	天麻 15 g	夏枯草 30 g
炒白术 15 g	法半夏 10 g	焦山楂 20 g	葛根 15 g
薏苡仁 30 g	补骨脂 20 g	炒杜仲 20 g	桑枝 30 g
冬葵子 10 g			

14剂，水煎服，每日1剂，早晚分服。

二诊（2012年7月24日）：眩晕减轻，服药后大便成形，舌红少苔，脉弦细。上方去法半夏10 g、炒白术10 g，加金毛狗脊10 g、白鲜皮15 g、地肤子15 g，14剂。

三诊（2012年8月10日）：眩晕明显减轻，腰部酸痛、颈项僵硬减轻，舌红少苔，脉弦细。上方去金毛狗脊，14剂。

四诊（2012年8月24日）：眩晕基本消失，腰部酸痛、颈项僵硬明显减轻，瘙痒减轻，复查血糖、血压控制良好，纳寐可，二便调，舌红苔白，脉细。续守上方去葛根，加天花粉15 g，14剂。

按：本病属于中医学"眩晕"的范畴，辨证属水不涵木证，以眩晕日久不愈，精神不佳，腰膝酸软，健忘耳鸣，两目干涩，夜尿频数，舌红少苔，脉弦细为辨证要点。本案患者虽以阴虚阳亢为主，但亦兼有肾阳虚，腰为肾之府，故腰部酸痛。眩晕除有肝阳上亢之因外，亦兼夹有痰饮，阻碍清阳上达。《灵枢·海论》云："髓海不足，则脑转耳鸣，胫酸眩冒，目无所见，懈怠安卧。"阐述了肾虚眩晕。《金匮要略》云："心下有支饮，其人苦眩冒，泽泻汤主之。"阐述了痰饮眩晕，丹溪亦认为"无痰不作眩"，故田美玉教授以六味地黄丸合半夏白术天麻汤、泽泻汤、青蛾丸加减，六味地黄丸滋养肾阴，滋水涵木，半夏白术天麻汤、泽泻汤化痰饮，定眩晕，青蛾丸温肾阳，强腰膝，加夏枯草助天麻平肝定眩，加葛根、薏苡仁舒筋活络，治颈项僵硬，金毛狗脊温补肾阳，既治腰痛又治颈项僵硬，桑枝、冬葵子为田美玉教授治糖尿病必用之经验药对，且桑枝能舒筋活络、生津液、治瘙痒，此处小剂量冬葵子应用恐其通便滑肠，故小剂量取其降糖之力；加白鲜皮、地肤子清热燥湿止痒，加天花粉生津止渴，诸药合用，标本同治。

2. 冬葵子常规剂量验案[9]

患者，女，62 岁，2016 年 1 月 27 日初诊。

初诊：患者诉有糖尿病病史 15 年，水肿 3 年。刻下：乏力气短，口干口苦，颜面部水肿，身重，胸闷，汗出较多，纳眠欠佳，大便偏干，小便正常。尿潜血 −，尿蛋白 > 150 mg/dL，血肌酐 145 μmol/L，BUN 9.84 mmol/L，舌红，苔黄腻，脉滑。

中医诊断：消渴肾病；证属脾肾两虚，湿热内阻。

西医诊断：糖尿病合并肾病。

治法：健脾益肾，清热泄浊，佐以化瘀。

处方：自拟健脾益肾方加减。

生黄芪 15 g	党参 10 g	柴胡 10 g	生地黄 15 g
当归 10 g	川芎 15 g	烫水蛭 6 g	茯苓 15 g
首乌藤 30 g	益智仁 15 g	生杜仲 15 g	桑寄生 15 g
酒萸肉 10 g	赤芍 15 g	蒲公英 30 g	白花蛇舌草 20 g
生甘草 5 g	炒芡实 10 g	炒枣仁 30 g	制远志 15 g
生地榆 15 g	冬葵子 15 g	黄芩 10 g	苍术 15 g
珍珠母 30 g	煅磁石 30 g		

水煎服，每日 1 剂，早晚分服。

患者服上方 14 剂后，自诉口干口苦及汗出明显减轻，颜面部水肿稍缓解，仍有乏力，舌红，苔黄腻，脉滑。查尿蛋白 > 150 mg/dL，原方加猪苓 10 g、泽泻 12 g，守上方继续服用 1 个月，患者尿蛋白 80 mg/dL，血肌酐 103 μmol/L。坚持上方加减，长期服用。2018 年 1 月复诊，患者尿蛋白在 50 ～ 70 mg/dL，血肌酐 90 μmol/L。

按：本案患者为中老年女性，诊断为糖尿病肾病，属中医学消渴肾病，证属脾肾两虚、湿热内蕴，治疗当以健脾益肾、清热泄浊为主，佐以活血化瘀安神之品，方中选用生黄芪、党参、首乌藤、益智仁、生杜仲、桑寄生、酒萸肉、芡实健脾补肾，赤芍、川芎、水蛭行气活血，炒枣仁、远志、煅磁石、珍珠母安神，常规剂量冬葵子清热利湿泄浊，生地黄、蒲公英、白花蛇舌草、黄芩清热解毒祛湿。全方共奏健脾补肾、清热泄浊、行气活血之功。

3. 冬葵子大剂量验案 [10]

患者，女，56 岁，2010 年 2 月 23 日初诊。

初诊：患者肢体浮肿 3 个月，加重 1 周。自诉患糖尿病 5 年余，3 个月前出现肢体浮肿，在当地医院诊断为糖尿病肾病，给予二甲双胍、呋塞米等药治疗，疗效不佳。刻下：全身浮肿，晨起头面水肿较重，午后下肢水肿严重，按之凹陷难起，口干舌燥，口渴饮多，倦怠乏力，形体肥胖，小便短少，大便偏干，舌质偏红，苔薄黄，舌底络脉瘀暗，脉弦细、尺弱。实验室检查：尿糖 ++，尿蛋白 +++，透明管型 3 ~ 5 个，24 h 尿蛋白定量 2.5 g，空腹血糖 13.9 mmol/L。

中医诊断：消渴，水肿；证属肾虚络阻，水湿停留。

西医诊断：糖尿病肾病 III 期。

治法：利水消肿，通腑泻热，清热止渴。

处方：五苓散加减。

猪苓 20 g	云苓 20 g	泽泻 10 g	滑石 20 g
冬葵子 30 g	萹蓄 15 g	玉米须 30 g	冬瓜皮 20 g
生地黄 15 g	白芍 30 g	天冬 12 g	天花粉 10 g
牡丹皮 10 g	芦根 20 g	炒大黄 10 g	

水煎服，每日 1 剂，早晚分服。

二诊（2010 年 3 月 16 日）：水肿明显减轻，口干、便秘好转，体重减轻 3.5 kg。实验室检查：尿糖 ++，尿蛋白 +++，透明管型 3 ~ 5 个，24 h 尿蛋白定量 2.6 g，空腹血糖 11.2 mmol/L。以益气养阴、化瘀通络、利水消肿为治法。

处方：

黄芪 30 g	生晒参 10 g	生地黄 15 g	山茱萸 10 g
麦冬 12 g	芦根 20 g	水蛭 6 g	地龙 15 g
绞股蓝 12 g	红景天 12 g	猪苓 15 g	炒白芍 30 g
玉米须 20 g	车前草 20 g		

水煎服，每日 1 剂，早晚分服。

三诊（2011 年 4 月 26 日）：水肿、口渴饮多、倦怠乏力、便秘等症状逐渐消退，体重恢复到发病前，自我感觉一切良好。实验室检查：尿常规检查未见异常，24 h 尿蛋白定量 0.15 g，空腹血糖 6.9 mmol/L。

按：糖尿病肾病的主要病理改变为肾小球硬化。引起肾小球硬化的主要原因是在高血糖环境下血管活性物质、促纤维化细胞因子、蛋白激酶C等的增加，以及血流动力学等改变。中医学认为，由于阴虚燥热，血液黏滞，血流不畅，导致血液瘀滞。本案患者既往有糖尿病5年余，多年来未重视糖尿病的治疗，因长期肢体倦怠乏力，体力活动少，加之饮食没有控制，所以身体渐渐发胖，并发症出现较早。证属肾虚络阻、水湿停留。病机为热伤气阴，络脉瘀阻，肾虚水停，肾失封藏。治疗先以利水消肿、通腑泻热、清热止渴为法。方中应用大剂量冬葵子不仅加强降糖力度，更可利水通淋、滑肠通便，经辨证调治3周，同时控制饮食，坚持运动，患者水湿停留减轻，肠胃燥热好转，体重减轻，血糖下降。自此患者信心增强，合理饮食，坚持运动。继以益气养阴、化痰通络、利水消肿为法治之。1年后，患者体重恢复至发病前的体重，水肿等症消退，体力恢复，尿蛋白转阴，血糖接近正常。

| 参考文献 |

［1］ 赵长宝，乌日娜，阿拉嘎. 蒙医对糖尿病的认识及研究进展［J］. 中国民族医药杂志，2016，22（5）：68-70.

［2］ 夏忠诚，余国英，徐剑刚. 温宣通淋方治疗良性前列腺增生30例［J］. 中国临床医生，2008，36（7）：44-45.

［3］ 李美红，方云山，陈景超等. 芡实和冬葵子挥发性成分的GC-MS分析［J］. 云南化工，2007，18（1）：47-49，57.

［4］ 陈美兰. 冬葵子抗肿瘤蛋白诱导细胞凋亡分子机制研究［D］. 太原：山西大学，2016.

［5］ 朱凯，赵欣. 冬葵子对胃溃疡模型小鼠的预防效果研究［J］. 中国药房，2015，26（1）：49-52.

［6］ 李幼玲. 自拟消溶排石散治疗泌尿系结石90例临床观察［J］. 四川中医，2012，30（7）：93-95.

［7］ 赵郴，张新华，陈玉林，等. 化石汤治疗尿路结石42例临床观察［J］. 中医药导报，2008，14（4）：52-53.

［8］ 李云海. 田玉美活用六味地黄丸治疗疑难杂症验案［J］. 辽宁中医杂志，2013，40（9）：1917-1919.

［9］ 李姗. 潘满立治疗中晚期消渴病肾病临床经验［J］. 现代医学与健康研究电子杂志，2018，2（15）：17，19.

［10］ 华琼，任永朋，刘彦妍. 李培旭教授辨治糖尿病肾病临证经验与验案举隅［J］. 中医研究，2018，31（6）：48-50.

第三章
补虚降糖药

补虚降糖药主要用于治疗糖尿病出现"虚"的阶段，该阶段代表疾病的发展。燥热伤阴，壮火食气导致气、血、阴、阳俱虚，则须益气养血，滋阴补阳润燥。辨证见热盛伤津证、阴虚火旺证、气阴两虚证、脾虚胃滞证、上热下寒证。热盛伤津可见典型的"三多一少"症状，口苦，赤溲便秘，舌干红，苔黄燥，脉洪大而虚；阴虚火旺则见五心烦热，易躁易怒，多汗多梦，舌红少苔，脉虚细数；气阴两虚可见疲乏无力，心悸，舌红少津，苔薄白干或少苔，脉虚细数；脾虚胃滞者心下痞满，呕恶纳呆，便溏，舌淡胖苔腻，脉弦滑无力；上热下寒可见心烦口苦，胃脘灼热，手足及下肢冰冷，舌红，苔根部腐腻，舌下络脉瘀。补虚降糖药有党参、西洋参、太子参、五味子、人参、山药、枸杞子、山茱萸、乌梅、白术、甘草、黄芪、菟丝子、桑椹、肉桂、酸枣仁、女贞子、五加皮、牛膝、灵芝、淫羊藿、桑寄生、百合、杜仲、薏苡仁、何首乌、仙鹤草等。

党 参

【本草记载】

1.《本草再新》 甘，平，无毒。

2.《得配本草》 上党参，得黄芪实卫，配石莲止痢，君当归活血，佐枣仁补心。补肺蜜拌蒸熟；补脾恐其气滞，加桑皮效分，或加广皮亦可。

3.《本草正义》 党参力能补脾养胃，润肺生津，健运中气，本与人参不甚相远。其尤可贵者，则健脾运而不燥，滋胃阴而不湿，润肺而不犯寒凉，养血而不偏滋腻，鼓舞清阳，振动中气，而无刚燥之弊。且较诸辽参之力量厚重，而少偏于阴柔，高丽参之气味雄壮，而微嫌于刚烈者，尤为得中和之正，宜乎五脏交受其养，而无往不宜也。特力量较为薄弱，不能持久，凡病后元虚，每服二、三钱，止足振动其一日之神气，则信乎和平中正之规模，亦有不耐悠久者。然补助中州而润泽四隅，故凡古今成方之所用人参，无不可以潞党参当之，即凡百证治之应用人参者，亦无不可以潞党参投之。

【历代论述】

《本经逢原》 上党人参,虽无甘温峻补之功,却有甘平清肺之力,亦不似沙参之性寒专泄肺气也。

【名家经验】

1. 张泽生　认为胃为情绪器官之一,情绪扰气,尤易导致诸多脾胃病的产生,而引起脾胃气机失和、气行逆乱的原因有多种,脾胃病病程日久,年老体弱,神疲乏力,脉虚无力者,以潞党参、太子参为君[1]。

2. 范忠泽　认为肝癌术后的患者,元气衰弱,体质多虚,中焦脾土之气受损,脾失健运,临床多表现为纳呆、呕吐、腹胀等症,中药当以健脾和胃为主,方中当始终贯穿党参、白术、北黄芪、茯苓等健脾益气之品运脾和胃,脾胃开则纳谷香,正气足则有力祛邪外出[2]。

【现代药理】

1. 降血糖　党参水提液可以降低血糖、抑制醛糖还原酶活性、延缓糖尿病的进展[3]。党参总皂苷能降低高脂血症大鼠血清 TC、TG、LDL-C 含量,提高一氧化氮和HDL-C 含量,具有调节血脂的作用[4]。党参多糖可通过抗氧化应激减轻高脂 / 高糖饮食诱导的胰岛素抵抗[5]。党参中性多糖能显著改善 INS-1 细胞的胰岛素分泌,降低2 型糖尿病小鼠血糖浓度[6]。

2. 对循环系统的影响　党参提取物具有治疗心力衰竭、调节血细胞生长发育、增强造血功能、抑制血小板聚集等作用[7]。党参能减轻心肌细胞的胰岛素样生长因子Ⅱ受体通路损伤,减少心肌细胞凋亡[8]。党参水溶液能降低左室舒张末期压,抑制MDA、乳酸脱氢酶、肌酸激酶升高,增强 SOD、谷胱甘肽过氧化物酶、Na^+,K^+-ATP及 Ca^{2+}-ATP 活力,对心肌缺血 / 再灌注损伤具有保护作用[9]。

3. 抗菌、抗病毒　现代研究发现,党参具有抗菌、抗病毒作用。体外抗菌实验发现,党参乙醇提取物对金黄色葡萄球菌、枯草芽孢杆菌、炭疽芽孢杆菌、大肠埃希菌、伤寒沙门菌等常见细菌有显著的抑制作用[10]。党参多糖能降低 IFN-β 的表达水平,抑制甲型肝炎病毒的毒力[11]。

4. 抗氧化、抗疲劳　党参水提液可通过降低小鼠血清 ALT 和碱性磷酸酶(ALP)水平,抵抗 D- 半乳糖诱导的衰老,其机制可能与 miRNA 的靶调控作用有关[12]。党参茎叶总皂苷具有很好的抗氧化活性,且有浓度依赖性[13]。新疆野生党参总黄酮能增强小鼠血清和肝脏的 SOD 活性,降低 MDA 的含量,延长小鼠的负重游泳时间,具有明显的抗氧化、抗疲劳功能[14]。

5. 对消化系统的影响　党参提取物具有治疗胃溃疡、促进肠道蠕动、提高机体消化能力等药理作用。日本大耳白兔灌服党参煎剂后,胃窦及十二指肠黏膜组织生长抑素浓度明显增高,表明党参可以治疗消化性溃疡[15]。党参水提取物能促进便秘小鼠排便[16]。党参超微粉能保护胃溃疡大鼠胃黏膜[17]。

【降糖量效】

1. 小剂量　党参入煎剂 10 ～ 15 g。补中益气、健脾祛湿,可治疗糖尿病周围神经病变证属脾胃受损、痰湿阻络者[18]。

2. 常规剂量　党参入煎剂 16 ～ 30 g。补中益气,可用于早期糖尿病肾病,有消除蛋白尿、改善肾功能、降脂和降糖作用[19–21]。

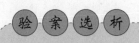

1. 党参小规剂量验案[20]

患者,男,62 岁,2015 年 9 月 12 日初诊。

初诊:患者 2 年前无诱因出现腹泻、肠鸣、胃脘痞满、干呕等症,曾于信阳某医院住院治疗 3 个月(用药不详),出院后交替服用蒙脱石散及左氧氟沙星、黄连素片等药物。刻下:大便 5 ～ 7 次 / 日,糊状或水样便,伴肠鸣、胃脘嘈杂,口苦,渴不欲饮,食少,乏力倦怠,腹部痞满。体格检查:腹部饱满,无压痛、反跳痛,肠鸣音活跃;舌体胖大,质淡红稍暗,苔腻微黄,脉沉滑。既往有糖尿病病史 10 年余,血糖控制尚可。

中医诊断:消渴,痞满,泄泻;证属脾胃不和。

西医诊断:糖尿病胃肠功能紊乱。

治法:健脾和胃,消痞止泻。

处方:

姜黄连 9 g	黄芩 10 g	姜半夏 9 g	干姜 9 g
党参 10 g	甘草 6 g	大枣 5 枚	

7 剂,水煎服,每日 1 剂,早晚分服。

同时给予邵氏针灸组穴治疗,主穴:中脘、关元、神阙、气海、天枢、足三里(双)。加减:肝气犯胃者,加太冲;脾胃虚寒者,加脾俞、胃俞、大肠俞。神阙只灸不针。每日 1 次,10 日为 1 个疗程,疗程期间休息 3 日。

二诊(2015 年 9 月 19 日):舌脉无明显变化,腹泻、肠鸣有减轻,给予上方加葛根 5 g、白扁豆 15 g、炒白术 15 g、茯苓 20 g、黄芪 30 g,益气健脾,渗湿止泻,继服 7 剂,针灸并用,诸症减轻。

三诊(2015 年 10 月 3 日):综合治疗 2 周,腹泻次数减少,痞满、肠鸣基本缓解,西药服用间隔延长。舌质舌体同前,苔白腻。在原方基础上加桂枝 10 g、制附子 9 g,继服 14 剂,随访 3 个月无反复。

按:中脘为胃之募穴,八会穴之腑会;关元为小肠募穴、强壮要穴;足三里是治疗胃肠腑病必取之穴;气海有培补元气、益肾固精、补益祛湿之功。神阙位于脐中,通过冲任督带四脉通属全身经络,联系五脏六腑,增强脾胃功能;天枢为足阳明胃经穴,属大肠募穴,调中和胃健脾、善治泄泻。诸穴合用,可通过调补脾胃，使清者升、浊者降，则运化功能正常。所用中药方剂中姜黄连、黄芩苦寒泻火清其热；姜半夏和胃化湿除其满；干姜辛温散寒，合姜半夏辛温开结除痞；小剂量党参合甘草片、大枣甘温补虚，以复脾胃升降之职。诸药相配，寒温并用，辛开苦降，恢复中焦升降之功，在维持血糖水平平稳的前提下改善诸症。"湿盛则濡泄"，二诊本方加白扁豆、茯苓、炒白术、黄芪以健脾益气，渗湿止泻；葛根、甘草合黄芩、姜黄连有葛根芩连汤清热燥湿，厚肠止利之意。三诊苔白腻，加桂枝、制附子以加强温阳行水之功，针、灸、药物并用，脾胃升降之枢运转，诸症悉除。本案针药并用，疗效显著。

2. 党参常规剂量验案 1[21]

王某，男，52 岁，2013 年 2 月 26 日初诊。

初诊：患者体检发现血糖升高，检查：空腹血糖 12.45 mmol/L，糖化血红蛋白 11 %。平素口干多饮，易饥饿，视物模糊，1 年来体重减少 4 kg，纳眠可，二便调，舌红，苔白腻，有齿痕，脉细。

中医诊断：消渴；证属痰湿中阻，气阴两虚。

西医诊断：糖尿病。

治法：健脾化痰，清热燥湿，兼养阴生津。

处方：

茯苓 20 g	炙甘草 6 g	陈皮 10 g	法半夏 10 g
枳壳 10 g	竹茹 10 g	黄连 20 g	葛根 30 g
黄芩 10 g	炒党参 20 g	苍术 30 g	何首乌 30 g
山楂 15 g	枸杞子 20 g	生地黄 20 g	麦冬 30 g

7 剂，水煎服，每日 1 剂，早晚分服。

二诊（2013 年 5 月 25 日）：患者诉服上方后口干多饮症状好转，查糖化血红蛋白 7 %，纳眠可，小便黄，大便干，每日 1 次，舌暗红，苔薄黄，脉弦。后继以上方加减间断调理 3 个月。

三诊（2013 年 8 月 30 日）：查空腹血糖 5.67 mmol/L。患者无明显不适，视物模糊，佩戴老花镜后视物清晰，无头晕、胸闷、四肢麻木，二便调，睡眠可，控制饮食，舌淡红，苔薄白，脉细。方以柴芍地黄汤加味，以滋补肝肾，养肝明目。后患者每个月定时复诊，每个月 7 剂中药，隔 3 日服 1 剂。后随访至 2014 年 10 月，患者血糖一直控制在正常范围。每 3 个月复查 1 次肝功能、肾功能，均无异常。

按：本案患者病之发生发展因于痰湿较重，痰湿壅滞脾胃，中焦升降失职，气机阻滞，则易化热生湿，日久热伤气阴，口干多饮、消瘦饥饿等症丛生。痰为病之主因，因而健脾化痰、去滞除壅为治疗的主轴，故以温胆汤为主方健脾消积；痰湿郁而不畅，化热化火，热耗气阴，则加生地黄、麦冬、炒党参滋阴益气。疾病后期，患者血糖控制稳定，除视物模糊外无明显不适，治疗重在滋阴养肝、健脾温肾以固本，以柴芍地黄汤为主方滋养肝肾。

3. 党参常规剂量验案 2[21]

患者，男，34 岁，2012 年 8 月 7 日初诊。

初诊：患者近 1 个月来体重下降，并出现口干多饮、多尿等症状，查空腹血糖 15.95 mmol/L，糖化血红蛋白 11.3 %。刻下：口干口苦，饮水量多、喜饮冷水，手脚麻木、肿胀感，纳可，眠差、易醒，四肢乏力，小便黄、次数多、气味浓，大便溏、每日 1 次，舌红有齿印，苔白腻，脉弦滑。

中医诊断：脾瘅；证属胃肠实热。

西医诊断：糖尿病。

治法：和少阳，温太阴，兼清热燥湿，滋阴益气。

处方：柴胡桂枝干姜汤合生脉散加减。

党参 30 g	北柴胡 10 g	桂枝 10 g	干姜 10 g
牡蛎 30 g	天花粉 15 g	黑枣 10 g	炙甘草 6 g
淫羊藿 15 g	砂仁 6 g	苍术 30 g	黄连 20 g
玉米须 30 g	生地黄 20 g	麦冬 30 g	五味子 10 g

7 剂，水煎服，每日 1 剂，早晚分服。

予降糖三黄片每次 8 片，每日 3 次，黄连素片每次 0.3 g，每日 3 次，饮后服。并嘱患者尽早完善糖尿病专科相关检查。

二诊（2012 年 8 月 14 日）：查空腹血糖 11 mmol/L。口苦及四肢乏力症状明显改善。刻下：怕热，口干、口中黏腻感，汗多、汗后皮肤黏腻，手脚麻，颈项不舒，眠差易醒，小便次数多、色黄味重，大便可，舌质红，苔白腻，脉弦细。方以葛根芩连汤、四君子汤、生脉散并加通腑去滞之品，以清热燥湿，通腑除壅，滋阴益气。

处方：

党参 20 g	茯苓 20 g	炙甘草 6 g	陈皮 10 g
黄连 20 g	葛根 30 g	黄芩 10 g	苍术 30 g
虎杖 20 g	山楂 10 g	决明子 15 g	玉米须 30 g
淫羊藿 15 g	砂仁 6 g	生地黄 20 g	附片 6 g（先煎）
干姜 6 g	乌药 10 g		

10 剂，水煎服，每日 1 剂，早晚分服。

中成药同初诊。

三诊（2012 年 8 月 25 日）：病情稳定。继续二诊方案治疗。

四诊（2012 年 9 月 15 日）：病情稳定。刻下：纳眠可，大便溏，小便黄、次数频,舌淡暗,苔白,脉细滑。方以葛根芩连汤合附子理中汤,寒温并用,清热祛湿,温中健脾。

处方:

茯苓 20 g	炙甘草 6 g	陈皮 10 g	黄连 20 g
葛根 30 g	黄芩 10 g	党参 30 g	苍术 30 g
决明子 15 g	玉米须 30 g	淫羊藿 15 g	砂仁 6 g
生地黄 20 g	附片 6 g(先煎)	干姜 6 g	乌药 10 g

30 剂,水煎服,每日 1 剂,早晚分服。

中成药治疗同初诊。

五诊(2012 年 10 月 18 日):其间查空腹血糖 8 ～ 10 mmol/L,餐后 2 h 血糖 10 mmol/L。口干等症状明显缓解,但仍感手足麻木,神疲,下肢乏力,腰酸,胃纳可,无口干口苦,眠差易醒,二便调,舌淡暗,苔薄黄,脉细弦。方以桂枝加葛根汤、黄芪桂枝五物汤、当归芍药散、麻黄附子细辛汤合方,活血祛瘀通络,同时温肾助阳。

处方:

桂枝 10 g	白芍 10 g	黑枣 10 g	炙甘草 6 g
葛根 60 g	当归 15 g	泽泻 20 g	川芎 10 g
茯苓 30 g	麸炒白术 20 g	党参 30 g	黄芪 30 g
麻黄 5 g	附片 6 g(先煎)	细辛 3 g	生姜 10 g

20 剂,水煎服,每日 1 剂,早晚分服。

中成药治疗同初诊。

六诊(2012 年 11 月 8 日):糖化血红蛋白 9.6 %。患者仍感双脚足趾麻,精神疲惫,夜寐不安,余症减轻,饮食二便正常,舌淡红有齿痕,苔薄白,脉弦细。方以四逆散合四君子汤、葛根芩连汤,并加安神之品,疏肝健脾,清热祛湿,交通心肾。

处方:

北柴胡 10 g	白芍 10 g	枳壳 10 g	炙甘草 6 g
党参 30 g	白术 15 g	茯苓 15 g	葛根 15 g
黄芩 10 g	黄连 20 g	炒枣仁 20 g	首乌藤 30 g
夏枯草 15 g	法半夏 15 g	淫羊藿 15 g	砂仁 6 g

30 剂,水煎服,每日 1 剂,早晚分服。

中成药治疗同初诊。再次嘱咐患者尽快完善糖尿病相关专科检查。

七诊(2012 年 11 月 17 日):口服葡萄糖耐量试验:空腹 6.69 mmol/L,0.5 h 12.05 mmol/L,1 h 16mmol/L,2 h 17.06 mmol/L,3 h 10.61 mmol/L。胰岛素释放

试验：空腹 26.57 μU/mL，0.5 h 41.39 μU/mL，1 h 74.28 μU/mL，2 h 49.63 μU/mL，3 h 41.38 μU/mL。患者睡眠好转，仍感精神疲累，口唇干燥，足底发麻，二便调，舌淡暗，苔薄白，脉细滑。继续守四逆散合四君子汤。

处方：

北柴胡 10 g	白芍 10 g	枳壳 10 g	炙甘草 6 g
党参 30 g	白术 15 g	茯苓 15 g	黄连 20 g
炒枣仁 20 g	首乌藤 30 g	淫羊藿 15 g	砂仁 6 g
五味子 5 g	玉米须 30 g	盐牛膝 10 g	

30 剂，水煎服，每日 1 剂，早晚分服。

中成药治疗同初诊。

八诊（2012 年 12 月 29 日）：双脚麻木及夜寐不安等症状均明显好转，近日口干、口臭，饮食二便正常，精神好转，舌尖红，苔薄白，脉弦细。继续七诊方案治疗。

九诊（2013 年 1 月 19 日）：糖化血红蛋白 7.3 %。近来工作压力大，口干渴，胃纳可，四肢无麻痹抽搐感，大便每日一行，小便淡黄、气味重、量多，无夜尿，夜卧自觉身热，眠安，舌淡红，苔薄白，脉细。方以四逆散合四君子汤、生脉散加安神之品，以疏肝健脾，养心安神，滋阴益气。

处方：

北柴胡 10 g	白芍 10 g	枳壳 10 g	炙甘草 6 g
党参 30 g	白术 15 g	茯苓 15 g	黄连 20 g
炒枣仁 20 g	首乌藤 30 g	淫羊藿 15 g	砂仁 6 g
玉米须 30 g	牛膝 10 g	生地黄 20 g	麦冬 30 g

5 剂，水煎服，每日 1 剂，早晚分服。

中成药治疗同初诊。

十诊（2013 年 2 月 23 日）：口干、口臭，神疲乏力，脚麻，眠差、睡眠浅、易醒，小便味重，大便正常，舌淡暗、苔薄白，脉弦。守九诊方案继续治疗。

十一诊（2013 年 3 月 30 日）：近日常出现头晕、心慌、汗出等低血糖反应，自测血糖 3.0 mmol/L，服糖后症状缓解，余无不适。纳眠可，二便调，舌淡红，苔薄白，脉缓。继续守前方治疗，并嘱患者减少中成药药量，降糖三黄片每次 8 片，每日 2 次，黄连素片每次 0.3 g，每日 2 次，饭后服。

十二诊（2013 年 5 月 11 日）：糖化血红蛋白 6.3 %。近日傍晚易出现乏力、汗出等低血糖反应，服糖后可缓解。现纳眠可，二便调，舌淡红、苔薄白，脉弦细。方以四逆散、理中汤、肾四味合方，疏肝健脾，温阳补肾。

处方：

炙甘草 6 g	党参 30 g	麸炒白术 30 g	干姜 5 g

补骨脂 15 g	菟丝子 15 g	淫羊藿 15 g	枸杞子 15 g
北柴胡 10 g	赤芍 15 g	砂仁 6 g	枳壳 10 g
郁金 10 g	鸡内金 10 g	连翘 30 g	皂角刺 30 g

30 剂，水煎服，每日 1 剂，早晚分服。

嘱患者进一步减少中成药药量，予降糖三黄片每次 4 片，每日 2 次，黄连素片每次 0.1 g，每日 2 次，饭后服。并建议患者复查口服葡萄糖耐量试验及胰岛素释放试验。

十三诊（2013 年 6 月 22 日）：口服葡萄糖耐量试验：空腹 6.3 mmol/L，0.5 h 9.48 mmol/L，1 h 12.87 mmol/L，2 h 11.63 mmol/L，3 h 7.69 mmol/L。胰岛素释放试验：空腹 18.82 μU/mL，0.5 h 50.81 μU/mL，1 h 76.81 μU/mL，2 h 78.52 μU/mL，3 h 46.57 μU/mL。现无明显不适，精神佳，无口干口苦，纳眠可，二便调，舌质淡，苔薄白，脉弦细。暂停中药，中成药治疗同十二诊。

经 11 个月的治疗，患者糖化血红蛋白、糖耐量及胰岛素水平均有明显改善，随访至 2014 年 10 月，患者血糖一直控制在正常范围。每 3 个月复查 1 次肝功能、肾功能，均无异常。

按：从整体而言，本案患者标实与本虚并见，既有痰湿热壅滞，并郁而为瘀热，又有太阴脾阳不足，治疗除注重清热祛痰燥湿外，尤应重视温太阴脾阳及活血化瘀。初诊时，患者有口干、口苦等少阳枢机不利、三焦瘀滞不通等表现，又有便溏等太阴脾阳不足征兆，处方以柴胡桂枝干姜汤和少阳，通利三焦，兼温太阴；二诊至四诊，口苦已除，证不在少阳，主以四君子汤、葛根芩连汤并合苍术、黄连等清热燥湿，壅滞较甚，病涉阳明加虎杖通腑泻热，太阴脾阳不足则合附子理中汤温中健脾，且防黄连、黄芩等苦寒伤胃，黄连与干姜同用，辛苦相配，还可起到辛开苦降、开畅中焦之用；五诊，患者痰湿已除，表现出较明显的血瘀症状，故予桂枝加葛根汤、黄芪桂枝五物汤、当归芍药散，重在活血化瘀通络，以防瘀阻痰生；六诊之后，患者痰热与血瘀等症状均明显改善，易四逆散合四君子汤，并加常规剂量的淫羊藿合砂仁疏肝健脾、扶阳补肾，失眠加炒枣仁、首乌藤养心安神，口干甚加生地黄、麦冬滋阴益气；久病穷必及肾，故在第十二诊中加肾四味（补骨脂、菟丝子、淫羊藿、枸杞子）温阳补肾，以巩固疗效。

| 参考文献 |

［1］　张继泽，张挹芳. 孟河名家张泽生运用气血理论诊治脾胃病的经验［J］. 江苏中医药，2016，48（2）：1-5.

［2］　柴可群. 中西医结合诊治消化系统肿瘤基础与临床［M］. 上海：上海科学技术出版社，2017.

［3］ He K，Li X G，Chen X，et al. Evaluation of antidiabetic potential of selected traditional Chinese medicines in STZ-induced diabetic mice［J］. J Ethnopharmacol，2011，137（3）：1135-1142.

［4］ 聂松柳，徐先祥，夏伦祝. 党参总皂苷对实验性高脂血症大鼠血脂和NO含量的影响［J］. 安徽中医学院学报，2002，21（4）：40-42.

［5］ Zhang Y D，Wang H L，Zhang L，et al. Codonopsis lanceolata polysaccharide CLPS alleviates high fat/high sucrose diet-induced insulin resistance via anti-oxidative stress［J］. Int J Biol Macromol，2020，145：944-949.

［6］ Liu W，Lv X，Huang W，et al. Characterization and hypoglycemic effect of a neutral polysaccharide extracted from the residue of *Codonopsis Pilosula*［J］. Carbohydr Polym，2018，197：215-226.

［7］ 李浅予，汤岐梅，侯雅竹，等. 中药党参的心血管药理研究进展［J］. 中西医结合心脑血管病杂志，2019，17（17）：2604-2606.

［8］ Tsai K H，Lee N H，Chen G Y，et al.Dung-shen（*Codonopsis pilosula*）attenuated the cardiac-impaired insulin-like growth factor Ⅱ receptor pathway on myocardial cells［J］. Food Chem，2013，138（2-3）：1856-1867.

［9］ 钟灵. 党参对心肌缺血/再灌注损伤家兔血流动力学和心肌酶的影响［J］. 中国老年学杂志，2012，32（5）：966-968.

［10］ 段琦梅，梁宗锁，杨东风，等. 黄芪、党参乙醇提取物抗菌活性研究［J］. 中成药，2012，34（11）：2220-2222.

［11］ Ming K，Chen Y，Yao F K，et al. Phosphorylated *Codonopsis pilosula* polysaccharide could inhibit the virulence of duck hepatitis a virus compared with *Codonopsis pilosula* polysaccharide［J］. Int J Biol Macromol，2017，94（PtA）：28-35.

［12］ Cai J G，Ashraf M A，Luo L M，et al. Effects of *Codonopsis pilosula* water extract on MicroRNA expression profile in D-galactose-induced senile mice［J］. Pak J Pharm Sci，2017，30（3）：1179-1183.

［13］ 蔡兴航，孙晓春，孙安敏，等. 党参茎叶总皂苷提取工艺及其抗氧化活性研究［J］. 中国农学通报，2018，34（26）：146-151.

［14］ 汪建红，原慧，李雪红. 新疆野生党参总黄酮体内抗氧化及抗疲劳作用研究［J］. 天然产物研究与开发，2012，24（8）：1035-1039.

［15］ 陈少夫，贺丽，周卓，等. 党参对兔胃十二指肠粘膜中胃泌素、生长抑素的影响［J］. 中国医科大学学报，2002，31（3）：164-165.

［16］ Luan Y P，Mao D C，Guo A W，et al. The effect of *Codonopis bulleynana* Forest ex Diels on chronically constipated mice［J］. Saudi J Biol Sci，2019，26（2）：402-412.

［17］ 靳子明，宋治荣，窦霞. 党参超微粉对胃溃疡模型大鼠胃黏膜保护作用的研究［J］. 中国现代应用药学，2017，34（5）：659-661.

［18］ 易泳鑫. 林兰教授治疗糖尿病周围神经病变经验探讨［D］. 北京：北京中医药大学，2016.

［19］ 许粤. 参芪活血汤治疗早期糖尿病肾病变［J］. 中华实用中西医志，2004，4
　　（17）：2617-1618.

［20］ 赵璐，邵素菊. 邵经明教授治疗糖尿病并发症经验［J］.中医研究，2019，32（1）：
　　39-41.

［21］ 李赛美. 糖尿病中医治疗的思路及验案［J］.中医杂志，2015，56（18）：1608-
　　1612.

西 洋 参

【本草记载】

1.《本草从新》 苦寒微甘，味厚气薄，补肺降火，生津液，除烦倦，虚而有火者相宜。

2.《本草再新》 治肺火旺，咳嗽痰多，气虚咳喘，失血劳伤，固精安神，生产诸虚。

3.《本草求原》 肺气本于肾，凡益肺气之药，多带微寒，但此则苦寒，唯火盛伤气，咳嗽痰血，劳伤失精者宜之。

【历代论述】

1.《医学衷中参西录》 能补助气分，并能补益血分。

2.《药性考》 洋参似辽参之白皮泡丁，味类人参，惟性寒，宜糯米饭上蒸用，甘苦，补阴退热。姜制，益元扶正气。

3.《类聚要方》 用西洋参蒸桂圆服之，神效。

【名家经验】

1. 张锡纯　西洋参，性凉而补，凡欲用人参而不受人参之温补者，皆可以此代之。惟白虎加人参汤中之人参，仍宜用党参，而不可代以西洋参，以其不若党参具有升发之力，能助石膏逐邪外出也。

2. 姚澜　苦、寒，微甘。补肺降火，虚而有火者宜之。

3. 曹炳章　西参滋阴降火，东参提气助火，效用相反，凡是阴虚火旺，劳嗽之人，每用真西参，则气平火敛，咳嗽渐平，若用伪光参，则反现面赤舌红，干咳痰血，口燥气促诸危象焉。

【现代药理】

1. 降血糖　西洋参及制西洋参均具有降血糖功效，能明显改善2型糖尿病血脂代谢紊乱，下调炎症因子水平，减轻胰岛β细胞病理损伤，促进胰岛素分泌，增强组织对胰岛素的敏感性，对 2 型糖尿病有明显保护作用。制西洋参能更明显降低空腹血糖、TC、IL-6、TNF-α 含量，增加肝组织过氧化氢酶、谷胱甘肽过氧化物酶活性等，其降血糖、抗炎、抗氧化作用优于西洋参[1]。

2. 抗疲劳　西洋参皂苷 60 mg/kg 腹腔注射，有抗疲劳作用，可延长小鼠游泳时间[2]。

3. 抗利尿　西洋参皂苷 60 mg/kg 腹腔注射，对大鼠有抗利尿作用[2]。

4. 耐缺氧　西洋参皂苷 60 mg/kg 腹腔注射，可延长缺氧小鼠的存活时间[2]。

5. 抗惊厥　西洋参皂苷 60 mg/kg 腹腔注射，对戊四氮惊厥及士的宁惊厥死亡率均有降低[2]。

6. 促进凝血　西洋参水提取物对小鼠切尾取血毛细管法试验有促进凝血作用。西洋参皂苷 60 mg/kg 灌胃可降低血浆黏度，增加红细胞膜流动性。西洋参总皂苷能抑制胶原诱导的大鼠血小板聚集[2]。

【降糖量效】

1. 小剂量[3]　西洋参入丸、散剂 1 ~ 3 g。意在长期、缓慢调节血糖，糖尿病治疗稳定，血糖控制达标，后期可用丸剂维持时，加入西洋参益气养阴生津，长期控制血糖。

2. 常规剂量[4]　西洋参入煎剂 6 ~ 15 g。适用于糖尿病阴虚或阴阳两虚，配以太子参、三七等，益气活血养阴。糖尿病方中常用黄连、黄柏等药苦寒伤气，配西洋参等药可益气。

验·案·选·析

1. 西洋参小剂量验案[3]

高某，男，48 岁，2007 年 8 月初诊。

初诊：患者 2007 年 7 月 16 日因口渴、消瘦、乏力至医院检查发现尿酮 150 mg/d，即刻空腹血糖 24.4 mmol/L，诊断为 2 型糖尿病，糖尿病酮症。遂转急诊输液治疗，治疗结束血糖 8.4 mmol/L，此后患者反复发作 2 次糖尿病酮症，空腹血糖波动于 22 ~ 26 mmol/L，每次均以胰岛素治疗转阴后停用。当时患者体重 70 kg，身高 161 cm，BMI 27 kg/m²。1 周前患者开始口服降糖西药（具体药物不详）。仅服药 3 日，因效果不佳，患者自行停药。就诊时，症见口干渴甚，极欲饮水，易汗出，小便频多，乏力，消瘦明显，20 日内体重下降 10 kg。胸闷，视物模糊，矢气多，大便干燥。舌质暗，苔少，舌下静脉增粗，脉沉略数。当日空腹血糖 20 mmol/L。否认糖尿病家族史。

中医诊断：消渴；证属热灼津伤。

西医诊断：糖尿病酮症。

治法：苦寒直折，泻火涤痰滋阴。

处方：三黄汤合白虎汤、小陷胸汤加减。

黄连 90 g	黄芩 60 g	生大黄 6 g	生石膏 60 g

| 知母 60 g | 天花粉 30 g | 清半夏 9 g | 瓜仁 30 g |
| 生山楂 30 g | 干姜 12 g | | |

水煎服，每日 1 剂，早晚分服。

二诊：患者服药 21 剂，自诉口渴减轻，胸闷、胃胀及矢气多消失，大便已正常。复诊前曾查两次尿常规，均示酮体阴性，当日空腹血糖 6.3 mmol/I，餐后血糖 5.6 mmol/L。

处方：

| 知母 30 g | 生石膏 30 g | 葛根 30 g | 天花粉 30 g |
| 黄连 30 g | 干姜 6 g | 生大黄 3 g | 水蛭粉 9 g |

水煎服，每日 1 剂，早晚分服。

三诊：患者服药 2 个月后，血糖平稳，空腹血糖 6.3 mmol/L 左右，餐后血糖 6.6 mmol/L 左右。糖化血红蛋白 6.2 %。故可改以丸剂缓慢调理。

处方：

| 干姜 1 g | 黄连 6 g | 黄芩 4 g | 西洋参 3 g |
| 知母 5 g | 天花粉 4 g | 生大黄 1 g | 水蛭粉 3 g |

制水丸，9 g，每日 3 次，服用 3 个月。

按：本案初以三黄汤合白虎汤加减苦寒直折，后用白虎汤加减泻火滋阴，继以干姜黄连黄芩人参汤加减清热益气养阴调理，西洋参既可益气养阴生津又可降血糖；由最初以超大剂量苦寒之品峻急猛攻，直消火势，渐至以小量苦寒滋阴慢微调，其中小剂量的西洋参既能滋阴又可补气；初用汤剂，去大病也，后以丸剂，舒缓而治之。治疗全程体现了霸道与柔道的理念，即病重势急，应重拳出击，直压病势，处方用药犹如劲兵，尽显霸气；病缓缠绵，应轻柔微调，持之以恒，处方用药犹如良相，坐镇从容，神机默运。

2. 西洋参常规剂量验案[5]

患者，女，48 岁。

初诊：体检发现糖尿病 3 个月，饮食运动控制，糖化血红蛋白 6.5 %，空腹血糖 7.12 mmol/L。近 1 年半反复泌尿系感染，尿频、尿急、尿道灼痛，予以常规抗感染治疗无效。刻下：口唇干，腰酸隐痛，小便黄赤，双下肢沉重。月经周期正常，本次月经淋漓不尽，色暗红。尿常规检查尿细菌＋。血压 120/80 mmHg。舌红，胖大，苔黄厚，脉沉，略数。

中医诊断：脾瘅；证属肾虚湿热。

西医诊断：糖尿病。

治法：清泻湿热，滋肾养阴。

处方：

淫羊藿 9 g	知母 30 g	赤芍 30 g	黄芪 30 g
盐黄柏 30 g	生地黄 30 g	苦参 9 g	生姜 15 g
炒杜仲 30 g	西洋参 6 g	三七粉 1.5 g	

水煎服，每日 1 剂，早晚分服。

二诊：患者服药 1 个月，小便黄、腰酸腿沉症状明显缓解 60%，效不更方，本方加减继服 2 个月，诸症缓解，复查尿细菌－。

按：本案患者近 1 年半反复出现泌尿系感染，伴有腰酸，小便黄赤，双下肢沉重，为脾肾两虚且以肾虚火旺为主。治以补肾降火，清热利湿。患者病程日久，肾虚火旺，机体防御能力减弱，毒邪从下焦侵入，以致热毒蕴结下焦，故见尿频尿急，尿道灼痛，小便黄赤；脾肾两虚故见月经淋漓不尽，色暗红；脾虚不能运化水液故见双下肢沉重；阴虚津亏则口干，肾虚腰府失养则腰酸隐痛。舌红，胖大，苔黄干，脉沉略数均是脾肾两虚、阴虚火旺之象。方中知母、黄柏滋阴泻火以除病因，热去津液自复；赤芍清热凉血，散瘀止痛，清热以助生津，散瘀以防入络；苦参清热解毒，杀虫利尿，因势利导，使湿热随小便排出；炒杜仲补肝肾，强筋骨，常规剂量的西洋参补气养阴，清热生津；脾肾两虚久淋不愈，湿热耗伤正气，倍加黄芪，另补气养血以防苦参燥热伤阴。佐以少量三七粉活血化瘀，防久病入络。综合全方，知柏地黄丸补肾降火，以补益肝肾、清热生津为主，佐以益气固表，黄柏、淫羊藿、苦参均为降糖和抗菌的靶药，标本兼顾，全面调节患者的脏腑功能，补敛同用，实则清利，虚则补益。

参考文献

［1］ 马颖琳. 西洋参与制西洋参对大鼠虚寒证模型的影响及机制［D］. 长春: 吉林大学, 2017.

［2］ 国家中医药管理局《中华本草》编委会. 中华本草［M］. 上海: 上海科学技术出版社, 1999: 754.

［3］ 张丹丹. 中医临床基础治则治法的整理与研究［D］. 杭州: 浙江中医药大学, 2017.

［4］ 王思宁, 彭万年. 彭万年教授防治糖尿病经验探析［J］. 时珍国医国药, 2018, 29 (9): 2263-2264.

［5］ 顾成娟, 王涵, 何莉莎. 仝小林教授治疗糖尿病合并泌尿系感染的经验［J］. 环球中医药, 2015, 8 (9): 1108-1110.

太　子　参

【本草记载】

1.《本草再新》　味甘，性温，无毒。治气虚肺燥，补脾土，消水肿，化痰止渴。

2.《本草从新》　大补元气。

【历代论述】

1.《饮片新参》　补脾肺元气，止汗生津，定虚悸。

2.《江苏植药志》　治胃弱消化不良，神经衰弱。

3.《中药志》　治肺虚咳嗽，脾虚泄泻。

4.《陕西中草药》　补气益血，健脾生津。治病后体虚，肺虚咳嗽，脾虚腹泻，小儿虚汗，心悸，口干，不思饮食。

【名家经验】

1. 张泽生　认为胃为情绪器官之一，情绪扰气，尤易导致诸多脾胃病的产生，而引起脾胃气机失和、气行逆乱的原因有多种，脾胃病病程日久，年老体弱，神疲乏力，脉虚无力者，以潞党参、太子参为君，可用于糖尿病周围神经病变证属脾胃受损、痰湿阻络者[1]。

2. 林兰　认为糖尿病周围神经病变属于消渴痹证，临床上以麻、凉、汗、痛、瘦为主要特点，以益气养阴、活血化瘀的自拟基础方（太子参、麦冬、五味子、丹参、川芎、红花、桃仁、土鳖虫、赤芍、黄芪等）为基础，认为太子参性平，益气健脾生津，其力缓和，更适合用于慢性疾病，且太子参亦有降低血糖的功效[2]。

【现代药理】

1. 降血糖　太子参多糖通过显著提高实验性糖尿病小鼠血清 SOD 水平、降低 MDA 含量、减轻胰腺病理组织学变化，从而改善糖尿病小鼠抗氧化功能，保护胰腺，而起到降糖作用。太子参多糖亦能改善糖尿病大鼠的一般状况，延缓体重下降、降低空腹血糖、降低 TG 和 TC 水平，但不影响胰岛素水平，从而对糖尿病大鼠有显著的治疗作用[3]。

2. 心肌保护作用　研究发现太子参粗多糖连续灌胃 4 周，可改善大鼠左冠状动脉结扎复制急性心肌梗死模型的指标，提示太子参粗多糖对急性心肌梗死诱发实验性大鼠心肺损伤具有一定的保护作用[4]。研究发现，太子参多糖对 LPS 诱导的心肌细胞损伤具有一定的保护作用，其作用机制与一氧化氮合酶的分型表达相关[5]。采用太子参正丁醇提取部位对急性心肌梗死诱发心肺损伤病变模型大鼠连续灌胃 4 周，结果表明，太子参正丁醇提取部位可显著改善大鼠血流变动力学指标，降低心肺指数，减小心肌梗死面积，改善左心室和肺组织的病理学状态[6]。

3. 增强机体免疫功能　太子参总提取物能明显对抗环磷酰胺所致的胸腺、脾脏质量减轻，环磷酰胺所致 T、B 细胞转化功能低下，白细胞吞噬功能降低及迟发型超敏反应减弱，并能增加胸腺 DNA、RNA，脾脏 DNA 含量及外周血白细胞计数[7]。

4. 改善记忆　太子参多糖能够显著降低记忆获得障碍小鼠受电击后的错误反应次数，抑制小鼠脑组织 MDA 的生成，提高小鼠脑组织谷胱甘肽过氧化物酶和 SOD 活力，延长急性脑缺血小鼠的张口呼吸次数和持续时间，从而改善东莨菪碱所致小鼠记忆获得障碍[8]。

【降糖量效】

1. 小剂量　太子参入煎剂 9 ~ 12 g。补中益气，健脾祛湿，可用于 2 型糖尿病周围神经病变脾胃虚弱症状。

2. 常规剂量　太子参入煎剂 13 ~ 30 g。益气健脾，可用于太阴虚损、阳明郁热型糖尿病，可有效降低空腹血糖、尿糖。

3. 大剂量　太子参入煎剂 30 g 以上。太子参药味甘淡，滋补脾阴，脾阴虚的治疗基本以甘药为主，可用于脾阴亏虚型 2 型糖尿病，可显著改善各项血糖指标。

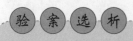

验·案·选·析

1. 太子参小剂量验案[2]

焦某，女，71 岁，2015 年 2 月 4 日初诊。

初诊：血糖升高 10 年。患者近 1 个月来体重下降，并出现口干多饮、多尿等症状，空腹血糖 15.95 mmol/L，糖化血红蛋白 11.3 %。刻下：手足麻木，有时胃脘不适、泛酸、入睡难、多梦，起夜 2 次，口干、不欲饮食、乏力、咽痛、干咳、胸背部发紧、活动后加重，视物模糊，纳可，小便未见泡沫，大便可。舌质暗红，苔微黄腻，脉弦细缓。肌电图（2015 年 1 月 5 日）示双侧胫、双侧腓总运动神经传导速度未见异常；右侧腓肠感觉神经传导速度轻度减低；双侧腓浅、左侧腓肠肌感觉神经传导速度未见异常。结果提示：局限的轻度周围神经病变。2015 年 2 月 4 日：餐后血糖（约 4.5 h）15.2 mmol/L。尿常规：葡萄糖＋，余阴性。

中医诊断：消渴痹证；证属脾胃虚弱，痰湿中阻。

西医诊断：2 型糖尿病周围神经病变。

治法：健运脾胃，化瘀通络。

处方：

太子参 12 g	麦冬 10 g	五味子 10 g	酸枣仁 15 g
柏子仁 12 g	丹参 20 g	砂仁 6 g	檀香 6 g
生龙牡各 30 g	珍珠母 30 g	白芍 10 g	生熟地黄各 15 g

远志 10 g	首乌藤 30 g	益智仁 12 g	覆盆子 12 g
盐杜仲 10 g	当归 10 g	红花 10 g	桂枝 10 g
姜黄 15 g	防风 10 g	黄芪 20 g	

30 剂，水煎服，每日 1 剂，早晚分服。

嘱其三餐定时定量进食，忌辛辣、生冷、油腻之品，餐后健步走半小时。

二诊（2015 年 3 月 11 日）：服用上方 1 月余，患者诉口干、足跟疼、双下肢麻木、失眠较前缓解，仍有泛酸，无胸背不适，纳食可，小便可，大便日 3 次，偶有成形。舌质红苔白，脉弦。体格检查：血压 135/70 mmHg，心率 72 次/分。辅助检查：今测餐后血糖（约 3 h）4.7 mmol/L。尿常规未见异常。处方：小便中未见尿糖、尿蛋白，原方去益智仁、覆盆子；去生龙牡、珍珠母，加肉桂 4 g、黄连 6 g 交通心肾，安神入眠；加半夏、枳实行气降逆，燥湿化痰。30 剂，煎服法同前。后多次复诊，均以此方为基础辨证加减，症状逐渐平稳，病情稳定。

按：太子参用量为 12 g。患者以口干口渴、乏力、手足麻木为主要症状，符合中医"消渴痹证"诊断。① 患者年高体衰，脾胃本虚，肝肾不足，消渴病情缠绵，更伤脾胃，水湿留滞体内，阻碍气机，痹证乃发。治疗时当健运脾胃，化痰通络，兼顾潜阳安神。② 本案患者尿糖阳性，林兰教授认为益智仁、覆盆子温补肾阳，固精缩尿，以此二味防止水谷精微直趋膀胱，从小便而出。复诊时患者症状缓解，可坚持原辨证思路，续予原方加减：年高肾火不足，水火不济，人病失眠，以黄连、肉桂上清心火，下暖水脏，交通心肾，水火既济，夜寐可安；仍有脘腹胀满、反酸，出现大便不成形，应为湿邪未除、胃气不降故也，加行气化湿之品，脾能升清，胃气能降，气机畅达，中焦湿浊便可化除。③ 林兰教授认为，人以胃气为本，过服苦寒之品则败伤脾胃，《本草纲目》言："大苦大寒，用之降火燥湿，中病即当止，岂可久服，使肃杀之令常行，而伐其生发冲和之气乎？"《医经原旨》曰："故治虚之要，凡阴虚多热者，最忌辛燥，恐助阳邪也，尤忌苦寒，恐伐生阳也。"湿浊内蕴者当健运脾胃，脾胃不虚则能运化水液，切不可一味予大量清热燥湿药物，苦寒药物燥湿力量强，过服易伤胃阴，清热力量大，过服亦伤胃阳中气，半夏、枳实能燥湿化痰，行气降逆，且其性微温，不致败伤脾胃。

2. 太子参常规剂量临床研究[9]

张某，男，31 岁，2020 年 6 月 1 日初诊。

初诊：口干、多饮、多尿，体重下降 1 月余。患者平素喜食肥甘厚味，否认家族史及其他慢性代谢性疾病病史。2020 年 6 月 1 日辅助检查示糖化血红蛋白 12.3 %，随机血糖 18.03 mmol/L，果糖胺 393.5 μmol/L。尿液分析示尿酮 ++，尿糖 ++。刻下：形体偏胖，时感乏力，疲倦感，胃脘灼热，渴欲饮水，大便时有便秘，夜尿增多，睡眠易醒，体重 1 月余下降 10 kg，舌淡红，苔厚腻，脉滑涩。

中医诊断：消渴；证属太阴虚损，阳明郁热。

西医诊断：2 型糖尿病。

治法：益气健脾降糖，清泻阳明郁热。

处方：

太子参 30 g	黄芪 40 g	千年健 15 g	枸杞子 15 g
仙鹤草 30 g	黄连 9 g	生地黄 15 g	知母 12 g
玄参 20 g	石膏 40 g	白术 10 g	茯苓 15 g
黄芩 10 g	乌梅 10 g	天花粉 20 g	菟丝子 15 g

5 剂，水煎服，每日 1 剂，早中晚分服。

忌辛辣刺激、酸冷食品。

二诊（2020 年 7 月 3 日）：患者诉服用上方后，夜尿明显减少，仍有口渴，胃脘灼热，口苦易怒，便秘口臭，渴欲饮水，复查尿液分析示尿酮±，尿糖+++。追问病史患者生活习惯及工作情况：长期熬夜，生活节奏快，情志不畅。故加用夏枯草、龙胆草清泄肝胆郁热，益母草活血化瘀，调整处方如下。

太子参 30 g	黄芪 40 g	石膏 120 g（先煎）	玄参 20 g
知母 15 g	生地黄 15 g	黄连 30 g	夏枯草 30 g
天花粉 20 g	乌梅 10 g	夏枯草 30 g	龙胆草 15 g
益母草 15 g	白术 10 g		

5 剂，水煎服，每日 1 剂，早中晚分服。

服用上方后，2020 年 11 月 7 日复查随机血糖降至 6～7 mmol/L，空腹血糖、果糖胺、糖化血红蛋白降至正常，嘱其注意饮食及运动控制，半年后随访患者血糖恢复正常，无不适。

按：郑进教授指出本案为 2 型糖尿病患者青年发病，病程短，中医药早期干预是治疗成功的关键，结合患者长期饮食不节，嗜食肥甘，造成脾胃虚损，中满积热，郁久阳明郁热。"土为万物之本，脾胃为脏腑之本"，故重用黄连、石膏、知母清泄阳明郁热。另外，近年来随着生活节奏的加快，青年糖尿病患者中情志因素突出，故应重视情志调节，疏泄肝胆，脾失健运，水湿内滞，阻于阳气，郁积为热，则湿热内生；湿热日久，可耗气伤阴，阴虚又生燥热；阴虚燥热，发为消渴。初诊以益气健脾降糖，清泻阳明郁热并举，补泻兼施、寒热并用，并予常规剂量太子参，配黄芪白术、仙鹤草益气健脾，石膏、知母、黄连、黄芩清泻阳明郁热，夏枯草、龙胆草、益母草清泄肝胆郁热，乌梅、天花粉生津止渴，生地黄清热凉血，服用后夜尿减少，仍有口渴，胃脘灼热，渴欲饮水，综合患者情志因素，考虑阳明并肝胆郁热，故重用夏枯草、龙胆草清泄肝胆，益母草活血化瘀，内热得出，阴阳平和则血糖下降，因此临床需结合具体病情，辨证施治，随证治之，才能釜底抽薪，获得良效。

3. 太子参大剂量验案 [10]

王某，男，42 岁，2014 年 5 月初诊。

初诊：多尿、烦渴、多饮、消瘦半年余。患者平素性情抑郁，经常熬夜，喜食辛辣之品。刻下：多尿、烦渴、多饮、形体消瘦、面色淡黄、夜寐多梦、大便干结不爽、手足心烦热。舌质红少苔，脉细数无力。腹部彩超检查未见异常，肝功能、肾功能、血淀粉酶等均正常，空腹血糖 9.8 mmol/L，餐后 2 h 血糖 15.5 mmol/L，糖化血红蛋白 7.2 %。

中医诊断：消渴；证属脾阴亏虚。

西医诊断：2 型糖尿病。

治法：甘淡滋补脾阴。

处方：

太子参 50 g	白芍 20 g	炒白术 15 g	莲子 12 g
玉竹 12 g	枸杞子 12 g	茯苓 15 g	陈皮 10 g
当归 12 g	薏苡仁 30 g	炒白扁豆 30 g	谷芽 20 g
炙甘草 8 g			

10 剂，水煎服，每日 1 剂，早晚分服。

二诊：患者服药后，诉多尿、烦渴、多饮改善，复查空腹血糖 7.8 mmol/L，餐后 2 h 血糖 10.5 mmol/L，糖化血红蛋白 6.9 %，效不改方，继予原方 10 剂。

三诊：患者多尿、烦渴、多饮明显改善，大便成形，夜寐可，仍手足心烦热，遂上方加黄柏 8 g、银柴胡 12 g，去炒白术。复查空腹血糖 6.8 mmol/L，餐后 2 h 血糖 8.5 mmol/L，糖化血红蛋白 6.0 %，再予 10 剂服用。随访：服药 3 月余后，无明显不适。避免辛辣刺激食物，嘱调饮食，畅情志，按时休息。

按：太子参用量为 50 g，滋阴力强。2 型糖尿病为代谢性疾病中最常见的疾病之一，其病因和发病机制极为复杂，至今未完全阐明，遗传因素和环境因素共同参与其发病过程。由于对糖尿病的病因和发病机制尚未完全阐明，缺乏病因治疗。强调治疗须早期和长期、积极而理性及治疗措施个体化的原则。治疗目标为纠正代谢紊乱，消除症状，防止或延缓并发症的发生，维持良好健康和学习、劳动能力，保障儿童生长发育，延长寿命，降低病死率，而且要提高患者的生活质量。可见，2 型糖尿病已对患者的经济条件、生活质量和心理状态造成了明显的不良影响。2 型糖尿病归属于中医学"消渴"范畴，消渴病名的提出最早见于《黄帝内经》。《素问·奇病论》曰："帝曰：有病口甘者，病名为何？何以得之？岐伯曰：五气之溢也，名曰脾瘅。夫五味入口，藏于胃，脾为之行其精气，津液在脾，故令人口甘也；此肥美之所发也。肥者令人内热，甘者令人中满，故其溢，转为消渴。治之以兰，以除陈气也。"《黄帝内经》明确提出"消渴"病位在脾胃，病因为饮食失调，病机为燥热偏盛。《黄帝内经》已认为过食肥甘可导致"消渴"的发生与加重，这也为后世"消渴"的预防及饮食疗法的产生奠定了理论基础。《金匮要略》则首创了"消渴"治疗方药，肾气丸。《医学心悟·三消》云："治上消者，宜润其肺，兼清其胃……治中消者，宜清其胃，兼滋其肾……治下消者，宜滋其肾，兼补其肺。"《临证指南医案·三消》曰："如病在中上者，膈膜之地，而成燎原之场，即用景岳之玉女煎，六味之加二冬、龟甲、旱莲，一以清阳明之热，以滋少阴；一以救心肺之阴，而下顾真液。如元阳变动而为消烁者，即用河间之甘露饮，生津清热，润燥养阴，甘缓和阳是也。至于壮水以制阳光，则有六味之三阴，而加车前、牛膝，导引肝肾。斟酌变通，斯诚善矣。"总之，历代医家对糖尿病的病因病机认识主要有：饮食不节，积热伤津；情志失调，化热伤阴；禀赋不足，五脏柔弱；房劳过度，肾精亏损。还有诸如消必致瘀，瘀后更消，痰、湿、热互结等。可概括为以阴津亏损、燥热偏盛为主，涉及肺、脾胃、肾多脏器，治疗上多从上、中、下三消论治。然而《灵枢·本脏》有"脾脆则善病消瘅易伤"之说，"消渴"发病以阴虚为本，且陈修园云："脾为太阴，乃三阴之长，故治阴虚者，当以滋脾阴为主。"故健脾滋阴法是治疗消渴不容忽视的治法之一。基于上述理论、临床实践及2型糖尿病一般病程较长，加之现代人民生活水平的提高及生活方式的改变，饮食厚味及七情之变等化热化火，使营阴受损，伤及脾阴，故致脾阴虚者较多见。脾阴虚的治疗基本以甘药为主，甘淡乃实脾之大法，忌甘热之品以助火，避咸寒滋腻之品以碍运。药用甘淡之味，如白芍、莲子、太子参、炒白扁豆、谷芽、茯苓、薏苡仁等；不可过用养胃阴之药，如梨汁、藕汁、石斛、生地黄等。故2型糖尿病从脾阴虚辨治，用甘淡滋补脾阴法，可收到较好疗效。

| 参考文献 |

［1］ 张继泽,张挹芳.孟河名家张泽生运用气血理论诊治脾胃病的经验［J］.江苏中医药,2016,48（2）:1-5.

［2］ 易泳鑫.林兰教授治疗糖尿病周围神经病变经验探讨［D］.北京:北京中医药大学,2016.

［3］ 徐先祥,黄玉香,夏伦祝,等.太子参多糖对糖尿病小鼠抗氧化能力与胰腺病理的影响［J］.食品工业科技,2012,33（24）:392-393.

［4］ 陶玲,彭佼,范晓飞,等.太子参粗多糖对大鼠急性心肌梗死诱发心肺损伤的保护作用［J］.中华中医药杂志,2012,27（8）:2079-2082.

［5］ 徐立,陶玲,喻斌,等.太子参多糖对LPS诱导原代培养心肌细胞损伤的保护作用［J］.中药药理与临床,2008,24（6）:46-48.

［6］ 沈祥春,彭佼,李淑芳,等.太子参正丁醇提取部位对大鼠急性心肌梗死诱发心肺损伤的保护作用［J］.中华中医药杂志,2010,25（5）:666-669.

［7］　王家葵,郑军,沈映君,等.太子参总提取物对环磷酰胺处理动物免疫功能及胸腺、脾脏核酸含量的影响［J］.中药药理与临床,1996,12（6）:16-18.

［8］　李志华.太子参多糖对东莨菪碱所致小鼠记忆障碍的改善作用［J］.泰山医学院学报,2009,30（9）:673-675.

［9］　赵常安,卫灿红,郑进.郑进教授基于"郁热为本,补虚泻实"思想分期论治2型糖尿病临证撷菁［J］.中国民族民间医药,2023,32（14）:83-86.

［10］　董方正,王晓林,桂锦华.从脾阴虚论治2型糖尿病心得［J］.中国中医药现代远程教育,2015,13（4）:139-140.

五 味 子

【本草记载】

1.《神农本草经》　味酸温。主益气,咳逆上气,劳伤羸瘦,补不足,强阴,益男子精（《御览》引云,一名会及,《大观本》,作黑字）。生山谷。

2.《吴普本草》　五味子,一名元及（《御览》）。

3.《本草蒙筌》　五味子,入肺肾二经。收敛之水。生津止渴,益气强阴。驱烦热,补元阳。解酒毒,壮筋骨。霍乱泻痢可止,水肿腹胀能消。

4.《本草新编》　五味子,最能添益肾水,滋补肺金,尤善润燥,非特收敛肺气。盖五味子入肺、肾二经,生津止渴,强阴益阳,生气除热,止泻痢有神。但不宜多用,多用反无功,少用最有效。尤不宜独用,独用不特无功,且有大害。必须同补药用入汤丸之内,则调和无碍,相得益彰耳。

5.《本草择要纲目》　五味子,收散气止嗽,补元气不足,止泻痢,生津液,止渴壮水,镇阳强阴,益男子精,明目暖水脏。凡黄昏喘嗽,乃火气浮入肺中,不宜用凉药,唯五味子能敛而降之;或以其食之多致虚热者,辄云用治肺之虚寒,则更不取其除热之说,岂知其能收肺气,即是除热。补肾之功,即是暖水脏之功也,但有外邪者,不可骤用,恐闭其邪气,必先发散而后用之,乃为良耳。

【历代论述】

1.《名医别录》　一名会及,一名元及,生齐山及代郡,八月,采实,阴干。

2.《抱朴子》　五味者五行之精,其子有五味,移门子服五味子十六年,色如玉女,入水不沾,入火不灼也。

3.《医学入门》　五味子,温滋肾阴,除烦止渴补虚任,敛肺通脉定喘咳,和中消积水肿淫,肺火盛者用南味,辛甘且散风邪侵。

【名家经验】

1. 李杲　五味子，味酸性温无毒。降也，阴也。其用有四：滋肾经不足之水；收肺气耗散之金；除烦热，生津止渴；补虚劳，益气强阴。

2. 孙思邈　五月常服五味子，是泻丙火，补庚大肠，益五脏之元气。壬膀胱之寒已绝于巳，癸肾水已绝于午，今更逢湿旺，助热为邪，西方北方之寒清绝矣。圣人立法，夏月宜补者，补天元之真气，非补热火也，令人夏食寒是也。为热伤元气，以人参、麦门冬、五味子生脉。脉者，元气也。人参之甘，补元气，泻热火也；麦门冬之苦寒，补水之源，而清肃燥金也；五味子之酸以泻火，补庚大肠与肺金也。

3. 朱震亨　若虚喘，脉微，色青黑，四肢厥，小便多，以《活人书》五味子汤或四磨汤。治嗽与喘，用五味子为多，但五味有南北。若生津止渴，润肺益肾，治劳嗽，宜用北五味；若风邪在肺，宜用南五味。

4. 仝小林　重用田基黄清热解毒、利湿退黄、消肿散，五味子益气生津，二者配伍，清热利湿、保肝解毒，用于糖尿病合并肝炎，可使转氨酶明显下降。在用大柴胡汤合抵挡汤治疗肝源性糖尿病中多用五味子，治疗侧重顾及肝脏，保护肝功能，消除血糖升高的不利因素，以五味子、茵陈、虎杖等治肝靶药直捣黄龙，将矛头直接指向原发病灶，并给予重剂，药宏力专[1]。

5. 李济仁　治疗冠心病，常用五味子生津敛汗、敛肺滋肾、宁心安神；统计治疗类风湿关节炎用药规律，五味子使用 27 次（未标明具体用量），频率高达 13.6 %；还常用五子衍宗丸加减治疗女子闭经和男子无精症[2]。

【现代药理】

1. 对中枢神经系统的影响　五味子醇甲可提高小鼠脑组织中衡量老年痴呆（AD）的指标之一突触素（SYP）的含量，改善神经元变性及突触功能，发挥保护脑细胞的作用，其机制可能与抑制突触核蛋白（α-syn）的表达有关[3]。此外，五味子醇甲还有助于镇静安神，可延长睡眠时间，并且具有抗抑郁活性，可增强神经系统功能，其催眠作用可能与调节脑内的 5- 羟色胺水平有关，而抗抑郁的机制可能是通过提高脑内多巴胺和 5- 羟色胺的水平而发挥作用[4, 5]。

2. 对免疫系统的影响　五味子多糖既能明显增加小鼠的胸腺指数，促进小鼠胸腺发育，又能加强巨噬细胞的吞噬能力，大大提高吞噬率，具有明显的免疫调节作用[6]。低分子量五味子多糖组分（SCPP11）在体内外均具有明显的免疫调节作用，能提升体内免疫球蛋白水平和细胞因子水平，并诱导 RAW$_{264.7}$ 细胞在体外分泌细胞因子，其作用可能是通过 Toll 样受体 4（TLR-4）介导上调 TNF-α 和一氧化氮来改善免疫系统功能，从而发挥其抗肿瘤活性[7]。五味子乙素高剂量、五味子醇甲均能升高免疫力低下小鼠的廓清指数及吞噬指数，五味子乙素各剂量组均可改善小鼠的脾指数和胸腺指数，且其作用与药物剂量呈正相关，五味子醇甲各组能升高小鼠的半数溶血值，使小鼠的免疫功能得到增强[8, 9]。

3. 对心血管系统的影响　五味子乙素通过调节与氧自由基相关酶的表达，从而减轻氧自由基的释放量，改善氧化应激水平，因而改善心肌功能，减小心肌梗死面积，缓解心肌组织病变，对心肌缺血再灌注损伤（MI/RI）导致的大鼠心脏损伤发挥保护作用[10]。五味子己烷提取物能明显改善内皮完整的大鼠胸主动脉血管的舒张作用，该作用可能与肌球蛋白轻链去磷酸化直接作用于血管平滑肌细胞，以及内皮依赖性一氧化氮通路介导有关[11]。

4. 对呼吸系统的影响　采用五味子乙素治疗肺纤维化模型小鼠，结果发现小鼠血清中 IL-6 水平显著降低，肺泡炎症及肺纤维化情况有所改善，其机制可能是通过调节转化生长因子 $-\beta_1$（TGF-β_1）、磷酸化 Smad2（p-Smad2）和 α- 平滑肌肌动蛋白（α-SMA），缓解炎症反应而发挥作用[12]。五味子木脂素能加速体外培养的人肺癌 A549 细胞的凋亡，对其增殖具有较好的抑制作用，并且抑制率与药物的浓度及作用时间呈正相关[13]。五味子提取物可有效抑制肺组织的巨噬细胞和中性粒细胞浸润，并调节 TNF-α 的表达，对于气道炎症及急性肺损伤有潜在的防治作用[14]。

5. 对消化系统的影响　五味子可通过下调肠道组织中炎症因子 IL-6、TNF-α 的表达水平，从而对 5- 氟尿嘧啶（5-FU）引起的肠道黏膜炎小鼠出现的体重下降、腹泻的症状具有明显的改善作用[15]。五味子醇甲介导的结肠非肾上腺素能非胆碱能（NANC）弛豫可降低结肠推进速度，调节结肠的运输，有利于改善胃肠道疾病的腹泻症状，抑制结肠的自发性收缩[16]。

6. 对内分泌系统的影响　五味子提取物可以改善 STZ 导致的实验性糖尿病大鼠的组织学病变及肾功能，作用机制可能是通过提高 MMP-2 活性、抑制氧化应激及调节基质金属蛋白酶抑制剂 -2（TIMP-2）的表达，改善基质降解而实现[17]。从五味子中提取的低分子量多糖（SCPP11）可通过上调胰岛素和 AMPK 信号通路发生的 GLUT4 的表达来改善 BRL 细胞的葡萄糖消耗，降低血糖[18]。五味子能升高肝糖原，降低大鼠空腹血糖，调节 TC 代谢，改善胰岛素水平，能明显改善 2 型糖尿病的高脂、高糖状态[19]。

【降糖量效】

1. 常规剂量　五味子入煎剂 9～15 g，多用 9 g。常与炒枣仁配伍运用，取苦酸制甜之意，为降糖、改善睡眠之经验用药。该药对在于取酸味药之收敛作用，酸味药有敛阴、敛气、敛尿、敛神之效。适用于治疗糖尿病肾病多尿症、夜尿多，血糖难控性失眠等[20]。

2. 大剂量　五味子入煎剂 16～30 g。降糖的同时还可护肝，具体用量需视患者肝功能损伤程度而定，主要用于治疗糖尿病合并脂肪肝、糖尿病合并自身免疫性肝炎、肝源性糖尿病等。五味子既能抗肝损伤，又可诱导肝脏药物代谢酶[20]。

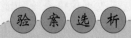

验　案　选　析

1. 五味子常规剂量验案[20]

何某，男，60 岁，2006 年 10 月初诊。

初诊：失眠焦虑 10 余年，血糖升高 3 年。近期饮食和运动控制 2 个月，因血糖升高，用瑞格列奈治疗，空腹血糖 6 ~ 7 mmol/L，餐后 2 h 血糖 9 ~ 11 mmol/L。近期失眠焦虑症状加重，头晕耳鸣，晨起精神尤差，全身乏力。餐前及餐后饥饿感明显，且进食后觉胃肠蠕动快，胃中空虚，须用布勒住上腹部，痛苦难忍。舌暗红，苔黄腻，脉沉细无力。身高 177 cm，体重 56 kg，BMI 17.9 kg/m²。

中医诊断：消渴，失眠；证属阴虚火旺，痰热扰心，中气下陷。

西医诊断：糖尿病，失眠。

治法：滋阴降火，清化痰热，补中益气。

处方：黄连阿胶汤合黄连温胆汤、补中益气汤加减。

黄连 8 g	阿胶珠 10 g	黄芩 15 g	白芍 15 g
茯苓 30 g	清半夏 9 g	陈皮 10 g	竹茹 10 g
天竺黄 15 g	黄芪 60 g	党参 10 g	炒白术 9 g
炙甘草 6 g	炒枣仁 30 g	五味子 9 g	生姜 3 片

水煎服，每日 1 剂，早晚分服。

患者仅服药 10 剂，精神明显好转，睡眠改善，情绪基本平稳，餐前及餐后饥饿感消失，全身乏力减轻，空腹血糖 5.4 mmol/L，餐后 2 h 血糖 7 ~ 8 mmol/L。患者长期随诊，睡眠基本维持正常。

按：本案患者阴虚火旺，心火偏亢，加之痰热扰心，心神不宁，故致失眠，焦虑不安，精神不振；中气下陷，升举无力，饮食水谷未及时运化布散即随之下陷流失，故觉餐后饥饿感明显，胃中空虚，全身乏力甚；清阳不升，阴精亏损，则头晕耳鸣；舌暗红苔黄腻，脉沉细无力则是痰热内蕴，阴分亏虚之象。本方中使用常规剂量五味子，在降糖同时改善睡眠。

2. 五味子大剂量验案[20]

王某，男，33 岁，2008 年 11 月 24 日初诊。

初诊：血糖升高 4 个月。因发热住院，检查空腹血糖 9.73 mmol/L，后查口服葡萄糖耐量试验：空腹 7.76 mmol/L，2 h 17.85 mmol/L。C 肽释放试验：空腹 5.92 μg/mL，2 h 12.32 μg/mL。以胰岛素治疗，现血糖有所下降。入院期间查 TG 1.97 mmol/L，ALT 125 U/L，AST 56 U/L。刻下：乏力，盗汗，口干，多食易饥，眼痒涩，小便黄，色深，大便时干，头晕，失眠，多梦。当日空腹血糖 7.7 mmoL。舌胖大少苔，舌有裂纹，中剥苔，脉沉弦略滑数。身高 176 cm，体重 92 kg，BMI 29.7 kg/m²。既往有重度脂肪肝、肝大、脾大。

中医诊断：脾瘅，癥瘕；证属膏浊积聚，热盛伤阴。

西医诊断：糖尿病，重度脂肪肝。

治法：消膏降浊，清热益阴。

处方：瓜蒌牡蛎散加减。

五味子 30 g	虎杖 15 g	天花粉 45 g	煅龙牡各 30 g
生山楂 30 g	红曲 9 g	知母 60 g	黄连 30 g
炒枣仁 30 g	生姜 5 大片		

水煎服，每日 1 剂，早晚分服。

二诊：患者服药 45 剂。自诉乏力、口干、盗汗明显好转，二便正常，睡眠已恢复正常。查：ALT 20.2 U/L，AST 12.1 U/L，糖化血红蛋白 5.7 %，前日空腹血糖 5.5 mmol/L，餐后 2 h 血糖 6.5 mmol/L。

患者长期随诊，体重逐渐下降，肝功维持于正常范围。

按：患者形体肥胖，素有痰浊、膏浊积聚，蓄于肝脏则成脂肪肝；痰浊、膏浊蕴久化热，形成痰热、浊热等，伤津耗气，以致乏力，盗汗，口干，小便黄等；火热扰心则失眠多梦。方中天花粉、知母滋阴生津，黄连苦寒清火，三药均聚降糖之功；煅龙牡敛汗敛阴；炒枣仁养心安神；大剂量五味子降转氨酶；虎杖降脂、降糖、保肝；生山楂、红曲降脂；生姜护胃，防苦寒之品伤胃之虞。故患者服药 45 剂，转氨酶已降至正常。

| 参考文献 |

［1］ 逄冰,赵锡艳,彭智平,等.仝小林治疗肝源性糖尿病验案一则［J］.中国中医药信息杂志,2013,20（9）：87-88.

［2］ 邵建柱,张婧,郭杏林,等.五味子的临床应用及其用量探究［J］.吉林中医药,2019,39（2）：162-164,168.

［3］ 周妍妍,刘艳丽,董春雪,等.五味子醇甲对APP/PS1双转基因痴呆模型小鼠脑组织突触素、α-突触核蛋白表达的影响［J］.中国药理学通报,2013,29（8）：1076-1079.

［4］ 胡竟一,白筱璐,雷玲,等.南北五味子中几种木脂素类成分促睡眠作用的研究［J］.四川中医,2016,34（12）：45-47.

［5］ 许方敏,薛瑞,叶洪涛,等.五味子醇甲对小鼠抑郁样行为的影响［J］.中国药理学与毒理学杂志,2017,31（3）：244-249.

［6］ 张琨琨.五味子多糖免疫调节及抗氧化功能研究［J］.职业卫生与病伤,2016,31（1）：54-57.

［7］ Zhao T, Feng Y, Li J, et al. *Schisandra* polysaccharide evokes immunomodulatory activity through TLR 4-mediated activation of macrophages［J］. Int J Biol Macromol, 2014, 65（5）：33-40.

［8］ 于浩然,陈晓宇,田振坤,等.小鼠体内五味子乙素抗炎和增强免疫功能研究［J］.

中国药师,2018,21（6）：973-976.

［9］　吴伦,陈晓宇,于浩然,等.五味子醇甲的抗炎免疫作用研究［J］.现代中药研究与
实践,2017,31（5）：18-21.

［10］　孙红霞,陈建光.北五味子乙素对大鼠心肌缺血再灌注损伤的保护作用［J］.食品
科学,2016,37（1）：203-207.

［11］　Park J Y, Shin H K, Lee Y J, et al. The mechanism of vasorelaxation induced by
Schisandra chinensis extract in rat thoracic aorta［J］. J Ethnopharmacol, 2009, 121
（1）：69-73.

［12］　魏菲,刘斌,肖娜,等.五味子乙素减轻博莱霉素诱导的肺纤维化［J］.天津中医药
大学学报,2017,36（3）：200-204.

［13］　董晶晶.五味子木脂素对人肺癌A549细胞凋亡的影响［J］.世界最新医学信息文
摘,2016,16（77）：131.

［14］　Bae H, Kim R, Kim Y, et al. Effects of *Schisandra chinensis* Baillon (Schizandraceae)
on lipopolysaccharide induced lung inflammation in mice［J］. J Ethnopharmacol,
2012, 142（1）：41-47.

［15］　周卫东,项磊,陈泽伟,等.五味子多糖对化疗性肠道黏膜炎小鼠的保护作［J］.中
国实验方剂学杂志,2016,22（22）：124-128.

［16］　Yang J M, Ip P S P, Yeung J H K, et al. Inhibitory effect of schisandrin on spontaneous
contraction of isolated rat colon［J］. Phytomedicine, 2011, 18（11）：998-1005.

［17］　杨江辉,孙成博,耿嘉男,等.五味子提取物对糖尿病大鼠肾脏组织中基质金属
蛋白酶表达的影响及其肾脏保护作用［J］.吉林大学学报（医学版）,2017,43
（3）：512-517+667.

［18］　Jin D, Zhao T, Feng W W, et al. *Schisandra* polysaccharide increased glucose
consumption by up-regulating the expression of GLUT-4［J］. Int J Biol Macromol,
2016, 87：555-562.

［19］　邓翀,张化为,姜祎,等.五味子、金樱子、山茱萸抗2型糖尿病大鼠糖脂代谢的比
较［J］.天然产物研究与开发,2018,30（4）：568-574.

［20］　仝小林.糖络杂病论［M］.北京：科学出版社,2010：119-254.

人　参

【本草记载】

1.《神农本草经》　人参,味甘微寒。主补五脏、安精神、定魂魄、止惊悸、除邪
气、明目、开心、益智,久服轻身健体。

2.《本草新编》　人参,味甘,气温、微寒、气味俱轻,可升可降,阳中有阴,无

毒。乃补气之圣药，活人之灵苗也。能入五脏六腑，无经不到，非仅入脾、肺、心而不入肝、肾也。五脏之中，尤专入肺、入脾。其入心者十之八，入肝者十之五，入肾者十之三耳。

3.《本草经疏》 人参能回阳气于垂绝，却邪虚于俄顷，其主治也，则补五脏。益脏虽有五，以言乎生气疏通则一也，益真气，则五脏皆补矣。邪气之所以久留不去者，无他，气虚则不能敌，故留连而不解，兹得补而真气充实，则邪不能容。

4.《日华子本草》 调中治气，消食开胃。

5.《滇南本草》 治阴阳不足，肺气虚弱。

6.《本草蒙筌》 定喘嗽，通畅血脉，泻阴火，滋补元阳。

7.《本草纲目》 治男妇一切虚证，发热自汗，眩晕头痛，反胃吐食，疟疾，滑泻久痢，小便频数，淋沥，劳倦内伤，中风，中暑，痿痹，吐血，嗽血，下血，血淋，血崩，胎前产后诸病。

8.《本草图经》 相传欲试人参，使二人同走，一含人参，一口空，各走三五里许，其不含人参者必大喘，含者气息自如。

【历代论述】

1.《名医别录》 疗肠胃中冷，心腹鼓痛，胸肋逆满，霍乱吐逆，调中，止消渴，通血脉，破坚积，令人不忘。

2.《药性论》 主五脏气不足，五劳七伤，虚损瘦弱，吐逆不下食，止霍乱烦闷呕哕，补五脏六腑，保中守神。

3.《珍珠囊补遗药性赋》 人参，味甘性温无毒。升也，阳也。其用有三：止咳生津液；和中益元气；肺寒则可服，肺热还伤肺。

4.《医学启源》 治脾胃阳气不足及肺气促，短气、少气，补中缓中，泻肺脾胃中火邪。

【名家经验】

1. 张元素 性温，味甘、微苦，气味俱薄，浮而升，阳中之阳也。又曰：阳中微阴。人参得升麻引用，补上焦之元气，泻肺中之火；得茯苓引用，补下焦之元气，泻肾中之火。得麦门冬则生脉；得干姜，则补气。

2. 李杲 人参得黄芪、甘草，乃甘温除大热，泻阴火，补元气，又为疮家圣药。

3. 朱震亨 人参入手太阴。与藜芦相反，服参一两，入藜芦一钱，其功尽废也。

4. 李言闻 东垣李氏理脾胃，泻阴火，交泰丸内用人参、皂荚，是恶而不恶也。古方疗月闭四物汤加人参、五灵脂，是畏而不畏也。又疗痰在胸膈，以人参、藜芦同用而取涌越，是激其怒性也。此皆精微妙奥，非达权衡者不能知。

5. 李杲 人参甘温，能补肺中元气，肺气旺则四脏之气皆旺，精自生而形自盛，肺主诸气故也。张仲景云：病患汗后身热、亡血、脉沉迟者，下痢身凉、脉微、血虚者，并加人参。古人血脱者益气，盖血不自生，须得生阳气之药乃生，阳生则阴长，血乃旺也。若单用补血 药，血无由而生矣。《素问》言：无阳则阴无以生，无阴则阳无以化。

故补气须用人参，血虚者亦须用之。本草十剂云：补可去弱，人参、羊肉之属是也。盖人参补气，羊肉补形，形气者，有无之象也。

【现代药理】

1. 抗肿瘤　人参皂苷中国的 Rh_1、Rh_2 和 Rg_3 等成分，均有明显的抗肿瘤活性成分，无论是在促进肿瘤细胞凋亡还是在抑制肿瘤生长等方面，都有良好的效果。在中药饮片中加入人参成分，可以起到抑制肿瘤血管生成的效果。例如，在相关医疗卫生研究工作当中，使用肺癌小鼠模型试验得出，Rh_2 对于肿瘤有显著的抑制效果，而且 Rg_3 还可以消灭 B16F 黑色素细胞，进而有效地降低淋巴细胞中产生的肿瘤因子的活性，并且诱导癌细胞凋亡，使其失去免疫系统功能的活性[1]。

2. 调节免疫系统　人参成分中的人参多糖有调节人体免疫系统功能的作用，人参多糖主要是通过促进增重免疫系统器官，刺激免疫细胞成熟、分化等方式，达到提高人体免疫活性的效果。这种方式可以有效地促进特异性免疫系统及人体的非特异性免疫系统功能。有关研究显示，人参中的多糖成分可以对炎症性与免疫抑制性小鼠产生调节作用，并实现人参多糖处理组的调节，提高细胞中表面抗原分化簇 4 和总表面抗原分化簇的比值。这一作用表明，人参多糖在炎症与免疫抑制中均能增强免疫功能的活性[2]。

3. 改善神经系统　人参皂苷对中枢神经系统有着重要的调节参与作用，具体表现在对兴奋神经的促进、抑制上，并使两者保持平衡的状态，从而有益于提高记忆力，缓解机体疲劳、抗老年痴呆。临床已有实验研究结果表明，对缺血性中风大鼠使用 Rg_1 治疗后，神经系统功能得到有效恢复；在大鼠脑组织当中对分离出的神经细胞进行培养，加入人参皂苷 Rg_1，可起到促进增殖的作用[3]。

4. 改善 2 型糖尿病糖脂代谢紊乱　朱谋等研究人参皂苷 Rb_1 对 2 型糖尿病大鼠的影响，结果显示人参皂苷 Rb_1 可以有效地缓解 2 型糖尿病大鼠体重减轻的症状，在实验中，经过人参皂苷 Rb_1 中、高剂量治疗后，可显著改善大鼠糖脂代谢异常，显著降低 2 型糖尿病大鼠空腹血糖水平，提高葡萄糖耐量能力并有效改善胰岛素抵抗；显著降低血清 TG、TC 和 LDL-C 含量，提高 HDL-C 含量；人参皂苷 Rb_1 给药可缓解大鼠肝功能损伤，有效降低血清 ALT 和 AST 水平；能够有效抑制氧化应激反应，显著降低大鼠肝脏 MDA 水平，上调 CAT、SOD 和谷胱甘肽过氧化物酶活性；同时可以降低大鼠血清及肝脏组织中炎症因子 INF-α 和 IL-6 的含量，揭示人参皂苷 Rb_1 具有良好的抗氧化及抗炎活性[4]。

5. 其他　中药饮片中的人参成分具有舒张血管、抑制血管细胞凋亡和抗衰老等作用。例如，在临床治疗工作中，人参皂苷成分能够有效地缩减心肌梗死区域，应用含有人参成分的中药饮片，可以降低心肌区域内部的纤维化程度，进而改善心肌结构。由此可以看出，人参成分能有效地改善血流动力学指标，改善心肌梗死后的心脏功能，减缓心肌区域纤维化。同时，人参成分中的二醇组皂苷成分，还有抗自由基的效果，而且，多种不同形式的皂苷还能产生显著的清除自由基效果。人参成分可提高 SOD 的活性，提高人体抵抗衰老的能力[5]。从本质上进行分析，可以看出机体受到自由基不良影响而产生衰老问题，可以通过人参成分得以缓解和控制。

【降糖量效】

1. 小剂量　人参入煎剂 3 ~ 9 g。在人参养荣汤中人参 5 g 用于治疗糖尿病足，能明显提高患者血清白蛋白含量，改善患者营养情况，缩短创面愈合时间[6]。仝小林以辛开苦降的治疗原则，常用人参 6 ~ 9 g 在干姜黄芩黄连人参汤治疗脾虚胃热型 2 型糖尿病及胰岛素抵抗患者（根据病情酌用西洋参、红参、党参代），人参补益中焦脾气，补后天之本，且有降糖作用；若患者热象明显，可用西洋参，以增强滋阴清热的作用。人参配伍黄芩、黄连补虚清热，常用量为 3 ~ 6 g[7]。

2. 常规剂量　人参入煎剂 10 ~ 30 g（多以党参代）。人参补益中焦脾气，培补后天之本，且有降糖作用，在参苓白术散中治疗糖尿病便秘的用量多为 30 g。在中药复方中可用 20 g 以助益修复糖尿病性难愈创面的治疗[8]。15 ~ 30 g 治疗糖尿病胃轻瘫。仝小林常用人参 15 ~ 30 g 配伍山茱萸治疗糖尿病合并心力衰竭，神气涣散，元气欲脱者[9]。

3. 大剂量　人参入煎剂 31 ~ 55 g。可治疗糖尿病中晚期各种虚性并发症。

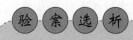

1. 人参小剂量验案[10]

患者，男，66 岁。

初诊：自述患有糖尿病，常觉口干舌燥，夜间难眠。

中医诊断：消瘅；证属气阴两伤。

西医诊断：糖尿病。

治疗：益气养阴，清热除烦。

处方：

葛根 20 g	丹参 20 g	山茱萸 12 g	翻白草 12 g
山药 30 g	黄精 15 g	五味子 15 g	金樱子 30 g
人参 6 g			

水煎服，每日 1 剂，早晚分服。

按：此方对于糖尿病患者口干有比较明确的效果。方中小剂量人参益气养阴、生津止渴；山茱萸滋补肝肾、收敛固涩；翻白草清热；山药益气养阴、健脾固肾；葛根生津止渴、除烦热；金樱子补益肝肾、收敛固涩；丹参养血除烦、活血祛瘀通络；五味子益肺滋肾、生津敛汗。其中人参为君药，山茱萸、翻白草为臣药，佐以山药、葛根、金樱子、丹参，再以五味子为使药，三酸三甘，性平味宜，补泻并用，缓解口干的同时，对于糖尿病的调理也有不错的效果。

2. 人参（红参代）常规剂量验案[11]

高某，女，38 岁，2008 年 4 月 28 日初诊。

初诊：恶心，呕吐，反酸，腹胀，腹痛，喜热饮，饮食差，睡眠差，舌质淡红，舌下脉络瘀滞，脉细弦涩。血压 105/70 mmHg。患者反复恶心、呕吐 5 年。12 年前无明显诱因出现多饮、消瘦、多尿，于陕西省人民医院检查诊断为 1 型糖尿病，治疗药物为精蛋白生物合成人胰岛素注射液（预混 30 R），日用量 20 U，血糖控制一般。6 年前开始出现恶心呕吐，反复发作，并诱发多次酮症酸中毒，严重时出现昏迷，诊断为糖尿病胃瘫，5 年前开始戴胰岛素泵治疗。

中医诊断：消渴，呕吐；证属脾肾阳虚。

西医诊断：糖尿病胃瘫。

治法：温补脾肾，和胃止呕。

处方：附子理中汤合苏连饮加减。

淡附片 30 g（先煎）	干姜 30 g	茯苓 60 g	苏叶 9 g
炙甘草 15 g	藿梗 9 g	黄连 15 g	白芍 30 g
清半夏 15 g	红参 15 g		

水煎服，每日 1 剂，早晚分服。

二诊（2008 年 5 月 5 日）：患者遵医嘱服上方 14 剂，效果明显，病情好转。刻下：胃胀痛，喜按、喜热饮，反酸，口干，纳可，无呕吐，无腹胀，大便成形 2～3 日 1 次。舌淡，脉细。考虑为虚寒胃痛。

处方：黄芪建中汤加减。

黄芪 45 g	桂枝 30 g	白芍 60 g	炙甘草 15 g
附子 30 g	干姜 30 g	苏梗 9 g	藿梗 9 g
煅瓦楞子 30 g			

14 剂，水煎服，每日 1 剂，早晚分服。

后随访至今，未再复发，告愈。

按：糖尿病胃瘫多归属于中医学"胃胀""痞满""呕吐""反胃""翻胃""胃缓"等范畴。全小林对于虚寒体质的患者喜用附子理中汤加减化裁，每获佳效。取附子理中汤温补脾肾，予脾胃以温煦之动力，常规剂量下以红参代人参不仅培补后天之本，补益中焦之气，另有升高血压之效。配苏连饮（即黄连与苏叶）。黄连味苦，清降上冲之胃火；苏叶味甘辛而气芳香，通降顺气，和胃降逆，二药相合适宜胃热呕吐者，加藿梗增强降逆之功。二方合用寒热并调，补泻兼施，使脾胃得和，升降复常，清浊归还本位，则呕吐、痞满得除。复诊时针对虚寒胃痛，给予黄芪建中汤加减。黄芪建中汤是在小建中汤的基础上加黄芪而成，小建中汤的作用在于温中补虚、缓急止痛，其治疗重点在于建中。这些症状形成的病理基础是因为中焦虚寒，气血化生不足，而致营卫不和，肝脾失调，其中重用白芍取其缓急止痛之功。

3. 人参（党参代）大剂量验案 [12]

赵某，女，60 岁，2013 年 10 月 22 日初诊。

初诊：口干多饮半年余。神疲，乏力，面色萎黄，形体偏胖，口干多饮，平素多痰，色白质稀，易汗出，腹胀，无双下肢浮肿，无视物模糊，纳呆，眠差，大便烂，小便调。舌淡胖，边有齿痕，苔白腻，脉滑细。2013 年 3 月 12 日被当地医院诊断为 2 型糖尿病，口服二甲双胍 0.5 g，3 次 / 日，阿卡波糖 50 mg，3 次 / 日，控制血糖，其间空腹血糖波动在 6 ～ 8 mmol/L，餐后血糖波动在 8 ～ 12 mmol/L。

中医诊断：消渴；证属脾虚湿蕴。

西医诊断：2 型糖尿病。

治法：健脾祛湿。

处方：

党参 30 g	黄芪 30 g	山药 30 g	首乌藤 30 g
白术 15 g	茯苓 15 g	陈皮 10 g	薏苡仁 15g
桔梗 10 g	炙甘草 5 g	白扁豆 10 g	砂仁 6 g（后下）

14 剂，水煎服，每日 1 剂，早晚分服。

西医降糖方案同前，嘱配合饮食、运动控制血糖。

二诊（2013 年 12 月 12 日）：精神、面色转佳，汗出较前减少，腹胀缓解，胃纳转佳，二便正常。自测空腹血糖波动在 4 ～ 6 mmol/L，餐后血糖波动在 8 ～ 10 mmol/L。予调整降糖方案为二甲双胍 0.5 g，2 次 / 日，阿卡波糖 50 mg，3 次 / 日，中药守方续服 14 剂。

三诊（2014 年 1 月 14 日）：已无神疲乏力、自汗盗汗、咳痰，无腹胀，口干喜饮较前缓解，纳眠可，二便调。自测空腹血糖波动在 4 ～ 6 mmol/L，餐后血糖波动在 6 ～ 8 mmol/L。予停用二甲双胍，中药在前方基础上去黄芪、首乌藤，党参、山药各减 15 g，连服 14 剂。

四诊（2014 年 2 月 25 日）：自测空腹血糖波动在 4 ～ 6 mmol/L，餐后血糖波动在 5 ～ 7 mmol/L。已无明显不适症状。予停用阿卡波糖，守方续服 14 剂，随访至今，血糖水平稳定无复发。

按：本案患者久居岭南湿地，湿气困遏脾气，加之平素饮食不节，喜食肥腻之品，损伤脾胃，脾气虚弱不能正常运化水谷精微，脾失散精，津液不能正常输布，聚湿成痰，故患者表现为口干多饮、形体肥胖、腹胀、纳呆、神疲乏力、多痰、大便异常、舌淡胖、苔白腻、脉滑细等脾虚湿蕴之象，而无糖尿病典型的多食、多尿、消瘦症状。治以健脾祛湿，方选参苓白术散加减，参苓白术散是培土生金法的代表方，方中以大剂量党参、黄芪配伍炙甘草补益脾胃之气，配以茯苓、白扁豆、薏苡仁、山药之甘淡，辅助白术，既可健脾，又能渗湿，加砂仁之辛温芳香醒脾，陈皮理气化痰，以助中州运化，使上下气机贯通，考虑患者眠差，予首乌藤养心安神，桔梗引药上行。诸药合用，使脾气旺而运化健，脾阴足而精自生，中焦气机畅达，则饮食之精微通五脏，达六腑，四肢百骸皆得其养。服药2周，精神、胃纳及腹胀症状均明显好转。服药1个月，神疲乏力、自汗盗汗、腹胀等不适症状已无，纳眠正常，口干多饮明显缓解，提示脾气逐渐恢复，予去黄芪、首乌藤，党参、山药减量，服用2周后，已无明显不适，守方续服2周巩固疗效。前后共服药8周，其间各不适症状均得到改善，且在逐渐减少西药用量甚至停用西药后能维持血糖控制平稳。

| 参考文献 |

[1] 姚梦杰，吕金朋，张乔，等.人参化学成分及药理作用研究[J].吉林中医药，2017，37（12）：1261-1263.

[2] 尚东院.讨论中药饮片人参的成分及药理作用[J].人人健康，2020（10）：264.

[3] 王荣.中药饮片人参成分及药理作用的研究讨论[J].北方药学，2019，16（9）：194-195.

[4] 朱谋，巩晓晨，刘冬阳，等.人参皂苷Rb_1对改善2型糖尿病大鼠糖脂代谢紊乱的作用[J].食品工业科技，2022，43（3）：367-373.

[5] 李倩，柴艺汇，高洁，等.人参现代药理作用研究进展[J].贵阳中医学院学报，2019，41（5）：89-92.

[6] 敖小青，吴俊，吴帅.人参养荣汤促进糖尿病足溃疡患者创面修复临床观察[J].浙江中西医结合杂志，2017，27（5）：400-402.

[7] 张进进，邸莎，吉红玉，等.人参的临床应用及其用量探究[J].吉林中医药，2019，39（12）：1587-1589，1593.

[8] 王诗恒，刘剑锋，秦培洁，等.参苓白术散治疗糖尿病胃肠道并发症的临床用量分析[J].中国民族民间医药，2019，28（13）：19-22.

[9] 秦盼月，柯瑾，李静平.糖尿病难愈创面的中医研究进展[J].云南中医中药杂志，2020，41（2）：90-94.

[10] 佚名.一个小方治糖尿病口干[J].益寿宝典，2018（13）：27.

[11] 吴义春，孙鑫，仝小林.仝小林附子半夏同用治验举隅[J].辽宁中医杂志，2010，37（2）：349-350.

[12] 潘宗妃，熊莉华.熊莉华教授从脾论治糖尿病经验[J].陕西中医，2020，41（10）：1464-1467.

山　药

【本草记载】

1.《唐本草》　署蓣，日干捣细筛为粉，食之大美，且愈疾而补。此有两种：一者白而且佳；一者青黑，味亦不美。蜀道者尤良。

2.《本草图经》　署预，今处处有之，以北都、四明者为佳。南中有一种生山中，根细如指，极紧实，刮磨入汤煮之，作块不散，味更珍美，云食之尤益人，过于家园种者。又江、湖、闽中出一种根如姜芋之类而皮紫，极有大者，一拔可重斤余，刮去皮，煎煮食之，俱美，但性冷于北地者耳。

3.《神农本草经读》　山药……能补肾填精，精足则阴强、目明、耳聪……凡上品俱是寻常服食之物，非治病之药，故神农另提出久服二字，可见今人每取上品之药，如此物及人参、熟地、葳蕤、阿胶、菟丝子、沙苑蒺藜之类，合为一方，以治大病，误人无算。盖病不速去，元气日伤，伤及则死。凡上品之药，法宜久服，多则终身，少则数年，与五谷之养人相佐，以臻寿考。若大病而需用此药，如五谷为养脾第一品，脾虚之人，强令食谷，即可毕补脾之能事，有是理乎！

4.《本草纲目》　益肾气，健脾胃，止泄痢，化痰涎，润皮毛。

5.《日华子本草》　助五脏，强筋骨，长志安神，主泄精健忘。

6.《本草求真》　山药，本属食物，古人用入汤剂，谓其补脾益气除热。然气虽温而却平，为补脾肺之阴，是以能润皮毛、长肌肉，不似黄芪性温能补肺阳，白术苦燥能补脾阳也。且其性涩，能治遗精不禁，味甘兼咸，又能益肾强阴，故六味地黄丸用此以佐地黄。然性虽阴而滞不甚，故能渗湿以止泄泻。生捣敷痈疮，消肿硬，亦是补阴退热之意。至云补阳消肿，补气除滞，理虽可通，语涉牵混，似非正说。至入汤剂以治火虚危症，难图近功，必多用之方愈，以其秉性和缓故耳。入滋阴药中宜生用，入补脾宜炒黄用。

【历代论述】

1.《太平圣惠方》　补下焦虚冷，小便频数，瘦损无力：薯蓣于沙盆内研细，入铫中，以酒一大匙，熬令香，旋添酒一盏，搅令匀，空心饮之，每旦一服。

2.《圣济总录》　山芋丸：治脾胃虚弱，不思进饮食：山芋、白术各一两，人参三分。上三味，捣罗为细末，煮白面糊为丸，如小豆大，每服三十丸，空心食前温米饮下。

3.《伤寒蕴要》　补不足，清虚热。

【名家经验】

1.李杲　仲景八味丸用干山药，以其凉而能补也。亦治皮肤干燥，以此物润之。

2.张从正　用治小便多，滑数不禁：白茯苓（去黑皮），干山药（去皮，白矾水内湛过，慢火焙干用之）。上二味，各等分，为细末，稀米饮调服。

3. **朱橚** 治心腹虚膨，手足厥冷，或饮过苦涩凉剂，晨朝未食先呕，或闻食即吐，不思饮食，此乃脾胃虚弱。用山药一味，锉如小豆大，一半银石器内炒热，一半生用，为末，米饮调下。

4. **张璐** 用治乳癖结块及诸痛日久，坚硬不溃：鲜山药和川芎、白糖霜共捣烂涂患处。涂上后奇痒不可忍，忍之良久渐止。

【现代药理】

1. **降血糖** 大量研究表明山药多糖具有显著降血糖作用。Li 等 [1] 采用地塞米松诱导胰岛素抵抗性葡萄糖 / 脂质代谢糖尿病小鼠模型，评价不同浓度山药多糖混合物和不同分子量山药多糖 HSY-Ⅰ（> 50 kDa）、HSY-Ⅱ（10 ～ 50 kDa）、HSY-Ⅲ（< 10 kDa）的降血糖作用，发现 HSY-Ⅰ 和 HSY-Ⅱ 能够显著降低模型小鼠空腹血糖、CHO 及 TG，表明山药多糖具有显著降血糖作用。邰红利等 [2] 发现山药多糖可降低四氧嘧啶诱导糖尿病小鼠的空腹血糖，促进体重恢复，其作用机制可能与增加胰岛素分泌、改善受损坏的胰岛 β 细胞功能及清除过多自由基等有关。

2. **降血脂** 山药淀粉成分被认为具有降血脂作用，Prema 等 [3, 4] 研究山药对于动脉粥样硬化模型小鼠的作用，发现小鼠喂养提纯山药淀粉，其血清中类脂质浓度、主动脉和心脏中的糖浓度显著降低。

3. **抗氧化** 研究发现，山药蛋白多糖与黄酮类成分具有不同程度抗氧化作用，王丽霞、周燕平等 [5, 6] 研究山药蛋白多糖体外抗氧化作用，发现山药蛋白多糖具有明显的抗氧化作用，能够清除自由基，同时减少红细胞的溶血。

4. **调节脾胃功能** 山药性缓和，具有补中益气、调节脾胃的作用，常作为食疗和药疗的主要成分之一，如山药红枣粥、健胃消食片 [7]。山药在临床上常用于治疗脾虚久泻、慢性肠胃炎等症，研究表明山药对正常大鼠的胃排空及血清淀粉酶的分泌有抑制作用，可增强小肠的吸收功能 [8]。

5. **抗肿瘤** 山药多糖被认为是山药抗肿瘤主要活性成分，具有免疫调节和增强白细胞吞噬作用，对肿瘤治疗具有潜在作用。赵国华等 [9] 采用小鼠移植性实体瘤模型评价了山药多糖 RDPS-Ⅰ 的抗肿瘤作用，结果表明 50 mg/kg RDPS-Ⅰ 对 Lewis 肺癌有显著的抑制作用，但对 B16 黑色素瘤的抑制作用不明显；RDPS-Ⅰ 剂量 ≥ 150 mg/kg 时对 Lewis 肺癌和 B16 黑色素瘤均有显著的抑制作用。

6. **免疫调节** 郑素玲 [10] 研究发现山药水煎液能明显改善老龄小鼠的游泳耐力，具有保护免疫器官、延缓小鼠衰老进程的功能。徐增莱等 [11] 研究发现，山药多糖可增强小鼠淋巴细胞的增殖能力，促进机体抗体的生成，增强小鼠碳廓清能力。

【降糖量效】

1. **常规剂量** 山药入煎剂 15 ～ 30 g。适用于糖尿病中晚期，此时疾病多处于"虚"阶段，适用于肾气虚之腰膝酸软、夜尿频多或者是有遗尿及肾阴虚等形体消瘦者。可用于消渴引起的消瘦等。

2. 大剂量 山药入煎剂 30 g 以上，多为 60～250 g。适用于糖尿病晚期，此时疾病多处于"虚、损"阶段，山药性平不燥，气阴双补，平补肺、脾、肾三脏，可用于消渴后期的虚损重症；亦可作为食物，通过食物进补，是为药食同源。

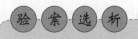

1. 山药常规剂量验案 [12]

患者，女，44 岁。

初诊：既往有糖尿病 20 年，有糖尿病胃病、脑血栓、高血压病、痛风。刻下：胸闷喘憋，心慌气短，不能平卧，眠差，不易入睡，双下肢浮肿、疼痛，腹胀，双目失明，大便干排便困难，小便量少。舌淡有齿痕苔水滑、舌下络脉瘀滞、脉结代、沉略滑。曾进行强心、利尿、扩血管等西医常规治疗，诸症无缓解，血压 135/80 mmHg。实验室检查：空腹血糖 5.3 mmol/L，餐后 2 h 血糖 57 mmol/L，TG 2.51 mmol/L，CHO 6.86 mmol/L，尿常规示蛋白 ++。B 超：左心室松弛功能降低，二尖瓣轻度反流。

中医诊断：消渴水肿；证属肾阳衰微，水气内停，经脉痹阻。

西医诊断：糖尿病性水肿。

治法：肾阳衰微，水气内停。

处方：真武汤加减。

附子 30 g（先煎）	干姜 30 g	茯苓 150 g	炒白术 60 g
川桂枝 30 g	肉苁蓉 60 g	酒大黄 15 g	丹参 30 g
怀山药 30 g	芡实 30 g	水蛭 6 g	

急煎 1 剂，嘱 4 次服用，次日气短明显好转，遂原方再进 14 剂，水煎服，每日 1 剂，早晚分服。

按：仲景在太阳篇用真武汤治疗太阳病误汗，转入少阴，乃为救误而设；少阴篇则用于治疗肾阳虚衰，水气不化，阳衰而不用四逆，缘于阳虚挟水，水盛而重用温阳。本案久病体衰，肾气不足，命门火衰，气不化水，故呈阳虚水泛之证，若不细审，妄用清滋寒凉则谬之千里，诚如《医门法律》言："凡治消渴病，用寒凉太过，乃至水盛火湮。犹不知返，渐成肿满不效，医之罪也。以真武汤化裁温肾壮阳益气，气化则水行，水行则肿消。"方用大辛大热之附子温肾助阳，化气布津，干姜协附子温肾化气，茯苓、白术健脾运湿，另有附子配桂枝，桂枝辛、甘、温，温通经脉，通阳化气，能化阴寒，四肢有寒疾，非此不能达，附子配之取桂枝附子汤之意，用于通阳止痛。常规剂量的山药以平补肾气，肾气为一身之气，肾气化生诸气，则气之所起，万物化源，配合诸药，则水肿自去，诸症自消。方中用常规剂量山药，健脾益气，降糖效佳。

2. 山药大剂量验案 [12]

患者，女，57 岁，2008 年 8 月 11 日初诊。

初诊：发现血糖异常 1 年余。2007 年 3 月，患者因多食、易饥，至医院检查空腹血糖 5.04 mmol/L，餐后血糖 8.09 mmol/L。诊断为糖耐量减低，建议生活方式干预治疗。患者自行饮食、运动控制，未服任何药，体重由 57 kg 减至目前 49 kg。饥饿感明显，时有乏力，眠差，多梦，易醒，醒后不易入睡。纳可，大便 1 日 3 次，不成形，小便尚调。舌淡红，舌质干，苔薄少，舌底瘀滞，脉偏沉略数。2008 年 8 月 21 日查血生化：CHO 5.55 mmol/L，TG 2.69 mmol/L。

中医诊断：消瘅；证属脾虚胃热，虚实夹杂。

西医诊断：糖耐量减低。

治法：清热益气养阴。

处方：干姜黄芩黄连人参汤加减。

干姜 9 g	黄连 30 g	黄芩 30 g	红参 9 g
山茱萸 15 g	肉桂 15 g	生大黄 6 g	水蛭 9 g
怀山药 60 g	葛根 30 g		

3 剂，制粉剂，口服，每日 3 次，每次 6 g。

患者服上方 3 个月后复诊，易饥症状减轻，大便 1～2 次/日，基本成形，眠尚可，有梦，体重未变化，复查血脂：CHO 3.99 mmol/L，TG 0.97 mmol/L。血糖控制于空腹血糖 5.0～5.6 mmol/L，餐后血糖 6.1～7.2 mmol/L。可停服中药，仅以饮食运动控制。

按：患者以易饥、多食、乏力便溏为主要症状，辨证属脾虚胃热、脾弱胃强，升降失调，气化失常，故中焦大气不转，形成糖脂代谢紊乱。治疗当以健脾清胃为法，辛开苦降，集寒热补泻于一体，温脾清胃，补虚泻实，阴阳并调。辛则温脾化湿，苦则清胃中郁火，温而不耗胃阴，寒而不伤脾阳，互制互济。方中苦寒之黄连、黄芩、大黄共清胃肠之热，干姜辛温散寒温中健脾，使脾阳得升，津液输布。红参气阴双补，补脾气，养胃阴，佐以山药加强补脾养胃之功。大剂量的山药合山茱萸补肾之元气、肉桂温肾之阳气，与黄芩、黄连配伍，共奏交通心肾、除梦安眠之功。水蛭功擅破血逐瘀，乃"早期全程治络"之要药。诸药合用，清上热，温下寒，补泄兼施，改善其易饥、多食、乏力、便溏、失眠等症状，对其稳定血糖，降低血脂均有良效。

| 参考文献 |

［1］ Li Q，Li W Z，Gao Q Y，et al. Hypoglycemic effect of Chinese yam（*Dioscorea opposita rhizoma*）polysaccharide in different structure and molecular weight［J］.J Food Sci，2017，82（10）：2487-2494.

［2］ 邰红利,肖本见,梁文梅.山药多糖对糖尿病小鼠降血糖作用［J］.中国公共卫生,2006,22（7）:804-805.

［3］ Prema P, Devi K S, Kurup P A. Effect of purified starch from common Indian edible tubers on lipid metabolism in rats fed atherogenic diet［J］. Indian J Biochem Biophys, 1978, 15（5）: 423-425.

［4］ Prema P, Kurup P A. Effect of feeding cooked whole tubers on lipid metabolism in rats fed cholesterol free & cholesterol containing diet［J］. Indian J Exp Biol, 1979, 17（12）: 1341-1345.

［5］ 王丽霞,刘安军,舒媛,等.山药蛋白多糖体外抗氧化作用的研究［J］.现代生物医学进展,2008,8（2）:242-245.

［6］ 周燕平.山药多糖的提取分离与结构初步解析［D］.无锡:江南大学,2011.

［7］ 陈金素.健脾益肾食山药［J］.中医健康养生,2018,4（1）:30-31.

［8］ 姜红波.山药的药理活性研究及产品开发现状［J］.化学与生物工程,2011,28（4）:9-12.

［9］ 赵国华,李志孝,陈宗道.山药多糖 RDPS-1 组分的纯化及理化性质的研究［J］.食品与发酵工业,2002,28（9）:1-4.

［10］ 郑素玲.山药改善老龄小鼠游泳耐力的研究［J］.安徽农业科学,2009,37（35）:17526-17527.

［11］ 徐增莱,汪琼,赵猛,等.淮山药多糖的免疫调节作用研究［J］.时珍国医国药,2007,18（5）:1040-1041.

［12］ 仝小林.糖络杂病论［M］.北京:科学出版社,2010:85-295.

枸 杞 子

【本草记载】

1.《神农本草经》 味苦,寒。主五内邪气,热中,消渴,周痹。久服坚筋骨,轻身,不老。

2.《本草纲目》 春采枸杞叶,名天精草;夏采花,名长生草;秋采子,名枸杞子;冬采根,名地骨皮。四味配伍成丸,有一长者常服之,寿百岁,行走如飞,发白返黑,齿落更生,阳津强健。

3.《本草经疏》 枸杞子润而滋补,兼能退热,而专于补肾润肺,生津益气,为肝肾真阴不足,劳热内热补益之要药。

4.《本草衍义》 枸杞当用梗皮,地骨当用根皮,枸杞子当用其红实,是一物有三用。其皮寒,根大寒,子微寒,亦三等。今人多用其子,直为补肾药,是曾未考究《经》意,当更量其虚实、冷热用之。

【历代论述】

1.《药性论》　能补益精诸不足，易颜色，变白，明目，安神。

2.《雷公炮制药性解》　枸杞子，味苦甘，性微寒无毒，入肝肾二经。主五内邪热，烦躁消渴，周痹风湿，下胸胁气，除头痛，明眼目，补劳伤，坚筋骨，益精髓，壮心气，强阴益智，去皮肤骨节间风，散疮肿热毒。久服延年，恶奶酪，解面毒。

3.《玉楸药解》　枸杞子苦寒之性，滋润肾肝，寒泻脾胃，土燥便坚者宜之。水寒土湿，肠滑便利者，服之必生溏泄。

【名家经验】

1. 陶弘景　主治五内邪气，热中，消渴，周痹。风湿，下胸胁气，客热，头痛，补内伤，大劳、嘘吸，坚筋骨，强阴，利大小肠。久服坚筋骨，轻身，耐老，耐寒暑。

2. 王好古　主心病嗌干，心痛，渴而引饮，肾病消中。

3. 施今墨　在治疗糖尿病方面，强调把健脾助运和滋肾养阴放到同等重要的地位，验方中使用枸杞子 90 g 煎汁服用，适用于成年人糖尿病，血糖尿糖控制不理想者。

【现代药理】

1. 降血糖与血脂　枸杞多糖对实验性糖尿病有明显的降血糖作用，有效率达100%，且对正常小鼠血糖无影响。枸杞多糖对实验性高血脂大鼠的血脂有明显影响，可显著降低血清 CHO、TG 含量，而对高密度脂蛋白有升高作用。实验结果表明枸杞多糖有明显的调节血脂作用。用枸杞多糖或枸杞水煎剂，对患有高血脂的白兔进行灌喂，结果表明白兔的血糖、TG 及 TC 浓度均大大降低。适量的枸杞多糖可利用改善大鼠胰岛素 β 细胞的功能，降低血糖与血脂，此外，还增加了胰岛素的敏感性等双重作用，通过对血糖水平的调节，改善血脂的代谢功能[1]。

2. 抗突变　研究表明枸杞多糖粗品（不同浓度的）具有抗突变的作用，使用 Ames 与微核试验及 DNA 的修复试验等方法进行评价，结果发现当加入浓度不同的枸杞多糖粗品之后，机体中抗氧化的能力增强，进一步削弱了氧化的自由基强度对 DNA 的损伤，减少因 DNA 突变导致的病理损伤，从而减少对机体的伤害。

3. 抗脂肪肝　取浓度 20% 枸杞子水浸液，容量为 8 mL，每日对小鼠进行灌胃，能够轻度抑制四氯化碳中毒小鼠肝细胞的沉积，进一步提高肝细胞的新生功能。枸杞子水提取物中，抗脂肪肝的作用还体现在预防四氯化碳中毒、肝功能出现紊乱的现象。大鼠连续口服枸杞水提取物，能够大大提高其磷脂水平。四氯化碳中毒后的大鼠，其肝中磷脂及 TC 的量均下降，而服用枸杞水提取物的大鼠肝中磷脂增加，并且改善了胆碱酯酶及碱性磷酸酶等指标，较好保护了肝脏[2]。

4. 抗氧化与抗衰老　枸杞子对机体起到抗氧化与抗衰老的作用。枸杞水中的提取液能够对活性氧的产生起到抑制作用。一些研究人员对枸杞子就四氯化碳导致大鼠的肝脂过氧化的抑制作用进行报道：将枸杞子浆给予大鼠灌胃 9 日，进而将四氯化碳注入其体内，1 日之后小鼠死亡，取其的血清与肝匀浆进行丙三醛、SOD 等含量的测定。结果发现，大鼠的血清及肝匀浆中的 SOD 活性大大提高，而 MDA 的含量相对较低，由此表明，枸杞子能够有效抑制四氯化碳引起的脂类过氧化现象，此外，还可降低细胞膜中不饱和脂酸及脂质的过氧化功能，减少细胞因过氧化作用造成的损伤，增强对细胞的保护功能[3]。

5. 保护神经　枸杞多糖保护神经首先体现在视神经及视网膜的保护方面。曹茜等[4]研究表明，枸杞多糖可抑制由 H_2O_2 诱导所致人视网膜色素上皮细胞苄氯素 1（Beclin–1）和微管相关蛋白 1 轻链 3（Lc3B）蛋白的表达，表明枸杞多糖对视网膜有一定的保护作用，为防治年龄相关性黄斑变性提供了参考依据。枸杞多糖可对糖尿病所致视神经损伤模型大鼠的视网膜神经元起到保护作用，可调节视网膜氧化应激状态，此作用可能通过激活 Nrf2 / 血红素加氧酶 –1（HO–1）信号通路来对视神经细胞进行保护[5]。

【降糖量效】

1. 小剂量　枸杞子入煎剂 6 ～ 12 g。适用于糖尿病早期无并发症，或糖耐量受损患者，可长期、缓慢控制血糖，或枸杞子煎汤代茶饮，养阴生津，适合糖尿病患者日常保健饮用。

2. 常规剂量　枸杞子入煎剂 13 ～ 25 g。适用于糖尿病中晚期，特别是对糖尿病伴血脂升高、视力不佳有改善作用。

3. 大剂量　枸杞子入煎剂 26 ～ 60 g。适用于口服降糖西药血糖控制不佳，或空腹血糖较高，易发生酮症酸中毒，血浆胰岛素水平明显低下，此时阴液、精血耗伤已趋严重，治疗上用大剂量枸杞子可使血糖持续降低，糖耐量显著增高。

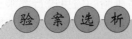

1. 枸杞子小剂量验案[6]

周某，男，41 岁。

初诊：3 年前患糖尿病，经服中西药品好转，近 2 个月又感精神不振，头晕自汗，睡眠欠安，伴烦渴思饮，能食善饥，小便较多，经医院查尿糖 ++++，血糖 14.9 mmol/L，诊断为糖尿病反复，服西药疗效不显，且有副作用，经亲戚介绍前来就诊。症如上述，脉滑数，舌绛。

中医诊断：消渴；证属阴虚火盛。

西医诊断：2 型糖尿病。

治法：滋肾生津，益气固本。

处方：

枸杞子 10 g	天冬 9 g	麦冬 9 g	怀牛膝 10 g
枸杞子 10 g	熟地黄 15 g	枸杞子 12 g	玉竹 15 g
女贞子 12 g	黄芪 15 g	党参 15 g	肉苁蓉 12 g
制何首乌 12 g	麦冬 9 g	天花粉 9 g	砂仁 6 g

水煎服，每日 1 剂，早晚分服。

二诊：上方服 5 剂，诸症好转，连服 15 剂，病情进一步明显消退，休息 1 周继服 15 剂，诸症霍然。赴医院查尿糖转阴，血糖降至 6.6 mmol/L。迄今一直未见复发。

按：本病虽有热在肺、胃、肾之分，其病理则均为阴虚火盛，其病本在肾，因为肾藏精，主水，为水之本。基于上述论点，侧重治肾兼顾脾胃及元气，方中生地黄、熟地黄有益肾填精、滋液止渴、凉血降火之效。怀山药有健脾益肾、养阴止渴之效。小剂量枸杞子有益肾补精，养阴清热之效。人参（以党参代用）有大补元气、生津止渴功效，黄芪为补气要药。据近代药理研究，以上四药均有降血糖作用。女贞子为二至丸主药，有补肾阴、生津止渴功效。肉苁蓉虽为助阳益精药，但与麦冬、天花粉、玉竹同用，则有滋阴止渴之功，可用于阴虚津涸之口渴。制何首乌为益肾敛精、润肠通便、解毒消痈之品。砂仁有健脾开胃、行气宽中之效，同时可制熟地黄、黄芪壅中之弊。

2. 枸杞子常规剂量验案[7]

王某，女，53 岁，工人，2014 年 4 月 4 日初诊。

初诊：双目视物不清 3 年。患者既往有糖尿病病史 5 年，血糖控制一般，2011 年 6 月患者出现视物不清，就诊于北京某医院，查眼底：左眼静脉期视神经盘边界清，广泛视网膜毛细血管扩张及微血管瘤，后极部较多；黄斑中部颞上 4 视神经盘直径处可疑新生血管芽，视网膜无灌注区总面积 4～6 视神经盘直径，黄斑拱环结构破坏。晚期视网膜弥漫渗漏，黄斑渗漏水肿明显。右眼颞上 3 视神经盘直径处视网膜新生血管，视网膜无灌注区总面积 2～4 视神经盘直径；上方及下方可见播散光凝瘢痕；晚期黄斑花瓣样渗漏水肿。诊断：双糖尿病视网膜病变（右增殖性视网膜病变，左增殖性视网膜病变）、双黄斑水肿。曾先后 6 次行全视网膜光凝、双眼黄斑格栅光凝等治疗，仍视物不清，视力进行性下降，几近失明，生活不能自理，遂求诊。刻下：视物模糊，仅可见物体模糊轮廓，周身乏力、口渴、多饮，尿中泡沫多，大便干，2～3 日一行，纳食可，夜寐一般。舌质淡暗，少苔，脉左弦右沉。查右眼视力 0.02，左眼视力仅存光感。

中医诊断：视瞻昏渺；证属气阴两虚，目络瘀阻。

西医诊断：双糖尿病视网膜病变（右增殖性视网膜病变，左增殖性视网膜病变？）、双黄斑水肿。

治法：益气养阴，祛湿泄浊，活血通络。

处方：

黄芪 30 g	当归 15 g	川芎 15 g	红花 10 g
鸡血藤 15 g	地龙 15 g	蝉蜕 6 g	茺蔚子 15 g
青葙子 15 g	女贞子 15 g	丹参 15 g	蒺藜 12 g
怀牛膝 15 g	太子参 15 g	白术 15 g	茯苓 15 g

葛根 15 g	生地黄 15 g	枸杞子 15 g

水煎服，每日 1 剂，早晚分服。

二诊（2014 年 5 月 5 日）：患者诉视物模糊较前有所好转，周身乏力较前好转，口渴多饮，大便干，2 日一行，小便可，舌质淡暗，少苔，脉弦细。

处方：

黄芪 30 g	黄精 20 g	炒山药 15 g	太子参 15 g
炒白术 15 g	茯苓 15 g	生地黄 20 g	山茱萸 15 g
女贞子 15 g	墨旱莲 30 g	稽豆衣 10 g	茺蔚子 15 g
枸杞子 15 g	葛根 15 g	丹参 15 g	川芎 15 g
红花 10 g	鸡血藤 15 g	地龙 15 g	蝉蜕 6 g

水煎服，每日 1 剂，早晚分服。

三诊（2014 年 8 月 18 日）：上方为主方，随症加减，共 90 余剂。服药后患者诉视力进行性好转，患者可分辨出旁人五官等具体位置，纳可，寐可，小便正常，大便 2 日一行，舌红，苔薄黄，脉弦细。

处方：

黄芪 30 g	益母草 15 g	当归 15 g	川芎 15 g
红花 10 g	地龙 15 g	鸡血藤 15 g	淫羊藿 15 g
补骨脂 10 g	党参 15 g	炒白术 15 g	茯苓 15 g
陈皮 15 g	积雪草 30 g	土茯苓 30 g	藿香 10 g（后下）
草薢 20 g	枸杞子 15 g	大枣 10 g	白豆蔻 10 g（后下）

水煎服，每日 1 剂，早晚分服。

以上方为主，随症加减，共服 30 余剂。此后患者门诊定期复诊，目前视物较为清晰，可独立外出购物、就诊，并能从事缝纫等工作。

按：此患者为糖尿病日久累及视网膜，以视网膜病变、视力受损为主要表现，诊断明确，曾行全视网膜光凝＋双眼黄斑格栅光凝，仍视物不清。患者为中年女性，平时嗜食肥甘厚味，致使胃肠热结，湿热内生，耗伤津液，发为消渴，消渴日久，进一步耗气伤阴，故药用黄芪、太子参益气养阴为君药；气虚血瘀，久病入络，目络瘀阻，臣以当归、丹参、川芎、红花、鸡血藤、地龙、怀牛膝活血通络，葛根、生地黄兼养阴生津，茯苓、白术健脾燥湿；佐以常规剂量枸杞子、女贞子补益肝肾，蝉蜕、茺蔚子、蒺藜、青葙子明目退翳。如此诸药共伍，达益气养阴、祛湿泄浊、活血通络之效。在初诊基础上，二诊、三诊随症加减，患者自 2014 年坚持于陈志强教授门诊辨证调治至今，现视力明显提升，眼底未见新的渗出及出血，基础血压、血糖控制达标，病情稳定。

3. 枸杞子大剂量验案 [8]

陈某，男，65 岁，2021 年 9 月初诊。

初诊：2021 年 8 月无明显诱因出现乏力，就诊于天津中医药大学第一附属医院，查肾功能示 BUN 9.65 mmol/L，肌酐 120 μmol/L，24 h 尿蛋白定量 4.52 g，尿常规示蛋白质 +++、潜血 +，TC 8.5 mmol/L，TG 4.3 mmol/L，HDL–C 0.8 mmol/L，LDL–C 5.4 mmol/L，糖化血红蛋白 9.2 %。查眼底示糖尿病视网膜病变，考虑"糖尿病肾病"，予尿毒清颗粒、羟苯磺酸钙药物治疗，患者未遵医嘱按时服药。1 周前乏力伴下肢水肿加重就诊，双下肢水肿，时有麻木感，周身乏力，腹胀，口干口苦，纳寐安，泡沫尿，大便偏干，舌暗红边有瘀斑，苔黄腻，脉沉细。

中医诊断：消渴；证属脾肾亏虚，湿热瘀结。

西医诊断：2 型糖尿病。

治法：健脾益肾，清利湿热。

处方：

生黄芪 60 g	白术 30 g	丹参 20 g	川芎 20 g
赤芍 15 g	酒萸肉 15 g	熟地黄 15 g	墨旱莲 15 g
女贞子 15 g	生地黄 15 g	白芍 15 g	川牛膝 15 g
荷叶 15 g	大黄炭 15 g	土茯苓 15 g	桑椹 15 g
烫水蛭 5 g	青风藤 15 g	威灵仙 15 g	地骨皮 15 g
鬼箭羽 15 g	石韦 15 g	萹蓄 15 g	

水煎服，每日 1 剂，早晚分服。

二诊（2021 年 9 月 8 日）：双下肢水肿及乏力明显改善，腰膝酸软，畏寒肢冷，脉沉细。原方去荷叶，加杜仲 30 g、徐长卿 20 g，14 剂。

三诊（2021 年 9 月 22 日）：症状明显改善，舌红苔薄白，脉弦。原方去烫水蛭，加金樱子 30 g、五味子 30 g、枸杞子 30 g，复查尿常规示尿蛋白 ++，继服月余，巩固疗效。

按：患者乏力、双下肢水肿、大量蛋白尿盖因脾肾亏虚，水湿泛溢肌肤，予生黄芪、白术健脾益气，熟地黄、墨旱莲、女贞子、酒萸肉补肾固涩，荷叶利水消肿；口苦口干、大便偏干、苔黄腻盖因水湿内蕴，化为湿热，予石韦、萹蓄清热利湿消肿；双下肢麻木感，舌暗红边有瘀斑，属湿热瘀结，痹阻经络；丹参、川芎、赤芍、川牛膝活血化瘀，烫水蛭、鬼箭羽、清风藤、威灵仙破血通络；配以大黄炭、土茯苓通腹泄浊，桑椹、地骨皮、生地黄滋阴养血、凉血止血。二诊出现腰膝酸软、畏寒肢冷肾阳虚现象，故加杜仲、徐长卿以温补肾阳，强筋骨。三诊加金樱子、五味子、大剂量枸杞子以补肾益精，收敛固涩。

| 参考文献 |

［1］　牟新韵. 枸杞子的药理作用［J］. 中国中医药现代远程教育, 2013, 11（4）: 115-116.

［2］　龚涛, 王晓辉, 赵靓, 等. 枸杞多糖抗氧化作用的研究［J］. 生物技术, 2010, 20（1）: 84-86.

［3］　刘慧, 开金龙. 枸杞多糖抗衰老药理作用研究进展［J］. 中国社区医师, 2010, 12（33）: 162.

［4］　曹茜, 杨玉倩, 左晶, 等. 枸杞多糖对H_2O_2诱导人视网膜色素上皮细胞自噬及Beclin-1、LC3B表达的影响［J］. 东南大学学报（医学版）, 2018, 37（6）: 1010-1013.

［5］　潘虹, 施真, 杨泰国, 等. 枸杞多糖对糖尿病大鼠视网膜神经元的保护作用及其机制［J］. 中国应用生理学杂志, 2019, 35（1）: 55-59.

［6］　伏升文, 雒荣东. 糖尿病的认识与治疗体会［J］. 内蒙古中医药, 2012, 31（10）: 15-16.

［7］　张芬芳, 张肖, 赵炳武, 等. 陈志强治疗糖尿病视网膜病变经验［J］. 中华中医药杂志, 2020, 35（7）: 3490-3492.

［8］　代玉, 司福全. 张大宁从脾论治糖尿病肾病临床经验［J］. 实用中医药杂志, 2023, 39（2）: 396-398.

山 茱 萸

【本草记载】

1.《神农本草经》　味酸平。主心下邪气, 寒热, 温中, 逐寒湿痹, 去三虫。久服轻身。一名蜀枣。生山谷。

2.《吴普本草》　山茱萸, 一名魅实, 一名鼠矢, 一名鸡足, 神农、黄帝、雷公、扁鹊: 酸无毒, 岐伯: 辛, 一经: 酸。或生冤句琅邪, 或东海承县。叶如梅, 有刺毛。二月华, 如杏四月实, 如酸枣, 赤。五月采实。

3.《日华子本草》　暖腰膝, 助水脏, 除一切风, 逐一切气, 破症结, 治酒皶。

4.《本草经疏》　山茱萸治心下邪气寒热, 肠胃风邪、寒热头风、风去气来、鼻塞、面疱者, 皆肝肾二经所主, 二经虚热, 故见前证。此药温能通行, 辛能走散, 酸能入肝, 而敛虚热, 风邪消散, 则心下肠胃寒热自除, 头目亦清利而鼻塞面疱悉愈也。逐寒湿痹者, 借其辛温散结, 行而能补也。气温而主补, 味酸而主敛, 故精气益而阴强也。精益则五脏自安, 九窍自利。又肾与膀胱为表里, 膀胱虚寒, 则小便不禁, 耳为肾之外窍, 肾虚则耳聋; 肝开窍于目, 肝虚则邪热客之而目黄; 二经受寒邪, 则为疝瘕, 二脏得补，则诸证无不瘳矣。

5.《本草新编》 人有五更泄泻，用山茱萸二两为末，米饭为丸，临睡之时，一刻服尽，即用饭压之，戒饮酒行房，三日而泄泻自愈。盖五更泄泻，乃肾气之虚，山茱萸补肾水，而性又兼涩，一物二用而成功也。推之而精滑可止也，小便可缩也，三虫可杀也。或疑山茱萸性温，阴虚火动者，不宜多服。夫阴虚火动，非山茱萸又何以益阴生水，止其龙雷之虚火哉。凡火动起于水虚，补其水则火自降，温其水则火自安，倘不用山茱萸之益精温肾，而改用黄柏、知母泻水寒肾，吾恐水愈干而火愈燥，肾愈寒而火愈多，势必至下败其脾而上绝其肺，脾肺两坏，人有生气乎。故山茱萸正治阴虚火动之药，不可疑其性温而反助火也。

【历代论述】

1.《渑水燕谈录》 山茱萸能补骨髓者，取其核温涩能秘精气，精气不泄，乃所以补骨髓。今人剥取肉用而弃其核，大非古人之意，如此皆近穿凿，若用《本草》中主疗，只当依本说。或别有主疗，改用根茎者，自从别方。

2.《名医别录》 肠胃风邪，寒热疝瘕，头风，风气去来，鼻塞，目黄，耳聋，面疱，温中，下气，出汗，强阴，益精，安五脏，通九窍，止小便利，明目，强力。

3.《医学入门》 山茱萸本涩剂也，何以能通发邪？盖诸病皆系下部虚寒，用之补养肝肾，以益其源，则五脏安利，闭者通而利者止，非若他药轻飘疏通之谓也。

4.《药品化义》 山茱萸，滋阴益血，主治目昏耳鸣，口苦舌干，面青色脱，汗出振寒，为补肝助胆良品。夫心乃肝之子，心苦散乱而喜收敛，敛则宁静，静则清和，以此收其涣散，治心虚气弱，惊悸怔忡，即虚则补母之义也。肾乃肝之母，肾喜润恶燥，司藏精气，借此酸能收脱，敛水生津，治遗精，白浊，阳道不兴，小水无节，腰膝软弱，足酸疼，即子令母实之义也。

5.《本经逢原》 山茱萸详能发汗，当是能敛汗之误。以其酸收，无发越之理。仲景八味丸用之，盖肾气受益，则封藏有度，肝阴得养，则疏泄无虞，乙癸同源也。

6.《医学衷中参西录》 山茱萸，味酸性温，大能收敛元气，振作精神，固涩滑脱。因得木气最浓，收涩之中兼具条畅之性，故又通利九窍，流通血脉，治肝虚自汗，肝虚胁疼腰疼，肝虚内风萌动，且敛正气而不敛邪气，与其他酸敛之药不同，是以《本经》谓其逐寒湿痹也。其核与肉之性相反，用时务须将核去净。近阅医报有言核味涩，性亦主收敛，服之恒使小便不利，椎破尝之，果有有涩味者，其说或可信。

7.《雷公炮炙论》 壮元气，秘精。

8.《药性论》 治脑骨痛，止月水不定，补肾气，兴阳道，添精髓，疗耳鸣，除面上疮，主能发汗，止老人尿不节。

9.《珍珠囊补遗药性赋》 温肝。

【名家经验】

1.叶天士 《本草经解》云："山萸同人参、五味、牡蛎、益智，治老人小便淋沥及遗尿。同菖蒲、甘菊、生地、黄柏、五味，治肾虚耳聋。同杜仲、牛膝、生地、白胶、山药，治肾虚腰痛。同生地、山药、丹皮、白茯、泽泻、柴胡、白芍、归身、五味，名滋肾清肝饮，治水枯木亢之症。同杜仲，治肝肾俱虚。"

2. 黄元御　《长沙药解》云："《金匮要略》八味丸，方在地黄。用之治男子消渴，小便反多，以其敛精液而止疏泄也。水主藏，木主泄，消渴之证，木能疏泄而水不能蛰藏，精尿俱下，阳根失敛。久而阳根败竭，则人死矣。山茱萸酸涩敛固，助壬癸蛰藏之令，收敛摄精液，以秘阳根，八味中之要药也。八味之利水，则桂枝、苓、泽之力，非山茱萸所司也。"

3. 仝小林　常用六味地黄丸治疗疑难杂症，如肝肾阴虚型糖尿病合并足跟痛、肠上皮化生、强迫症合并滑精等，山茱萸多为 15 g[1]；将糖尿病发展过程分为"郁、热、虚、损"4 个阶段，病久伤肾，导致肾阳不足，常用山茱萸配伍淫羊藿，其中山茱萸助阳益精、淫羊藿补阴壮阳，合用加强温肾缩尿功效；配伍茯苓、肉桂治疗糖尿病肾病，常用 15 g；配伍黄芪、桑螵蛸或黄柏、知母治疗老年肾功能减退症见夜尿增多或红皮病性银屑病，常为 8 ～ 10 g；配伍黄芪、桂枝治疗气虚血痹、脉络郁滞型糖尿病末梢神经病变，常用 15 g[2]。

【现代药理】

1. 对免疫系统的影响　山茱萸水煎剂对小鼠体液免疫和非特异性免疫有一定的增强作用，并能抑制 T 细胞的活化与淋巴因子的释放。山茱萸总苷体外能明显抑制小鼠淋巴细胞的转化、淋巴因子激活的杀伤细胞（LAK）的生成，体内服用能抑制 IL-2 的产生，是一种免疫抑制剂。马钱素对免疫反应有双向调节作用[3]。山茱萸多糖能明显提高小鼠腹腔巨噬细胞的吞噬百分率和吞噬指数，促进小鼠溶血素的形成与淋巴细胞的转化[4]。

2. 强心、抗休克　山茱萸水提醇液对兔和大鼠有抗失血性休克功能，能抑制动物血小板聚集，减缓血栓的形成。阎润红等[5]用大鼠离体乳头肌实验法及家兔无创性心功能测定法，观察了山茱萸水煎药液对动物离体及在体心脏的强心作用，证实山茱萸能明显增强大鼠离体乳头肌的收缩强度，改善普萘洛尔所致的家兔左室功能不全，具有明确的强心作用。

3. 抗心律失常　山茱萸对心脏有多方面的作用机制，且在抗心律失常的同时，具有显著的正性肌力效应。张兰桐等[6]观察了山茱萸总提液、各萃取部位和残留液对氯仿诱发小鼠心室颤动模型的影响，对乌头碱诱发大鼠心律失常模型的影响，以及对氯仿诱发豚鼠心律失常模型的影响，并对各部位进行初步分离，发现残留液能够延长离体乳头肌动作电位时程和增大静息电位的绝对值，具有肯定的抗心律失常的作用。证实其中含有高效的微量抗心律失常活性物质（X 成分），这种成分能被乙酸乙酯萃取，但是不溶于正丁醇。同时确认了山茱萸提取液的抗心律失常效应强度为总提物＞X 成分＞总有机酸成分，总苷类成分无效。

4. 降血糖　山茱萸能改善 STZ 大鼠糖尿病的症状，降低血糖、血清 TC 和 TG，抑制血小板聚集和降低血液黏滞度。山茱萸环烯醚萜总苷能减少糖尿病血管并发症，降低大鼠血清中过高的可溶性细胞间黏附分子 -1（sICAM-1）、TNF-α 水平，减少 AGE 在肾皮质的过度沉积并抑制受体 mRNA 的表达水平，控制糖尿病血管并发症的发生发展。

5. 抗氧化、抗衰老　山茱萸提取物能显著提高心肌 SOD 活力，减轻自由基对机体造成的损害，抑制体内蛋白质非酶糖化，促进小鼠对环境的适应能力，提高小鼠体力和记忆能力，具有良好的抗氧化、抗衰老的功能。通过观察山茱萸提取物对谷胱甘肽氧化还原周期内 H_2O_2 和 O_2 水平与牛肺主动脉内皮细胞抗氧酶活性，发现调节体内某些重要的酶活性和修复被氧自由基损伤的机体是其抗氧化的主要机制之一。

6. 其他　山茱萸水提取物能抑制癌细胞，增强精子的活性，抑制多种细菌生长。其所含鞣质类成分能抑制破骨细胞形成，对抗骨质疏松。美国加利福尼亚中医诊所长期的研究证实，山茱萸具有治疗艾滋病的功效。研究发现，从山茱萸中分离出的一种环烯醚萜对丙肝病毒有抑制作用[7]。

【降糖量效】

1. 小剂量　山茱萸入煎剂 5 ～ 10 g。适用于肾虚火旺、热毒蕴结型消渴；还可治疗围绝经期综合征，配伍白芍、丹参，或山药、续断治疗排卵障碍性不孕，气血不足、肾虚型子宫腺肌病、痛经或多囊卵巢综合征，常用 10 g 左右[8]。

2. 常规剂量　山茱萸入煎剂 11 ～ 30 g。适用于糖尿病早晚期。山茱萸补肾益精固本防变，有"已病防变"思想[9]。可治疗脾肾气（阴）虚、肝肾阴虚及阴阳两虚型肾脏疾病如慢性肾衰竭。

3. 大剂量　山茱萸入煎剂 30 g 以上。适用于糖尿病早中期，气阴两虚、脾肾阳虚及肾阴虚证，治宜益气养阴，固肾涩精，温阳化气，利水涩精[10]。大剂量山茱萸可治疗糖尿病心力衰竭心肾阳衰、元气欲脱证。

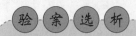

1. 山茱萸小剂量验案[11]

患者，女，52 岁，2007 年 1 月 4 日初诊。

初诊：发现血糖升高 7 年。患者 2000 年因多饮于医院检查空腹血糖 7 mmol/L，餐后血糖 10 mmol/L。开始口服阿卡波糖 50 mg 每日 3 次、格列齐特 45 mg 每日 2 次、二甲双胍 250 mg 每日 3 次，血糖控制可。近 2 年反复出现泌尿系感染，开始服甲硝唑等能有效控制，后多种抗生素联用效果不佳。泌尿系感染发作时，血糖升高：空腹血糖 8 ～ 10 mmol/L，餐后血糖 11 mmol/L 左右。刻下：尿频尿急，尿道灼热疼痛，小便点滴黄赤，带下量多，黄稠如脓，心烦，口干，腰酸隐痛，足跟疼痛，失眠。舌红瘦小，苔黄干，脉沉细数。2007 年 1 月 3 日查尿常规：白细胞 100 个 /μL，尿潜血 50 个 /μL。尿镜检：白细胞 8 ～ 10 个 /HP。身高 160 cm，体重 52 kg，BMI 20.3 kg/m²。

中医诊断：消渴，淋证；证属肾虚火旺，热毒蕴结。

西医诊断：糖尿病，泌尿系感染。

治法：补肾降火，清解热毒。

处方：知柏地黄丸加减。

苦参 10 g	熟地黄 20 g	土茯苓 30 g	败酱草 20 g
竹叶 15 g	山茱萸 10 g	炒杜仲 30 g	五味子 20 g
黄柏 10 g	炒枣仁 30 g	续断 30 g	

水煎服，每日 1 剂，早晚分服。

嘱患者忌生冷、油腻、炙烤，慎起居，畅情志。

患者服药 14 剂，诸症明显减轻，血糖控制较好，近 1 周空腹血糖 6～7 mmol/L，餐后血糖 7～8 mmol/L。2007 年 1 月 16 日尿常规：白细胞 25 个/μL，尿潜血 25 个/μL。尿镜检：白细胞 2 个/HP。后患者多次复诊，泌尿系感染未再发作。

按：患病日久，肾虚火旺，机体防御能力减弱，易感染邪毒，毒邪从下焦侵入以致热毒蕴结下焦，故见尿频尿急，尿道灼热疼痛，小便点滴黄赤，带下量多，黄稠如脓；虚火扰心则心烦失眠，阴虚津亏则口干，肾虚腰府失养则腰酸隐痛，肾虚骨失所养则足跟疼痛。舌红瘦小，苔黄干，脉沉细数均是阴虚火旺之象。山茱萸、黄柏、熟地黄以滋肾阴清虚火；苦参清热解毒，杀虫利尿；土茯苓、败酱草清热解毒之力甚，擅治秽浊毒邪；竹叶清心除烦利尿；炒枣仁、五味子养心安神。小剂量山茱萸有补有敛，滋补肝肾，收敛固摄，养阴益精，长期使血糖控制平稳。

2. 山茱萸常规剂量验案 [11]

患者，女，50 岁，2007 年 3 月 12 日初诊。

初诊：血糖升高 18 年。患者于 1986 年妊娠期间出现尿糖 ++++，血糖 5.55 mmol/L，仅予以适当饮食控制，妊娠结束后，血糖恢复正常。3 年后体检时发现血糖升高，空腹血糖 12.5 mmol/L，诊断为 2 型糖尿病。现用精蛋白人胰岛素混合注射液（30 R）早 14 U，晚 12 U，血糖控制欠佳。刻下：双足麻木，四肢发凉，怕冷，自觉困顿，周身乏力，视物模糊，晨起双手肿胀，大便不调，时干时稀，夜尿每晚 2～3 次。2006 年 12 月查尿微量白蛋白 76.3 μg/min，视网膜病变 3 期。2007 年 3 月 1 日查糖化血红蛋白 10.6%，空腹血糖 13.6 mmol/L。舌暗，舌底瘀，苔薄黄，脉沉虚略数。

中医诊断：消渴络病，血痹，水肿，视瞻昏渺；证属血虚络瘀，脾肾不足。

西医诊断：糖尿病周围神经病变，糖尿病肾病，糖尿病视网膜病变。

治法：养血活血通络，补益脾肾。

处方：黄芪桂枝五物汤加减。

黄芪 30 g	白芍 30 g	山茱萸 15 g	川桂枝 30 g
黄连 30 g	干姜 9 g	鸡血藤 30 g	金樱子 30 g

水煎服，每日 1 剂，早晚分服。

二诊（2007 年 3 月 19 日）：服药 7 剂，诸症改善不明显。2007 年 3 月 16 日查空腹血糖 13.2 mmol/L，餐后血糖 16.4 mmol/L。2007 年 3 月 14 日查双下肢血管超声：双下肢动脉硬化伴多发斑块形成，双下肢静脉瓣功能不全。肌电图：双侧胫腓神经传导速度减慢，提示周围神经病变。上方加三棱 6 g、海藻 30 g、生山楂 30 g、水蛭 6 g。

三诊（2007 年 4 月 2 日）：服上方 14 剂。双足麻木及四肢发凉稍有改善，周身乏力稍好转，余症无明显改善。2007 年 4 月 1 日，空腹血糖 8.9 mmol/L，餐后血糖 15.3 mmol/L。上方加桑枝 30 g、炒杜仲 30 g、骨碎补 30 g。嘱下次就诊前查下肢血管超声及肌电图。

患者连续服用上方半年余，其间几次复诊，稍作加减。2007 年 11 月 25 日再次就诊，双足麻木、四肢发凉改善 70 %，周身乏力基本消失，晨起双手肿胀缓解 80 %，视物模糊较前改善约 30 %。2007 年 11 月 20 日查下肢血管超声，对比 2007 年 3 月 16 日检查结果，双下肢动脉硬化斑块明显减少。2007 年 11 月 23 日查糖化血红蛋白 7.0 %，空腹血糖 7.3 mmol/L，餐后血糖 8.5 mmol/L，尿微量白蛋白 25.6 μg/min。

按：本案患者患病日久，络脉瘀损，肾络损伤则精微泄露，尿白蛋白，眼络损伤则视物模糊，肢体失于温养则手足麻木，四肢发凉，气血亏虚则周身乏力，血水不利则晨起双手肿胀，兼有脾寒胃热，则大便干稀不调。初诊时，未明确是否合并下肢血管病变后，仅以养血活血通络为治，故效果不显。明确合并下肢血管病变后，治疗应在养血通络基础上着重化瘀消斑。黄芪、川桂枝、白芍、鸡血藤养血活血通络，三棱、海藻化斑消癥，水蛭活血通络，生山楂活血祛瘀，软化血管，炒杜仲、骨碎补益肾强腰。黄连、干姜辛开苦降，共奏降糖之功。常规剂量山茱萸与黄芪配伍可治疗糖尿病肾病，与金樱配伍子酸涩收敛，秘精缩尿，防止肾络进一步损伤。

3. 山茱萸大剂量验案[11]

患者，女，61 岁。

初诊：主因"2 型糖尿病、低钠血症（重度）、巨幼红细胞性贫血（重度）、肺部感染"于当地医院治疗，病情逐渐加重，于 1994 年 9 月 23 日转入院治疗。入院时检查：患者极度痛苦虚弱面容，严重贫血貌，意识欠清，时有谵语，烦躁不安，四肢湿冷，呼吸短促，喘憋尚能平卧；两肺底可闻及湿啰音，心尖部可闻及舒张期奔马律；心电图示 ST–T 改变，低电压。血糖：空腹血糖 22.12 mmol/L。肾功能：BUN 13.03 mmol/L，血肌酐 70.72 μmol/L，尿酸 363 pmol/L。血常规：白细胞计数 $6.4×10^9$/L，红细胞计数 $0.92×10^{12}$/L，血红蛋白 38 g/L，血小板计数 $53×10^9$/L。心率 114 次/分，呼吸 24 次/分，血压 85/60 mmHg。入院诊断：2 型糖尿病，低钠血症（重度），巨幼红细胞性贫血

（重度），肺部感染。入院后给予对症处理，积极抢救，经降糖、纠正水电解质失衡、少量输血、强心利尿、抗感染等治疗，血糖降至正常范围，低钠血症得以纠正，但心力衰竭症状未见好转，且出现大小便失禁，大便每夜 10 余次。

中医诊断：消渴并病，脱证；证属心肾阳衰，元气欲脱。

西医诊断：2 型糖尿病，低钠血症（重度），巨幼红细胞性贫血（重度），肺部感染。

治法：益气固脱。

处方：

山茱萸 60 g　　　　　　红参 30 g

急煎 1 剂，取汁 150 mL。

患者下午服药半剂，3 h 后，精神明显好转，对答流利。嘱其将所余半剂中药服完，当晚大小便失禁消失，次日全天无大便。遂给予山茱萸、红参原量减半再进 2 剂，呼吸 20 次 / 分，血压 105/65 mmHg。

按：本案患者心肾阳衰，元气虚极，有欲脱之势，故应以益气固脱回阳为首务。山茱萸味酸性温，大剂量使用能收敛元气，振作精神，固涩滑脱；红参 30 g，益气回阳，扶危济弱。山茱萸尤其长于救脱，张锡纯曾言："萸肉救脱之功，较参、术更胜，故救脱之药当以萸肉为第一。"其平生以山茱萸力挽急病，起死回生之验案无数。因此，药虽两味，却量宏力专，其敛气固脱，拯人于危之功，譬如劲兵，专走一路，则足以破垒擒王。

| 参考文献 |

［1］ 闫韶花，逄冰，彭智平，等. 仝小林活用六味地黄丸辅助治疗疑难病验案 3 则［J］.上海中医药杂志，2013，47（3）：13-15.

［2］ 余秋平，仇菲，周源，等. 仝小林治疗糖尿病末梢神经病变经验［J］. 中医杂志，2012，53（2）：160-162.

［3］ 贾德贤，闫兴丽，张建军，等. 山茱萸化学及药理研究进展［J］. 中国中医药信息杂志，2002，9（7）：83-85.

［4］ 苗明三，杨云. 山茱萸多糖抗氧化作用研究［J］. 河南中医，2002，22（1）：66-67.

［5］ 阎润红，任晋斌，倪艳，等. 山茱萸强心作用的实验观察［J］. 山西中医学院学报，2000，2（2）：1-3.

［6］ 张兰桐，任雷鸣，温进坤. 山茱萸提取液抗心律失常有效部位的研究［J］. 中草药，2001，32（11）：47-50.

［7］ 靳庆霞，常香云. 茱萸化学成分和药理作用的研究［J］. 中医临床研究，2015，7

（11）：27-28.

［8］ 张岩,谈勇,胡荣魁.运用复杂网络分析方法探究国医大师夏桂成教授临证遣药态势［J］.中华中医药杂志,2016,31（11）：4455-4460.

［9］ 汪峰,石传科.冯维斌治疗糖尿病经验［J］.辽宁中医杂志,2007,34（11）：1520-1521.

［10］ 娄静.庞国明主任医师论糖尿病肾病临床证治［C］//中华中医药学会.中华中医药学会糖尿病分会2019首届全国中青年中医糖尿病论坛论文集.开封:中华中医药学会糖尿病分会2019首届全国中青年中医糖尿病论坛,2019：3.

［11］ 仝小林.糖络杂病论［M］.北京:科学出版社,2010：219-220.

乌 梅

【本草记载】

1.《神农本草经》 味酸,平。主下气,除热烦满,安心,肢体痛,偏枯不仁,死肌,去青黑痣,恶疾。

2.《本草拾遗》 去痰,主疟瘴,止渴调中,除冷热痢,止吐逆。

3.《日华子本草》 除劳,治骨蒸,去烦闷,涩肠止痢,消酒毒,治偏枯皮肤麻痹,去黑点,令人得睡。又入建茶、干姜为丸,止休息痢。

4.《本草图经》 主伤寒烦热及霍乱躁渴,虚劳瘦羸,产妇气痢等方中多用之。

5.《本草纲目》 敛肺涩肠,治久嗽,泻痢,反胃噎膈,蛔厥吐利,消肿,涌痰,杀虫,解鱼毒、马汗毒、硫黄毒。

6.《本草求原》 治溲血、下血、诸血证,自汗,口燥咽干。

7.《本草纲目》 乌梅、白梅所主诸病,皆取其酸收之义。惟张仲景治蛔厥乌梅丸,及虫方中用者,取虫得酸即止之义,稍有不同耳。《医说》载曾鲁公痢血百余日,国医不能疗,陈应之用盐水梅肉一枚,研烂,合腊茶入醋服之,一啜而安。大丞梁庄肃公亦痢血,应之用乌梅、胡黄连、灶下土等分为末,茶调服亦效。盖血得酸即敛,得寒则止,得苦则涩故也。

8.《本草经疏》 梅实,即今之乌梅也,最酸。《经》曰:热伤气乌梅,邪客于胸中,则气上逆而烦满,心为之不安。乌梅味酸,能敛浮热,能吸气归元,故主下气,除热烦满及安心也。下痢者,大肠虚脱也;好唾口干者,虚火上炎,津液不足也;酸能敛虚火,化津液,固肠脱,所以主之也。其主肢体痛,偏枯不仁者,盖因湿气浸于经络,则筋脉弛纵,或疼痛不仁;肝主筋,酸入肝而养筋,肝得所养,则骨正筋柔,机关通利而前证除矣。

9.《本草新编》 乌梅,止痢断疟,每有速效。

10.《本草求真》 乌梅,酸涩而温,似有类于木瓜,但此入肺则收,入肠则涩,入筋与骨则软，入虫则伏，入于死肌、恶肉、恶痣则除，刺入肉中则拔，故于久泻久痢，气逆烦满，反胃骨蒸，无不因其收涩之性，而使下脱上逆皆治。且于痈毒可敷，中风牙关紧闭可开，蛔虫上攻眩仆可治，口渴可止，宁不为酸涩收敛之一验乎。不似木瓜功专疏泄脾胃筋骨湿热，收敛脾肺耗散之元，而于他症则不及也。但肝喜散恶收，久服酸味亦伐生气，且于诸症初起切忌。

【历代论述】

1.《名医别录》　止下痢，好唾口干。利筋脉，去痹。

2.《用药心法》　收肺气。

【名家经验】

1. 陶弘景　伤寒烦热，水渍饮汁。

2. 孟诜　大便不通，气奔欲死，以乌梅十颗，置汤中，须臾挼去核，杵为丸如枣大，纳下部，少时即通。擘破水渍，以少蜜相和，止渴。霍乱心腹不安，及痢赤、治疟方多用之。

3. 王好古　乌梅，能收肺气，治燥嗽，肺欲收，急食酸以收之。

【现代药理】

1. 抑菌　乌梅及其制剂对多种细菌有体外抑制作用，对于革兰阳性菌的金黄色葡萄球菌和革兰阴性的大肠埃希菌、铜绿假单胞菌、肺炎克雷伯菌及白念珠菌等有不同程度的抑制作用[1]。耿飞等[2]通过体外研究发现，乌梅醇提液对李斯特菌有抑制作用，其作用机制一是通过破坏李斯特菌质膜内侧的磷脂酰丝氨酸而破坏细胞膜系统，使细胞内容物外泄而致死亡；二是通过阻滞 DNA 的合成而抑制细胞分裂，发挥抑制作用。康帅等[3]研究发现，乌梅提取物对胸膜肺炎放线杆菌有体外抗菌活性。王璐等[4]通过试管法体外抗菌实验发现，乌梅及其炮制品乌梅肉、乌梅炭对金黄色葡萄球菌、大肠埃希菌、铜绿假单胞菌的抑菌能力差别不大；但乌梅及乌梅肉对白念珠菌的最低抑菌浓度比乌梅炭低，有较好的抑菌能力，且乌梅中有机酸含量较高的枸橼酸和苹果酸也有一定的抑菌作用。刘梦茵等[5]研究发现，乌梅醇提取物对蜡状芽孢杆菌、成团泛菌、产气肠杆菌和假单胞菌的最低抑菌浓度为 2.5 ～ 5.5 mg/mL，抑制作用较强；并通过薄层色谱–生物自显影技术对其主要抑菌成分进行分析，初步确定乌梅醇提取物中起主要抑菌作用的是有机酸类。而林耀盛等[6]通过高效液相色谱法同时测定乌梅中 8 种有机酸成分的组成及含量，发现乌梅所含的有机酸中含量最高的是柠檬酸。因此，推测柠檬酸是乌梅中主要的抑菌活性物质之一，但是否还有其他成分发挥抑菌活性有待进一步深入研究。

2. 镇咳　陈林等[7]通过体内实验观察乌梅各部位对小鼠镇咳作用的影响，发现乌梅的核壳、种仁与净乌梅都有明显的镇咳作用，且核壳和种仁的镇咳作用均强于净乌梅，但乌梅果肉无镇咳作用，表明乌梅镇咳的有效入药部位是核壳和种仁。卫亚丽等[8]以二阶导数光谱法检测到乌梅仁中苦杏仁苷的含量为 3.49 %。苦杏仁苷有镇咳平喘作用，故推测苦杏仁苷是乌梅镇咳作用的有效成分之一。

3. 镇静催眠及抗惊厥　黎同明等[9]研究发现，乌梅水煎液较生理盐水能明显减少小鼠的自主活动次数（$P < 0.05$），显著缩短阈上剂量戊巴比妥钠导致小鼠入睡的时间，延长其睡眠持续时间（$P < 0.05$），且能明显增加戊巴比妥钠阈下剂量小鼠的入睡只数（$P < 0.05$）；乌梅水煎液大剂量组［40 g/(kg·d)］有一定的抗惊厥作用。颜譔修[10]采用随机对照试验，观察患者服用加味乌梅丸（治疗组）及枣仁安神液（对照组）治疗围绝经期失眠的临床疗效及激素水平的变化，发现加味乌梅丸通过改善睡眠潜伏期及睡眠效率（$P < 0.05$），减少患者睡眠觉醒次数，延长睡眠时间及改善睡眠质量；且通过观察患者治疗前后的血清卵泡刺激素（FSH）、雌二醇（E_2）水平发现加味乌梅丸可能有调节和改善围绝经期女性的 FSH 及 E_2 水平的作用，可改善睡眠及围绝经期症状。

4. 抗病毒　朱振红[11]研究发现，苦参乌梅汤在最佳组方苦参与乌梅比例为 1∶1 时，体内抗 HBV 作用显著；通过细胞模型毒性对照研究发现，苦参乌梅汤属于低毒型抑制 HBV 的中药，且苦参乌梅汤对细胞的毒性与其浓度相关性不明显，当其质量浓度为 2.5 mg/mL 时与恩替卡韦（0.20 mg/mL）的药效具有等效性；在对 HepG 2.2.15 细胞模型进行的体外实验中，苦参乌梅汤具有明显抑制 HBV 活性的效果（$P < 0.05$），这一抑制作用与恩替卡韦等核苷类药物相比在细胞外有显著差异（$P < 0.05$），而在细胞内的差异则不显著（$P > 0.05$）。

5. 抗变态反应　有文献报道，含乌梅的相关方剂在治疗荨麻疹、湿疹、哮喘、过敏性紫癜肾炎及过敏性肠炎等变态反应性疾病有较好疗效，其作用是乌梅通过抗过敏、抗菌、抗病毒、抑制小肠平滑肌的收缩而对变态反应性疾病发挥治疗作用[12]。何爱明等[13]研究发现，乌梅水煎液对小鼠炎症性肠病——溃疡性结肠炎有明显治疗效果，其主要是通过提高病变组织的 SOD 活性及降低 MDA 含量来发挥治疗作用。吴贤波等[14]用代谢组学的方法，通过对比分析乌梅给予大鼠后的入血成分及其代谢产物，发现乌梅药材原型入血成分有齐墩果酸或熊果酸及苜蓿酸。

6. 抗肿瘤　王琼等[15]研究发现，乌梅黄连复方能显著诱导人结肠癌 HT29 细胞凋亡，引起 HT29 细胞 G_2/M 期阻滞，抑制肿瘤细胞 COX-2 通路对人结肠癌 HT29 细胞增殖和迁移产生抑制作用。邹玺等[16]研究发现，复方乌梅散可抑制小鼠移植性肝癌 H22 实体瘤的生长，其超微粉碎品可有效延长小鼠生存期。徐伟英等[17]曾就乌梅主要活性成分之一的熊果酸抗肿瘤作用的研究成果进行整理发现，熊果酸的抗肿瘤作用主要有预防肿瘤形成、诱导肿瘤细胞凋亡、阻滞肿瘤细胞增殖周期、诱导肿瘤细胞分化、防止肿瘤细胞侵袭转移等。熊果酸的抗肿瘤作用与乌梅的抗肿瘤作用相似，提示熊果酸是乌梅抗肿瘤的活性成分之一，但是否为其主要抗肿瘤活性成分有待进一步研究。

7. 抗氧化　宋子玉等[18]总结文献发现，乌梅在治疗肝病时可能与加速强氧化性的过氧亚硝酸清除、减轻过氧化损伤、稳定线粒体膜等方面有关。杨莹菲等[19]研究发现，乌梅醇提取物、水提取物均对 1, 1- 二苯基 -2- 苦基肼（DPPH）、2, 2'- 联氮双（3- 乙基苯并噻唑啉 -6- 磺酸）和超氧阴离子自由基有一定的清除作用，均有不同程度的抗氧化活性，且醇提取物的抗氧化活性较强。邓婉婷等[20]考察了乌梅总有机酸提取物的抗氧化效果，结果乌梅总有机酸对 DPPH 有较强的清除能力。这提示乌梅抗氧化作用与其所含的有机酸成分有关。

8. 抗纤维化　纤维组织在肝脏的过度沉积，细胞外基质的合成大于降解会导致肝纤维化，它是多种慢性肝病病情发展的共同病理基础。张保伟等[21]的实验证实，乌梅丸能有效地减少 α_1（Ⅰ）型前胶原 mRNA 的表达，从而减少Ⅰ型胶原的形成，且可以抑制 TGF-β_1 mRNA 转录，减少细胞因子 TGF-β_1 的形成，促进细胞外基质的降解，最终实现抗肝纤维化。因此，推测乌梅丸抗肝纤维化、主治肝硬化可能与其调节 TGF-β_1 水平、抑制胶原纤维增生和促进胶原纤维降解密切相关[22]。此外，张海明等[23]研究发现，乌梅丸加减对肺纤维化疾病有较好的疗效，但具体作用机制有待进一步研究。

9. 降血脂　研究发现熊果酸能降低正常小鼠 TG 的含量，并能增加正常小鼠高密度脂蛋白的含量，有一定的降血脂作用[24]。实验表明，山楂乌梅降脂茶可显著降低实验性高脂血症大鼠血清 TC、TG、LDL-C 含量及升高 HDL-C 含量，且呈一定量效关系，能降低血液的黏稠度，且效果优于脂降宁片[25]，提示山楂乌梅降脂茶有降脂作用。李冰等[26]研究发现，黄芪乌梅提取颗粒能降低胰岛素抵抗模型大鼠 TC、TG、LDL-C 水平，升高 HDL-C 水平，能明显纠正该模型大鼠的血脂水平（$P < 0.05$）。

10. 抑制黑色素　张理平等[27]通过实验发现，乌梅酸性成分提取物对影响黑色素产生的催化酶——酪氨酸酶有较强的抑制作用，其抑制黑色素产生的机制主要是通过影响黑色素合成、降低紫外线促黑色素生成、调控黑色素细胞的一氧化氮合酶表达，从而阻断一氧化氮黑色素信号转导。

11. 抗生育　杨东焱等[28]通过观察乌梅水煎液对未孕和早孕大鼠子宫平滑肌电活动的影响发现，给予乌梅水煎液后较给药前可增强未孕和早孕大鼠的子宫肌电活动，可能是通过增强平滑肌起步细胞的电活动并使其动作电位去极化的速度加快所致，能抗着床、抗早孕。李志强等[29]用生物机能仪记录子宫平滑肌肌条运动，并分别使用吲哚美辛（2×10^{-5} mol/L）、酚妥拉明（2×10^{-6} mol/L）、维拉帕米（2×10^{-7} mol/L）、苯海拉明（2×10^{-6} mol/L）4 种阻滞药，观察乌梅水煎醇沉液对离体子宫平滑肌运动的影响。结果发现，给予乌梅水煎醇沉液后较给药前能加强子宫平滑肌及收缩波的振幅、持续时间及收缩频率，当剂量加大时出现强烈收缩；其增强未孕大鼠离体子宫平滑肌的收缩运动主要是通过前列腺素的合成与释放及 L 型钙通道使平滑肌细胞内 Ca^{2+} 浓度增大而发挥作用，与 H_1 受体、α 受体无关。

12. 治疗结肠炎　李斌等[30]的实验发现，乌梅丸可通过减轻结肠黏膜脂质过氧化反应治疗溃疡性结肠炎。闫曙光等[31]观察乌梅丸拆方对溃疡性结肠炎大鼠的治疗作用时发现，乌梅丸各拆方对 2,4,6- 三硝基苯磺酸所致的溃疡性结肠炎有治疗作用，且乌梅丸中治疗溃疡性结肠炎的主要配伍形式是寒热配伍，其主要机制为调节细胞因子间平衡、减少炎性介质等。

13. 降血糖　李冰等[26]的实验发现，黄芪乌梅提取颗粒能有效地降低胰岛素抵抗模型大鼠的血糖，其机制可能与增强肝脏胰岛素受体表达有关。

14. 抑制结石形成　有研究发现，乌梅提取液对雄性大鼠草酸钙肾结石的形成有抑制作用，其主要通过抗氧化作用减少自由基对肾小管上皮细胞的损伤和降低肾脏骨桥蛋白的表达，抑制草酸钙结石的形成[32]。此外，王萍等[33]研究发现，乌梅提取液有浓度依赖性地抑制草酸钙晶体成核的作用。因此，乌梅用于防治结石还与其抑制晶体成核有关，推测可能与乌梅所含的有机酸成分有关。

15. 止血 许腊英等[34]进一步研究发现，鞣质和有机酸的含量最高的乌梅生品无凝血作用，乌梅炒炭后鞣质和有机酸的含量随炮制程度的加深而逐渐降低，乌梅中鞣质和有机酸的含量高低与其凝血作用的强弱不是平行关系。因此，乌梅炭发挥止血作用的活性成分有待进一步研究。

【降糖量效】

1. 小剂量 乌梅入煎剂 6～10 g。下气除烦，可用于治疗糖尿病性胃轻瘫。消渴日久，阴损气耗，而致中气虚弱，脾胃升降失调。乌梅丸中乌梅配伍细辛、干姜、川椒、桂枝的辛温结合当归的养血活血有改善胃黏膜微循环的作用，有利于胃肠运动功能的修复[35]。

2. 常规剂量 乌梅入煎剂 11～15 g。乌梅丸重用酸以平肝，寒热刚柔同用，是治疗寒热错杂、上热下寒厥阴病的主方，用于治疗糖尿病中后期，如糖尿病神经源性膀胱、糖尿病围绝经期综合征、糖尿病合并睡眠障碍症等；乌梅中的草酸、苹果酸、柠檬酸等有机酸都有较为明显的降糖效果，能够同时对葡萄糖的吸收和利用起到促进作用[36]。常规剂量乌梅有良好降糖效果。

3. 大剂量 乌梅入煎剂 15 g 以上，多为 16～50 g。配伍黄连治疗以虚损为主的糖尿病后期，其中黄连苦寒清热，乌梅生津止渴、酸涩敛阴，两药合用取"苦酸制甜"之意，是具有较好疗效的降糖药对。大剂量乌梅可促进胰岛素分泌、增强外周组织对葡萄糖的利用、促进胰岛素 β 细胞的功能恢复；可清除氧自由基，达到延缓衰老的效果；还有保护肝脏的功能[37]。

验 案 选 析

1. 乌梅小剂量验案[38]

沈某，女，69 岁，2001 年 4 月初诊。

初诊：排尿困难，淋漓不尽，下腹胀痛，小便时有重坠感，易汗出，双下肢冷麻，心烦，口干喜热饮，舌暗红，苔薄黄，脉细滑。患者排尿困难 2 年。患者 2001 年 4 月，觉解小便困难，淋漓不尽，无尿痛、尿血，口干喜热饮，腰酸，畏寒，双下肢冷麻，大便可，舌淡红，苔白，脉细弱。查尿常规：尿糖 6 mmol/L，余无异常。当时查空腹血糖为 10.4 mmol/L，诊断为糖尿病，糖尿病神经源性膀胱。曾求治于多名专家教授，予温阳补肾、化气行水等治疗，症状未见明显改善。

中医诊断：消渴；证属寒热错杂。

西医诊断：糖尿病神经源性膀胱。

治法：柔肝温肺，益阴扶阳。

处方：乌梅丸加减。

乌梅 10 g	细辛 3 g	桂枝 10 g	熟附子 15 g（先煎）
蜀椒 10 g	阿胶 15 g	黄连 10 g	太子参 30 g
当归 10 g	茯苓 15 g	猪苓 15 g	怀牛膝 15 g
泽泻 10 g	黄芪 30 g	干姜 10 g	

7 剂，水煎服，每日 1 剂，早晚分服。

二诊：排尿较前顺畅，心烦、口干喜热饮基本消除，下腹坠胀、易汗出、双下肢冷麻较前有所改善。尿糖－，空腹血糖 8.2 mmol/L，上方去黄连、阿胶，加白芍 15 g、王不留行 15 g、鸡血藤 30 g，改当归为当归尾 12 g，水煎服，日 1 剂，连服 7 剂。

三诊：诸症大减，空腹血糖为 6.1 mmol/L，药已中的，故又守原方继服 7 剂，诸症消失，病告痊愈。

按：本病当属清阳下陷证之一，即肝脾肾三虚不能升清，导致清阳下陷。具体而言，脾虚不升，不能制水；肾虚不升，二阴失司；肝虚不升，木郁化火，热灼伤阴从而形成上热下寒、虚实夹杂之证。故本病实属三阴同病，以厥阴肝木为主。清代医家黄元御曰："消渴者，是厥阴之病也。"郑钦安亦曾提出："消症生于厥阴风木主气，盖以厥阴下水而生火，风火相煽，故生消渴主症。"因而选用乌梅丸治疗本病，小剂量乌梅配伍细辛、干姜、川椒、桂枝，结合当归的养血活血功效，可增强全方寒热并调之效。

2. 乌梅常规剂量验案 [39]

患者，女，63 岁，2015 年 11 月 9 日初诊。

初诊：因近 2 个月来双下肢麻木发凉，活动后疼痛，夜间腓肠肌痉挛，经多处诊治无效来诊。刻下：失眠，头昏，心烦，面部有烧热感，乏力，颜面及下肢水肿，纳可，二便调。血压 145/85 mmHg。舌淡红，苔白水滑，脉沉涩，双侧趺阳脉弱，左侧甚于右侧。下肢肤温减低，痛温觉减弱，腱反射减低，皮肤干燥无破溃。患者拒绝进一步行下肢血管超声及血管造影检查。既往有 2 型糖尿病病史10 年，长期口服二甲双胍、格列奇特，空腹血糖波动于 6 ～ 12 mmol/L，糖化血红蛋白 8%。

中医诊断：消渴；证属肝肾亏虚，瘀血阻络。

西医诊断：2 型糖尿病，糖尿病周围神经病变，糖尿病血管病变，原发性高血压。

治法：养阴调肝，扶正化瘀。

处方：乌梅丸合黄芪桂枝五物汤加减。

乌梅 15 g	肉桂 10 g	细辛 3 g	人参 10 g

干姜 10 g	黄连 10 g	当归 10 g	制附子 15 g（先煎）
川芎 15 g	丹参 20 g	黄芪 50 g	桂枝 30 g
白芍 50 g	麻黄 6 g	赤芍 15 g	葛根 40 g
龙骨 20 g	牡蛎 20 g		

7 剂，代煎，每日 1 剂，每次 200 mL，每日 3 次。

二诊（2015 年 11 月 25 日）：药后腓肠肌痉挛明显减轻，患者初诊见效，但病久药轻，嘱坚持用药，守方加茯苓 30 g、白术 20 g、天麻 10 g、香附 15 g，7 剂，服法不变。

三诊（2015 年 12 月 10 日）：患者左下肢麻木疼痛好转，仍发凉，颜面及下肢水肿消退，乏力感消失，腓肠肌痉挛时有发作，双侧跌阳脉较前有力，守上方减黄芪，继服 7 剂。

四诊（2015 年 12 月 21 日）：患者腰腿痛好转，活动后疼痛减轻，夜眠可，无头晕及面部烧热感，仍时有腓肠肌痉挛，查空腹血糖 6.0 mmol/L，舌淡红苔白，脉沉涩。调整处方如下：乌梅 15 g、肉桂 10 g、细辛 3g、人参 10 g、制附子 15 g（先煎）、干姜 10 g、黄连 10 g、当归 10 g、川芎 15 g、丹参 20 g、桂枝 20 g、白芍 20 g、麻黄 8g、防己 15 g、茯苓 15 g。5 剂，煎服法同前。

五诊（2016 年 1 月 5 日）：患者左下肢疼痛感消失，双下肢仍发凉，偶有夜间左侧腓肠肌痉挛，近日大便干，口干口苦。血压 110/70 mmHg。舌红苔白腻，脉沉。守上方改桂枝 6g、白芍 40 g，加大黄 10 g、火麻仁 10 g，继服 5 剂。

六诊（2016 年 1 月 21 日）：患者时有失眠，大便干，双下肢凉麻疼痛基本消失，活动后无不适，下肢肌痉挛基本未发作，查血糖 6.6 mmol/L，双侧跌阳脉较前有力。处方如下：乌梅 15 g、肉桂 10 g、细辛 6g、人参 6g、制附子 15 g（先煎）、干姜 10 g、黄连 10 g、当归 15 g、川芎 15 g、丹参 15 g、桂枝 10 g、白芍 40 g、麻黄 12g、防己 10 g、茯苓 20 g、川续断 15 g、生甘草 20 g、大黄 6 g、桃仁 15 g。7 剂，煎服法同前。

七诊（2016 年 3 月 6 日）：患者下肢麻木疼痛及肌痉挛未再发作，守方不变继服 7 剂，以巩固疗效。

按：本案患者因长期血糖控制不良，合并有周围神经及血管病变，其主要表现为下肢大血管病变继发缺血的症状，腿足发凉、乏力、行走后酸痛，小腿腓肠肌痉挛性疼痛。患者尚属病变早期，如果不及时治疗，随病变进展可出现静息痛，严重时可出现持续疼痛，下肢动脉搏动消失，合并溃疡、坏死，最终需截肢治疗。本案患者常规治疗无明显效果，金广辉主任以乌梅丸为主方合黄芪桂枝五物汤加减治疗，症状很快控制，下肢缺血症状逆转，且疗效持久。金广辉主任医师常说，治病要守病机抓主症，用药要有方有法。在糖尿病并发症治疗上，要守主方，以乌梅丸为基础，而扶正化瘀要贯穿始终，根据病情变化，参其脉证，随证治之。常规剂量乌梅配伍其他药物，寒热刚柔同用，对糖尿病中后期降糖效果良好，可有效缓解患者糖尿病进程。

3. 乌梅大剂量验案 [40]

患者，男，50岁，2018年5月8日初诊。

初诊：以"间断口干口渴20年，加重伴双下肢麻木冷痛1年"为主诉就诊，患者于20年前确诊为2型糖尿病，曾应用多种药物治疗，1年前开始应用精蛋白锌重组赖脯胰岛素混合注射液50R（优泌乐50），早20U，晚16U，餐前皮下注射，盐酸二甲双胍片0.5g日3次口服以降糖，饮食运动尚可，血糖控制不理想，时高时低，诉平素情绪不畅，1年前诊断为2型糖尿病性周围神经病变、下肢动脉闭塞证。刻下：口干口渴，口苦，饥不欲食，烦躁，乏力，下肢冷痛，时有麻木，夜间尤甚，夜寐不安，小便可，大便溏。舌暗红，苔白、有瘀点，脉沉弦。辅助检查：空腹血糖9mmol/L，餐后2h血糖12mmol/L，糖化血红蛋白8.9%；双下肢动脉彩超示双下肢动脉硬化斑块改变，股动脉中断闭塞。

中医诊断：消渴痹证；证属上热下寒，气虚血瘀。

西医诊断：2型糖尿病，2型糖尿病性周围神经病变，下肢动脉闭塞证。

治法：清上温下，补气活血。

处方：乌梅丸合黄芪桂枝五物汤加减。

乌梅20g	黄连6g	黄柏15g	人参10g
当归15g	细辛6g	桂枝15g	附子10g
干姜15g	黄芪30g	赤芍10g	鸡血藤15g
川芎15g			

14剂，水煎服，每日1剂，早晚分服。

继续应用精蛋白锌重组赖脯胰岛素混合注射液（50R）及盐酸二甲双胍片降糖。

二诊（2018年5月22日）：患者口干口苦、乏力症状较前好转，下肢冷痛减轻，纳可，二便可，烦躁，夜寐仍欠安。上方加酸枣仁35g、茯神15g，14剂，煎服法同前。

三诊（2018年6月12日）：患者诸症皆见好转，血糖控制尚可，空腹血糖7mmol/L，餐后2h血糖10mmol/L。守初诊方14剂，煎服法同前，巩固疗效。

按：患者消渴日久，耗气伤阴，阴损及阳，终致气血阴阳俱虚，加之患者平素情绪不畅，病入厥阴，阴阳失交，热郁肝胃，则出现口干口渴，饥不欲食，烦躁难寐之症，寒郁遏于脾肾，则见大便稀溏、下肢冷痛等症，证属上热下寒之消渴，然患者下肢冷痛、时有麻木，加之既往有糖尿病周围神经病变，符合消渴痹证的一系列病症，故应用乌梅丸合黄芪桂枝五物汤加减治疗本病，方中大剂量乌梅补肝泄肝、涩肠止泻，黄连、黄柏清肝火，泻胃热，细辛、桂枝温通经脉，调畅全身气机，人参补脾益气，当归滋肝养血，附子、干姜温中散寒，黄芪补气，赤芍养血活血、通脉止痛，酌加鸡血藤、川芎增强活血化瘀之效，全方攻补兼施，升降有序，共达清上温下、补气活血之功，使一身气血升降有序，阴阳协调，其病自愈。

| 参考文献 |

［1］ 杨莹菲,胡汉昆,刘萍,等.乌梅化学成分、临床应用及现代药理研究进展［J］.中国药师,2012,15（3）：415-418.

［2］ 耿飞,王伟,周涛.乌梅提取液对李斯特菌的抑菌机理［J］.食品科学,2011,32（15）：88-93.

［3］ 康帅,殷中琼,贾仁勇,等.乌梅等20种中药对胸膜肺炎放线杆菌的体外抗菌活性研究［J］.华南农业大学学报,2014,35（3）：13-17.

［4］ 王璐,张红宇,王莉.乌梅及其不同炮制品的药理作用比较［J］.中药材,2010,33（3）：353-356.

［5］ 刘梦茵,刘芳,周涛,等.乌梅乙醇提取物抑菌作用及其抑菌成分分析［J］.食品科学,2011,32（17）：190-193.

［6］ 林耀盛,刘学铭,钟炜雄,等.青梅有机酸谱特性分析及其应用研究［J］.现代食品科技,2014,30（9）：280-285.

［7］ 陈林,陈鸿平,刘友平,等.乌梅不同部位药理作用研究［J］.中国药房,2007（27）：2089-2090.

［8］ 卫亚丽,龙见培.二阶导数光谱法测定乌梅仁中苦杏仁苷含量［J］.中国民族民间医药,2010,19（1）：31-32.

［9］ 黎同明,高洁,王桂香.乌梅水煎液镇静催眠及抗惊厥作用实验研究［J］.中医学报,2011,26（7）：818-820.

［10］ 颜譔修.加味乌梅丸治疗围绝经期失眠的临床研究［D］.北京：北京中医药大学,2014.

［11］ 朱振红.苦参乌梅汤体内抑制转基因小鼠S抗原和体外抑制HepG2.2.15细胞HBVDNA的实验研究［D］.北京：中国中医科学院,2014.

［12］ 常永卓.乌梅在变态反应性疾病中的应用［J］.中国中医药现代远程教育,2008（4）：321-322.

［13］ 何爱明,王乙林,林世明.乌梅水煎物对实验性溃疡性结肠炎小鼠的作用［J］.药学实践杂志,2012,30（5）：357-360.

［14］ 吴贤波,董培智,周海,等.基于HPLC-MS和主成分分析的乌梅血清药物化学研究

[J]. 中国实验方剂学杂志, 2014, 20 (24): 118-122.

[15] 王琼, 刘沈林, 严士海, 等. 乌梅黄连复方对人结肠癌细胞HT29增殖和迁移的影响 [J]. 南京中医药大学学报, 2014, 30 (6): 538-541.

[16] 邹玺, 王瑞平, 吴坚, 等. 复方乌梅散对H22荷瘤小鼠的抑瘤作用和生存期影响的 研究 [J]. 辽宁中医杂志, 2012, 39 (8): 1483-1485.

[17] 徐伟英, 张敏丽, 梁山武. 熊果酸及其衍生物抗肿瘤作用的研究进展 [J]. 中国药 师, 2012, 15 (12): 1794-1796.

[18] 宋子玉, 张琴. 大黄、乌梅在肝衰竭治疗中作用机制的研究 [J]. 中西医结合肝病 杂志, 2012, 22 (4): 253-256.

[19] 杨莹菲, 胡汉昆, 刘萍, 等. 乌梅抗氧化作用的实验考察 [J]. 中国医院药学杂志, 2012, 32 (9): 664-667.

[20] 邓婉婷, 管淑玉, 李瑶, 等. 乌梅总有机酸的提取优化工艺及其抗氧化活性研究 [J]. 广东药学院学报, 2015, 31 (2): 171-175.

[21] 张保伟, 赵志敏, 李爱峰. 乌梅丸对免疫损伤性大鼠肝纤维化α1 (I) 型前胶原 mRNA表达的影响 [J]. 世界中西医结合杂志, 2006, 1 (1): 19-21.

[22] 张保伟, 李爱峰, 赵志敏. 乌梅丸对免疫损伤性肝纤维化大鼠肝组织细胞因子 TGF-β_1 及其mRNA的影响 [J]. 中国中医急症, 2007, 16 (5): 585-586.

[23] 张海明, 丁浩, 陈瑞. 温阳祛寒通络法治疗肺纤维化体会 [J]. 中国中医药信息杂 志, 2015, 22 (4): 100-101.

[24] 王秀英, 李淑华, 胡东芳, 等. 乌梅对照品——熊果酸降脂作用试验研究 [J]. 辽宁 中医药大学学报, 2011, 13 (12): 12-13.

[25] 陈仲新, 资晓红, 刘爱文, 等. 山楂乌梅降脂茶对高脂血症大鼠血脂和血液流变学 的影响 [J]. 中医药导报, 2007 (9): 71-72.

[26] 李冰, 李应东. 黄芪乌梅提取颗粒对胰岛素抵抗大鼠糖、脂代谢的影响及机制研究 [J]. 中国处方药, 2015, 13 (4): 22-24.

[27] 张理平, 王英豪, 张海燕, 等. 乌梅抑制黑色素的机制 [J]. 福建中医药大学学报, 2011, 21 (5): 12-14.

[28] 杨东焱, 马永明, 田治峰, 等. 乌梅对未孕和早孕大鼠子宫平滑肌电活动的影响及 其机理探讨 [J]. 中成药, 2000, 22 (12): 850-852.

[29] 李志强, 徐敬东, 马力扬. 乌梅水煎剂增强大鼠离体子宫平滑肌运动作用的研究 [J]. 中药药理与临床, 2005, 21 (5): 35-36.

[30] 李斌, 谷松. 乌梅丸及其拆方对溃疡性结肠炎大鼠结肠黏膜组织SOD与MDA影响 [J]. 辽宁中医药大学学报, 2015, 17 (5): 48-50.

[31] 闫曙光, 周永学, 惠毅, 等. 乌梅丸拆方对TNBS诱导大鼠溃疡性结肠炎治疗作用的 研究 [J]. 中华中医药杂志, 2012, 27 (4): 890-895.

[32] 商英成, 张春阳, 辛旺. 乌梅提取液预防雄性大鼠草酸钙肾结石的实验研究 [J]. 中国医学工程, 2012, 20 (4): 54-55.

[33] 王萍, 沈玉华, 谢安建, 等. 乌梅提取液对草酸钙晶体生长的抑制作用研究 [J]. 无

机化学学报,2008,24(10):1604–1609.

[34] 许腊英,潘新,许康,等.乌梅炭中鞣质、有机酸与凝血作用的关系[J].中国医院药学杂志,2011,31(7):535–537.

[35] 苟筱雯,邱莎,王青,等.乌梅临床应用及其用量[J].吉林中医药,2019,39(9):1158–1160.

[36] 方猛奇.乌梅汤联合盐酸二甲双胍对糖尿病的治疗价值分析[J].中西医结合心血管病电子杂志,2020,8(29):162.

[37] 闫明.黄芪乌梅饮联合生物合成人胰岛素注射液治疗2型糖尿病临床观察[J].实用中医药杂志,2020,36(10):1327–1328.

[38] 冯鑫.李赛美教授巧用乌梅丸验案二则[J].湖南中医药导报,2003,9(7):11–12.

[39] 孙晓明,金广辉.金广辉老师运用乌梅丸法治疗糖尿病经验[J].内蒙古中医药,2016,35(12):178–179.

[40] 王瑶,张玉琴.张玉琴教授经方治疗消渴病经验[J].中国当代医药,2020,27(25):154–157.

白 术

【本草记载】

1.《神农本草经》 气味甘温,无毒。主风寒湿痹,死肌痉疸,止热,除热,消食。久服,轻身延年不饥。

2.《本草经集注》 术乃有两种:白术叶大有毛而作桠,根甜……赤术叶细无桠,根小苦。

3.《本草纲目》 近世多用白术,治皮间风,止汗消痞,补胃和中,利腰脐间血,通水道。上而皮毛,中而心胃,下而腰脐,在气主气,在血主血,无汗则发,有汗则止,与黄耆同功。

4.《本草纲目拾遗》《百草镜》云:冬采者名冬术。汁归本根,滋润而不枯燥,却易油,不能止泻。春采夏采者,藏久虽不易油,却枯燥不润,肉亦不饱满。

5.《得配本草》 冬术甘而柔润,夏术苦而燥烈。

【历代论述】

《名医别录》 主大风在身面,风眩头痛,目泪出,消痰水,逐皮间风水结肿,除心下急满,霍乱吐下不止,利腰脐间血,益津液,暖胃消谷嗜食。

【名家经验】

1. 陶弘景　《本草经集注》云："白术叶大有毛而作桠，根甜而又少膏可作丸散用；赤术叶细无桠，根小苦而多膏可作煎用。"

2. 黄宫秀　《本草求真》云："既能燥湿实脾，复能缓脾生津，且其性最温，服则能以健食消谷，为脾脏补气第一要药也。书言无汗能发，有汗能收，通溺止泄，消痰治肿，止热化癖，安胎止呕，功效甚多。"

3. 张了然　在《张了然医话医案选》中，白术与其他中药组方，用于气阴两虚肺痿、胃脘痛、外感头痛、紫癜等的治疗。

4. 吕绍光　自拟健脾化痰方治疗 2 型糖尿病，用白术 15 g 配伍党参、生黄芪，健脾益气，化痰祛湿[1]。

5. 仝小林　认为脾胃乃气机运行之中枢，代谢性疾病要从脾胃入手，调畅中焦气机。生白术利脾湿常用 9 ~ 90 g，炒白术补脾气常用 9 ~ 30 g[2]；补中益气精简方治疗脆性糖尿病，一般用炒白术 15 ~ 60 g[3]。

【现代药理】

1. 降血糖　实验显示白术多糖可上调人外周血来源的树突状细胞分化簇（CD）83、CD80、CD86，人类白细胞 DR 抗原（*HLA-DR*）基因表达，可有效促进树突状细胞表型的成熟[4]。Chao 等[5]通过研究白术内酯Ⅰ和白术内酯Ⅱ对小鼠骨骼肌 C2C12 细胞葡萄糖摄取的影响，发现两者均显著增加 GLUT4 蛋白水平，并促进 GLUT4 易位至质膜；进一步的研究表明，这与细胞中 AMPK 和 PI3K/Akt 途径的激活有关，并且改善了 C2C12 骨骼肌细胞中 TNF-α 诱导的胰岛素抵抗，具有降血糖的作用。

2. 抗肿瘤　有研究表明，在人黑色素瘤细胞中，白术内酯Ⅰ诱导凋亡并抑制了 JAK2/STAT3 信号转导，并且 STAT3 的过活化减弱了其毒性，白术内酯Ⅰ能抑制黑素瘤细胞的迁移，可以开发为新型抗黑色素瘤剂[6]。Huang 等[7]前期研究发现白术的甲醇提取物可诱导 ROS 介导的细胞凋亡；在此基础上，发现白术内酯Ⅰ对 K562 慢性成髓细胞白血病（CML）、U937 急性髓细胞白血病（AML）和 Jurkat T 淋巴瘤细胞有细胞毒性作用，并且能诱导细胞凋亡和分化，可据此开发新的白血病疗法。Liu 等[8]通过研究白术内酯Ⅰ在体内外诱导 A549 和 HCC827 细胞凋亡过程，证明了白术内酯Ⅰ在肺癌细胞中具有显著的抗肿瘤活性。Li 等[9]通过研究发现，白术多糖利用片段化和凋亡诱导方式显著抑制神经胶质瘤 C6 细胞的增殖，通过破坏线粒体膜电位和释放细胞色素 C 触发线粒体依赖性途径，诱导细胞凋亡。

3. 抗炎　研究表明，白术内酯Ⅰ抑制髓样分化蛋白 -2（MD-2）、CD14、清道夫受体 A（SR-A）、TLR4 和髓样分化因子 88（MyD88）的表达，抑制 LPS 刺激的 RAW$_{264.7}$ 细胞中的炎症因子，减弱了 NF-κB 的活性和 ERK1/2、p38 的磷酸化，并且通过抑制 TNF-α 和 IL-6 的产生，显示出白术内酯Ⅰ有抗炎的作用[10]，进而提高了盲肠结扎穿孔致脓毒症小鼠的存活率，改善败血症和肝功能、肾功能[11]。白术内酯Ⅰ还对血管平滑肌炎症有一定影响，有助于抗动脉粥样硬化[12]。Lim 等[13]从白术 70 % 乙醇提取物中分离出了 3 种倍半萜衍生物，只有白术内酯 I 能够强烈抑制来自大鼠嗜碱性粒细胞性白血病细胞（RBL-1）的 5- 脂氧酶（5-LOX），对特应性皮炎的动物模型具有治疗作用，并且有助于抗过敏。白术内酯Ⅲ能抑制 LPS 诱导的 $RAW_{264.7}$ 小鼠巨噬细胞的炎症反应[14]。白术多糖可通过刺激 NF-κB 或激活 NF-κB 的依赖性机制来调节巨噬细胞活性[15]；并且通过刺激 B 细胞，增强了 NF-κB 介导的抗蛋清溶菌酶特异性体液免疫应答[16]。

4. 免疫调节 临床研究显示，白术多糖对小鼠具有良好的免疫增强效用。当白术多糖剂量相当时，可以使巨噬细胞的吞噬功能进一步增加，同时还可使得白细胞数量增加；当小鼠体内的溶血素水平增加时，将进一步刺激 B 细胞的分化增殖能力，使机体内的抗体水平增加，从而有效提高免疫功能[17]。研究表明，以白术为臣药的玉屏风散通过调节炎症反应和吞噬作用[18]，可治疗免疫系统相关疾病，如感冒[19]、慢性支气管炎、过敏性鼻炎和哮喘等[20]。Son 等[21]调查发现，参苓白术散联合抗生素治疗急性中耳炎，比单用抗生素治疗更为有效。

【降糖量效】

1. 小剂量 白术入煎剂 5 ～ 12 g。炒白术 5 g 可用于肝肾阴虚证型糖尿病干眼症[22]。白术 6 g 可用于治疗脾阴虚证型糖尿病，不仅可提高治疗效果、减少降糖药物的副作用[23]，而且还可治疗糖尿病伴同型半胱氨酸血症[24]、腹型肥胖 2 型糖尿病[25]、糖尿病周围神经病变[26]；炒白术 6 g 可用于治疗 1 型糖尿病伴严重盗汗、低血糖[27]。白术 9 g 可用于治疗脾肾两虚型糖尿病肾病[28]、早期糖尿病肾病[29]、糖尿病肾病Ⅳ期伴水肿[30]、糖尿病周围神经病变[31]、糖尿病胃轻瘫[32]，也可制作药膳干预糖尿病前期气虚质[33]；炒白术 9 g 可用于糖尿病性心脏病[34]、糖尿病合并室性期前收缩、糖尿病频发低血糖[35]、中老年糖尿病神经源性膀胱[36]、糖尿病胃肠功能紊乱、糖尿病腹泻。白术 10 g 可治疗糖尿病肾病[37, 38]、糖尿病肾病Ⅲ期[39]、2 型糖尿病高尿酸血症[40]、2 型糖尿病性胃肠病[41, 42]、糖尿病性腹泻[43]、2 型糖尿病合并非酒精性脂肪性肝病[44, 45]、肥胖型 2 型糖尿病[46]、2 型糖尿病多汗症[47]、糖尿病合并高脂血症[48]、糖尿病合并脂代谢紊乱[49]、2 型糖尿病合并甲状腺功能亢进[50]、糖尿病性骨质疏松[51]、糖尿病周围神经病变[52]、糖尿病足恢复期[53]、妊娠期糖尿病[54, 55]、气阴两虚型糖尿病性冠心病[56, 57]；炒白术 10 g 可治疗 2 型糖尿病脾虚气郁型老年抑郁患者[58]、肥胖型 2 型糖尿病[59]、2 型糖尿病前期[60]、12 g 糖尿病性胃轻瘫[61]。

2. 常规剂量 白术入煎剂 13 ～ 30 g。白术 15 g 可治疗糖尿病并发银屑病[62]、妊娠期糖尿病[63]、早期糖尿病肾病[64]、脾肾阳虚型糖尿病肾病Ⅳ期[65]、糖尿病皮肤瘙痒症[66]、2 型糖尿病合并非酒精性脂肪肝[67]、糖尿病合并失眠[68]、糖尿病胃肠功能紊乱、糖尿病周围神经病变，常用于脾瘅热伤气阴阶段，还可调节老年 2 型糖尿病患者胰岛素抵抗及胰岛功能[69]；炒白术 15 g 可治疗糖尿病周围神经病变[70]，预防老年 2 型糖尿病肾病[71]。白术 20 g 可治疗阳虚血瘀型糖尿病肾病Ⅳ期[72]、糖尿病周围神经病变[73]、糖尿病合并非酒精性脂肪肝[74]、糖尿病合并骨质疏松[75]、糖尿病肾病合并骨质疏松[76]；炒白术 20 g 可治疗糖尿病黄斑水肿[77]。白术 30 g 可用于早期糖尿病肾病[78]，糖耐量减低伴二便无力症[35]，糖尿病水肿血水不利、中气下陷；炒白术 30 g 可用于脾瘅阶段中焦壅滞证，糖尿病胃轻瘫[79]，糖尿病胃痛、呕吐、腹泻、便秘，糖尿病胃肠功能紊乱、不完全性肠梗阻，糖尿病泌汗异常，糖尿病肾病终末期，糖尿病肾衰竭，反复低血糖。生炒白术各 30 g 合用，可用于治疗糖尿病肾病尿毒症期。

3. 大剂量　白术入煎剂 30 g 以上。白术 40 g 可治疗糖尿病便秘[80]；白术 45 g 可治疗老年性糖尿病神经源性膀胱[81]、2 型糖尿病性胃轻瘫[82]；白术 50 g 可治疗糖尿病性便秘[83]。炒白术 60 g 可治疗气虚型糖尿病[84]，2 型糖尿病功能性便秘[85]，合附片、干姜等可治疗糖尿病阳虚水肿、糖尿病心力衰竭。白术 90 g 足浴可治疗糖尿病周围神经病变[86]。

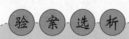

1. 白术小剂量验案[87]

付某，女，82 岁。

初诊：患者 20 年前住院治疗时发现血糖升高，开始间断服用阿卡波糖（用药不规律）。2006 年 6 月因空腹血糖 25 mmol/L，开始胰岛素治疗。精蛋白生物合成人胰岛素注射液（预混 30 R）早 16 U，精蛋白生物合成人胰岛素注射液（预混 50 R）晚 10 U，未服任何西药。刻下：食后不久即腹泻，大便稀溏，精神不振，神疲乏力，纳呆，食谷不馨。舌淡，苔厚腻，舌底瘀斑，脉弦硬数。

中医诊断：消渴并病，腹泻；证属脾胃虚弱，饮食积滞。

西医诊断：糖尿病胃肠功能紊乱。

治法：健脾助运，渗湿止泻。

处方：参苓白术散加减。

| 党参 15 g | 云苓 30 g | 炒白术 9 g | 清半夏 9 g |
| 焦三仙各 30 g | 莱菔子 15 g | | |

水煎服，每日 1 剂，早晚分服。

患者服药 7 剂，腹泻消失，大便正常，已基本成形，精神状态明显好转，自觉体力大胜从前。仍纳呆，夜尿较多，每晚 4～5 次。既已获效，可守方继服，于上方加黄芪 30 g 大补脾气，芡实 30 g 益肾缩泉。后患者多次复诊，大便基本正常，无腹泻发生。

按：患者乃八旬老人，经云"年过四十而阴气自半"。中气自亏，脾胃虚弱，不能运化水谷，故食后腹泻，纳谷不馨；气血生化乏源，精微无力升举布散，故而神疲乏力；脾胃虚弱，饮食不化，积而成滞，上熏于舌，则见苔厚腻。总之，脾胃虚弱是病之本源，泄因虚致，积由虚来，因此健脾助运是此阶段的治疗重点。

参苓白术散出自《太平惠民和剂局方》，原方"治脾胃虚弱，饮食不进，多明少力，中满痞噎，心忪气喘，呕吐泄泻及伤寒咳噫"。取方中党参补气健脾，云苓渗湿利水健脾，小剂量炒白术燥湿利水健脾，三者合用收健脾益气、祛湿止泻之功，亦是原方之主药；焦三仙、莱菔子消食化积，清半夏增强清化之力，补脾健脾兼助脾之运化，防饮食积滞有碍补益之功发挥。故患者仅服 7 剂，缠绵半年之久之腹泻已全然消失，精神好转，体力大胜从前。然脾胃虚弱之恢复非一时之功，因此需守方继服，缓慢调理之。

2. 白术常规剂量验案 [2]

张某，男，62 岁，2019 年 7 月 16 日初诊。

初诊：患者看电视后头晕明显，打喷嚏，流鼻涕，右手偶有发麻发木，活动可。纳可，眠浅易醒，醒后可以入睡，眠不解乏，多梦。大便每日 1 次，质可。小便可，夜尿 1 次。既往史：脑梗死，高血压，高脂血症，过敏性鼻炎，血糖升高 4 年，2 周前有短暂性脑缺血发作。平素嗜烟酒。现用药：阿卡波糖，阿司匹林，阿托伐他汀。辅助检查：糖化血红蛋白 6.3%，HDL 1.86 mmol/L，总胆红素（TBIL）26.37 μmol/L，直接胆红素（DBIL）8.56 μmol/L，间接胆红素（IBIL）17.81 μmol/L，血压 123/79 mmHg。舌红，苔根厚腻淡黄，脉沉弦偏硬。

中医诊断：消渴，中风；证属痰瘀阻络。

西医诊断：代谢综合征，脑梗死，过敏性鼻炎。

处方：

茵陈 15 g	赤芍 30 g	生地黄 30 g	黄芪 30 g
川芎 15 g	地龙 30 g	莪术 9 g	三七 9 g
浙贝母 9 g	茯苓 30 g	生白术 30 g	五味子 9 g
炒苍术 15 g	炒白术 15 g	陈皮 15 g	

水煎服，每日 1 剂，早晚分服。

二诊（2019 年 8 月 27 日）：过敏性鼻炎减轻，巅顶沉。辅助检查：糖化血红蛋白 6.4%，TBIL 26.88 μmol/L，DBIL 9.55 μmol/L，IBIL 17.33 μmol/L，HDL 1.3 mmol/L。舌红，苔根淡黄厚腐腻，脉沉弦略滑数，整体弱。上方赤芍、生地黄均改为 45 g，加荷叶 30 g、生薏苡仁 30 g、炒芡实 30 g。

三诊（2019 年 10 月 8 日）：过敏性鼻炎继续减轻，偶有鼻痒，巅顶偶有麻木，偶有头晕，易醒，多梦。上方生白术改为 15 g，加桂枝 15 g、生姜 15 g，去荷叶、生薏苡仁、炒芡实，继续中药调理，2019 年 11 月 14 日胆红素已经恢复正常。

按：该患血糖控制较平稳，时有眩晕，2 周前还有短暂性脑缺血发作，故中医辨证为中风。中焦气机不能运化，聚湿生痰，气不能行血，则成瘀，血瘀化热而有伤阴之势，痰瘀互结，恐为再次中风先兆。故用补阳还五汤加减，补气活血通络，赤芍、生地黄配合养阴活血，防瘀血伤阴。莪术、三七、浙贝母乃仝小林教授治疗糖尿病大血管病变的三味小方。茵陈、赤芍、五味子则是针对患者胆红素偏高，用以保肝利胆。常规剂量生白术、炒白术、炒苍术 3 味药斡旋中焦气机，茯苓、陈皮辅助其调理脾胃。中焦气机得以畅通，则肺气自然流传，是故过敏性鼻炎症状大减。

3. 白术大剂量验案 [87]

蔡某，女，44 岁，2008 年 5 月 23 日初诊。

初诊：患者胸闷喘憋，心慌气短，不能平卧，眠差，不易入睡，双下肢浮肿、疼痛，腹胀，双目失明，大便干，排便困难，小便量少，舌淡有齿痕，苔水滑，舌下络脉瘀滞，脉结代、沉略滑。曾进行强心、利尿、扩血管等西医常规治疗，诸症无缓解。血压 135/80 mmHg，实验室检查：空腹血糖 7.3 mmol/L，餐后血糖 8.7 mmol/L，TG 2.51 mmol/L，CHO 6.86 mmol/L，尿常规示蛋白 +++。B 超示左心室舒张功能降低，二尖瓣轻度反流。既往有糖尿病病史 20 年。

中医诊断：消渴并病，脱证，关格，视瞻昏渺，失眠；证属肾阳衰微，水湿泛滥。

西医诊断：心力衰竭，糖尿病肾病，高血压，痛风，脑血栓。

治法：温肾健脾，化气利水。

处方：真武汤加减。

附子 30 g（先煎）	茯苓 150 g	炒白术 60 g	干姜 30 g
川桂枝 30 g	肉苁蓉 60 g	丹参 30 g	酒大黄 15 g（包煎）

急煎 1 剂，嘱分 4 次服用。

次日气短明显好转，遂予原方再进 14 剂，水煎服，每日 1 剂，早晚分服。

再诊时已能平卧，胸闷喘憋减轻，刻下：全身乏力，双下肢肿，腹胀振水声明显，食欲不振，舌淡苔腻，舌下瘀滞，脉沉细数。血压 140/90 mmHg，空腹血糖 6.7 mmol/L，餐后血糖 7.7 mmol/L。上方附子增至 60 g，加入葶苈子 30 g、怀山药 60 g、芡实 30 g、水蛭 6 g（分冲），患者遵医嘱服上方 14 剂效显，病情转入佳境。1 个月后患者就诊时，水肿已完全消退，胸闷喘憋消失，身体轻快，周身有力，生活已能自理。

按：仲景在太阳篇用真武汤治疗太阳病误汗，转入少阴，乃为救误而设；少阴篇则用于治疗肾阳虚衰，水气不化，阳衰而不用四逆，缘于阳虚夹水，水盛而重用温阳。本案患者久病体衰，肾气不足，命门火衰，气不化水，故呈阳虚水泛之证，若不细审，妄用清滋寒凉则谬之千里，诚如《医门法律》言："凡治消渴病，用寒凉太过，乃至水盛火湮。犹不知返，渐成肿满不效，医之罪也。"以真武汤化裁温肾壮阳益气，气化则水行，水行则肿消。方用大辛大热之附子温肾助阳，化气布津，干姜协附子温肾化气，茯苓、大剂量炒白术健脾运湿，另有附子配桂枝，桂枝味辛、甘，性温，温通经脉，通阳化气，能化阴寒，四肢有寒疾，非此不能达，附子配之，取桂枝附子汤之意，用于通阳止痛。

| 参考文献 |

［1］ 马坤,郑姜钦,李红,等. 吕绍光主任治疗2型糖尿病经验介绍［J］. 福建中医药, 2010, 41（6）：22-23.

［2］ 韦宇,张莉莉,顾成娟,等. 生白术、炒白术、炒苍术治疗代谢性疾病经验——仝小林三味小方撷萃［J］. 吉林中医药, 2020, 40（4）：431-433.

［3］ 李青伟,苟筱雯,赵锡艳. 态靶辨证在低血糖型脆性糖尿病中的运用——补中益气汤加肉桂、山萸肉、淮山药［J］. 辽宁中医杂志, 2020, 47（6）：4-7.

［4］ 汲广全,陈仁琼,郑建仙. 白术多糖对树突状细胞表型及功能成熟的影响［J］. 食品科学, 2015, 36（3）：207-211.

［5］ Chao C L, Huang H C, Lin H C, et al. Sesquiterpenes from baizhu stimulate glucose uptake by activating AMPK and PI3K［J］. Am J Chin Med, 2016, 44（5）：963-979.

［6］ Fu X Q, Chou J Y, Li T, et al. The JAK2/STAT3 pathway is involved in the anti-melanoma effects of atractylenolide I［J］. Exp Dermatol, 2018, 27（2）：201-204.

［7］ Huang H L, Lin T W, Huang Y L, et al. Induction of apoptosis and differentiation by atractylenolide-1 isolated from *Atractylodes macrocephala* in human leukemia cells［J］. Bioorg Med Chem Lett, 2016, 26（8）：1905-1909.

［8］ Liu H Y, Zhu Y J, Zhang T, et al. Anti-tumor effects of atractylenolide I isolated from *Atractylodes macrocephala* in human lung carcinoma cell lines［J］. Molecules, 2013, 18（11）：13357-13368.

［9］ Li X J, Liu F, Li Z, et al. *Atractylodes macrocephala* polysaccharides induces mitochondrial-mediated apoptosis in glioma C6 cells［J］. Int J Biol Macromol, 2014, 66：108-112.

［10］ Ji G Q, Chen R Q, Zheng J X. Atractylenolide I inhibits lipopolysaccharide-induced inflammatory responses via mitogen-activated protein kinase pathways in RAW$_{264.7}$ cells［J］. Immunopharmacol Immunotoxicol, 2014, 36（6）：420-425.

［11］ Wang A M, Xiao Z M, Zhou L P, et al. The protective effect of atractylenolide I on systemic inflammation in the mouse model of sepsis created by cecal ligation and puncture［J］. Pharm Biol, 2016, 54（1）：146-150.

［12］ Li W F, Zhi W B, Liu F, et al. Atractylenolide I restores HO-1 expression and inhibits Ox-LDL-induced VSMCs proliferation, migration and inflammatory responses *in vitro*［J］. Exp Cell Res, 2017, 353（1）：26-34.

［13］ Lim H, Lee J H, Kim J, et al. Effects of the rhizomes of *Atractylodes japonica* and atractylenolide I on allergic response and experimental atopic dermatitis［J］. Arch Pharm Res, 2012, 35（11）：2007-2012.

［14］ Ji G Q, Chen R Q, Wang L. Anti-inflammatory activity of atractylenolide III through inhibition of nuclear factor-κB and mitogen-activated protein kinase pathways in mouse macrophages [J]. Immunopharmacol Immunotoxicol, 2016, 38（2）: 98–102.

［15］ Ji G Q, Chen R Q, Zheng J X. Macrophage activation by polysaccharides from *Atractylodes macrocephala* Koidz through the nuclear factor–κB pathway [J]. Pharm Biol, 2015, 53（4）: 512–517.

［16］ Son Y O, Kook S H, Lee J C. Glycoproteins and polysaccharides are the main class of active constituents required for lymphocyte stimulation and antigen–specific immune response induction by traditional medicinal herbal plants [J]. J Med Food, 2017, 20（10）: 1011–1021.

［17］ 曾星星, 鹿爱娟, 高晓慧, 等. 白术化学成分的检测方法及其研究进展[J]. 农产品加工, 2019: 18（12）: 83–85.

［18］ Du C Y Q, Choi R C Y, Dong T T X, et al. Yu Ping Feng San, an ancient Chinese herbal decoction, regulates the expression of inducible nitric oxide synthase and cyclooxygenase–2 and the activity of intestinal alkaline phosphatase in cultures [J]. PLoS One, 2014, 9（6）: e100382.

［19］ Du C Y Q, Zheng K Y Z, Bi C W, et al. Yu Ping Feng San, an ancient Chinese herbal decoction, induces gene expression of anti–viral proteins and inhibits neuraminidase activity [J]. Phytother Res, 2015, 29（5）: 656–661.

［20］ Nikles S, Monschein M, Zou H Q, et al. Metabolic profiling of the traditional Chinese medicine formulation Yu Ping Feng San for the identification of constituents relevant for effects on expression of TNF–α, IFN–γ, IL–1β and IL–4 in U937 cells [J]. J Pharm Biomed Anal, 2017, 145: 219–229.

［21］ Son M J, Kim Y E, Song Y I, et al. Herbal medicines for treating acute otitis media: a systematic review of randomised controlled trials [J]. Complement Ther Med, 2017, 35: 133–139.

［22］ 蔡红莲. 疏肝润目汤治疗肝肾阴虚型糖尿病干眼症49例[J]. 陕西中医, 2017, 38（9）: 1222–1223.

［23］ 沈玉国, 郭震兵, 马丽. 润脾汤联合沙格列汀治疗脾阴虚证型糖尿病的疗效研究[J]. 临床和实验医学杂志, 2017, 16（10）: 962–965.

［24］ 李贺赟, 郑仲华. 从脾论治糖尿病伴高同型半胱氨酸血症患者71例[J]. 中国卫生产业, 2013, 10（28）: 124.

［25］ 吴艳, 郑承红. 防风通圣散联合二甲双胍片治疗腹型肥胖2型糖尿病临床观察[J]. 湖北中医杂志, 2011, 33（2）: 23–24.

［26］ 陈海清, 尹惠萍, 张粟, 等. 温肾健脾汤治疗糖尿病周围神经病变60例临床观察[J]. 云南中医中药杂志, 2010, 31（2）: 29–30.

［27］ 武梦依, 贾淑明. 仝小林应用升阳益胃汤异病同治经验发微[J]. 山东中医杂志, 2017, 36（3）: 228–230.

［28］ 洪梅. 自拟补中益肾汤联合西药治疗脾肾两虚型糖尿病肾病患者的临床疗效[J].

中国药物经济学, 2020, 15 (9): 61-64.

[29] 李金花, 魏林, 王凤, 等. 补肾泄浊方联合银杏达莫注射液治疗早期糖尿病肾病的临床研究 [J]. 中国中医药现代远程教育, 2020, 18 (17): 82-84.

[30] 黄芳, 郑胜龙, 刘春明. 真武汤加味治疗糖尿病肾病Ⅳ期水肿患者的临床观察 [J]. 中医药通报, 2017, 16 (6): 36-39.

[31] 王贺. 自拟化痰通络汤配合硫辛酸针治疗糖尿病周围神经病变40例 [J]. 实用糖尿病杂志, 2017, 13 (4): 32-33.

[32] 孙泽庭, 吴光炯, 罗绍军, 等. 白术和胃汤治疗糖尿病胃轻瘫的临床观察 [J]. 贵阳中医学院学报, 2004, 26 (2): 21-23.

[33] 黄慧, 张玉修, 张敏敏. 药膳干预糖尿病前期气虚质60例 [J]. 中国中医药现代远程教育, 2018, 16 (8): 105-106.

[34] 王青, 刘彦汶, 于晓彤. 全小林治疗糖尿病性心脏病经验 [J]. 辽宁中医杂志, 2019, 46 (6): 1164-1166.

[35] 张蓉芳, 全小林. 全小林教授应用补中益气汤精简方治疗糖尿病杂病经验 [J]. 光明中医, 2014, 29 (10): 2180-2181.

[36] 宿艳. 清热燥湿通关汤治疗中老年糖尿病神经源性膀胱的临床研究 [J]. 家庭医药. 就医选药, 2018, 17 (10): 91-92.

[37] 朱祎, 李晓华. 糖尿病肾病肾络瘀痹形成理论渊源及基本病论治 [J]. 四川中医, 2020, 38 (7): 40-42.

[38] 张娉娜, 包能, 孔薇. 孔薇治疗糖尿病肾病经验举隅 [J]. 中国中医基础医学杂志, 2020, 26 (9): 1384-1386.

[39] 李征锋, 黄艳丽, 张峰, 等. 益气活血方治疗气阴两虚夹瘀型糖尿病肾病Ⅲ期疗效及对VEGF、TGF-β_1的影响 [J]. 海南医学院学报, 2020, 26 (15): 1173-1178.

[40] 于立红. 2型糖尿病高尿酸血症采用人参茯苓散加减治疗的效果分析 [J]. 中国现代药物应用, 2020, 14 (18): 222-224.

[41] 张隆科. 益气养阴和胃汤对2型糖尿病性胃肠病患者血糖水平及胃肠功能的影响 [J]. 社区医学杂志, 2016, 14 (3): 55-57.

[42] 张懿, 杨一文, 韦亚萍, 等. 益气养阴和胃汤治疗2型糖尿病性胃肠病临床观察 [J]. 光明中医, 2019, 34 (16): 2453-2455.

[43] 许陆达, 杨柳媛, 黄苏萍. 黄苏萍从中气不足论治糖尿病性腹泻经验 [J]. 中医药临床杂志, 2020, 32 (8): 1459-1461.

[44] 关婕婷, 刘宝珍, 呼永河, 等. 中西医结合治疗2型糖尿病合并非酒精性脂肪性肝病30例临床研究 [J]. 江苏中医药, 2018, 50 (1): 32-34.

[45] 张丽丽, 陈桃红, 叶丽丽. 加味四逆散治疗2型糖尿病非酒精性脂肪性肝病 (肝郁气滞) 随机平行对照研究 [J]. 实用中医内科杂志, 2019, 33 (5): 13-17.

[46] 陈青梅. 五苓散加减治疗肥胖型2型糖尿病的效果观察 [J]. 中外医学研究, 2019, 17 (12): 34-35.

[47] 丁立英, 刀艳萍. 益气固表、补肾养阴治疗2型糖尿病多汗症80例疗效观察 [J].

人人健康, 2019, 38 (13): 257-258.

[48] 李业伟, 毛大鹏. 清脂汤对2型糖尿病合并高脂血症的影响[J]. 中国中医药现代远程教育, 2018, 16 (12): 110-112.

[49] 邢旭东, 郭鹏. 平胃三黄汤治疗糖尿病合并脂代谢紊乱临床疗效观察[J]. 临床合理用药杂志, 2019, 12 (1): 84-85.

[50] 安云. 丹栀逍遥散配合胰岛素泵治疗2型糖尿病合并甲状腺功能亢进疗效观察[J]. 现代中西医结合杂志, 2018, 27 (29): 3254-3256.

[51] 李欣龙. 中西医结合治疗糖尿病性骨质疏松症的疗效观察[J]. 中西医结合心血管病电子杂志, 2018, 6 (35): 184.

[52] 宋军, 仝小林. 当归拈痛汤加减治疗糖尿病周围神经病变的效果[J]. 中国医药导报, 2020, 17 (23): 130-133.

[53] 张月, 李友山, 庞鹤, 等. 益气活血解毒方联合蚕食法治疗糖尿病足30例疗效观察[J]. 北京中医药, 2020, 39 (6): 539-542.

[54] 陈清仙, 吴会亚, 和淑敏, 等. 黄芪四君子汤结合个体化营养干预妊娠期糖尿病患者的临床疗效[J]. 云南中医学院学报, 2019, 42 (1): 65-67.

[55] 蒋天青, 彭昊帅, 韩晶晶, 等. 黄芪四君子汤联合门冬胰岛素注射液治疗妊娠期糖尿病疗效观察[J]. 实用中医药杂志, 2019, 35 (9): 1125-1126.

[56] 郭彦, 朱咏梅, 倪英群, 等. 益气养阴活血汤治疗气阴两虚型糖尿病性冠心病30例[J]. 安徽卫生职业技术学院学报, 2019, 18 (2): 30-31.

[57] 刘旭峰, 王述进, 左虹, 等. 益气养阴活血法对糖尿病合并冠心病患者的影响[J]. 实用心脑肺血管病杂志, 2018, 26 (6): 148-151.

[58] 汪颖珏, 蒋毋右, 陈烨, 等. 旋覆理血汤改善2型糖尿病脾虚气郁型老年抑郁患者的疗效观察[J]. 世界中医药, 2019, 14 (11): 2945-2949.

[59] 虎喜成, 马玉宝, 楚国庆, 等. 健脾化湿法治疗肥胖型2型糖尿病40例[J]. 中国中医药现代远程教育, 2019, 17 (5): 63-65.

[60] 芦少敏, 李浩冉, 周欢, 等. 平陈汤治疗脾虚痰湿型2型糖尿病前期患者100例[J]. 西部中医药, 2018, 31 (10): 59-62.

[61] 王卫平. 香砂六君子汤加减治疗糖尿病胃轻瘫疗效观察[J]. 基层医学论坛, 2004, 8 (2): 144-145.

[62] 张哲奎. 益气养阴活血解毒法治疗糖尿病并发银屑病的效果分析[J]. 糖尿病新世界, 2016, 19 (12): 124-125.

[63] 沈皓月. 黄芪四君子联合中医膳食治疗对妊娠期糖尿病患者的血糖水平及不良妊娠结局的影响[J]. 中国现代药物应用, 2020, 14 (12): 201-202.

[64] 蒋霄翔, 王军峰, 应光辉. 自拟益气养阴汤联合西医疗法治疗早期糖尿病肾病的疗效分析[J]. 中国中医药科技, 2020, 27 (5): 775-777.

[65] 张磊. 加味真武汤治疗IV期脾肾阳虚型糖尿病肾病的效果[J]. 深圳中西医结合杂志, 2020, 30 (11): 43-44.

[66] 邹丽妍, 官杰, 白春英, 等. 解毒祛湿止痒汤治疗沿海地区糖尿病皮肤瘙痒症的临

床观察［J］.中国中西医结合杂志，2020，40（2）：240-242.

［67］周笑漪.利拉鲁肽联合健脾化痰方治疗2型糖尿病合并非酒精性脂肪肝临床疗效［J］.中医临床研究，2019，11（36）：52-55.

［68］张竣玮，方朝晖.方朝晖从肝论治糖尿病合并失眠经验总结［J］.中医药临床杂志，2019，31（11）：2042-2044.

［69］王梅霞，孙梅菊，郭清影.益气生津方对老年2型糖尿病患者胰岛素抵抗及胰岛功能的影响［J］.中西医结合研究，2020，12（2）：82-84.

［70］刘雯涓.益气活血通络方治疗糖尿病周围神经病变疗效分析［J］.糖尿病新世界，2020，23（12）：184-185.

［71］苏虹霞，宋宗良，吕继宏，等.“益气固本汤”联合胰岛素预防老年2型糖尿病肾病43例临床研究［J］.江苏中医药，2019，51（11）：33-35.

［72］庄军，罗春艳，白玉，等.温肾颗粒治疗阳虚血瘀型糖尿病肾病Ⅳ期患者的临床效果研究［J］.中国现代药物应用，2020，14（7）：200-202.

［73］关玲.糖尿病周围神经病变辨证施治的应用［J］.中国中医药现代远程教育，2020，18（7）：83-84.

［74］邹慧，刘怀珍，胡晓妍，等.复方葛根芩连汤治疗脾虚肝郁、痰瘀内阻型糖尿病合并非酒精性脂肪肝临床观察［J］.安徽中医药大学学报，2019，38（1）：18-22.

［75］徐颖博，张增建，袁沙沙.复方中药对糖尿病合并骨质疏松的临床观察［J］.中国中医药现代远程教育，2018，16（5）：103-105.

［76］徐颖博，张增建，袁沙沙.芪薯糖骨汤对糖尿病肾病合并骨质疏松的临床观察［J］.光明中医，2018，33（11）：1592-1594.

［77］张燕，冯俊，解晓斌，等.参苓白术散合桃红四物汤治疗糖尿病黄斑水肿疗效观察［J］.现代中西医结合杂志，2019，28（15）：1614-1617.

［78］周艳花.益气养阴清热活血治疗早期糖尿病肾病的血液流变学分析［J］.实用临床医药杂志，2017，21（24）：166-167.

［79］周强，刘超，李修洋，等.仝小林治疗糖尿病胃轻瘫验案［J］.北京中医药，2010，29（2）：137-138.

［80］李琳，张荣枝.增液润肠汤治疗糖尿病便秘66例［J］.陕西中医，2015，36（11）：1504-1506.

［81］张密密，杨文军.钱秋海半夏泻心汤治疗老年性糖尿病神经源性膀胱［J］.实用中医内科杂志，2016，30（1）：12-13.

［82］吕文增.胃通合剂治疗2型糖尿病性胃轻瘫的疗效观察［J］.中国中西医结合杂志，2007，27（5）：475-476.

［83］杨传经，赵胜.自拟增液通便润肠汤治疗糖尿病性便秘35例疗效观察［J］.云南中医中药杂志，2015，36（4）：54-55.

［84］常婧舒，范婷，石杨，等.李秋贵运用中药治疗糖尿病经验［J］.世界中西医结合杂志，2016，11（2）：168-170.

［85］刘昳，赵小睿，王锐，等.枳术丸对2型糖尿病功能性便秘血清胃肠激素的影响

［J］.中国中药杂志,2008,33（24）:2966-2968.

［86］ 赵明权.中医多途径给药治疗糖尿病周围神经病变46例［J］.光明中医,2012,27
（9）:1802-1803.

［87］ 仝小林.糖络杂病论［M］.北京:科学出版社,2010:159-219.

甘　草

【本草记载】

1.《神农本草经》 味甘,平。主治五脏六腑寒热邪气,坚筋骨,长肌肉,倍力,金疮肿,解毒。

2.《神农本草经读》 物之味甘者,至甘草为极。甘主脾,脾为后天之本,五脏六腑,皆受气焉。脏腑之本气则为正气,外来寒热之气,则为邪气,正气旺则邪气自退矣。

3.《日华子本草》 安魂定魄。补五劳七伤,一切虚损、惊悸、烦闷、健忘。通九窍,利百脉,益精养气,壮筋骨,解冷热。

4.《汤液本草》 治肺痿之脓血,而作吐剂;消五发之疮疽,与黄耆同功。

5.《本草经解》 甘草气平,秉天秋凉之金气,入手太阴肺;味甘无毒,秉地和平之土味,入足太阴脾经。气降味升,阳也,肺主气,脾统血,肺为五脏之长,脾为万物之母,味甘可以解寒,气平可以清热。甘草甘平,入肺入脾,所以主五脏六腑寒热邪气也。

【历代论述】

1.《名医别录》 无毒。主温中,下气,烦满,短气,伤脏,咳嗽,止渴,通经脉,利血气,解百药毒,为九土之精,安和七十二种石,一千二百种草。

2.《雷公炮制药性解》 味甘,平无毒。入心脾二经,生则分身梢而泻火,炙则健脾胃而和中,解百毒,和诸药。甘能缓急,尊称国老,白芷、干漆、苦参为使,恶远志,反甘遂、海藻、大戟、芫花,忌猪肉、菘菜。

3.《雷公炮炙论》 凡使,须去头、尾尖处。其头、尾吐人。凡修事,每斤皆长三寸锉,劈破作六、七片,使瓷器中盛,用酒浸蒸,从巳至午,出,曝干,细锉。使一斤,用酥七两涂上,炙酥尽为度。又,先炮令内外赤黄用良。

4.《药性论》 君。忌猪肉。

【名家经验】

1.成无己 "甘草甘平以除热""脾欲缓,急食甘以缓之,用甘补之。人参、白术之甘,以缓脾气,调中"。

2. 贾所学 《药品化义》曰："甘草，生用凉而泻火，主散表邪，消痈肿，利咽痛，解百药毒，除胃积热，去尿管痛，此甘凉除热之力也。炙用温而补中，主脾虚滑泻，胃虚口渴，寒热咳嗽，气短困倦，劳役虚损，此甘温助脾之功也。但味厚而太甜，补药中不宜多用，恐恋膈不思食也。"

3. 陈士铎 味甘，气平，性温，可升可降，阳中阳也。

4. 张锡纯 "通利二便，消胀除满""补中仍有流通之力"。

5. 李赛美 治疗糖尿病胃肠病时常使用炙甘草，治疗脾胃阳虚之呕逆、腹泻，强调温复脾阳，重视脾胃[1]。

【现代药理】

1. **降血糖** 甘草酸对糖尿病小鼠的血糖有一定降低作用。可以有效改善糖尿病小鼠的脂质代谢紊乱，对受损胰岛有一定的修复作用[2]。

2. **解毒** 甘草甜素或其钙盐有较强的解毒作用，对白喉毒素、破伤风毒素有较强的解毒作用，对于河豚毒及蛇毒亦有解毒作用。其解毒作用机制可能是多方面的，通过物理、化学方式的沉淀、吸附与结合，加强肝脏的解毒功能。此外，甘草甜素的水解产物葡萄糖醛酸也是解毒作用的有效成分[3]。

3. **抗炎** 甘草次酸对大鼠的棉球肉芽肿、甲醛性浮肿、结核菌素反应、皮下肉芽囊性炎症均有抑制作用。甘草酸铵、甘草次酸钠能有效影响皮下肉芽囊性炎症的渗出期及增生期，其作用强度弱于或接近于可的松。甘草酸的各种制剂之抗炎作用，以琥珀酸盐的活性较高，但毒性亦大。甘草抗炎抗变态反应的原理尚未完全阐明[3]。

4. **祛痰镇咳** 甘草有祛痰作用，能促进咽喉及支气管黏膜的分泌，使痰容易咯出。甘草次酸衍化物对豚鼠及猫的实验性咳嗽均有显著的镇咳作用[3]。

5. **肾上腺皮质激素样作用** 甘草能使多种动物的尿量及钠的排出减少、钾的排出增加，使血钠上升、血钙降低、肾上腺皮质小球带萎缩。甘草能使尿中游离型 17- 羟皮质类固醇排泄增加、胸腺萎缩、肾上腺重量增加、束状层幅度加宽等。甘草能显著增强和延长可的松的作用。甘草产生肾上腺皮质激素样作用的原理，有人认为甘草次酸的化学结构与肾上腺皮质激素相似，作用也相似，系一种直接作用；也有人认为是一种间接作用即甘草次酸抑制了肾上腺皮质类固醇在体内的破坏，因而血液中皮质类固醇含量相应增加，而呈现较明显的肾上腺皮质激素样作用[3]。

6. **对心血管系统作用** 甘草有对抗乙酰胆碱的作用，并能增强肾上腺素的强心作用[3]。

7. **抗癌** 甘草次酸对大鼠实验性骨髓瘤及腹水、肝瘤均有抑制作用。对小鼠艾氏腹水癌均有抑制作用[3]。

【降糖量效】

1. **小剂量**[4] 甘草入煎剂 6 ~ 9 g。有调和诸药、健脾益气、补中焦之虚之功。常与人参、大枣同用，甘温益气、补虚，共奏苦降辛开、调和肠胃之功，使邪去正复，气得升降。

2. 常规剂量[4] 甘草入煎剂 10～30 g。适用于糖尿病中焦弱，见腹泻甚，甚者日十余行，肠鸣，或呕吐等。此处用甘草的目的在于益胃补中。多用于糖尿病日久、胃肠功能紊乱之腹泻。

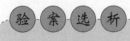

验 案 选 析

1. 甘草小剂量验案[4]

王某，男，33 岁，2008 年 10 月 15 日初诊。

初诊：患者血糖升高 4 年，呕吐 4 年，加重 1 年余。2004 年 1 月因频繁腹泻于医院查空腹血糖 13 mmol/L，胰岛抗体阳性，诊断为 1 型糖尿病。2004 年底开始出现呕吐，每次发作时酮体阳性，转阴后呕吐方消失。自 2005 年 10 月使用胰岛素泵，血糖控制可，空腹血糖 6 mmol/L，餐后血糖 8～9 mmol/L。自 2007 年至今，呕吐加重，每周至少发作 1 次。刻下：呕吐频繁，食入则吐，呕吐发作时口中有大量黏涎，伴呃逆频频，胃脘烧灼感，不能进食任何水谷，仅靠静脉滴注高营养维持。平素不能进食，稍食即觉胃脘部胀满难忍，仅能进食少量流食，喜热食，近半年内体重下降，由原来 65 kg 降至 48 kg。大便不规律，便秘与腹泻交替，时几日不便，时频繁腹泻，且便秘时易引发呕吐。近半年内因呕吐频作而长期住院治疗。2008 年 8 月 5 日，CT 示胰腺体积明显缩小；2008 年 8 月 18 日，胃镜检查示食管炎 2 级，中度糜烂性胃炎。2008 年 8 月 22 日，CT 示印象符合肠系膜上动脉综合征。当日空腹血糖 6.1 mmol/L。舌暗红，苔黄，脉沉弦细数。

中医诊断：消渴并病，呕吐；证属寒热虚实错杂，气机紊乱，胃气上逆。

西医诊断：糖尿病合并重度胃瘫。

治法：降逆止呕，调理气机，寒热虚实并治。

处方：小半夏汤合苏连饮加减。

生姜 30 g	清半夏 30 g	黄连 15 g	黄芩 30 g
党参 15 g	苏叶梗 9 g	炙甘草 9 g	

水煎服，每日 1 剂，频频饮服。

28 剂后患者呕吐、口涎、胃脘烧灼等症状明显减轻，胃胀消失，食欲可。

按：中焦气机紊乱，升降逆作，胃气上逆则呕吐、呃逆，腑气不降则胃胀、便秘，清气下陷则腹泻；水谷生化乏源则形体消瘦；脾气虚，不能收摄涎液则口吐大量黏涎；阴土虚寒则喜热饮，阳土有热，故胃脘烧灼感；舌暗红，苔黄，脉沉弦细数均是寒热虚实错杂之象。然当务之急是为止呕，此为急则治标之治，同时调理中焦，恢复中焦大气运转，兼及寒热虚实并治。生姜、清半夏为小半夏汤，乃止呕之祖方，无论何种呕吐用之效若桴鼓，同时配黄连、黄芩，辛开苦降，调理中焦，令气机运转复常，升降有序；黄连、苏叶梗为苏连饮，清胃热降逆气而止呕，苏叶梗可增强降气之力；小剂量炙甘草合党参健脾益气，补中焦之虚。故全方既为治标，又为治本，集寒热补泻于一体。

2. 甘草常规剂量验案[5]

韩某，女，50岁，2007年12月20日初诊。

初诊：患者3日前因"乏力、消瘦"到医院就诊，查空腹血糖6.2 mmol/L。未服降糖西药。刻下：倦怠乏力，体重减轻，胃脘痛、肠鸣腹泻反复发作，每日3～4次，无恶心呕吐，口干，面色萎黄，纳可，眠差。舌淡，苔薄，脉弦。

中医诊断：脾瘅；证属脾虚湿蕴。

西医诊断：糖尿病。

治法：补脾和胃，祛湿化浊。

处方：甘草泻心汤加减。

炙甘草30 g	半夏9 g	黄连15 g	黄芩30 g
干姜12 g	云苓60 g	红参6 g（单煎兑入）	

水煎服，每日1剂，早晚分服。

服药7剂后患者口干、乏力好转，肠鸣减轻，大便已成形，每日1次，空腹血糖5.51 mmol/L，餐后2 h血糖5.9 mmol/L。

按：本案患者血糖升高，且同时出现中焦弱，腹泻甚，为糖尿病日久、胃肠功能紊乱之腹泻。本方为半夏泻心汤加炙甘草而成，重用炙甘草，目的在于益胃补中；伍红参，补益中气，中气得旺，脾胃有主，则半夏、干姜、黄芩、黄连才能发挥其辛开苦降、升清泄浊的作用，使升降调和，阴阳通达，则痞证得除，下利自止。

| 参考文献 |

［1］　庞琳蓉.李赛美辨治2型糖尿病合并胃肠症状知识发现［D］.广州：广州中医药大学，2019.

［2］　李婷.甘草酸酶法提取、纯化及降血糖活性研究［D］.天津：天津科技大学，2019.

［3］　徐雅莉.甘草水炙炮制工艺及药性初步研究［D］.成都：西南民族大学，2020.

［4］　刘文科，董柳，苏浩，等.仝小林教授辨治糖尿病胃肠功能紊乱经验举隅［J］.四川中医，2010，28（6）：4-7.

［5］　孙鑫，仝小林.泻心汤类方在糖尿病治疗中的应用［J］.中医杂志，2010，51（2）：114-116.

黄　芪

【本草记载】

1.《神农本草经》　主痈疽，久败疮，排脓止痛。补虚，小儿百病。

2.《名医别录》 黄耆，生蜀郡山谷、白水、汉中。二月、十月采，阴干。

3.《本草纲目》 黄耆，叶似槐叶而微尖小，又似蒺藜叶而微阔大，青白色，开黄紫花，大如槐花，结小尖角，长寸许，根长二、三尺，以紧实如箭簳者为良。嫩苗亦可渫淘茹食，其子收之，十月下种，如种菜法亦可。

4.《日华子本草》 助气壮筋骨，长肉补血。

5.《本草新编》 骨蒸、痨热与中满之人忌用。

【历代论述】

1.《小儿卫生总微论方》 气虚白浊。黄芪盐炒半两，茯苓一两，为末。每服一钱，白汤下。

2.《经验良方》 治渴补虚男子妇人诸虚不足，烦悸焦渴，面色萎黄，不能饮食，或先渴而后发疮疖，或先痈疽而后发渴，并宜常服此药，平补气血，安和脏腑，终身可免痈疽之疾。

3.《药笼小品》 黄芪补气，亚于人参，然当归补血汤中，用黄芪倍于当归者。盖谓：有形之血，不能速生；无形之气，须当急固。故重用之也，然则黄芪兼能补血明矣。治阳虚自汗，人尽知之，阴虚盗汗，人皆不察，只须兼凉血之品，六黄汤用此一味是也。惟肺家有火、表邪未清、胃气壅实者，咸宜忌之。

【名家经验】

1. 张锡纯　认为消渴证为元气不升所致，故治以升补元气。其所创之玉液汤即重用黄芪为主药，助脾气上升，散精达肺，升补元气。认为黄芪不但补气，用之得当，尚能滋阴。同时配伍知母生津润燥，二者配合有阳升阴应，云行雨施之妙。且知母能制约黄芪之温热之性，两相配伍，药性平和，始能久服无弊。张氏在治疗消渴证时强调先清其实热，然后更易收捷效。

2. 张景岳　黄芪，……因其味轻，故专于气分而达表，所以能补元阳，充腠理，治劳伤，长肌肉。气虚而难汗者可发，表疏而多汗者可止。其所以止血崩血淋者，以气固而血自止也；故曰血脱益气。其所以治泻痢带浊者，以气固而陷自除也，故曰陷者举之。

3. 李东垣　黄芪既补三焦，实卫气，与桂同功，特比桂甘平，不辛热为异耳。但桂则通血脉，能破血而实卫气，芪则益气也。又黄芪与人参、甘草三味，为除燥热、肌热之圣药。脾胃一虚，肺气先绝，必用黄芪温分肉、益皮毛、实腠理，不令汗出，以益元气而补三焦。

4. 王好古　（黄芪），治气虚盗汗并自汗，即皮表之药，又治肤痛，则表药可知。又治咯血，柔脾胃，是为中州药也。又治伤寒尺脉不至，又补肾脏元气，为里药。是上中下内外三焦之药。

5. 陶弘景　黄耆第一出陇西洮阳，色黄白，甜美，今亦难得。次用黑水宕昌者，色白，肌肤粗，新者亦甘，温补。又有蚕陵白水者，色理胜蜀中者而冷补。又有色赤者，可作膏贴，用消痈肿。

【现代药理】

1. 降血糖及减少糖尿病并发症 王念等[1]实验结果证实黄芪多糖干预治疗 8 周后能使糖尿病大鼠磷酸化蛋白激酶 R 样内质网激酶（p-PERK）的表达显著降低，与此一致的是糖尿病大鼠的血糖、胰岛素敏感性也同时得到改善，推测黄芪多糖可能通过减少 p-PERK 的表达减轻糖尿病时过强的内质网应激，从而增加胰岛素的敏感性。

2. 对免疫系统的影响 黄芪对正常机体的抗体生成功能有明显促进作用。可提高小鼠的血清 IgG 含量，临床应用黄芪及以黄芪为主的复方治疗观察表明，可使脾虚患者的 IgG 水平升高，使慢性肝炎患者 IgG 由治疗前高水平下降到正常范围。黄芪水提液可使肝炎患者的总补体和各补体含量升高。黄芪对 T 细胞也产生一定影响，黄芪水煎剂可明显提高恶性肿瘤患者淋巴细胞引起的大鼠局部移植物抗宿主反应；黄芪水煎剂口服后对腹腔游走巨噬细胞吞噬鸡红细胞功能有较强促进作用，且黄芪多糖在体外有促进小鼠粒巨噬系祖细胞生成的作用[2]。黄芪能提高外周血中白细胞的数量，促进骨髓有核细胞的生成，增加大鼠骨髓中有核细胞的数量。

3. 抑菌及抑制病毒 黄芪对多种细菌有抑制作用，如炭疽杆菌、肺炎链球菌、白喉杆菌等，并可抵制某些病毒的感染，如可以预防小鼠感染 I 型副流感病毒，对小鼠滤泡性口腔病毒在肾细胞培养液中的致病变作用有一定抑制，黄芪多糖对结核杆菌也有明显拮抗作用。动物实验表明，黄芪有明显的抗病毒、保护心肌及改善心肌细胞异常电活动等作用，可阻止病毒在心肌细胞内进一步繁殖，减轻病毒对心肌细胞结构的损伤，加快受损心肌的康复过程[3]。

4. 对内分泌的调节及抗衰老 实验表明[4]，黄芪作为常用的抗衰老中药，能提高老年大鼠血浆 T_3、T_4 水平，可显著提高老年大鼠的血浆皮质醇含量，对肾上腺轴具有显著的调整作用，对神经内分泌系统亦有一定的调节作用，这也是中药抗衰老作用的一个方面。黄芪对自然衰老大鼠大脑皮质、海马、纹状体部位降低的 M 胆碱受体数目有显著的上调作用[5]，对改善记忆思维能力有一定效果，提示黄芪延缓脑衰老的作用可能与它能提高这三个部位的 M 胆碱受体密度有关，提示中医补气原则在抗衰老机制中可能有重要意义。

5. 抗疲劳 对小鼠的抗疲劳实验表明[6]，参芪合剂具有明显的抗疲劳作用。临床实验表明，参芪合剂有加速疲劳恢复、增强心肌收缩力、改善心脏功能的作用，能使大运动量训练后的尿蛋白呈下降趋势，可以延长睡眠，增加食欲。

6. 抑瘤 运用黄芪多糖对 3 个品系的小鼠，6 种细胞系瘤株移植后的抑瘤作用进行实验，表明黄芪多糖对小鼠 S180、H22、裸小鼠的 Anip973、人结肠癌腹水型细胞瘤株，均有明显的抑制作用，抑瘤率分别为 51.0%、41.7%、40.0%、36.0%、33.0%、20.0%；对小鼠实体瘤 B16、Lewis 的抑癌率分别为 47.0%、32.0%、20.0%。实验中还发现黄芪多糖无毒性，无不良反应，不会导致荷瘤小鼠的体重减轻[7]。

【降糖量效】

1. 小剂量 黄芪入煎剂 10～25 g。意在长期、缓慢调节血糖，适用于糖尿病患者血糖控制平稳，无并发症，或恢复调理过程中，改丸药以稳定病情。

2. 常规剂量　黄芪入煎剂 26～90 g。适用于糖尿病中晚期，有并发症。糖尿病病久，气阴两虚，日久阴损及阳，阴阳俱虚，此时患者可出现气虚乏力、中气下陷等症状，取黄芪健脾益气升阳之效，亦可补益肾气。如合并浮肿，量可达 60～90 g；合并半身不遂、骨质增生、疼痛等，可用 30～60 g；出现上消化道溃疡，可用 30 g。

3. 大剂量　黄芪入煎剂 90 g 以上，可高达 500 g。适用于糖尿病早中期，急、危、重及糖尿病高居不下的情况，尤其脾虚型患者，使用大剂量黄芪，峻急猛攻，直挫病势[8]。

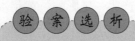

1. 小剂量黄芪验案[9]

刘某，女，59 岁，2021 年 7 月 26 日初诊。

初诊：患者自诉 2 年前，无明显诱因突然出现双下肢及双足的发麻、发凉，并逐渐加重，偶尔会有针扎、刺痛感，夜间尤甚。其间未接受过系统的治疗，近 3 个月以来，感冒后症状逐渐加重，双下肢及双足发麻、发凉的感觉加重，且疼痛次数频繁，夜间尤甚，呈刺痛、针扎样疼痛，自觉双下肢肌肉有跳动感，右腿较左腿变细，为缓解当下不适感，进一步治疗，遂来秦皇岛市中医医院内分泌科门诊就诊。既往有糖尿病病史 15 年，口服二甲双胍缓释片 0.5 g，日 2 次，皮下注射德谷胰岛素 16 U，晚 1 次以降糖治疗，血糖一直未规律监测。刻下：双下肢及双足发麻、发凉，呈阵发性针扎样疼痛，夜间尤甚，伴有乏力，纳可，寐欠安，二便调。舌质暗淡有瘀斑，舌下络脉色紫，苔白，脉细弱。查体：双足趾痛觉、温度觉减低，位置觉正常，足背动脉减弱。

中医诊断：消渴；证属气虚血瘀。

西医诊断：糖尿病周围神经病变。

治法：补气活血，通络止痛。

处方：黄芪桂枝五物汤加减。

黄芪 24 g	桂枝 6 g	白芍 12 g	红花 9 g
桃仁 12 g	细辛 6 g	延胡索 30 g	地龙 9 g
牛膝 6 g	川芎 15 g	丹参 18 g	当归 12 g
白芷 9 g	三七粉 5 g		

7 剂，水煎服，每日 1 剂，早晚分服。

二诊（2021 年 8 月 2 日）：患者双足发麻、发凉的感觉有所缓解，疼痛症状较前减轻，乏力缓解，近期偶有泄泻，舌质暗淡，仍有瘀斑，但较初诊缓解，舌下络脉色紫，苔白，脉弱。在前方基础上加山药 12 g。继服 7 剂，用法同前。

三诊（2021 年 8 月 9 日）：患者的临床表现较上次明显好转，舌质暗淡，苔薄白，脉细。予上方继续服用 14 剂。

患者诉症状基本缓解，双下肢偶有发麻感。为进一步巩固疗效，继续服用上方，平时要多注意饮食荤素搭配，多休息，保持愉快的心情，定期监测血糖，不适随诊。

按：本案患者为老年女性，病程较长，消渴多年，伤阴耗气，脾肾两脏皆虚。脾主四肢肌肉，为气血之本，脾气虚弱，导致肌肉痿软无力，气血不足，肌肉不能得到很好的滋养，出现肢体的发麻、发凉感；痹证日久，肾阳衰微，不能温煦经脉，就会出现阴寒凝滞的现象，寒邪凝滞会痹阻经脉，经络中的气血运行不畅，导致疼痛，而夜间属阴，阴盛，故夜间症状加重；气为血之帅，气虚则不能很好地使血液运行，导致血液运行受阻，不通则痛，不荣则痛。长时间的气不足，导致患者平素乏力，易产生疲劳感。疼痛夜间尤甚，严重影响患者睡眠，致夜寐不安。结合舌脉，四诊合参，患者患病日久，出现神经病变的并发症，脾气虚弱，肾阳衰微，气血运行不畅导致瘀，不能温煦肢体经脉，故综合分析该患者证属气虚血瘀。佟杰教授治以补气活血，通络止痛，方拟用黄芪桂枝五物汤加减。方中黄芪为君药，主益气固表，敛疮生肌，通过现代药理学及相关实验研究表明，发现黄芪能提高机体的免疫功能，具有调节血脂、蛋白质、氨基酸、血糖、利尿降压、扩张血管、纠正贫血等功效。桂枝可温经通阳、活血调营，二者合用可益气通阳、散寒行痹，为中医治疗常用的温达通阳类药对。白芍可散瘀通络，养肝柔筋，与桂枝合用，一散一敛，一温一寒，二者相辅相成，补而不敛邪，阴阳调和。现代药理研究提示白芍还具有抗炎、镇痛、保肝、促进造血功能、抗血栓及抗氧化等作用。当归既补血又活血，与黄芪合用，具有补气生血的作用，其中小剂量黄芪补气固表，益卫抵邪，可推动血行，有通脉之用；当归养血合营，补血活血，两药合用，一走一守，共奏补气生血、扶正托毒之功，可改善下肢血液运行情况，促进侧支循环建立，减轻疼痛症状。桃仁、红花二者具有活血化瘀之功，通过近现代药理研究，该药对具有促进血管新生、抑制炎症、调控细胞增殖与凋亡、应激反应、抗氧化等作用。川芎可行气活血，并可祛风止痛；丹参活血祛瘀，通络止痛；三七化瘀而不伤正；牛膝补肝肾，强筋骨，逐瘀通络，并可引血下行。诸药合用，共奏补气活血化瘀、通络止痛之功。地龙通络，治疗关节痹痛，肢体麻木，具有走窜，搜风通络之功效。细辛、白芷具有解表散寒、祛风止痛的功效，延胡索活血、行气、止痛。诸药合用，补气活血，阳得以温通。患者二诊诉双足发麻、发凉的感觉有所缓解，疼痛症状较前减轻，诸症均有所改善，但偶有泄泻，故加山药 12 g 缓解患者泄泻症状同时兼补脾肾，与黄芪同方，起补中益气、补气生血之效。患者三诊症状明显好转，通过舌脉象可以看出瘀滞得到改善，守方继续服用，诸症缓解，疗效满意。

2. 常规剂量黄芪验案[10]

尚某，男，42 岁，2008 年 1 月 21 日初诊。

初诊：血糖升高1年半，脘腹胀痛约10个月。患者2006年发现血糖升高，自2007年3月无诱因出现脘腹胀痛，部位不定。曾多处求诊，胃镜示十二指肠溃疡，幽门螺杆菌阳性。服奥美拉唑、替硝唑等可稍缓解，但仍间断发作。就诊时自诉脘腹胀痛无时间规律，位置不固定，疼痛剧烈，痛如刀绞，难以忍受。口不渴，喜热饮，胃脘部得温热则觉舒。厌食，偶有呕吐，呕吐物为食物残渣。胃痛发作时，大便3～4日1行，干燥如羊粪，难于排出。血糖控制可，空腹血糖6～7 mmol/L，餐后血糖8～10 mmol/L。胰岛素用量：生物合成人胰岛素注射液（诺和灵R）午10 U、晚8 U，精蛋白生物合成人胰岛素注射液（诺和灵N）睡前6 U。舌暗红，舌底红，苔中后部厚腻，脉沉细。

中医诊断：消渴，腹痛；证属中焦脾胃虚寒。

西医诊断：糖尿病，十二指肠溃疡。

治法：温复中州。

处方：黄芪建中汤加减。

黄芪 30 g	川桂枝 30 g	白芍 30 g	炙甘草 12 g
黄连 30 g	干姜 15 g	延胡索 15 g	川楝子 9 g

14剂，水煎服，每日1剂，早晚分服。

二诊（2008年2月4日）：患者服药14剂后，自述胃痛基本消失，腹胀较前明显缓解，仍有大便干。故于上方中加当归15 g、肉苁蓉30 g，增强养血温阳通便之功。

三诊（2008年2月25日）患者再服药21剂后，自诉腹痛腹胀已基本消失，二便调。病势既缓，无须汤剂之峻猛急攻，可以丸剂缓缓调之，故于初诊方中加黄芩45 g、知母45 g，干姜增至30 g，增强降糖之力，制丸剂服2个月。

按：患者因中焦虚寒，胃络失于温养，致胃脘疼痛难忍，气机运行无力，气行不畅，因致气滞，故疼痛部位不定，虚寒、气滞合而为病，加重胃脘疼痛。脾胃虚寒，运化失健，致食入不化，日久有化热之象，在舌象则表现为中后部苔厚腻，波及于肠则大便干燥如羊粪状。因此以黄芪建中汤为主方温运中焦，使虚得补，寒得温，痛自止。方中黄芪味甘而性微温，入脾、肺二经，益气生血；桂枝辛甘温阳；白芍甘酸，养血敛阴；炙甘草补脾益气。其中常规剂量黄芪合桂枝，益气温阳、和营固表；甘草合白芍，甘酸化阴、调肝缓急而补脾生血，不用饴糖，乃因病者患糖尿病，恐饴糖致血糖升高，于血糖控制不利。加延胡索、川楝子增强理气止痛之力，黄连苦寒，合川楝子既能清食滞所化之热，又有降糖之功，佐以辛热之干姜，防苦寒太过更殒中州。二诊患者自诉胃痛基本消失，腹胀较前明显缓解，仍有大便干，故于上方中加当归、肉苁蓉增强养血温阳通便之功。三诊患者腹痛腹胀已基本消失，二便调。病势既缓，无须汤剂之峻猛急攻，可以丸剂缓缓调之。

3.黄芪大剂量验案 [11]

患者，2019年10月25日初诊。

初诊：患者3周前症状加重，四肢末端发冷、发木，感觉障碍，上半身自汗且多，呈阵发性，口干，大便干，排便通畅。舌红，苔薄黄，脉沉细。有糖尿病病史20余年，糖尿病周围神经病变病史2年。

中医诊断：消渴；证属气虚络阻，兼有外邪阻络。

西医诊断：2型糖尿病；糖尿病周围神经病变。

治法：益气通络。

处方：补阳还五汤合黄芪桂枝五物汤。

生黄芪90 g	党参30 g	川芎15 g	当归30 g
桂枝12 g	熟附子15 g（先煎）	淫羊藿15 g	炒白芍30 g
煅龙骨30 g	煅牡蛎30 g	五味子15 g	炙甘草9 g
炒地龙15 g	水蛭6 g	路路通30 g	

6剂，水煎服，每日1剂，早晚分服。

二诊（2019年11月1日）：患者阵发性自汗，动则加重，四肢冰冷，尤以下肢为甚，有痛感，全身疲惫乏力，二便正常。舌红，苔薄黄，脉沉细。予上方去淫羊藿、路路通、党参，生黄芪加至120 g，加麻黄根20 g、丹参30 g。6剂，每日1剂，水煎服。

三诊（2019年11月7日）：患者服药后四肢冰冷及自汗症状均有缓解，但身有燥热，腹胀，失气多，纳差，大便偏干，不寐。舌红，苔薄黄，脉细而滑。予上方去熟附子，加麦冬30 g、枳壳15 g、大黄9 g、黄连9 g。继服7剂。

四诊（2019年11月14日）：患者四肢发冷、发木，自汗基本消失，已无燥热之象，纳可，二便正常，上方守方继服。

按：患者以下肢感觉障碍为主症就诊，兼有上半身阵发性自汗等症，冯建华教授抓住主要病机，辨证为气虚络阻，气虚为本，兼有外邪阻络。以补阳还五汤合黄芪桂枝五物汤为主方，以达益气通络之效，患者血瘀不甚，故去桃红之品。生黄芪用量90 g，加党参助生黄芪健脾益气，兼顾生津，熟附子、淫羊藿补阳益火，兼祛风散寒燥湿，煅龙骨、煅牡蛎收敛止汗，水蛭破瘀通经，炒地龙息风止痉，再加路路通祛风活络、利水通经，共奏益气通络之效。方中应用五味子滋阴润燥，防止熟附子等药温补太过、损伤阴津。二诊患者肢有痛觉，为络通之征，可见此方初有成效，但同时自汗、乏力加重，反映出患者气虚之甚，加麻黄根止汗，同时去党参，将黄芪加量至120 g，以大补元气。三诊患者主症有所缓解，但出现身有燥热等新症状，此时为热性药物用之过多，有损阴津，故去熟附子，加麦冬、大黄、黄连清热解毒，益阴生津，加枳壳以助丹参气血共行以散滞，防止过补而成滞。四诊观患者主要症状改善，故守方继服，必有所成效。

| 参考文献 |

[1] 王念,毛先晴,王沈,等. 黄芪多糖减轻2型糖尿病内质网应激和增加胰岛素敏感性的实验研究[J]. 公共卫生与预防医学,2007,18(4):13-16.

[2] 耿长山. 黄芪的免疫药理研究进展[J]. 中西医结合杂志,1986,6(1):62-64.

[3] 袁红霞,陈艳春. 黄芪的现代药理研究及其临床应用[J]. 山东中医药大学学报,2000,24(5):397-400.

[4] 石瑞如,刘艳红,翁世艾,等. 人参、黄芪、枸杞子对老年大鼠一些内分泌激素的调节作用[J]. 中医药学报,1998,26(3):56-57.

[5] 石瑞如,何路明,胡雅儿,等. 黄芪对老年大鼠脑M胆碱受体的调节作用[J]. 中医杂志,1998,39(11):685-686.

[6] 张英,李铁兵. 参芪合剂抗疲劳作用的基础与临床研究[J]. 中医药学报,1998,26(4):35.

[7] 马占好,张春艳,刘旭,等. 黄芪多糖对小鼠体内六种细胞系瘤株抑瘤作用的实验研究[J]. 中医药学报,1996,24(4):55-56.

[8] 仝小林,姬航宇,宋军,等. 大剂量中药治疗糖尿病疑难重症的思路[J]. 环球中医药,2009,2(6):404-406.

[9] 刘纯利,郭涛,佟杰. 黄芪桂枝五物汤治疗糖尿病周围神经病变经验浅析[J]. 光明中医,2023,38(11):2091-2094.

[10] 仝小林. 糖络杂病论[M]. 北京:科学出版社,2010:290.

[11] 杜广华,徐灿坤,曾少婕,等. 冯建华运用大剂量黄芪治疗糖尿病周围神经病变的经验[J]. 中医临床研究,2021,13(16):82-84.

菟 丝 子

【本草记载】

1.《神农本草经》 味辛平。主续绝伤,补不足,益气力,肥健。汁去面皯。久服明目轻身延年,一名菟芦,生川泽。

2.《本草汇言》 味辛、甘、苦,气平。无毒。入足少阴肾经。菟丝子,补肾养肝,温脾助胃之药也。但补而不峻,温而不燥故入肾经。虚可以补,实可以利,寒可以温,热可以凉,湿可以燥,燥可以润。非若黄柏、知母,苦寒而不温,有泻肾经之气;非若肉桂、益智,辛热而不凉,有动肾经之燥;非若苁蓉、锁阳,甘咸而滞气,有生肾经之湿者比也。如汉人集《神农本草》称为续绝伤,益气力,明目精,皆由补肾养肝,温理脾胃之征验也。

3.《本草纲目》 火焰草即菟丝子,阳草也。多生荒园古道,其子入地,初生有根,及长延草物，其根自断，无叶有花，白色微红，香亦袭人，结实如秕豆而细，色黄，生于梗上尤佳，惟怀孟林中多有之。

4.《本草正义》 菟丝子为养阴通络之上品，其味微苦，则阴中有阳，守而能走，与其他滋阴诸药之偏于腻滞者绝异。

5.《日华子本草》 补五劳七伤，治鬼交泄精，尿血，润心肺。

6.《本草品汇精要》 性平，散，缓，气之薄者，阳中之阴。补肾养肝，温脾助胃之药也。主男子阳道衰微，阴茎痿弱或遗精梦泄，小便滑涩；治女人腰脊酸疼，小腹常痛，或子宫虚冷、带下淋沥，或饮食减少，大便不实，是皆男妇足三阴不足之证。

7.《本经逢原》 阳强不痿、大便燥结、小水赤涩者勿用，以其性偏助阳也。

8.《本草新编》 味辛、甘，气温，无毒。入心、肝、肾三经。可以重用，亦可一味专用。遇心虚之人，日夜梦，精频泄者，用菟丝子三两，水十碗，煮汁三碗，分三服，早、午、晚各一服即止，且永不再遗。此乃心、肝、肾三经齐病，水火两虚所致。菟丝子正补心、肝、肾之圣药，况又不杂之别味，则力尤专，所以能直入三经以收全效也。他如夜梦不安，两目昏暗，双足乏力，皆可用一二两，同人参、熟地、白术、山萸之类，用之多建奇功。

【历代论述】

1.《名医别录》 甘，无毒。养肌强阴，坚筋骨，主茎中寒，精自出，溺有余沥，口苦燥渴，寒血为积。

2.《雷公炮炙论》 补人卫气，助人筋脉。

3.《药性论》 治男子女人虚冷，添精益髓，去腰疼膝冷，久服延年，驻悦颜色，又主消渴热中。

4.《药品化义》 味甘、淡，性微温。能浮能沉，性气薄而味厚。入肾、脾二经。禀气中和，性味甘平。取子主于降，用之入肾，善补而不峻，益阴而固阳。凡滑精、便浊、尿血余沥、虚损劳伤、腰膝积冷、顽麻无力，皆由肾虚所致，以此补养，无不奏效。又因味甘，甘能助脾，疗脾虚久泻，饮食不化，四肢困倦，脾气渐旺，则卫气自充，肌肤得养矣。

【名家经验】

1. 岳美中 认为："人之衰老，肾脏先枯，累及诸脏。"菟丝子味甘，性温，入肾经，则滋补肾脏。肾精足，可滋养、濡润、推动、温煦各脏器，维持机体的平衡而延缓衰老。

2. 夏桂成 倡导月经周期调节理论并提出补肾调周法治疗妇科疾病（如不孕症、多囊卵巢综合征、卵巢早衰）。常用菟丝子配伍丹参、赤芍、白芍等，用于经后期中末期出现一定量带下和经间排卵期。治疗多囊卵巢综合征，多为 10 g。

3. 仝小林 在辨治肾病蛋白尿时，对病程较长、缠绵难愈者，皆在辨证论治的基础上加用菟丝子、金樱子、女贞子三味小方，每获奇效。菟丝子、女贞子常用剂量为 9～15 g，金樱子为 9～30 g。

4. 王沛 伴腰膝酸软者常用菟丝子，常用剂量为 15 g，不宜量大，量大有壮阳作用。

【现代药理】

1. 降血糖　研究表明[1]，STZ 诱导的糖尿病大鼠模型，灌胃菟丝子多糖可显著降低模型大鼠的空腹血糖、糖化血红蛋白、CHO、TG 水平，表明菟丝子多糖能改善糖尿病大鼠的脂代谢紊乱。

2. 延缓白内障形成　动物实验发现，菟丝子可延缓大鼠白内障形成，给服用半乳糖致白内障的大鼠灌胃菟丝子水提液，每日 4 g/kg，连续 30 日。结果显示可以延缓大鼠白内障形成，其有效率为 33.3 %[2]。

3. 保肝　菟丝子的水提取物可以阻止四氯化碳所致大鼠肝损伤，结果提示菟丝子可以抑制儿茶酚胺的释放和拮抗作用[2]。运用相同的生物模型比较三种菟丝子的保肝作用，证实两种小粒菟丝子的保肝作用优于大粒菟丝子[2]。

4. 调节生殖内分泌激素水平　喻琴等[3]通过肌内注射氢化可的松复制肾阳虚大鼠模型，并予以菟丝子治疗，发现菟丝子能显著提高大鼠的黄体生成素（LH）、FSH 和 E_2 的分泌水平，并不同程度地提高大鼠卵巢中 LH 受体和 FSH 受体的基因表达水平。

【降糖量效】

1. 小剂量　菟丝子入煎剂 6 ～ 10 g。在治疗糖尿病肾病时可达到益气滋肾、恢复机体的脾肾气化功能状态、振奋一身之正气的作用。

2. 常规剂量　菟丝子常规剂量用 11 ～ 15 g。菟丝子甘辛温润，补而不峻，温而不燥，可以用于糖尿病中晚期肾阳不足，肾精亏虚。

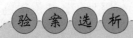

1. 菟丝子小剂量验案[4]

患者，女，69 岁，2012 年 1 月 5 日初诊。

初诊：患者有 2 型糖尿病病史 20 年，发现蛋白尿 5 年，肌酐升高 3 年，曾在多家医院诊治，病情反复，并逐年加重。此次主因双下肢浮肿半年伴全身乏力、恶心厌食前来就诊。刻下：双下肢浮肿明显，按之凹陷，眼睑轻度浮肿，面色萎黄，神疲乏力，腰膝酸软，畏寒肢冷，心慌气短，恶心厌食，大便干燥，小便大量泡沫，夜尿频多，舌质暗淡，边有齿痕，苔黄厚腻，脉沉细。实验室检查：尿常规示蛋白 +++，24 h 尿蛋白定量 3322 mg，血肌酐 303 μmol/L、BUN 19.8 mmol/L，内生肌酐清除率 18.10 mL/min。

中医诊断：消渴水肿；证属脾肾两虚，湿毒内聚，瘀血阻络。

西医诊断：糖尿病肾病（Ⅳ期）。

治法：益气滋肾，活血通络，利湿祛浊。

处方：

生黄芪 40 g	当归 10 g	生地黄 10 g	熟地黄 10 g
太子参 30 g	牡丹皮 10 g	菟丝子 10 g	山药 10 g

山茱萸 10 g	泽泻 15 g	泽兰 15 g	茯苓 20 g
猪苓 20 g	苏梗 10 g	生白术 10 g	陈皮 10 g
熟大黄 6 g（后下）	草薢 20 g	水红花子 6 g	石韦 20 g

14 剂，水煎服，每日 1 剂，早晚分服。

二诊（2012 年 1 月 19 日）：浮肿明显减退，体力有所增加，已有食欲，大便通畅，尿中泡沫明显减少，苔黄厚腻减轻，脉沉细。原方去苏梗、猪苓，泽泻、泽兰改为 10 g，草薢、石韦均改为 10 g，加阿胶、鸡血藤各 10 g，继续巩固治疗。

三诊（2012 年 2 月 3 日）：双下肢无凹陷性水肿，纳食尚可，大小便正常，苔稍黄腻。在原方基础上加川牛膝 10 g，熟大黄改为 4.5 g，守方治疗 1 月余。患者一般情况尚好，尿常规示蛋白+，24 h 尿蛋白定量 0.95 mg，血肌酐 198 μmol/L，BUN 12.1 mmol/L，内生肌酐清除率 27.70 mL/min。此后，继续辨证用药巩固，病情平稳。

按：糖尿病肾病的病机是先天元气不足，肾气亏虚，肾虚气化无力，加之糖尿病肾病一般病程较长，久病入络必瘀，气虚无以助血运行、瘀血阻络凝滞不散，"微型癥瘕"聚于肾络，从而导致肾络瘀结，损伤肾功能。本案患者脾肾两虚，气虚则津液运化无力且不能温煦四肢，故见双下肢及眼睑浮肿，腰膝酸软，畏寒肢冷，故方中用小剂量菟丝子合太子参、生黄芪、生地黄、熟地黄、茯苓、白术等健脾益气滋肾，恢复机体的脾肾气化功能状态，振奋一身之正气；病久易瘀阻络脉，故用当归、牡丹皮、水红花子活血化瘀通络，改善肾络的微循环，使"微型癥瘕"得以消散；糖尿病肾病后期，脾肾两虚，水湿无以运化，加之瘀血阻络，致使湿毒、痰瘀、热毒凝滞内聚，故用大黄、石韦、草薢利湿祛浊解毒，推陈出新使湿浊去毒邪消；呕恶纳差，故加苏梗、陈皮理气宽中，辟秽消食，以助脾胃之运化，浮肿明显加用猪苓，并重用茯苓、泽泻利湿消肿；方中重用黄芪，以助水红花子、泽兰活血化瘀，助当归养血活血，助山药、太子参、山茱萸、生地黄、熟地黄健脾滋肾，助石韦、草薢、熟大黄清热利湿，祛浊解毒，巧而用之事半功倍。巩璇医师在治疗本病时提出五个强调：一是强调补肾为首要，脾气要夯实；二是强调化瘀通络是关键；三是强调利湿祛浊解毒；四是强调用药对症辨证灵动；五是强调重用黄芪益气以助他药之疗效。

2. 菟丝子常规剂量验案 [5]

于某，女，27 岁，2014 年 10 月 16 日初诊。

初诊：口渴、体重下降、月经错后间断发作 2 年。患者近 2 年来出现口渴症状，伴体重轻度下降，无明显多饮、多食症状，有月经错后，每次后错 10 ～ 20 日，经量尚可。测空腹血糖高，多在 7 ～ 8 mmol/L，餐后血糖不详，外院明确诊断为 2 型糖尿病，目前饮食控制，未系统服用降糖药。刻下：口干渴喜饮，头晕乏力，时有头沉不清醒感，大便溏，小便频，夜眠差。既往否认高血压、高脂血症病史。查体：血压 120/90 mmHg，双肺（－），心率 80 次／分，律齐，腹软无压痛，双下肢不肿。舌质红，苔薄白少津，脉沉细弦。辅助检查：空腹血糖 8.2 mmol/L，CHO 4.34 mmol/L，TG 1.48 mmol/L，心电图示窦性心律，正常心电图。

中医诊断：消渴；证属肝肾阴虚，虚热内盛。

西医诊断：2 型糖尿病。

治法：调补肝肾，清虚热养阴。

处方：

生地黄 15 g	生知母 10 g	牡丹皮 12 g	北沙参 20 g
女贞子 15 g	桑寄生 30 g	郁金 12 g	山茱萸 15 g
墨旱莲 10 g	菟丝子 15 g	香附 6 g	金樱子 10 g
川芎 10 g	白芍 15 g	炒枣仁 30 g	龟甲 20 g
川牛膝 10 g	黄精 15 g		

14 剂，水煎服，每日 1 剂，早晚分服。

二诊（2014 年 10 月 30 日）：患者口渴多饮症状好转，二便正常，舌红，苔薄黄，脉弦细。空腹血糖 7.2 mmol/L，餐后血糖不详。上方加黄连 12 g、天花粉 30 g，生知母加至 15 g，加强清热养阴之力。继服 14 剂。

按：对于新发的糖尿病患者，往往辨证属阴虚内热，多有毒热内蕴存在，导致热盛伤阴耗津的临床表现，对于年纪较轻的患者，多合并有脾胃的病变或者肝肾的不足。本案患者为年轻女性，发病较早，结合舌脉及临床表现，有肝肾不足存在。因此治疗上，黄丽娟教授以滋补肝肾为主，常规剂量菟丝子 15 g 用在养阴的同时，注重清热解毒，用生地黄、白芍、女贞子、桑寄生、山茱萸、墨旱莲、黄精等滋补肝肾，生知母清热养阴，同时加用香附、川芎理气活血，使补而不腻，气血运行通畅。二诊加用黄连、天花粉，以及加量生知母以加强清热养阴之力，既调患者血糖，又对患者月经有调节作用。

| 参考文献 |

［1］徐先祥,李道中,彭代银,等.菟丝子多糖改善糖尿病大鼠糖脂代谢作用［J］.中国实验方剂学杂志,2011,17（18）：232-234.

［2］刘利萍,刘建,陈海丰.中药菟丝子的研究进展［J］.中药材,2001,24（11）：839-843.

［3］喻琴,王东升,张世栋,等.阳起石、菟丝子与淫羊藿对肾阳虚大鼠性激素及其受体表达的影响［J］.中国兽医学报,2019,39（3）：535-540.

［4］巩璇,马建伟.治疗糖尿病并发症验案举隅［J］.环球中医药,2014,7（6）：481-484.

［5］　尚菊菊.黄丽娟教授学术思想临床经验总结及治疗高脂血症的临床研究［D］.北京：北京中医药大学，2016.

桑　椹

【本草记载】

1.《唐本草》　桑椹味甘，寒，无毒。

2.《本草述》　乌椹益阴气便益阴血，血乃水所化，故益阴血，还以行水，风与血同脏，阴血益则风自息。

3.《本草求真》　除热，养阴，止泻。

4.《本草经疏》　桑椹，甘寒益血而除热，为凉血补血益阴之药，消渴由于内热，津液不足，生津故止渴。五脏皆属阴，益阴故利五脏。阴不足则关节之血气不通，血生津满，阴气长盛，则不饥而血气自通矣。热退阴生，则肝心无火，故魂安而神自清宁，神清则聪明内发，阴复则变白不老。甘寒除热，故解中酒毒。性寒而下行利水，故利水气而消肿。

5.《本草纲目》　捣汁饮，解酒中毒，酿酒服，利水气，消肿。

6.《本草新编》　四月采桑椹，饭锅蒸熟，晒干为末。紫色为上，红者次之。性寒，味甘，无毒。入肝肾经。补肝、益肾、熄风、滋液之功。治肝肾阴亏，消渴，便秘，目暗，耳鸣，关节不利。

7.《本草拾遗》　利五脏关节，通血气，捣末，蜜和为丸。

8.《本草衍义》　治热渴，生精神，及小肠热。

9.《滇南本草》　益肾脏而固精，久服黑发明目。

【历代论述】

1.《本经逢原》　桑椹，甘温无毒。《神农本草经》主伤中五劳六极，羸瘦，崩中绝脉，补虚益气。桑椹手足少阴、太阴血分药，《神农本草经》所主皆言桑椹之功。

2.《玉楸药解》　味甘，气辛，入足太阳膀胱、足厥阴肝经。止渴生津，消肿利水。桑椹滋木利水，清风润操，治消渴瘰淋，瘰疬秃疮，乌须黑发。桑叶治脚气水肿。扑损金疮。行瘀止渴，长发明目。桑枝治脚气中风，喎斜拘挛，咳嗽上气，紫白癜风，消痈疽，利小便。桑皮汁灭黑痣恶肉，敷金疮，化积块。亦名木硇。桑花涩肠止嗽，治吐衄崩带。

3.《随息居饮食谱》　滋肝肾，充血液，祛风湿，健步履，息虚风，清虚火。

【名家经验】

吕仁和　认为桑椹滋阴补血，生津润燥。临证中，吕教授配合桑椹治疗消瘅期病症，而且桑椹色黑入肾，故以此滋阴润燥，补益肝肾，一般用量 15 ～ 30 g，配伍女贞子、墨旱莲、枸杞子，取二至丸之意，交通节气、顺应阴阳之妙。

【现代药理】

1. 降血脂和降血糖　在《唐本草》中有（桑椹子）"单食主消渴"的记载，提示桑椹在肥胖、糖尿病、高血糖、高血脂等现代慢性病中有积极的作用。而现代医药研究也证实了这一观点。袁海波等[1]研究发现，以桑椹入药的三术减肥汤能降低大鼠的脂肪湿重，缩小脂肪细胞等。以往的中药典籍中，桑椹多以辅药形式存在，而新的实验证明桑椹有更为重要的药用价值。王瑞坡[2]确定了桑椹中含有黄酮类物质，其提取的桑椹粗黄酮（EEM）和桑椹黄酮（MFV）经实验证明，均具有显著的体外抗氧化活性和对 α- 葡萄糖苷酶与黄嘌呤氧化酶活性抑制作用。EEM 可以显著降低高血糖大鼠血糖水平，同时可以降低高尿酸血症大鼠尿酸水平，并对腺嘌呤诱导的高尿酸血症大鼠肾受伤有积极的防治作用。用桑椹制作的桑椹油能降低高脂血症大鼠体内的 CHO 和 TG 的含量，具有抗动脉粥样硬化的作用。

2. 提高造血功能　桑椹为凉血补血益阴之药。《随息居饮食谱》云："滋肝肾，充血液，祛风湿，健步履，息虚风，清虚火。"现代医学进一步研究发现[3]桑椹能促进造血细胞的生长，对粒系和红系祖细胞的生长均有显著的促进作用。

3. 对非特异性免疫的影响　桑椹水煎液对小鼠巨噬细胞百分率和吞噬指数均有明显的提高作用，并有防止地塞米松抑制白细胞和吞噬细胞的非特异性免疫功能的作用，并且桑椹的作用优于丹参[4]。

4. 护肝及抗肝炎病毒　用桑椹、虎杖、败酱草、甘草等组成的五味肝泰冲剂，给大白鼠按 4 g/(kg·d) 皮下注射 6 日后，能明显减轻肝细胞的浊肿、脂肪变性及炎症反应，并使肝组织中 RNA 和糖原明显增加，且未见粒细胞核变大、深染及核分裂象。用酶联免疫吸附检测技术筛选中草药抗乙型肝炎病毒表面抗原的实验表明桑椹具有抗乙型肝炎病毒的作用[5]。

5. 抗氧化及延缓衰老　施鸿飞等[6]尝试以桑椹加桑叶、桑蚕蛹蛋白水解液配制桑源缓衰液给老龄小鼠灌胃 45 ～ 60 日，实验结果显示，其有较明显的抗氧化延缓衰老的作用，亦具有滋补肝肾、延年益寿之功效。张晓云等[7]研究了桑椹果汁延缓衰老的作用，发现桑椹果汁能显著提高大鼠红细胞和肝脏中 MDA 含量，说明桑椹果汁能有效地清除氧自由基及抗脂质过氧化。这一功能可能与桑椹果汁含丰富的天然抗氧化成分维生素 C、胡萝卜素、类黄酮等有关。

【降糖量效】

1. 常规剂量　桑椹入煎剂或鲜桑椹绞汁 9 ～ 15 g。滋补肾阴，清热生津，补脾润燥，可用于治疗非胰岛素依赖型糖尿病[8]。

2. 大剂量　桑椹入煎剂 16 ～ 30 g。适用于糖尿病消瘅期病症，桑椹色黑入肾，滋阴润燥，补益肝肾，配伍女贞子、墨旱莲、枸杞子，取二至丸之意，有交通节气、顺应阴阳之妙[9]。

验 案 选 析

1. 桑椹常规剂量验案[10]

患者，女，76 岁，2015 年 9 月 23 日初诊。

初诊：反复口干多饮 20 年，肢体麻木 1 年。患者 20 年前无明显诱因出现口干多饮，伴有体重减轻，约减轻 5 kg，经当地医院检查明确诊断为 2 型糖尿病，予口服降糖药物治疗后血糖控制平稳，母亲有糖尿病病史。患者 1 年前无明显诱因出现肢体发凉麻木，夜间加重。查体：震动觉及 10 g 尼龙丝觉、温度觉均减退，肌电图检查结果为多发性周围神经病变。现用降糖方案：阿卡波糖 50 mg 口服，每日 3 次；二甲双胍 0.5 g 口服，每日 2 次；门冬胰岛素 30 注射液早 20 U、晚 11 U。空腹血糖 6.29 mmol/L，餐后 2 h 血糖 10.3 mmol/L，糖化血红蛋白 6.5 %。刻下：乏力，手足麻木，排尿不畅，无胸闷胸痛，大便正常，夜寐欠安，舌淡暗，苔薄，脉细涩。

中医诊断：消渴痹证；证属气虚血瘀。

西医诊断：糖尿病周围神经病变。

治法：益气活血。

处方：补阳还五汤加减。

生黄芪 30 g	当归 12 g	川芎 9 g	赤白芍各 15 g
鸡血藤 30 g	川桂枝 12 g	炒桑枝 12 g	丹参 30 g
首乌藤 30 g	茯神 15 g	益智仁 15 g	桑椹 15 g
山茱萸 15 g			

水煎服，每日 1 剂，早晚分服。服后药渣再煎泡脚。

二诊：患者肢体麻木减轻，继续上方加减治疗 3 个月，诸症明显好转。

按：《脾胃论》云："凡欲察病者，必须常顾胃气，胃气无损，诸可无虑。"本案患者乏力、肢体麻木辨证属消渴痹证，证属气虚血瘀，治疗以补阳还五汤为基础方，方中重用生黄芪益气扶正，其味甘，培补中气，健达脾运，取其益气缓急之功，充血而生精微，以补虚损，《汤液本草》云："柔脾胃，是中州之药。"《灵枢·痈疽》曰："夫血脉营卫，周流不休，上应星宿，下应经数。寒邪客于经络之中则血泣，血泣则不通，不通则卫气归之，不得复反。"生黄芪不仅大补元气，还可顾护卫气，更有气虚甚者，将生黄芪加大剂量至 40 ~ 60 g，概因气为血帅，血为气母，脾胃虚弱，元气亏虚，则气血鼓动运行无力，以致脉络瘀阻，治取黄芪大补元气，脾胃健运，使气旺则血行，消瘀而不伤正。《景岳全书》记载："当归可升可降，阴中有阳。其味甘而重，故专能补血；其气轻而辛，故又能行血。补中有动，行中有补，诚血中之气药，亦血中之圣药。芎归俱属血药。芍药白者味甘，补性多，补血热之虚……消痈肿，赤者味苦，泻性多，通经破血。"鸡血藤补血活血通络，川桂枝助阳化气、温经通络，炒桑枝祛风湿、利关节、疏通经络，丹参益气养阴、祛瘀血、生新血，首乌藤、茯神养心安神通络，常规剂量桑椹补血滋阴、生津润燥，山茱萸、益智仁补肾缩尿。纵观全方，生黄芪为君，大补元气，活血化瘀通络之药为臣，佐以补肾、养阴之药，阴中求阳，气行则血行，生黄芪与当归合用亦取当归补血汤之意，补气生血，气血互生，补而不滞。当归、川芎、赤芍又有四物汤的影子，补血而不滞血，和血而不伤血。《医方考》谓四物汤："气、血，人身之二仪也。天地之道，阳常有余，阴常不足，人与天地相似，故阴血难成而易亏。是方也，当归、芍药、地黄味厚者也，味厚为阴中之阴，故能生血；川芎味薄而气清，为阴中之阳，故能行血中之气……"君以生黄芪更进一步加强了益气补血的功效。唐红教授用药讲究少而精，常一药多用，或用合方，黄芪、芍药、桂枝合用取黄芪桂枝五物汤之意，益气温经、和血通痹，且研究表明黄芪桂枝五物汤加减能显著改善糖尿病周围神经病变的症状及明显提高神经传导速度。诸药合用还有镇痛、调节血脂、抗血小板凝聚等作用，还可以通过促进神经细胞内能量代谢来减轻局部水肿，修复因氧自由基损害而导致的神经病变，通过调节内皮生长因子在体内的表达改善微循环，进而调节神经传导速度，最终减轻患者麻木疼痛的感觉。且活血通络之法不仅降低血清血管内皮生长因子，还可降低尿蛋白。

2. 桑椹大剂量验案 [11]

杨某，女，72 岁，2019 年 4 月 11 日初诊。

初诊：血糖升高 10 余年，四肢麻木 1 个月。患者 10 余年前因口干、多饮至医院就诊时发现血糖升高（具体数值不详），完善相关检查后诊断为 2 型糖尿病，予以格列齐特缓释片 30 mg 每日 1 次、二甲双胍 0.5 g 每日 3 次降糖治疗，平素血糖控制欠佳，2 年前开始使用甘精胰岛素＋门冬胰岛素皮下注射控制血糖，自测空腹血糖控制在 6 mmol/L 左右，早餐后 2 h 血糖控制在 8 mmol/L 左右，近 1 个月来出现四肢麻木、发凉，遂来湖北省中医院就诊。刻下：患者口干、多饮，四肢麻木、发凉，下肢较上肢明显，双下肢麻木范围从双足至大腿中上 1/3 处，末端呈针刺感，两侧对称，行走时明显，遇寒及夜间时症状加重，并伴有乏力，纳食正常，睡眠尚可，二便调。实验室检查：糖化血红蛋白 6.3 %，空腹血糖 6.2 mmol/L，早餐后 2 h 血糖 8.0 mmol/L。

中医诊断：消渴；证属血虚寒厥。

西医诊断：2 型糖尿病周围神经病变。

治法：温经散寒，养血通脉。

处方：当归四逆汤加减。

当归 9 g	桂枝 9 g	生白芍 9 g	小通草 6 g
甘草 6 g	续断 20 g	大枣 10 g	炙黄芪 30 g
玄参 30 g	知母 30 g	黄精 30 g	桑椹 30 g

浙贝母 30 g　　　　　鸡血藤 30 g　　　　　忍冬藤 30 g　　　　　细辛 3 g

10 剂，水煎服，每日 1 剂，早晚分服。

嘱每日服中药后留中药渣泡手脚以舒筋活络。

二诊：口干、多饮减轻，双下肢麻木较前明显减轻，自觉麻木感已由大腿部退行至双足，针刺感明显减轻，饮食可，睡眠可，二便调，舌质暗色明显减轻，苔薄白，脉细。予以上方去鸡血藤，加薏苡仁、路路通各 30 g，继服 7 剂。

三诊：四肢末端针刺感基本消失，四肢活动灵活，纳可，眠可，二便调，舌质稍暗，苔薄白，脉细。予前方去浙贝母、薏苡仁、路路通，加牛膝 30 g，连服 10 剂以巩固疗效。

按：本案患者四肢麻木、时有厥冷，遇寒及夜间时症状加重，喻秀兰教授认为消渴日久，耗气伤阴，久则阴损及阳，阳气虚弱，营血化生不足，进而寒邪侵入筋脉，同时阳虚无以温化水湿，痰湿流注经脉，致血行不畅，气血难以运行至四肢，肌肉和筋脉失养所致。因此治疗上应以"温经散寒，养血通脉"为治则，选用经方当归四逆汤加减，精准随证变化，全方温而不燥，补而不滞，不仅具有温经散寒与养血通脉兼施之效，可明显改善患者四肢麻木、厥冷等症状，而且具有滋补肝肾、活血通络之功，兼顾患者年老体虚，久病伤肾，疗效甚佳。本案大剂量桑椹起滋阴润燥、补益肝肾之功。

| 参考文献 |

［1］ 袁海波，王九莲，杨雨民，等. 三术减肥汤对营养性肥胖大鼠瘦素、血糖、胰岛素水平的影响［J］. 河南中医学院学报，2003，18（2）：31-33.

［2］ 王瑞坡. 桑椹黄酮的制备及其降血糖和降尿酸作用研究［D］. 上海：华东师范大学，2011：6.

［3］ 肖更生，徐玉娟，刘学铭，等. 桑椹的营养、保健功能及其加工利用［J］. 中药材，2001，24（1）：70-72.

［4］ 孙洁民. 丹参、桑椹子、四物汤对小鼠免疫功能影响的实验研究［J］. 中医药研究，1991，3（3）：50-51.

［5］ 徐燕萍，郑民实，李文. 酶联免疫吸附检测技术筛选 300 种中草药抗乙型肝炎病毒表面抗原的实验研究. 江西中医学院学报，1995，7（1）：20-21.

［6］ 施鸿飞，曹晖，孙鸿才. 桑源缓衰液的研制与延缓衰老实验研究［J］. 中国烹饪研究，1999，16（1）：31-34.

［7］ 张晓云，杨小兰. 桑椹果汁延缓衰老作用的研究［J］. 中华预防医学杂志，1998，32（6）：395.

［8］ 李艺. 桑椹汁胡萝卜粥治疗糖尿病 25 例［J］. 陕西中医，1999，20（2）：54.

［9］ 史银春，傅强，王世东，等. 国医大师吕仁和应用桑科植物治疗糖尿病及并发症临

床经验［J］.海南医学院学报,2021,27（13）：1028-1031.

［10］ 贝鹏剑,徐艳红,刘璐,等.唐红教授治疗糖尿病性周围神经病变经验［J］.现代中西医结合杂志,2018,27（33）：3686-3689.

［11］ 王丽杰,喻秀兰.喻秀兰从温论治糖尿病周围神经病变验案举隅［J］.山西中医,2020,36（9）：38-39.

肉　桂

【本草记载】

1.《本草求真》　肉桂,气味甘辛,其色紫赤,有鼓舞血气之能,性体纯阳,有招导引诱之力。

2.《本草汇言》　肉桂,治沉寒痼冷之药也。凡元虚不足而亡阳厥逆,……或心肾久虚而痼冷怯寒……假此味厚甘辛大热,下行走里之物,壮命门之阳,植心肾之气,宣导百药,无所畏避,使阳长则阴自消,而前诸证自退矣。

【历代论述】

1.《医学启源》　补下焦不足,治沉寒痼肩冷及表虚自汗。

2.《药笼小品》　肉桂,辛甘大热。气厚纯阳,入肝肾血分。补命门相火不足,痼冷沉寒之症,疏通血脉；小腹痛,奔豚疝瘕,抑肝扶土；疗寒热久疟,引火归元。出交趾最贵,猺产其厚者亦可用。去皮及油而止。

3.《本经逢原》　肉桂,辛热下行入足太阴、少阴,通阴、督脉。气味俱浓,益火消阴,大补阳气,下焦火不足者宜之。其性下行导火之源,所谓肾苦燥,急食辛以润之。利肝肾,止腰腹寒痛,冷痰霍乱转筋。坚筋骨,通血脉。

4.《玉楸药解》　肉桂温暖条畅,大补血中温气。香甘入土,辛甘入木,辛香之气,善行滞结,是以最解肝脾之郁。

5.《药性切用》　甜肉桂辛甘大热,入肝、肾、命门、血分。温经补火,引热下行,为血分虚冷之专药。去药汁摩冲,亦可煎服。

【名家经验】

1.吴佩衡　配伍附子,命名为桂附汤,治疗心脏病、怔忡、惊悸、失眠等证,为三钱（约11.25 g）,研末,泡水兑入；配伍四逆汤,命名为大回阳饮,用于一切阳虚阴盛危急之证,为四钱（15 g）,研末,泡水兑入；配伍附子理中丸,命名为桂附理中汤,能大补先天心肾和后天脾胃之阳,用于久泻久痢、消化不良等肠胃病,为三五钱（11.25 ～ 18.75 g）,研末,泡水兑入。其医案中肉桂用量为3 ～ 20 g,常用量为10 g,8岁以下儿童最大量用至10 g。用于阴盛格阳,虚火上浮,肉桂扶阳收纳,引火归元,用量一般为 3 ～ 10 g，危重症用量为 10 ～ 20 g[1]。

2. 朱良春　自拟二仙附桂龙牡汤治疗阳虚盗汗，肉桂配伍龙牡引火归元、息无根之火，并镇安已返之阳，用量为 10 g；自拟加减曲直汤治疗久痛不愈的坐骨神经痛，肉桂配伍附子振奋阳气，用量为 9 g[1]。

3. 夏桂成　在行经期常用肉桂配伍木香、炒枳壳等，肉桂用量 5 g（后下）；自拟逐瘀脱膜汤治疗膜样血瘀痛经，肉桂、续断补肾温阳，用量 3 ～ 5 g；若因子宫内膜异位症引起严重痛经，常用内异止痛汤，肉桂、续断用量均为 12 g；配伍桂枝治疗因寒所致痛经，用量 5 g（后下）；配伍黄连治疗围绝经期综合征上热下寒，用量 5 g（后下）；配伍补骨脂用于经前期脾肾不足者，二者火中暖土，用量 5 g（后下）[1]。

【现代药理】

1. 降血糖　现代研究表明肉桂的主要化学成分为肉桂醛、乙酸树皮酯、肉桂酸、黄酮类、羟基查耳酮类化合物，而羟基查耳酮类化合物具有类似胰岛素作用。李宗孝等[2]的研究表明，肉桂中提取的甲基羟基查耳酮聚合物通过细胞刺激葡萄糖吸收，在促进糖原合成和糖原合酶活性的过程中有类似胰岛素作用，可以作为胰岛素类似物，和胰岛素信号一样，激活衰竭的胰岛素受体。Carter 等[3]认为羟基查耳酮聚合物还可以通过刺激 IRS-1 使其酪氨酸磷酸化，改善胰岛素信号级联，从而使小鼠骨骼肌细胞对葡萄糖的摄取增加。最近 Cao 等[4]研究发现，肉桂中的原花青素 -A 二聚体也具有类似胰岛素作用，可增加 3T3-L1 脂肪细胞中胰岛素受体（IRSR）、GLUT4 和脂蛋白 36（TTP/ZFP36）的 mRNA 水平，刺激胰岛素受体自身磷酸化作用，促进葡萄糖吸收、糖原生物合成，激活糖原合酶，抑制糖原合酶激酶 -3β。

2. 调脂　2 型糖尿病是一种内分泌代谢性疾病，常同时伴有脂质代谢紊乱及高脂血症。长期糖脂代谢异常极易引起糖尿病性心脑血管病变。在糖尿病的治疗过程中，降血脂几乎与降血糖同等重要。近几年实验研究结果总结出中药肉桂在降低血糖的同时还能调节血脂。提示肉桂对糖尿病及其并发症的防治具有一定的作用。Khan 等[5]给予 60 例 2 型糖尿病患者肉桂口服，表明肉桂可使 TG、低密度脂蛋白、TC 水平明显下降，对高密度脂蛋白无明显影响。Subash 等[6]研究肉桂提取物肉桂醛在降低血糖的同时，还有促使血清脂质减少的作用。实验以 STZ 诱发的雄性糖尿病 Wistar 大鼠为研究对象，肉桂醛给药 45 日后，肉桂高剂量组（20 mg/kg）糖尿病大鼠血糖水平、糖化血红蛋白、TC、TG 水平均显著降低（$P < 0.05$），血浆胰岛素、肝糖原、高密度脂蛋白水平明显升高。Sheng 等[7]研究发现肉桂水提取物可以激活高热量诱导的肥胖 db/db 小鼠体内过 PPARγ，从而改善胰岛素抵抗，并且在降低空腹血糖的同时，能够游离脂肪酸、低密度脂蛋白和 AST。提示肉桂可以治疗肥胖相关性糖尿病和高脂血症。

3. 抗肿瘤　肉桂能够提高人体免疫力、抗辐射、抗诱变，且对多种肿瘤细胞有抑制作用，其主要的功能成分为桂皮醛和桂皮酸。有研究报道桂皮醛作用于 HeLa 细胞、A-549 细胞和 HepG2 细胞后，在光镜下 3 种肿瘤细胞出现空泡，细胞肿胀、变圆，细胞间融合、脱落。MTT 比色法结果也表明桂皮醛对 3 种肿瘤细胞有抑制作用，且呈剂量依赖性[8]。

【降糖量效】

1. 小剂量 肉桂入煎剂或丸散 1 ～ 6 g。治疗糖尿病，主要用于"损"的阶段，证以阴阳两虚为主，若用于交通心肾则 1 g 足以收效。配伍黄连治疗睡眠障碍，肉桂用量 1 ～ 6 g，肉桂和黄连比例多为 1 ：5，二者均有降糖之效，如肉桂 6 g 配黄连 30 g 多用于糖尿病血糖升高伴失眠等症[1]。

2. 常规剂量 肉桂入煎剂 10 ～ 15 g。用于糖尿病心肾不交者，肉桂配伍山茱萸、黄芩可交通心肾、除烦安眠，常用量为 15 g。

3. 大剂量 肉桂入煎剂 16 g 及以上。偏用于糖尿病肾阳虚者。

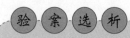

1. 肉桂小剂量验案[9]

耿某，女，56 岁，2007 年 7 月 14 日初诊。

初诊：夜尿增多，乏力、眠差，血糖升高 3 年余。患者 2004 年无明显诱因出现夜尿增多，乏力、眠差，于医院检查发现血糖升高，诊断为 2 型糖尿病，开始口服格列吡嗪、二甲双胍等西医降糖药物治疗，血糖控制不理想。现空腹血糖 8 mmol/L，餐后血糖 9 ～ 10 mmol/L。刻下：夜尿 4 ～ 5 次，尿量不多，神疲乏力，眠差，入睡困难，大便略干，纳可，偶心悸。舌苔白干，有裂纹，舌底瘀滞，脉沉弦结代。

中医诊断：糖尿病络病；证属肾虚火旺，心肾不交。

西医诊断：糖尿病。

治法：滋阴降火，交通心肾。

处方：知柏地黄丸合交泰丸加减。

| 黄柏 30 g | 知母 30 g | 黄连 12 g | 肉桂 2 g |
| 金樱子 30 g | 桑螵蛸 15 g | 炒枣仁 30 g | 五味子 9 g |

水煎服，每日 1 剂，早晚分服。

服上方 14 剂后，患者夜尿减至 2 ～ 3 次，睡眠明显好转，乏力减轻，睡前仍有心慌，纳可，大便不干。舌干少津，脉弦硬略数。空腹血糖 7 mmol/L，餐后血糖 8.2 mmol/L。后患者复诊，夜尿恢复正常，每晚 0 ～ 1 次。

按：本案患者患病多年，肾脏受损，开阖失司，开多阖少，则见夜尿增多；久病伤阴，阴不足则相火自生，阴虚火旺，热扰心神故眠差，入睡困难；火热耗气，气阴两亏，故神疲乏力。夜尿多、眠差是导致血糖控制不佳的主要原因，即血糖难控因素，因此当着重治疗夜尿多、失眠，主要矛盾解决，血糖自然随之下降。方中小剂量肉桂配合黄连交通心肾，清火安神；知母清热益阴，黄柏清下焦虚火，二者合为知柏地黄丸浓缩方。此四味又均具降糖之功，一药而多效。桑螵蛸、金樱子固肾缩泉；炒枣仁、五味子养心安神，使夜寐安，夜尿减。

2. 肉桂常规剂量验案

见山药大剂量验案。

3. 肉桂大剂量验案[9]

马某，女，48 岁，2008 年 5 月 8 日初诊。

初诊：双下肢水肿，按之深陷不起，眼睑肿，如卧蚕状，面色萎黄，咳嗽有痰，痰中带血，腰酸痛，怕冷，左手麻木，眠差，多饮多尿，夜尿频，每晚 8 次，大便调。患者 17 年前因头晕去本地医院检查发现血糖升高，诊断为糖尿病。开始口服降糖药物治疗，效果不佳，后改用胰岛素治疗，血糖控制仍不理想。现用生物合成人胰岛素注射液早 6 U，中 6 U，晚 8 U；精蛋白生物合成人胰岛素注射液晚 11 U。2008 年 5 月 4 日查餐后血糖 18.2 mmol/L，尿酮体 ++，糖化血红蛋白 8.3%，尿白蛋白排泄率 33.31 μg/min，血压 130/80 mmHg。舌暗，苔干苔少，舌底滞，脉细弦。

中医诊断：糖尿病络病，水肿，多尿；证属阴阳两虚，血瘀水停。

西医诊断：糖尿病肾病。

治法：调补阴阳，活血利水。

处方：金匮肾气丸合抵当汤加减。

附子 15 g（先煎）	肉桂 30 g	熟地黄 30 g	山茱萸 30 g
生大黄 2 g	茺蔚子 30 g	泽兰 30 g	水蛭粉 6 g（分冲）
芡实 30 g	金樱子 30 g	黄连 30 g	干姜 9 g
知母 30 g	天花粉 30 g	泽泻 30 g	

水煎服，每日 1 剂，早晚分服。

二诊（2008 年 5 月 22 日）：患者服上方 13 剂，双腿水肿症状显著改善，双眼睑浮肿基本消失，仍咳嗽但已无痰。上方加怀山药 30 g、葛根 30 g。

三诊（2008 年 7 月 16 日）：双腿水肿症状基本消失，夜尿 2～3 次。2008 年 7 月 13 日查空腹血糖 4.8 mmol/L，餐后血糖 7.2 mmol/L，糖化血红蛋白 6.8%，尿白蛋白排泄率 15.17 μg/min，血压 110/70 mmHg。

其后患者复诊，病情平稳，肾功能基本稳定。

按：患者年近七七，肾本不足，加之累疾多年，久病及肾，肾气亏虚，统摄无力，则水泛为肿；封藏失司，则夜尿频多；不荣其府，则腰酸冷痛。多尿则水液大失，水肿则水液旁蓄，故脐中干涸，多饮以自救。肾之阴阳，互根互用，阳气之亏如此，其阴必不足。舌之少苔，脉之弦细，亦为肾阴亏虚之据。故用大剂量肉桂，配合附子、熟地黄、山茱萸，以阴阳双补，化气摄水。佐以茺蔚子、泽泻、泽兰利水活血消肿；芡实、金樱子为水陆二仙丹，涩精秘气，《医方考》称"此主精浊之方也。金樱膏濡润而味涩，故能滋少阴而固其滑泄。芡实粉枯涩而味甘，故能固精浊而防其滑泄"，精微漏失，肾之虚损更甚，则水肿加剧，故二药于此益肾涩精缩尿，为塞因塞用之法；生大黄、水蛭粉，可活血通经利肾络。以上诸药共用，则肾元得固，肾气得复，水循常道，夜尿可减，精微固涩，水肿当消。然水液旁蓄，久则浊气内生而上泛，聚于中焦化热伤津，热聚津伤，则血糖突升，查餐后血糖高达 18.2 mmol/L。用黄连、干姜、知母、天花粉以泻火滋阴降糖，中焦热解津复，则血糖得降，胃府和顺，而眠得安。

| 参考文献 |

［1］ 吉红玉，曾方兴，朱瑞雪，等. 肉桂临床应用及其用量［J］. 吉林中医药，2019，39（3）：317-320.

［2］ 李宗孝，温晋红，袁美娟. 肉桂中查耳酮的类似胰岛素作用［J］. 中医药学报，2004，32（5）：29-31.

［3］ Carter J S, Pugh J A, Monterrosa A. Non-insulin-dependent diabetes mellitus in minorities in the United States［J］. Ann Intern Med, 1996, 125（3）: 221-232.

［4］ Cao H, Polansky M M, Anderson R A, et al. Cinnamon extract and polyphenols affect the expression of tristetraprolin, insulin receptor, and glucose transporter 4 in mouse 3T3-L1 adipocytes［J］. Arch Biochem Biophys, 2007, 459（2）: 214-222.

［5］ Khan A, Safdar M, Ali Khan M M, et al. Cinnamon improves glucose and lipids of people with type 2 diabetes［J］. Diabetes Care, 2003, 26（12）: 3215-3218.

［6］ Subash Babu P, Prabuseenivasan S, Ignacimuthu S. Cinnamaldehyde--a potential antidiabetic agent［J］. Phytomedicine, 2007, 14（1）: 15-22.

［7］ Sheng X, Zhang Y, Gong Z, et al. Improved insulin resistance and lipid metabolism by cinnamon extract through activation of peroxisome proliferator-activated receptors［J］. PPAR Res, 2008, 2008: 581348.

［8］ 吴存恩，王瑞平，滕钰浩. 肉桂活性成分及抗肿瘤作用研究进展［J］. 时珍国医国药，2015，26（8）：1985-1987.

［9］ 仝小林. 糖络杂病论［M］. 北京：科学出版社，2010：114-115.

酸 枣 仁

【本草记载】

1.《本草崇原》 酸枣始出河东川泽，今近汴洛及西北州郡皆有之。一名山枣。

2.《本草图经》 "似枣木而皮细,其木心赤色,茎、叶俱青,花似枣花",指出酸枣木和枣树的木头相似,当皮较细,木心是红色的,其花也跟枣花比较相似。

3.《证类本草》 陈藏器云:按酸枣,既是枣中之酸,更无他异,此即真枣,何复名酸,既云其酸,又云其小,今枣中酸者,未必即小,小者未必即酸,虽欲为枣生文,展转未离于枣,若道枣中酸者,枣条无令睡之功,道棘子不酸,今人有众呼之目。枣、棘一也。酸、甜两焉。纵令以枣当之,终其非也。

4.《新修本草》 明确了酸枣相关的用药部位为种仁,但本书对酸枣仁的性味记载为味酸,性平,无毒[1]。

5.《本草衍义》 在酸枣仁药性的方面提出了不同观点,认为"酸枣微热",酸枣药性为平还是温的问题由此引起了后世医家的注意。同时期《证类本草》虽然延续了《神农本草经》中"味酸,平,无毒"的观点,但本书记载的是"酸枣",也不能从中分辨出其记录的性味究竟是属于酸枣实还是酸枣仁[1]。

6.《汤液本草》 气平,味酸。无毒[1]。

【历代论述】

1.《雷公炮制药性解》 酸枣仁,味酸,性平无毒,入心脾肝胆四经。主筋骨酸寒,夜卧不宁,虚汗烦渴,安和五脏,大补心脾。炒熟去皮尖研用,生者治嗜卧不休。恶防己。按:枣仁味酸,本入肝经,而心则其所生者也,脾则其所制者也,胆又其相依之腑也,宜并入之。

2.《雷公炮炙论》 酸枣仁凡使,采得后,晒干,取叶重拌酸枣仁蒸半日,了,去尖、皮,了,任研用。

3.《药鉴》 酸枣仁,气平,味甘酸,无毒。能安和五脏,大补心脾。故血不归脾,而睡卧不宁者,多用之。盖血不归脾,则五脏不安和,而睡卧自不宁矣。今既大补心脾,则血归脾,而五脏和,睡卧岂有不宁者哉。然心家有实热者,生研为良,心家若虚寒者,炒研才妙。

4.《药性切用》 酸枣仁,甘酸性润,入心、脾、肝、胆。生用酸平,益肝胆以宁心敛汗;熟酸温,醒脾气以安神。

【名家经验】

1. 李时珍 明代《本草纲目》木部第三十六卷中也对酸枣仁进行了详细的讨论,李时珍通过综合前人对酸枣仁相关用药部位治疗失眠的记载发表了自己的观点,"酸枣实,味酸性收,故主肝病,寒热结气,酸痹久泄,脐下满痛之症。其仁甘而润,故熟用疗胆虚不得眠、烦渴虚汗之症,生用疗胆热好眠,皆足厥阴、少阳药也。今人专以为心家药,殊昧此理"[1]。

2. 陶弘景 《证类本草》中"盖其子肉味酸,食之使不思睡,核中仁,服之疗不得眠",直接指出酸枣仁有治疗不得眠的功效[1]。

【现代药理】

1. 降糖　研究发现酸枣仁总皂苷可显著降低高脂血症大鼠血清 TC、TG、LDL-C 含量，提高 HDL-C 的含量，并能调节高脂血症大鼠血脂的作用[2]。不同剂量的酸枣仁总皂苷对原发性高血压大鼠均有降压作用，作用机制可能与酸枣仁抗心肌缺氧、抗心肌缺血和调节血脂等功能协同作用有关[3]。

2. 抗惊厥　将酸枣仁煎剂 50 mL/kg 注射至小鼠腹腔，对戊四氮所致的阵挛性惊厥的次数及死亡率有拮抗作用，可延长士的宁所致惊厥的潜伏期及死亡时间，但不影响死亡率[4]。

3. 抗心律失常　动物实验研究表明，酸枣仁水煎剂可拮抗氯化钡、乌头碱及氯仿诱发的心律失常，醇提取物可拮抗氯化钡所致的大鼠心律失常。对家兔注射酸枣仁水煎剂可有效抑制家兔心率，且与 β₁ 受体阻断作用、迷走神经兴奋无明显相关性[5]。

4. 抗抑郁　酸枣仁总黄酮有较好的抗焦虑、抗抑郁作用。贺一新等[6]研究结果显示酸枣仁醇提物中黄酮类成分是抗焦虑的活性成分。

【降糖量效】

1. 小剂量　酸枣仁入丸剂 1 ~ 9 g，丸剂多用于糖尿病血糖控制在其正常范围之内，病情平稳的状态。

2. 大剂量　酸枣仁入煎剂 30 g 以上。多用于围绝经期合并糖尿病阶段，由于糖尿病以"热"为基本病机，围绝经期女性，阴虚火旺，火热内蒸，则怕热、烘热，失眠多梦，用以酸枣仁，一可缓解其失眠症状，二可将血糖控制在正常范围。

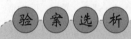

1. 酸枣仁大剂量验案[7]

韩某，女，46 岁，2008 年 8 月 6 日初诊。

初诊：血糖升高 1 年。患者 2007 年体检时发现空腹血糖升高，确诊为 2 型糖尿病，一直服用二甲双胍、阿卡波糖、渴乐宁等，血糖控制不稳，空腹血糖 7 ~ 10.5 mmol/L，餐后血糖 12 mmol/L 左右。现口服二甲双胍 0.25 g 每日 2 次，阿卡波糖 50 mg 每日 2 次，渴乐宁 1.8 g 每日 3 次，糖微康 2 g 每日 3 次。刻下：怕热汗多，阵发烘热，情绪急躁，心烦甚，头晕，失眠，记忆力减退，多食易饥，手指尖发胀，夜间足跟痛，月经量多，血块多色暗。小便灼热，大便可。2008 年 8 月 5 日血生化：GLU 7.81 mmol/L，CHO 5.9 mmol/L，TG 9.59 mmol/L，LDL 3.27 mmol/L，VLDL 4.36 mmol/L。尿常规：尿蛋白 25 mg/dL，尿白细胞 100 个 /μL，尿糖 10 mg/dL，酮体 5 mg/dL，尿红细胞 10 个 /μL。尿镜检：白细胞 8 ~ 10 个 /HP。既往有高脂血症，未服药治疗。舌红，边齿痕，苔薄黄干，舌底瘀。脉沉细数。身高 163 cm，体重 68 kg，BMI 25.6 kg/m²。

中医诊断：脾瘅，淋证。证属阴虚火旺，心肾不交。

西医诊断：糖尿病，围绝经期综合征，泌尿系感染，高脂血症。

治法：滋阴降火，交通心肾。

处方：交泰丸合知柏地黄丸加减。

黄连 30 g	肉桂 6 g	知母 30 g	黄柏 30 g
生地黄 30 g	炒枣仁 30 g	五味子 9 g	生山楂 30 g
红曲 15 g	煅龙牡各 30 g		

水煎服，每日 1 剂，早晚分服。

配合中成药六味地黄丸，每次 6 g，每日 3 次。

二诊（2008 年 8 月 27 日）：自诉服药 17 剂后，烘热汗多、心烦失眠明显好转，手胀减轻，小便灼热消失。但因家中有事，未再服药，近 1 周持续紧张焦虑，情绪急躁，现眩晕，头顶胀痛，怕热汗多，失眠，寐不实。2008 年 8 月 19 日生化检查：CHO 5.62 mmol/L，TG 11.68 mmol/L，LDL 2.8 mmol/L，VLDL 5.31 mmol/L。尿常规：尿糖 100 mg/dL，酮体 5 mg/dL，尿白细胞 25 个 /μL，尿蛋白 -，尿红细胞 250 个 /μL。糖化血红蛋白 7.5 %。处方：柴胡 15 g、黄芩 45 g、黄连 30 g、知母 45 g、生大黄 3 g、炒枣仁 45 g、红花 9 g、红曲 15 g、生姜 3 片。

三诊（2008 年 9 月 10 日）：患者服药 14 剂，自诉诸症好转，眩晕减轻，头顶胀痛减轻，怕热汗出减轻，失眠好转。后患者多次复诊，眩晕、失眠、怕热汗出等症逐渐好转至基本消失，病情稳定，血糖控制较好。

按：围绝经期综合征是妇女常见病之一，是一部分妇女在 40 ~ 55 岁左右自然绝经前后或因手术切除卵巢、放射疗法等因素，使卵巢功能衰退或丧失，体内雌激素水平降低，在一段时间内出现的生殖生理变化和自主神经紊乱为主的综合征。其表现为头晕耳鸣，精神萎靡，倦怠无力，心悸不宁，心烦易怒，失眠健忘，不思饮食，面浮足肿，形寒肢冷，便溏或烘然而热，面赤汗出，手足心热，腰膝酸软，月经失调，口干舌麻，肢体酸痛等。中医常将其归属于绝经前后诸证、郁证及脏躁。妇女年届七七，肾气渐衰，天癸将竭，冲任二脉空虚，精血亏乏，脏腑失去濡养，加之情志因素，使阴阳失调和脏腑之间失去平衡而发病。因心主神志，肝调畅情志，肾藏精主生殖，故主要脏腑在心、肝、肾，临床常见肝肾阴虚、肾虚肝旺、心肾不交、脾肾阳虚、心脾两虚、肝气郁结等证。糖尿病以"热"为基本病机，无论消瘅或脾瘅，因热而虚，因热而损，因此糖尿病合并围绝经期综合征的女性患者，多表现为肝热血热、肝肾阴虚、阴虚火旺、心肾不交等证候，滋阴清热、凉血降火是基本治法，临床常用犀角地黄汤、大柴胡汤、知柏地黄丸、二至丸、六味地黄丸、交泰丸等。围绝经期女性，阴虚火旺，火热内蒸，则怕热、烘热；迫津外泄则汗多；热扰心神则情绪急躁，心烦甚；火热冲迫，则头晕，指尖发胀；迫血妄行则月经量多，血块多；肾水下亏，不能上济心火，心肾不交则失眠。虚火内灼前阴则见小便灼热。舌红，苔薄黄干，脉沉细数均是阴亏之象。黄连、肉桂交通心肾；知母、黄柏、生地黄滋阴清火，煅龙牡敛汗，大剂量炒枣仁伍五味子养心安神，酸敛气阴，同时合黄连、黄柏，苦酸制甜；生山楂、红曲消膏降脂降浊。配合六味地黄丸增强滋阴益肾之力。二诊患者因情志刺激，致肝郁化热化火，病机发生转变，肝热肝火成为矛盾主要方面，因此上方已不再切合病机，需另立处方，故投以大柴胡汤加减，清泄肝经郁热。柴胡、黄芩、生大黄为大柴胡汤之主药，清泄肝经郁热；知母滋阴清火；黄连合黄芩苦寒清火，苦寒降糖；炒枣仁养心安神，合黄芩、黄连苦酸制甜；红花凉血活血，清肝经血热，红曲消膏降脂。另加三片生姜护胃。总之，治疗女性糖尿病时应考虑其特殊的生理病理特点，以控制血糖为基础，注重对肝、肾、冲任的调理，综合调控。

2. 酸枣仁小、大剂量验案[7]

张某，女，52岁，2007年6月18日初诊。

初诊：易汗怕风，阵发烘热，眠差，寐浅易醒，纳呆，二便可。未服降糖药，仅饮食运动控制。舌红，苔薄黄，舌底瘀滞，脉弦。2006年12月，患者体检时发现空腹血糖6.6 mmol/L，午餐后血糖最高达10.5 mmol/L。2007年2月14日口服葡萄糖耐量试验：空腹5.25 mmol/L，0.5 h 10.28 mmol/L，1 h 7.94 mmol/L，2 h 5.29 mmol/L，3 h 5.09 mmol/L。2007年5月30日查糖化血红蛋白6.3 %。既往有高血压病史1年，服缬沙坦80 mg每日1次；高血脂1年，服阿托伐他汀20 mg每日1次。血压、血脂控制于正常范围。已绝经4年。有糖尿病家族史。体重43 kg，身高164 cm，BMI 16.0 kg/m²。

中医诊断：消瘅；证属阴虚内热，表虚不固。

西医诊断：糖耐量减低。

治法：滋阴泻火，益气固表。

处方：当归六黄汤加减。

当归 9 g	黄芪 15 g	黄连 6 g	肉桂 10 g
黄芩 12 g	黄柏 9 g	生地黄 15 g	炒枣仁 30 g

水煎服，每日1剂，早晚分服。

二诊（2007年7月30日）：患者已无明显汗出症状，烘热感明显减轻，睡眠较前好转，寐稍实。舌暗红，苔中后部厚腻，舌底瘀滞，脉弦细。2007年7月18日口服葡萄糖耐量试验：空腹4.91 mmol/L，0.5 h 9.03 mmol/L，1 h 8.41 mmol/L，2 h 6.93 mmol/L，3 h 5.22 mmol/L。查糖化血红蛋白5.7 %。调整处方：黄柏30 g、知母30 g、怀牛膝30 g、地龙30 g、生山楂30 g、红曲3 g、炒枣仁30 g、生牡蛎30 g（先煎）。嘱服中药3个月后，可停服降压及降脂药，并注意随时监测血压。

三诊（2007年8月28日）：患者仍有眠差易醒，血糖控制较好，空腹血糖4.3～5.0 mmol/L，餐后血糖5.1～6.2 mmol/L，偶有午餐后血糖偏高，可达

10 mmol/L。调整处方：黄连 300 g、知母 300 g、黄柏 200 g、肉桂 100 g、地龙 300 g、红曲 100 g、炒枣仁 300 g、生大黄 200 g，1 剂，制水丸，每次 9 g，每日 3 次。

四诊（2007 年 12 月 10 日）：服药 3 月余。自 2007 年 8 月末、9 月初停服降压药及降脂药，血压控制较好，一般 (120 ～ 130)/(80 ～ 85) mmHg，复查血脂正常。2007 年 12 月 6 日口服葡萄糖耐量试验：空腹 4.75 mmol/L，0.5 h 7.78 mmol/L，1 h 7.41 mmol/L，2 h 6.63 mmol/L，3 h 5.20 mmol/L。查糖化血红蛋白 5.4 %。

按：本案患者为绝经后女性，冲任空虚，阴阳失调，虚火内生，易于发病。阴虚火旺，蒸炽于内，则阵发烘热，迫津外泄，加之表虚不固，则易汗，扰乱心神，心火偏亢，则失眠。故以当归、黄芪、黄连、黄柏、黄芩、生地黄滋阴清热泻火，益气固表，黄连合肉桂，泻心火，暖肾水，令水火交济，大剂量炒枣仁养心安神。二诊，病情好转，实火已清，表虚已固，然出现舌苔中后部厚腻，是中焦积滞、化生湿浊之象，因素有膏脂痰浊积聚，复因长期纳差，食入不化，致食积化生膏浊，故以红曲、生山楂消膏降脂，消积导滞；虚热未清，故以黄柏、知母滋阴清热，生牡蛎清热生津；怀牛膝、地龙活血通络，为停服降压药作铺垫。三诊，病情较稳，故可改用小剂量丸剂。方中既滋阴清热，又交通心肾水火，同时兼顾降压、降脂，故服药 3 个月，各指标均恢复正常，可不必服药，仅饮食运动控制。

| 参考文献 |

［1］ 李琳. 酸枣仁应用及配伍治疗失眠用药思维研究［D］. 北京：北京中医药大学，2018.

［2］ 吴玉兰. 酸枣仁炮制品中总皂苷对高脂血症大鼠实验动物模型的影响［J］. 江苏中医药，2004，36（5）：55-57.

［3］ 张典，袁秉祥，孙红. 酸枣仁总皂甙对原发性高血压大鼠的降压作用［J］. 西安交通大学学报，2003，24（1）：59-60.

［4］ 胡明亚. 酸枣仁的药理作用及现代临床应用研究［J］. 中医临床研究，2012，4（19）：20.

［5］ 宁宏. 中药酸枣仁的药理作用及现代临床应用［J］. 内蒙古中医药，2017，36（6）：98.

［6］ 贺一新，赵素霞，崔瑛. 酸枣仁抗焦虑活性物质分析［J］. 中药材，2010，33（2）：229-231.

［7］ 仝小林. 糖络杂病论［M］. 北京：科学出版社，2010：99-224.

女 贞 子

【本草记载】

1.《神农本草经》 味苦，平。主补中，安五脏，养精神，除百疾。久服肥健，轻身不老。

2.《本草经疏》 女贞子，气味俱阴，正入肾除热补精之要品，肾得补，则五脏自安，精神自足，百病去而身肥健矣。其主补中者，以其味甘，甘为主化，故能补中也。此药有变白明目之功，累试辄验，而《经》文不载，为阙略也。

3.《本草新编》 女贞实，近人多用之，然其力甚微，可入丸以补虚，不便入汤以滋益。与熟地、枸杞、南烛、麦冬、首乌、旱莲草、乌芝麻、山药、桑椹、茄花、杜仲、白术同用，真变白之神丹也，然亦为丸则验，不可责其近功。女贞子缓则有功，而速则寡效，故用之速，实不能取胜于一时，而用之缓，实能延生于永久，亦在人之用之得宜耳。

4.《本草述》 女贞实，固入血海益血，而和气以上荣……由肾至肺，并以淫精于上下，不独髭须为然也，即广嗣方中，多用之矣。女贞同固本健阳丸服之，尚有腹疼，则信兹味性果寒也，时珍云温，亦不察之甚矣。

5.《本草蒙筌》 黑发黑须，强筋强力，多服补血去风。

6.《本草纲目》 除风散血，消肿定痛。治头目昏痛，诸恶疮肿，痬疮溃烂，久者以水煮，乘热贴之，频频换易，米醋煮亦可。口舌生疮，舌肿胀出，捣汁含浸吐涎。

7.《本草正》 养阴气，平阴火，解烦热骨蒸，止虚汗，消渴，及淋浊，崩漏，便血，尿血，阴疮，痔漏疼痛。亦清肝火，可以明目止泪。

【历代论述】

1.《癸辛杂识》 女贞之为白蜡，胜国（指元代）以前，略无记载。

2.《本经逢原》 女贞，性禀纯阴，味偏寒滑，脾胃虚人服之，往往减食作泻。

3.《重庆草药》 散气血，止气痛。治鼢病，咳嗽，白带。

【名家经验】

1. 叶天士 《本草经解》云："女贞同甘菊、生地、杞子、蒺藜，治目昏暗。捣汁熬膏，埋地中七日，点风热赤眼。"

2. 黄元御 《玉楸药解》云："女贞子隆冬苍翠，非其温暖之性，不能如是。"

3. 李中梓 《雷公炮制药性解》云："女贞实苦走心，甘走脾，性用平和，经冬不凋，诚补阴之上剂也。仙家亦需服食，今罕有能用之者，亦未究其药尔。"

【现代药理】

1. 降血糖 糖尿病属于慢性内分泌性疾病，在不同程度上影响了患者的日常生活质量。现代研究发现糖尿病及其并发症与氧化应激反应之间存在着密切关系，高血糖会破坏机体的氧化平衡，降低机体的抗氧化能力。女贞子有治疗 2 型糖尿病的功效，并发现齐墩果酸、熊果酸和红景天苷是女贞子降血糖的主要有效成分[1]。

2. **降血脂**　女贞子具有降血脂的效果。在研究女贞子中黄酮类对高脂模型大鼠脂代谢作用的实验中，发现女贞子给药组大鼠体内 TC、TG 水平升高，有效调控了机体内的脂代谢异常，其作用机制与抑制 PPARα–LPL 途径，并上调 3- 羟基 -3- 甲基戊二酸单酰辅酶 A 还原酶（HMGCR）mRNA 的表达有关。除黄酮类外，从女贞子中提取的环烯醚类化合物能够抑制 TG 在机体内的积累作用[1]。

3. **抗肿瘤**　中药女贞子中含有多种天然有效成分，主要包括女贞苷、特女贞苷、多糖及齐墩果酸等[2, 3]，其抗肿瘤功效的研究主要集中在多糖与齐墩果酸这两个有效成分之中。马秀梓等[4]实验证实，女贞子内多糖成分对白血病 K562 细胞生长具有显著的抑制作用，影响白血病 K562 细胞生长的效果与剂量成正比。

4. **护肝**　顾名思义就是保护肝脏，肝为体内极为重要的解毒器官，保护肝脏多从分解对肝脏有害的物质及增强肝脏细胞活性等方面进行。田丽婷等[5]研究表明中药女贞子中齐墩果酸对多种肝脏毒物都具有抵抗能力，能够有效护肝。王利萍等[6]研究发现，对大鼠饲喂高糖高脂饲料结合注射 STZ 从而制造糖尿病模型。通过分析大鼠脏器的病理切片，女贞子提取物能够减轻肝细胞脂肪变性，以提高大鼠脏器的抗氧化防御功能，达到护肝的作用。

5. **延缓衰老**　中药女贞子有"天然抗氧化剂"之称。女贞子提取物在抗衰老、抗氧化方面有较好的治疗效果，其中三萜类化合物齐墩果酸能够增强人体对氧自由基的抵抗力，达到延缓衰老的效果；多糖类化合物可清除机体内羟自由基，发挥抗脂质过氧化作用[7]。

6. **抗炎、抗菌**　红景天苷是中药女贞子主要的化学成分，能够抑制 LPS 诱导产生的炎症反应，缓解急性肺损伤的症状，从而达到抗炎的作用[8]。骆蓉芳等[9]采用试管连续稀释法，测定不同浓度的女贞子水煎液对细菌的抑制作用，通过观察金黄色葡萄球菌、大肠埃希菌和枯草芽孢杆菌三种细菌的变化，证明女贞子提取物在抑菌方面具有相应的疗效。

7. **其他**　女贞子还有调节免疫、抗骨质疏松等功效[7]。

【降糖量效】

1. **常规剂量**　女贞子入煎剂 15 ~ 29 g。适用于糖尿病合并月经失调等症状。

2. **大剂量**　女贞子入煎剂 30 g 及以上。适用于糖尿病中期的阴阳俱虚证，治疗宜填精滋阴补肾[10]。另外还可治疗口腔溃疡、习惯性便秘、高脂血症。

验·案·选·析

1. 女贞子常规剂量验案

见地骨皮大剂量验案。

2. 女贞子大剂量验案[11]

患者,女,65 岁,2014 年 11 月 12 日初诊。

初诊:患者 21 年前患糖尿病,给予精蛋白生物合成人胰岛素注射液(预混 50 R)、米格列醇片,血糖控制不佳。刻下:口干,目昏,手麻,心慌,乏力汗出,腰困,纳食尚可,夜寐一般,大便调,小便有沫,舌暗红,苔白,脉弦细。体重 59 kg。患者既往有高血脂,眼底出血。

中医诊断:消渴;证属为气阴两虚,脉络失养。

西医诊断:糖尿病周围神经病变,视网膜病变,高脂血症。

治法:益气养阴,补肾活血通络。

处方:

太子参 15 g	柏子仁 12 g	麦冬 12 g	白芍 15 g
枸杞子 12 g	五味子 9 g	菊花 15 g	陈皮 12 g
生龙骨 30 g	生牡蛎 30 g	杜仲 12 g	牡丹皮 15 g
浮小麦 30 g			

水煎服,每日 1 剂,早晚分服。

二诊(2014 年 11 月 19 日):服药 7 剂,患者仍下肢浮肿,乏力,汗出,腰困,小便有沫,余症好转,空腹血糖达标,尿微量清蛋白为 66.2 mg/L。

处方:

太子参 15 g	麦冬 12 g	五味子 9 g	牡丹皮 15 g
熟地黄 20 g	白芍 15 g	金樱子 15 g	生龙骨 30 g
生牡蛎 30 g	芡实 15 g	牛膝 15 g	丹参 20 g
远志 20 g			

水煎服,每日 1 剂,早晚分服。

三诊(2014 年 11 月 26 日):服药 7 剂,患者仍下肢浮肿、疼痛,精神困乏。辨证为肾虚水泛,阴虚血瘀。

处方:

沙参 15 g	女贞子 30 g	木瓜 15 g	牛膝 12 g
白芍 15 g	太子参 15 g	苍术 15 g	芡实 20 g
丹参 20 g	首乌藤 30 g	煅龙骨 30 g	煅牡蛎 30 g
茯苓 20 g			

水煎服,每日 1 剂,早晚分服。

四诊（2014年12月10日）：服药14剂，下肢疼痛消失。

按：本案患者初诊时未见下肢疼痛症状，实为肢体筋脉失养，感觉功能减退，即中医学所说的"因虚致实，因实致虚"。郭俊杰教授辨证治以益气养阴、补肾活血通络之法，患者肢体、筋脉有所改善，感觉功能有所恢复，故觉疼痛。再治以大剂量的女贞子益肾养阴，牛膝、白芍活血利水，药症相应，效如桴鼓。方中使用大剂量的女贞子可治疗阴虚内热及高脂血症。

| 参考文献 |

［1］ 王涛,刘佳维,赵雪莹.女贞子中化学成分、药理作用的研究进展［J］.黑龙江中医药,2019,48（6）:352-354.

［2］ 张廷芳,戴毅,屠凤娟,等.女贞子化学成分研究［J］.中国药房,2011,22（31）:2931-2933.

［3］ 聂映,姚卫峰.女贞子的化学成分研究［J］.南京中医药大学学报,2014,30（5）:475-477.

［4］ 马秀梓,孙润广,李佳媚,等.3种中药多糖抗肿瘤作用的研究［J］.陕西师范大学学报（自然科学版）,2012,40（6）:77-80.

［5］ 田丽婷,马龙,堵年生.齐墩果酸的药理作用研究概况［J］.中国中药杂志,2002,27（12）:884-886.

［6］ 王利萍,王琛,赵艳红,等.女贞子提取物对糖尿病大鼠早期肝损伤的干预研究［J］.中华中医药学刊,2017,35（1）:236-238.

［7］ 毕莹,赵源,李知晓,等.中药女贞子的研究进展［J］.吉林中医药,2019,39（8）:1117-1120.

［8］ 佟昌慈,柳云恩,金红旭,等.红景天苷对脂多糖诱导的急性肺损伤的保护机制研究［J］.临床急诊杂志,2015,16（9）:667-671.

［9］ 骆蓉芳,高昂,巩江,等.女贞子抑菌活性研究［J］.安徽农业科学,2011,39（11）:6386-6387.

［10］ 娄静.庞国明主任医师论糖尿病肾病临床证治［C］//中华中医药学会.中华中医药学会糖尿病分会2019首届全国中青年中医糖尿病论坛论文集.开封:中华中医药学会糖尿病分会2019首届全国中青年中医糖尿病论坛,2019:3.

［11］ 李文蕊.郭俊杰治疗糖尿病周围神经病变经验［J］.中医研究,2016,29（2）:38-40.

五 加 皮

【本草记载】

1.《神农本草经》 味辛温。主心腹疝气，腹痛，益气疗躄，小儿不能行，疽创阴蚀。一名豺漆。《名医》曰：一名豺节，生汉中及冤句，五月十月采茎，十月采根，阴干。案《大观本草》，引东华真人煮石经云：舜常登苍梧山曰，厥金玉之香草，朕那偓息正道，此乃五加也。鲁定公母，单服五加酒，以致不死。

2.《本草经疏》 五加皮，观《本经》所主诸证，皆因风寒湿邪伤于（足少阴、厥阴）二经之故，而湿气尤为最也。《经》云，伤于湿者，下先受之。又云，地之湿气，感则害人皮肉筋脉。肝肾居下而主筋骨，故风寒湿之邪，多自二经先受，此药辛能散风，温能除寒，苦能燥湿，二脏得其气而诸证悉瘳矣。又湿气浸淫，则五脏筋脉缓纵；湿气留中，则虚羸气乏。湿邪既去，则中焦治而筋骨自坚，气日益而中自补也。其主益精强志者，肾藏精与志也。

3.《日华子本草》 明目，下气，治中风骨节挛急，补五劳七伤。

4.《本草纲目》 治风湿痿痹，壮筋骨。

5.《陕西中草药》 活血消肿，治风湿关节痛，阴囊湿疹，跌打损伤，水肿，小便不利。

6.《云南中草药》 治跌打损伤，骨折，疮毒，疟疾。

7.《本草求真》 五加皮，脚气之病，因于风寒湿三气而成，风胜则筋骨为之拘挛。湿胜则筋脉为之缓纵，男子阴痿囊湿，女子阴痒虫生，小儿脚软。寒胜则血脉为之凝滞，筋骨为之疼痛，而脚因尔莫行。服此辛苦而温，辛则气顺而化痰，苦则坚骨而益精，温则祛风而胜湿，凡肌肤之瘀血，筋骨之风邪，靡不因此而治。盖湿去则骨壮，风去则筋强，而脚安有不理者乎。但此虽属理脚之剂，仍不免有疏泄之虞，须于此内参以滋补之药，则用之历久而不变矣。

【历代论述】

1.《名医别录》 疗男子阴痿，囊下湿，小便余沥，女人阴痒及腰脊痛，两脚疼痹风弱，五缓虚羸，补中益精，坚筋骨，强志意。

2.《药性论》 能破逐恶风血，四肢不遂，贼风伤人，软脚，臀腰，主多年瘀血在皮肌，治痹湿内不足，主虚羸，小儿三岁不能行。

3.《本草再新》 化痰除湿，养肾益精，去风消水，理脚气腰痛，治疮疥诸毒。

4.《药性类明》 两脚疼痹，风湿也。五加皮苦泄辛散，能治风湿。《药性论》言其破逐恶风血。破逐恶风血，即治痹之义也。丹溪治风湿脚痛加减法云，痛甚加五加皮。可见其逐恶血之功大也。

5.《本草思辨录》 五加皮，宜下焦风湿之缓证。若风湿搏于肌表，则非其所司。

古方多浸酒酿酒，及酒调末服之，以行药势。心疝少腹有形为寒，肺热生痿躄为热，《神农本草经》并主之。五加皮辛苦而温，惟善化湿耳。化其阴淫之湿，即驱其阳淫之风。风去则热已，湿去则寒除。即《名医别录》之疗囊湿、阴痒、小便余沥、腰脚痛痹、风弱、五缓，皆可以是揆之。

【名家经验】

1. 黄元御 《玉楸药解》云："五加皮通关泻湿，壮骨强筋，治腰痛膝软、足痿筋拘、男子阳痿囊湿、女子阴痒阴蚀、下部诸证。"

2. 李中梓 《雷公炮制药性解》云："五加皮辛能泻肺，苦能坚肾，宜并入之，心腹等件，何非两经之证，而有不治者耶？"

【现代药理】

1. 抗应激 细柱五加的乙醇浸膏灌胃能明显延长 45℃ 热应激小鼠的存活时间，南五加总皂苷小鼠灌胃给药可延长动物在 1～2℃ 下的存活时间，细柱五加乙醇浸膏、五加皮总苷灌胃给药能显著延长小鼠持续游泳时间[1]。

2. 对免疫系统的影响 红毛五加多糖参与了机体的体液免疫，可激发 T、B 细胞的生物学功能，对小鼠 T、B 细胞增殖反应有增强效应[2]。红毛五加多糖 10 mg/(kg·d) 皮下注射在提高 ATP 酶活性的同时，能部分地升高其免疫水平。提示本药对由于心肌肥厚所出现的免疫抑制现象及增强心肌代偿能力具有一定药理作用[3]。

3. 对消化系统的影响 南五加萜酸具有生胃酮样抗溃疡活性。剂量为 50～100 mg/kg 时对大鼠幽门结扎型和无水乙醇型溃疡模型均具有良好保护作用。可显著升高幽门结扎大鼠胃液中的氨基多糖含量，但对胃液分泌和胃蛋白酶活性无明显影响[4]。

4. 对循环系统的影响 红毛五加经乙醇处理后剩余物的水煎液，可延长乌头碱所致小鼠心律失常的潜伏期，能使氯化钡所致的大鼠心律失常立即转为窦性心律，但维持时间甚短，仅使心律失常得以改善[5]。

5. 对中枢系统的影响 红毛五加醇提取物有明显镇痛作用，并能降低家兔正常及蛋白胨所致发热体温，但对霍乱弧菌引起的发热体温无影响[6]。红毛五加醇提取物和水提取物有明显的中枢抑制作用，可以减少小鼠的自发活性，协同戊巴比妥钠的中枢抑制作用，并能拮抗苯丙胺的中枢兴奋作用，其中枢镇痛作用似与地西泮有区别，而相似于利血平[7]。

6. 抗肿瘤 红毛五加粗多糖 200 mg/kg 能抑制 S180 肿瘤生长，当剂量为 100 mg/kg 和 50 mg/kg 时能增加小鼠和环磷酰胺所致免疫功能抑制的小鼠足垫厚度。但红皮五加粗多糖 100 mg/kg 和 50 mg/kg 对正常小鼠的溶血素生成无显著作用，此外，红毛五加粗多糖 100 mg/kg、50 mg/kg 和 25 mg/kg 能明显增加小鼠静脉注射碳粒廓清速率[8]。

【降糖量效】

1. 小剂量 五加皮入煎剂 5～10 g。消渴日久肝肾亏损，又临寒湿之邪壅滞经络，深入骨髓，筋脉失其濡养，气血运行受阻瘀闭，可用此剂量。

2.常规剂量　五加皮入煎剂 11 ～ 20 g。可治疗糖尿病中有郁热表现的患者，往往用于肝肾不足，以补肝肾强筋骨。

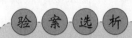

1.五加皮小剂量验案[9]

患者，男，44 岁。

初诊：2 型糖尿病 16 年，既往有高血压、颈椎病、慢性前列腺炎、前列腺增生。患者双下肢肌肉关节疼痛剧烈，偶有麻木，腰部隐痛，平素怕冷，四肢发凉，伴手足心冷汗出，纳眠可，夜尿多。舌紫暗苔白腻，舌下静脉迂曲，脉沉弦紧。血糖控制尚可。

中医诊断：消渴；证属寒湿痹阻，肾阳虚。

西医诊断：糖尿病周围神经病变。

处方：乌头汤加减。

制川乌 9 g	制草乌 9 g	生麻黄 9 g	白芍 15 g
鸡血藤 30 g	五加皮 9 g	首乌藤 15 g	络石藤 30 g
川桂枝 9 g	川牛膝 9 g	当归 15 g	生薏苡仁 60 g

水煎服，每日 1 剂，早晚分服。

先后以乌头汤为基础方加减化裁共诊治 6 次，服药 84 剂，患者痛、麻、凉、无力等症状基本消失。舌底瘀滞色紫，已露化解之势。

按：本案属消渴日久肝肾亏损，又临寒湿之邪壅滞经络，深入骨髓，筋脉失其濡养，气血运行受阻瘀闭；以乌头汤加减，温通气血经络，辛散寒湿之邪，甘缓痉挛疼痛。方中乌头味辛，性热，性猛力宏，长于搜剔筋骨风寒湿邪而温经祛寒解痛；生麻黄味辛，性温，好走散，温经散风寒，通阳宣痹；白芍味酸，性寒，阴柔和缓，长于养血敛阴、柔肝缓急止痛。三者辛酸并用，一散一收，开痹而通经络，祛邪而不恋邪，发散而不伤正；寒热相伍，通痹止痛，有相成相制、扬长避短之妙。另外，桂枝味辛甘，性温，温通经脉，通阳化气，能化阴寒。乌头配之，取桂枝附子汤、甘草附子汤之意，可用于风湿相搏之证。方中使用常规剂量川牛膝强筋健骨，活血化瘀，祛风散寒；使用小剂量五加皮强壮筋骨，除湿散寒。

2.五加皮常规剂量验案[10]

患者，男，40 岁。

初诊：平时应酬较多，膏粱厚味，烟酒辛辣，形丰体胖，半百之余，自觉口干多饮，小便频数量多，空服血糖 7.8 mmol/L，餐后血糖 12.6 mmol/L，患者面色晦滞，倦怠乏力，舌质淡胖，苔薄白滑，脉濡数。

中医诊断：消渴；证属郁热伤津，气虚。

西医诊断：糖尿病。

治法：发散郁热，益气生津。

处方：

桑叶 10 g	葛根 20 g	生地黄 15 g	炒白术 10 g
麦冬 10 g	玄参 15 g	香佩兰 10 g	五加皮 15 g
炒蒲黄 10 g			

水煎服，每日1剂，早晚分服。

随症加减，治疗半个月，嘱其控制饮食，加强运动，药后日行烂便5～6次，口干消失，精神亦较前改善，体重较前减少，随访1年患者多次检查血糖一直维持在正常水平。

按：郁热当发散，热散则津液来复，口渴多饮自除，故选药多以辛润之品，桑叶、葛根、香佩兰之属为君，又以生地黄、玄参、麦冬为臣，日久津气亏虚，筋脉不利，肝肾不足者佐以常规剂量五加皮可以补肝肾强筋骨。诸药合用，收郁热得散，津气得补，筋骨强健，痰瘀渐化。

┃ 参考文献 ┃

［1］　阴健.中药现代研究与临床应用［M］.北京：中医古籍出版社，1995：53.

［2］　张莅峡，胡庆和，刘泓，等.红毛五加多糖对机体免疫功能的影响［J］.中药材，1994，17（5）：36-38，56.

［3］　杜力军，国月英，马立焱，等.红毛五加多糖对心肌肥厚大鼠早期心肌ATP酶和免疫功能的影响［J］.中草药，1995，26（7）：362-363，365，393.

［4］　张守仁，韩超，於毓文.南五加萜酸对大鼠实验性溃疡的作用［J］.中国医学科学院学报，1990，12（3）：198-202.

［5］　刘玉兰，颜鸣，王庭，等.红毛五加皮对豚鼠离体心脏冠脉流量及某些心律失常的影响［J］.中国中药杂志，1990，15（8）：46-48，65.

［6］　邓虹珠，孙士勇，李淑玉.红毛五加镇痛解热作用及毒性的实验观察［J］.中国中药杂志，1994，19（1）：38-40，63.

［7］　邓虹珠，侯连兵，孙士勇，等.红毛五加对中枢神经系统作用的实验研究［J］.中国中药杂志，1994，19（3）：171-174，192.

［8］　陈萍，张莅峡，刘泓，等.红毛五加粗多糖的抗肿瘤作用及免疫作用［J］.中国中药杂志，1993，28（6）：351-353，381.

［9］　仝小林.糖络杂病论［M］.北京：科学出版社，2010：295.

［10］　智日进.糖尿病郁热证浅议［J］.黑龙江中医药，2003，32（2）：57-58.

牛　膝

【本草记载】

1.《神农本草经》 味苦酸（《御览》作辛）。主寒（《御览》作伤寒），湿痿痹，四肢拘挛，膝痛不可屈伸，逐血气伤，热，火烂，堕胎。久服轻身耐老（《御览》作能老）。一名百倍，生川谷。《吴普》曰：牛膝，神农甘，一经酸，黄帝扁鹊甘，李氏温，雷公酸无毒，生河内，或临邛，叶如夏蓝，茎，本赤，二月八月采（《御览》）。《名医》曰：生河内及临朐，二月八月十月，采根，阴干。案《广雅》云：牛茎牛膝也；陶宏景云：其茎有节似膝，故以为名也，膝当为膝。

2.《本草正义》 牛膝，疏利泄降，所主皆气血壅滞之病，《神农本草经》谓主寒湿，当从《御览》所引作伤寒。其治湿流关节之痿痹，四肢拘挛，膝痛不可屈伸，固疏通壅滞之专职，要非气血枯竭之拘急不遂，可以并论。然凡属痿痹，本有湿阻、血衰两层。湿阻者，惟在驱邪而使之流通，血衰者，亦必滋养而助其营运。则牛膝曲而能达，无微不至，逐邪者，固倚为君，养正者，亦赖以辅佐，所以痿弱痹着，骨痛筋挛诸证，皆不可一日无此也。逐血气者，即所以通其壅滞，治伤热火烂，亦所以助其流通，且即此而可知牛膝之性，偏于寒凉。故能主热伤火伤。则寒湿为病，必非其任，上文之误，更显然矣。能堕胎者，滑利下行之力也。

3.《日华子本草》 治腰膝软怯冷弱，破症结，排脓止痛，产后心腹痛并血运，落胎，壮阳。

4.《本草衍义》 与苁蓉浸酒服，益肾；竹木刺入肉，捣烂罨之，即出。

5.《本草衍义补遗》 能引诸药下行。

6.《滇南本草》 止筋骨疼，强筋舒筋，止腰膝酸麻，破瘀坠胎，散结核，攻瘰疬，退痈疽、疥癞、血风、牛皮癣、脓窠。

7.《本草纲目》 治久疟寒热，五淋尿血，茎中痛，下痢，喉痹，口疮，齿痛，痈肿恶疮，伤折。

8.《本草正》 主手足血热痿痹，血燥拘挛，通膀胱涩秘，大肠干结，补髓填精，益阴活血。

9.《本草备要》 酒蒸则益肝肾，强筋骨，治腰膝骨痛，足痿筋挛，阴痿失溺，久疟，下痢，伤中少气，生用则散恶血，破症结，治心腹诸痛，淋痛尿血，经闭难产，喉痹齿痛，痈疽恶疮。

10.《本草经疏》 牛膝，走而能补，性善下行，故入肝肾。主寒湿痿痹，四肢拘挛、膝痛不可屈伸者，肝脾肾虚，则寒湿之邪客之而成痹，及病四肢拘挛，膝痛不可屈伸。此药性走而下行，其能逐寒湿而除痹也必矣。盖补肝则筋舒，下行则理膝，行血则痛止。逐血气，犹云能通气滞血凝也。详药性，气当作痹。伤热火烂，血焦枯之病也，血行而活，痛自止矣。入肝行血，故堕胎。伤中少气，男子阴消，老人失溺者，皆肾不足之候也。脑为髓之海，脑不满则空而痛。腰乃肾之腑，脊通髓于脑，肾虚髓少，则腰脊痛；血虚而热，则发白。虚羸劳顿，则伤绝。肝藏血，肾藏精，峻补肝肾，则血足而精满，诸证自瘳矣。血行则月水自通，血结自散。

11.《本草通玄》 按五淋诸证，极难见效，惟牛膝一两，入乳香少许煎服，连进数剂即安，性主下行，且能滑窍。

【历代论述】

1.《名医别录》 疗伤中少气，男肾阴消，老人失溺，补中续绝，填骨髓，除脑中痛及腰脊痛，妇人月水不通，血结，益精，利阴气，止发白。

2.《药性论》 阴痿，补肾填精，逐恶血流结，助十二经脉。

3.《药品化义》 牛膝，味甘能补，带涩能敛，兼苦直下，用之入肾。盖肾主闭藏，涩精敛血，引诸药下行。生用则宣，主治癃闭管涩、白浊茎痛、瘀血阻滞、症瘕凝结、妇人经闭、产后恶阻，取其活血下行之功也。酒制熟则补，主治四肢拘挛、腰膝腿痛、骨筋流痛、疟疾燥渴、湿热痿痹、老年失溺，取具补血滋阴之功也。

4.《本经逢原》 牛膝，其性虽下行走筋，然滑利之品，精气不固者，终非所宜。得酒蒸则能养筋，生用则去恶血。《外台秘要》以治积久劳疟，《肘后备急方》以治卒暴症疾，《益寿延年》以下胞衣，《卫生产科方》以之捣罨折伤，梅师以之捣涂金疮，《千金要方》以之捣敷毒肿，《伤寒集验》以之通利溺闭，皆取其性滑利窍、消血解毒之功。虽强阴强筋，而气虚下陷，大便易泄，梦遗泄精，妊娠崩漏俱禁用。惟川产者气味形质，与续断仿佛，庶无精滑之虞。盖肾司闭藏，肝主疏泄。此味专司疏泄，而无固益之功，世俗妄谓益肾，而培养下元药中往往用之，与延盗入室何异。

5.《医学衷中参西录》 牛膝，原为补益之品，而善引气血下注，是以用药欲其下行者，恒以之为引经。故善治肾虚腰疼腿疼，或膝疼不能屈伸，或腿痿不能任地。兼治女子月闭血枯，催生下胎。又善治淋疼，通利小便，此皆其力善下行之效也。然《别录》又谓其除脑中痛，时珍又谓其治口疮齿痛者何也？盖此等证，皆因其气血随火热上升所致，重用牛膝引其气血下行，并能引其浮越之火下行，是以能愈也。愚因悟得此理，用以治脑充血证，伍以赭石、龙骨、牡蛎诸重坠收敛之品，莫不随手奏效，治愈者不胜纪矣。为其性专下注，凡下焦气化不固，一切滑脱诸证皆忌之。

【名家经验】

1.叶天士 《本草经解》云："牛膝同生地，治下元虚，专用五两酒煎，治女人阴痛。同当归、生地，下死胎，用三两同鳖甲三钱，治疟在阴分久不愈，胃虚加人参一两，陈皮去白五钱。同青蒿、生地、麦冬、杞子，治血虚发热。"

2.黄元御 《玉楸药解》云："牛膝疏利水道，治小便淋涩疼痛，疗膝胫痿痹拘挛，通女子经脉闭结，起男子宗筋软缩，破坚癥老血，消毒肿恶疮、木器刺伤。捣敷金疮，溃痈排脓。坠胎下衣、喉痹舌疮、扑伤打损、瘾疹风癞皆效。"

3.朱震亨 牛膝引诸药下行，宜入足少阴以理诸疾，妇人得之，应归血海，故行血有功。

4. 仝小林   治疗高血压, 使用补肝肾平肝降压的药物时, 常用牛膝、杜仲、天麻等, 牛膝用量常为 30 g[1]; 根据血压情况, 牛膝用量可达 140 g[2], 均未见不良反应。治疗糖尿病周围神经病变手指麻木、下肢浮肿者, 用怀牛膝配伍生薏苡仁、水蛭活血利水, 补肝肾, 用量常为 30 g[3]。

【现代药理】

1. 抗肿瘤   冯婷等[4] 在对牛膝成分研究中, 发现牛膝多糖具有抗肿瘤作用。在有异源性抗原负载的情况下, 低中剂量牛膝多糖可以促进小鼠骨髓来源树突状细胞的分化、成熟及表面标记的表达, 由树突状细胞致敏的 T 细胞增殖指数会增加, 增强树突状细胞诱导的细胞毒 T 细胞对 EC9706 细胞的杀伤活性。

2. 抗骨质疏松、抗炎   杨柳等[5] 对牛膝的抗骨质疏松和抗炎作用进行考察, 其前期研究证明牛膝水提液经过 D101 型大孔树脂采用 50 % 乙醇洗脱后的组分为牛膝补肾壮骨的有效部位, 该部位具有抗骨质疏松和加速大鼠骨折愈合的作用。后期研究又发现牛膝补肾壮骨的有效部位针对蛋清引起的大鼠足肿胀和棉球引起的肉芽肿胀有明显抑制作用, 从而表明牛膝补肾壮骨的有效部位有抗炎作用。

3. 对免疫系统的影响   崔维等[6] 在对牛膝饮片及其有效成分的研究中发现牛膝多糖对免疫功能有调节作用。二者均能提高环磷酰胺造成免疫抑制模型小鼠的胸腺、脾脏质量, 吞噬百分率, 吞噬指数, 促进溶血素、溶血斑形成, 提高淋巴细胞转化率; 与模型组相比, 两者均能提高免疫抑制小鼠各项免疫指数。最终表明牛膝中可以增强免疫的主要有效组分是牛膝多糖。

4. 对糖尿病的影响   薛胜霞等[7] 研究牛膝多糖及其衍生物对糖尿病大鼠影响的结果显示, 牛膝多糖硫酸酯衍生物 (S-Ab P)、牛膝多糖和牛膝多糖磷酸酯衍生物 (P-Ab P) 能够显著降低糖尿病模型大鼠的血糖含量, 其中以 S-Ab P 的降糖效果最优; S-Ab P 还能增加糖尿病大鼠体重, 降低血清 TC、TG 和 LDL-C 含量, 显著提升 HDL-C 水平; P-Ab P 也能增加糖尿病大鼠体重, 降低血清 TG 含量, 提升 HDL-C 水平。而牛膝多糖则只对 HDL-C 起作用。

5. 对心血管系统的影响   池雪林等[8] 在研究牛膝成分中牛膝多糖对心血管系统的影响中, 应用斯氏蛙心灌流方法, 以离体的牛蛙心为研究对象, 发现在一定范围内, 牛蛙心肌收缩能力随着牛膝多糖用药浓度的增加也随之增强, 二者有显著的量效关系。作用机制是牛膝多糖溶液对蛙心的正性肌力作用主要通过作用于 β 受体而起效, 与 M 受体无关。

【降糖量效】

1. 常规剂量   牛膝入煎剂 5 ～ 15 g。若有寒湿留于关节, 经脉痹阻使气血运行不畅, 故关节剧烈疼痛, 不能屈伸, 可用此剂量。

2. 大剂量   牛膝入煎剂 15 g 以上。适用于 2 型糖尿病引起的轻度认知功能障碍, 表现为肾虚精亏, 髓海失养, 痰浊阻窍, 神明不彰。治宜补肾填精, 豁痰开窍[9]。

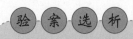

1. 牛膝常规剂量验案

见五加皮小剂量验案。

2. 牛膝大剂量验案[10]

患者，男，34岁，2006年12月20日初诊。

初诊：发现糖尿病3年余。患者于2004年体检时查空腹血糖16 mmol/L，患者未予以重视，一直未系统治疗，未服任何西药，亦未使用胰岛素。近日出现身体不适，适才就诊。刻下：头晕，口苦，全身乏力，汗出少，双足发胀，双足浮肿，小便色黄质黏有泡沫。舌质暗红，舌苔薄黄腻，脉弦略数。平素血压(140～150)/(90～100) mmHg。2006年12月10日查空腹血糖17 mmol/L，餐后2 h血糖28.25 mmol/L，糖化血红蛋白12.3%，ALT 43 U/L，TG 6.58 mmol/L，CHO 6.22 mmol/L，低密度脂蛋白（LDL）3.72 mmol/L，尿糖5.6 mg/dL，酮体2.5 mg/dL。胰岛素释放试验：空腹3.45 μU/mL，1 h 15.3 μU/mL，2 h 14.8 μU/mL。C肽释放试验：空腹1.33 ng/mL，1 h 3.32 ng/mL，2 h 3.88 ng/mL。2003年体检时诊断为重度脂肪肝，现转为中度脂肪肝。嗜好饮酒，有糖尿病家族史，身高180 cm，体重88 kg，BMI 27 kg/m²。

中医诊断：脾瘅；证属肝胃郁热。

西医诊断：糖尿病，高脂血症，脂肪肝。

治法：开郁清热。

处方：大柴胡汤加减。

柴胡 15 g	黄芩 30 g	清半夏 9 g	枳实 15 g
白芍 30 g	黄连 30 g	生大黄 6 g	牛膝 30 g
乌梅 9 g	干姜 9 g	地龙 15 g	五谷虫 30 g

水煎服，每日1剂，早晚分服。

患者服药2个月后，复查空腹血糖5.6 mmol/L，餐后血糖6.2 mmol/L，糖化血红蛋白6.1%，TG 1.21 mmol/L，CHO 3.14 mmol/L，LDL 1.1 mmol/L，尿常规检查未见异常。胰岛素释放试验：空腹20.2 μU/mL，1 h 63.6 μU/mL，2 h 89.3 μU/mL。C肽释放试验：空腹3.5 ng/mL，1 h 5.31 ng/mL，2 h > 7 ng/mL。患者病情平稳，可改丸剂长期调理。

其后患者每3个月复诊1次，血糖控制基本平稳。

按：本案患者素好饮酒，中焦生热，影响肝之疏泄，致肝胃郁热，中土不运，膏脂痰浊堆积充溢则生肥胖，膏浊入血则见血脂增高，蓄积肝脏则成脂肪肝。柴胡、黄芩、生大黄清泄肝胃郁热；黄芩、黄连、干姜、清半夏辛开苦降，恢复中焦大气运转，亦是调理肠胃之治；白芍、乌梅，酸以制甜，兼敛气阴，防止热邪耗伤，合黄芩、黄连为苦酸制甜；重用怀牛膝、地龙平肝降压；五谷虫降脂化浊。方中使用大剂量牛膝与诸药相配,清泻肝胃郁热,调理肠胃。本案为肥（胖）、糖（尿病）、脂（脂肪肝、高脂血症）、压（高血压）综合之治。

｜参考文献｜

［1］　何莉莎,逢冰,叶茹,等.仝小林教授态靶结合遴选降压药经验［J］.世界中医药,2016,11（10）：2069–2072.

［2］　肖明良.仝小林教授辨治代谢性高血压经验总结［D］.北京：北京中医药大学,2013.

［3］　仝小林.黄芪桂枝五物汤治疗糖尿病周围神经病变［J］.中国乡村医药,2011,18（1）：10–11.

［4］　冯婷,赵明耀,孙丽莎,等.牛膝多糖对小鼠骨髓来源树突状细胞抗肿瘤能力的影响［J］.郑州大学学报（医学版）,2010,45（3）：359–362.

［5］　杨柳,张颖,刘季田媛,等.牛膝补肾壮骨有效部位抗炎、镇痛作用研究［J］.中医药学报,2015,43（6）：25–28.

［6］　崔维,吴国学,张振凌.牛膝饮片及牛膝多糖对小鼠免疫抑制调节作用的研究［J］.中国实验方剂学杂志,2011,17（16）：141–143.

［7］　薛胜霞,金丽琴,贾东明,等.牛膝多糖衍生物对糖尿病大鼠血糖及血脂的影响［J］.中国药学杂志,2009,44（2）：107–110.

［8］　池雪林,马燕梅,梅景良,等.牛膝多糖对牛蛙心脏活动的影响［J］.福建畜牧兽医,2010,32（5）：4–6.

［9］　王帅,岳仁宋.2型糖尿病患者轻度认知功能障碍的中医证治思路探讨［J］.中国民间疗法,2019,27（15）：5,85.

［10］　仝小林.糖络杂病论［M］.北京：科学出版社,2010：55–56.

灵　芝

【本草记载】

1.《神农本草经》　赤芝,味苦平。主胸中结,益心气,补中,增慧智,不忘。久食,轻身不老,延年神仙。一名丹芝。黑芝,味咸平。主癃,利水道,益肾气,通九窍,聪察。久食,轻身不老,延年神仙。一名元芝。青芝,味酸平。主明目,补肝气,安精魂,仁恕,久食,轻身不老延年神仙。一名龙芝。白芝,味辛平。主咳逆上气,益肺气,通利口鼻,强志意,勇悍,安魄。久食,轻身不老延年神仙。一名玉芝。黄芝,味甘平。主心腹五邪,益脾气,安神,忠信和乐。久食,轻身不老延年神仙。一名金芝。紫芝,味甘温。主耳聋,利关节,保神,益精气,坚筋骨,好颜色。久服,轻身不老延年。一名木芝。

2.《本草纲目》　灵芝性平，味苦，无毒，主治胸中结，益心气，补中，增智慧，不忘，久服轻身不老，延年神仙。

3.《滇南本草》　此草生山中，分五色。俗呼菌子。赤芝，味甘，无毒。治胸中有积，补中，强智慧。服之轻身。

4.《本草蒙筌》　色分六品，味应五行。气禀俱平，服饵无毒。青芝如翠羽（一名龙芝）应木味酸，产泰山专补肝气。兴仁恕强志，明眼目安魂。赤芝如珊瑚（一名珊芝）应火味苦，产衡山善养心神。增智慧不忘，开胸膈除结。白芝截肪可比，（一名玉芝）味辛应金。华山生，益肺定魄，止咳逆，润皮毛。黑芝泽漆堪伦，（一名玄芝）味咸应水。

5.《新修本草》　五芝，《经》云：皆以五色生于五岳。诸方所献，白芝未必华山，黑芝又非常岳，且芝多黄白，稀有黑青者。然紫芝最多，非五芝类。但芝自难得，纵获一二，岂得终久服耶？

【历代论述】

《抱朴子》"五芝者，有石芝，有木芝，有草芝，有肉芝，有菌芝，各有百许种也。"用大量篇幅描述了各种芝草的形态和功效，总的来说可以归纳为"诸芝捣末，或化水服，令人轻身长生不老"。

【名家经验】

1.王充　"芝草一岁三华，食之令人眉寿庆世，盖仙人之所食。"

2.陶弘景　"紫芝乃是朽木株上所生，状如木。"他的《本草经集注》，依灵芝的外部特征划分为"青芝"（龙芝）、"赤芝"（丹芝）"白芝"（玉芝）、"黄芝"（金芝）、"黑芝"（云芝）、"紫芝"（木芝）六类，并说明各种灵芝的分布区域："青芝生泰山；赤芝生霍山；黄芝生嵩山；白芝生黄山；黑芝生常山；紫芝生高夏山谷。"

3.李时珍　认为灵芝性平味苦，无毒，具有益心气，入心充血，助心充脉，安神，益肺气，补中，增智慧，好颜色，利关节，坚筋骨，祛痰，健胃，活血等功效。

【现代药理】

1.降血糖　研究表明[1]，灵芝能有效降低糖尿病的高血糖并防治糖尿病并发症。GLP通过抗氧化清除自由基，修复胰岛细胞，促进GLUT2的表达，帮助葡萄糖转入细胞。GLP能引起胰岛细胞外钙离子内流，直接促进胰岛细胞分泌胰岛素，提高血浆胰岛素水平。GLP直接加强葡萄糖在体内的有氧氧化过程，促进外周组织和肝脏对葡萄糖的利用。

2.抗肿瘤　研究表明[2]，灵芝是最佳的免疫功能调节和激活剂，它可显著提高机体的免疫功能，增强患者自身的抗癌能力。灵芝可以通过促进IL-2的生成、促进单核巨噬细胞的吞噬功能、通过提升人体的造血能力尤其是白细胞的指标水平，以及通过其中某些有效成分对癌细胞产生抑制作用，成为抗肿瘤、防癌及癌症辅助治疗的优选药物。

灵芝对人体几乎没有任何毒副作用。这种无毒性的免疫活化剂的优点，恰恰是许多肿瘤化疗药物和其他免疫促进剂都不具有的。

3. 保肝解毒　研究表明[3]，灵芝多糖在乙醇诱导的小鼠中表现出强效的抗氧化活性，具有减少酒精性肝病脂质堆积的潜力，可抑制酒精诱导的脂肪性肝损伤。此外，吴荣艳[4]探究不同剂量灵芝孢子粉对于镉致大鼠急性肝损伤也有一定的保护作用。

【降糖量效】

常规剂量　灵芝入煎剂 6 ～ 12 g；研末吞服 1.5 ～ 3 g。灵芝多糖具有免疫调节、降血糖、降血脂、抗氧化作用，临床上灵芝可用于降糖。

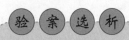

灵芝常规剂量验案[5]

任某，女，48 岁，2008 年 5 月 12 日初诊。

初诊：丙型肝炎 4 年，发现血糖升高 3 年。患者 3 年前因消瘦、乏力查空腹血糖 7 mmol/L 左右，诊断为 2 型糖尿病，口服药物治疗效果不佳，2007 年 1 月开始用胰岛素治疗。大便日行 2 ～ 3 次，稀软不成形，质黏腻，心烦易怒，头晕，周身乏力，下肢尤甚，双下肢沉重麻木，多饮，多尿，小便色深，心慌气短，心前区放射性疼痛。现用精蛋白人胰岛素混合注射液（30 R）早 28 U，晚 26 U。舌红略胖，苔黄厚腻，脉略滑数。既往有冠心病病史 2 年。2008 年 4 月 15 日查糖化血红蛋白 10.3 %，餐后血糖 16.9 mmol/L，ALT 134.6 U/L，AST 78.55 U/L，丙型肝炎病毒核糖核酸（HCV-RNA）4.914×10^6/nL，身高 160 cm，体重 60 kg，BMI 23.4 kg/m^2。

中医诊断：脾瘅，证属胃肠肝胆湿热。

西医诊断：丙型肝炎合并糖尿病。

治法：清热利湿。

处方：葛根芩连汤加减。

五味子 30 g	虎杖 15 g	云苓 30 g	葛根 30 g
黄芩 30 g	黄连 30 g	干姜 9 g	清半夏 15 g
苦参 15 g	鸡血藤 30 g		

水煎服，每日 1 剂，早晚分服。

二诊（2008 年 6 月 21 日）：大便每日 2 次，仍质稀，不成形。下肢麻木沉重明显缓解。心悸气短好转。舌稍胖，苔微腻，脉弦细略数。2008 年 6 月 2 日查空腹血糖 10.5 mmol/L，ALT 118 U/L，AST 59 U/L。上方去清半夏，干姜易为生姜 5 片。

三诊（2008 年 7 月 21 日）：大便每日 2 次，已成形，质可。双下肢麻木消失，仍有沉重乏力。心慌气短，心前区放射性疼痛明显好转，仅偶有发作。烘热汗出，小便色深黄，烦躁易怒。舌红，苔薄少，脉细数。2008 年 7 月 15 日，糖化血红蛋白 8.32 %，ALT 92 U/L，AST 52 U/L。

处方：

五味子 30 g	虎杖 15 g	黄连 30 g	生姜 3 片
茵陈蒿 30 g	赤芍 30 g	知母 30 g	生地黄 30 g
煅牡蛎 30 g	煅龙骨 30 g		

水煎服，每日 1 剂，早晚分服。

四诊（2008 年 9 月 1 日）：乏力明显，下肢尤甚，仍有烘热汗出，急躁易怒。近期，若延时进餐，则易出现心悸、汗出、头晕欲倒。

处方：

五味子 30 g	虎杖 15 g	黄连 30 g	苦参 15 g
土茯苓 120 g	黑蚂蚁 15 g	灵芝 12 g	酒大黄 3 g

水煎服，每日 1 剂，早晚分服。

配合知柏地黄丸 6 g，每日 3 次。

五诊（2008 年 11 月 3 日）：汗出减少，仍觉四肢乏力甚，头晕，口中异味，大便偏干。舌红，苔厚，脉沉数。2008 年 10 月 27 日，糖化血红蛋白 7.5 %，ALT 75 U/L，AST 46 U/L。上方加生何首乌、龙胆草各 15 g，知母 30 g，生姜 5 片。

六诊（2008 年 12 月 20 日）：乏力、头晕、汗出等明显缓解，2008 年 12 月 18 日，糖化血红蛋白 6.7 %，空腹血糖 9.42 mmol/L，ALT 55 U/L，AST 42 U/L。

1 个月后患者再诊，转氨酶已降至正常。

按：常规剂量灵芝 12 g，培补元气，灵芝多糖具有免疫调节、降血糖、降血脂、抗氧化作用，临床上灵芝可用于降糖。病毒性肝炎多是湿热瘀阻为患，治疗应始终以清热祛湿活血为主。虎杖，入肝经，擅清湿热，活血解毒，《日华子本草》载其："排脓，主疮疖痈毒，妇人血晕，扑损瘀血，破风毒结气。"五味子，酸敛生津，柔肝养肝，《名医别录》言其："养五脏，除热，生阴中阳。"《本草求原》则论："阴阳二气，实一气之变动，以肝为关挺子，五味专精于肝。"现代药理学研究证实，虎杖、五味子能明显降低血清转氨酶，具有保肝作用。因此是临床治疗病毒性肝炎的常用药对。初诊，大便黏腻症状突出，故此时肝胆胃肠湿热为主要矛盾，兼有下肢麻木、心前区疼痛等血络瘀滞之象，故以葛根、黄芩、黄连、五味子、虎杖清热祛湿，保肝利胆，同时加鸡血藤养血活血通络，清半夏既清化腐腻舌苔，合黄芩、黄连、干姜辛开苦降，转运枢机以降糖，苦参于此，非清热燥湿解毒之意，而是利用现代药理学研究结果——其具有明显的抗心律失常、扩血管和对急性心肌缺血的保护作用。药理学研究证明，黄连对心血管系统也有积极作用，抗心律失常作用确切，因此，苦参、黄连为治疗心律失常的常用药对。二诊，腐腻苔已基本化解，故去清半夏，防干姜温燥，故易之以生姜。三诊，胃肠湿热已清，出现阴虚火旺之象，故调整处方，以知母、生地黄清火滋阴，煅龙牡敛汗；仍以五味子、虎杖清利湿热，解毒保肝，并加茵陈蒿助其清热利湿保肝，赤芍凉血疏肝；仍用黄连兼顾保护心脏，同时合生姜辛开苦降以降糖。四诊，乏力明显，并可见心悸、汗出等明显虚象，故以黑蚂蚁、灵芝培补元气；此时以大量土茯苓解毒利湿，合五味子、虎杖解毒保肝。五诊，加生何首乌解毒通便，龙胆草清泻肝火，知母合生地黄清火滋阴。六诊，血糖明显下降，肝功能接近正常，治疗初见功效，可继服上方。

| 参考文献 |

［1］　林志彬.灵芝的现代研究［M］.3版.北京：北京大学医学出版社，2007：1-40.

［2］　张菲菲，刘如明.灵芝酸的药物代谢动力学研究进展［J］.中国中药杂志，2019，44（5）：905-911.

［3］　Chung D J, Yang M Y, Li Y R, et al. *Ganoderma lucidum* repress injury of ethanol-induced steatohepatitis via anti-inflammation, anti-oxidation and reducing hepatic lipid in C57BL/6J mice［J］. J Funct Foods, 2017, 33：314-322.

［4］　吴荣艳.灵芝孢子粉对镉致大鼠急性肝损伤保护作用机制的探讨［D］.遵义：遵义医科大学，2019.

［5］　仝小林.糖络杂病论［M］.北京：科学出版社，2010：252-253.

淫　羊　藿

【本草记载】

1.《本草纲目》　淫羊藿，味甘气香，性温不寒，能益精气，乃手足阳明、三焦、命门药也。真阳不足者宜之。

2.《本草蒙筌》　淫羊藿即仙灵脾，味辛，气寒，无毒。羊食贪合，故此著名。治男子绝阳不兴，女人绝阴不产。

3.《神农本草经》　味辛寒，主阴痿绝伤，茎中痛，利小便，益气力，强志。

4.《本草经疏》　淫羊藿，其气温而无毒。

5.《得配本草》　助相火，强精气，除风冷，解拘挛。今人动以此为种子良方，服之者多致阳亢阴竭，精液干，反受其害，则惑之甚者也。

【历代论述】

1.《伤寒瘟疫条辨》 淫羊藿，辛香甘温。入肝、肾、命门。治绝阳不生，绝阴不成。

2.《本经逢原》 一味仙灵脾酒，为偏风不遂要药。惟阴虚走精、强阳不痿禁服。

3.《医学入门》 补肾虚，助阳。治偏风手足不遂，四肢皮肤不仁。

4.《名医别录》 坚筋骨。消瘰疬、赤痈，下部有疮，洗出虫。

【名家经验】

1. 李时珍　淫羊藿味甘气香，性温不寒，能益精气。

2. 谭同来　《常用中药配对与禁忌》云："淫羊藿甘温，补命门、助肾阳作用强，善治肾阳虚微，下元虚冷而致的阳痿遗精、滑泄、腰膝无力、宫冷不孕等症。风寒湿邪侵袭人体，痹着经脉，血脉凝滞，阳气不达四肢，出现肢体冷痛，肌肤麻木，筋骨拘挛、抽搐、口眼歪斜，半身不遂等。本品辛温燥散，既能祛风湿寒邪，又能强固冲任壮筋骨，温通阳气降血压，促进血液循环，血行痛止而风自灭，故上诸症常用之。"

3. 陈士铎　补命门而又不大热，胜于肉桂之功，近人未知也。夫男女虽分阴阳，而五脏六腑正各相同，并无小异。

4. 黄和　《中药重剂证治录》云："淫羊藿，辛甘温，归肝肾经。通补之剂。有温肾壮强，强筋骨、祛风湿之功效。善补善通，补肝肾，通督脉，理冲任，理阴阳，祛风湿，健筋骨，通络止痛，又善活血逐瘀，祛痰平喘，解痉缓急，实为通补阳气，兼能理血之佳品。"

【现代药理】

1. 降血糖　研究人员采用腹腔注射四氧嘧啶制备糖尿病小鼠模型，发现淫羊藿总黄酮能够降低糖尿病小鼠血糖，增加肝糖原和肌糖原含量，与模型组相比给药组 SOD 水平增加，MDA 含量降低。表明淫羊藿总黄酮具有降糖作用，其机制可能与增加肝糖原和肌糖原含量，以及抗氧化、清除自由基有关[1]。

2. 对心血管系统的影响　淫羊藿对心血管系统在临床上具有较好的运用价值，可以起到降低血脂、血压和 CHO 的作用，虽然淫羊藿单独作用并不能发挥降低血压的作用，但可以通过调节一系列物质而最终达到降血压的目的。淫羊藿总苷经十二指肠给药，具有活血化瘀的作用，可以明显缩小心肌梗死的范围，改善血瘀大鼠的血液流变学指标。而且淫羊藿中所含的淫羊藿苷和淫羊藿总黄酮对糖尿病均具有一定的作用[2]。

3. 对免疫系统的影响　淫羊藿苷能提高小鼠腹腔巨噬细胞吞噬百分率和吞噬指数；并能明显促进小鼠脾脏淋巴细胞转化功能和促进 NK 细胞活性，具有明显提高实验小鼠免疫功能作用[3]。在非特异性免疫方面，发现淫羊藿苷对免疫功能低下小鼠有良好免疫促进作用。淫羊藿能对免疫调节细胞因子有调节作用，淫羊藿多糖和淫羊藿苷均可使小鼠胸腺和脾脏细胞产生 IL-2 显著提高，这可能是淫羊藿总黄酮重建 T 细胞凋亡平衡免疫稳态、延缓免疫衰老的重要机制[3]。

4. 对骨代谢的影响　淫羊藿提取液具有抑制破骨细胞，同时又促进骨细胞的功能，使钙化骨形成增加，有显著促进骨形成的作用。对骨髓及造血系统的作用方面，能促进骨髓造血，提示淫羊藿可用于白血病的治疗[3]。淫羊藿总黄酮和淫羊藿苷均可促进 ALP 活性和成骨细胞的增殖，淫羊藿苷可诱导破骨细胞凋亡，抑制骨吸收，并随浓度增加抑制作用增强[2]。淫羊藿总黄酮可改善骨代谢，可通过保护性腺、抑制骨吸收和促进骨形成等途径，防止维 A 酸诱导的大鼠发生骨质疏松，能促进具有成熟功能的成骨细胞向一定方向分化[3]。

5. 对生殖系统的影响　淫羊藿苷与睾酮对抗性腺衰老的作用表明为淫羊藿苷可通过抑制生殖细胞衰老基因 *P16* 的蛋白表达来延缓性腺衰老[3]。淫羊藿可促进性激素分泌及有性激素样作用，淫羊藿苷对卵泡颗粒细胞分泌 E_2 有直接刺激作用，在较高剂量时也促进肾上腺皮质细胞分泌皮质酮，淫羊藿苷可使肾阳虚患者血清皮质醇含量升高，抑制肾阳虚小鼠血清睾酮含量下降[3]。淫羊藿苷对炎症因子 TNF-α、IL-6，炎症介质一氧化氮和黏附分子 CD11b 等的多环节干预是其部分疗效机制[3]。通过对淫羊藿苷的进一步研究，有望找到治疗女性性功能障碍的新思路[3]。

6. 对内分泌系统的影响　淫羊藿总黄酮和淫羊藿多糖对下丘脑 – 垂体 – 肾上腺轴和细胞免疫均有明显的改善作用，淫羊藿所含不同有效组分具有对神经内分泌免疫系统不同侧重的调节[3]。淫羊藿苷既能拮抗甲状腺的部分抑制作用，预防"肾阳虚证"的出现，又能促进甲状腺功能减退（简称甲减）"肾阳虚"小鼠体内甲状腺激素水平的升高[3]。

7. 抗肿瘤　淫羊藿苷在应用时要选择合适的剂量，过高与过低都不利于其抑瘤作用的发挥，淫羊藿苷无不良反应，是一种安全有效的肿瘤抑制剂。诱导肿瘤细胞的高分化，是肿瘤治疗的手段之一，淫羊藿苷可诱导肿瘤细胞的分化，其为有研究价值的抗肿瘤中药单体；淫羊藿总黄酮也能在一定程度上抑制肿瘤细胞的生长[3]。

【降糖量效】

1. 常规剂量　淫羊藿入煎剂 9 ～ 15 g。依据病情病势的不同随症施量。因女子"七七，任脉虚，太冲脉衰少，天癸竭"，男子"七八，肝气衰，筋不能动，天癸竭，精少，肾藏衰，形体皆极；八八，齿发去"，可见围绝经期妇女及老年人群多以肝肾不足为基础，而生发他病。仝小林教授以淫羊藿温补肝肾之功，为佐使之药，配伍应用于围绝经期妇女与老年人群，一般用量为 9 g。在以肾阳虚衰、肾气不固等病机的疾病中，如糖尿病阳虚证以尿频、畏寒、腰膝酸软为主要表现时，仝小林教授在应用中药降糖的基础上配伍淫羊藿 12 g 或 15 g，充肾气以固津液，补肾阳以暖腰膝[4]。

2. 大剂量　淫羊藿入煎剂 16 ～ 30 g。依据病情病势的不同随症施量。淫羊藿主入神经，长于补肾壮阳，大剂量的淫羊藿合黄芪、党参能够振奋肾气，填补肾阳，用于糖尿病晚期肾阳亏虚，腰膝酸软、小便清长或者尿频等。

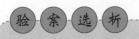

1. 淫羊藿常规剂量验案

见党参常规剂量验案2。

2. 淫羊藿大剂量验案[5]

黄某，女，55岁，农民。

初诊：患者2型糖尿病8年，空腹尿糖++～++++，空腹血糖18～22 mmol/L，经常服用苯乙双胍、格列本脲、格列齐特、消渴丸等，初服有效，2～3个月后均无效。现伴有口干欲饮，饮不多而喜热饮，夜尿频而多泡沫，饥不欲食，量不多而喜稀粥，腹常痞满，便意频而难解，肥胖困重，神疲气短，倦怠乏力，头昏腰酸，夜难入寐。血压120/98 mmHg，心率80次/分，外观臃肿肥胖，凹陷性水肿征+，心、肺、肝、脾正常，腹部大而血循环不良征+，未扪及包块与压痛，双下肢不温，并有麻痹不舒反应。舌淡胖有齿印，苔薄白而微腻，脉沉涩。查空腹尿糖++++，尿蛋白+，空腹血糖20 mmol/L，TG 2.7 mmol/L，CHO 6.2 mmol/L。

中医诊断：消渴；证属脾肾阳虚，湿困中焦。

西医诊断：糖尿病。

治法：温肾健脾，升清降浊。

处方：

党参30 g	黄芪30 g	怀山药15 g	苍术30 g
淫羊藿30 g	小麦皮30 g	茯苓30 g	黄精15 g
煨葛根10 g	肉桂10 g	北山楂15 g	怀牛膝15 g
红花6 g	干姜15 g	炮附子15 g（先煎）	汉防己10 g
茺蔚子15 g	半夏10 g	川芎10 g	石菖蒲10 g
草薢10 g	生姜15 g	大枣10枚	

每日1剂，加水1 000 mL，煎取200 mL，渣再煎3遍，分4次服。

并于餐前服用鹿茸胶囊1 g，百令胶囊5粒，每日3次。

1周后复查尿糖++，尿蛋白±，空腹血糖10 mmol/L。诉药后出现肠鸣，腹痛，腹泻，日3次，而脘腹痞满减轻，浮肿减轻，饭量正常，头昏疲乏肢软，但能寐神爽。血压120/90 mmHg，心率72次/分。续服药1周后，复查尿糖－，中药改为2日1次，鹿茸胶囊、百令胶囊续服至4周。复查血糖6.0 mmol/L，TG 1.7 mmol/L，体重减轻8 kg，症状近除。嘱守方，3日1次，继续服用鹿茸胶囊和百令胶囊。2个月后患者复查尿常规、血生化持续正常，身轻体快，饮食正常，可胜任家务，临床治愈。嘱以参芪片5粒，每日3次；继续鹿茸胶囊、百令胶囊饭前服，大黄䗪虫丸2 g每日3次，饭后服，维持治疗。2个月后以上药量改为每日2次，2个月后改每日1次巩固治疗，随访半年病情未反复。

按：本方法用大剂量淫羊藿合人参、黄芪、鹿茸、肉桂、附子、干姜，以大补温肾益气为主；山药、苍术、小麦皮、茯苓、半夏、生姜、大枣、防己、芫蔚子健脾燥湿，渗湿利水为辅；天花粉、北山楂、怀牛膝酸化敛阴，祛瘀降浊；黄精、葛根、石菖蒲、草薢、红花、川芎辛化通阳，活血升清，共为佐使，使全方具温肾健脾、升清降浊之功效。对2型糖尿病具有降糖降脂效应，尤其对消除慢性并发症产生的病理基础胰岛素抵抗有较好的疗效，有待于进一步研究证实。

| 参考文献 |

［1］　张洁，韩爱萍，丁选胜.淫羊藿总黄酮对四氧嘧啶糖尿病小鼠降糖作用的研究［J］.安徽医药，2011，15（8）：935-937.

［2］　王焕珍，柴艺汇，陈云志，等.淫羊藿化学成分与药理作用研究进展［J］.亚太传统医药，2016，12（7）：63-65.

［3］　何丽君，江金井，陈豪，等.淫羊藿药理作用和临床应用的研究进展［J］.中医临床研究，2020，12（2）：17-20.

［4］　郭敬，陈弘东，周强，等.仝小林运用淫羊藿经验［J］.山东中医杂志，2016，35（4）：336-338.

［5］　潘用水，黄小龙.肾健脾升降法治疗Ⅱ型糖尿病［J］.福建中医药，2001，32（4）：21-22.

桑　寄　生

【本草记载】

1.《神农本草经》　桑上寄生，味苦平。主腰痛，小儿背强，痈肿，安胎，充肌肤，坚发齿，长须眉。其实，明目，轻身通神。

2.《本草经集注》　桑上者，名桑上寄生尔。诗人云：施于松上，方家亦有用杨上、枫上者，则各随其树名之，形类犹是一般，但根津所因处为异，法生树枝间，寄根在皮节之内，叶圆青赤，厚泽易折，傍自生枝节。冬夏生，四月花白，五月实赤，大如小豆。今处处皆有，以出彭城胜。

3.《本草求真》　桑寄生，号为补肾补血要剂。缘肾主骨，发主血，苦人肾，肾得补则筋骨有力，不致痿痹而酸痛矣。甘补血，血得补则发受其灌荫而不枯脱落矣。故凡内而腰痛、筋骨笃疾、胎堕。外而金疮、肌肤风湿，何一不借此以为主治乎。

4.《滇南本草》　生槐树者，主治大肠下血、肠风带血、痔漏。生桑树者，治筋骨疼痛，走筋络，风寒湿痹。生花椒树者，治脾胃寒冷，呕吐恶心翻胃；又用治梅疮毒，妇人下元虚寒或崩漏。

【历代论述】

1.《本经逢原》　寄生得桑之余气而生，性专祛风逐湿，通调血脉，故《神农本草经》取治妇人腰痛、小儿背强等病。

2.《雷公炮炙论》　苦甘，平。入肝、肾经。补肝肾，强筋骨、除风湿，通经络，益血，安胎。治腰膝酸痛、筋骨痿弱、偏枯、脚气、风寒湿痹、胎漏血崩、产后乳汁不下。

3.《名医别录》　去女子崩中内伤不足，产后余疾，下乳汁，主金疮，去痹。

【名家经验】

1. 朱良春　桑寄生为祛风湿、补肝肾良药。其祛风湿的作用略同于桑枝，但桑寄生则多用于腰腿痛，虚人久痹，也用于痿证或腰膝酸痛，亦为安胎之圣药。

2. 黄和　桑寄生，苦甘平，归肝、肾经。通、补之剂。其味苦而甘，性平而和，不寒不热，既通且补，两入气血，以通散而兼补性为特点。长于通经络，通调血脉，通利关节，舒和筋肉。更能补益肝肾，壮骨强筋，安固胎元。

3. 徐大春　桑寄生为腰膝痛痹专药。

4. 仝小林　常用桑寄生、怀牛膝、炒杜仲组成三味小方，治疗"肾虚态"高血压患者。

【现代药理】

1. 降血糖、血压及血脂　既往研究表明，当桑寄生剂量为200 g/L时，模型大鼠血浆β-内啡肽浓度可能降低，说明桑寄生具有降血压效果。临床多次研究中，由桑寄生、丹参、红花以及钩藤等药物组成的复方桑钩颗粒在高血脂治疗中具有重要意义，采取中高剂量即可改善大鼠TC、TG水平。另外相关报道中显示，桑寄生能够加速肝脏的葡萄糖代谢，同时增强肝细胞对胰岛素的敏感性，从而发挥降血糖作用[1]。

2. 抗肿瘤　桑寄生中多种溶剂萃取物可在机体外对细胞株K562产生一定抑制效果，临床对此展开研究，结果显示木麻黄上的桑寄生能够与中药材桑寄生相互替换使用，两者的化学性质具有一定相似性，但含量水平具有一定差别。木麻黄上的桑寄生中乙酸乙酯、乙醚及正丁醇等萃取位置，均能够对白血病的细胞增殖造成抑制作用，并成为体外抗白血病细胞的活性位置[2]。

3. 抗炎及镇痛　临床开展动物实验表明，桑寄生可缓解小鼠因二甲苯产生耳肿程度，其作用效果与阿司匹林较为相近。同时使用桑寄生的小鼠对疼痛的抑制率超过50%，说明桑寄生同时具有抗炎及镇痛效果[3]。由桑寄生、熟地黄及川牛膝等药物构成的熟地寄生壮骨方，在抗膝骨关节炎中具有一定效果，能够有效缓解棉球肉芽肿和木瓜蛋白酶所致的膝骨关节炎大鼠的关节肿胀程度，另外还可避免IL-1、IL-6产生[4]。

4. 增强记忆、保护神经作用　Weon等[5]对小鼠进行莫里斯水迷宫实验和被动回避实验研究发现，10 mg/kg、50 mg/kg的桑寄生可以逆转东莨菪碱所致的记忆障碍。桑寄生增强记忆与神经保护作用可能与其抑制乙酰胆碱酯酶活性、活性氧水平、钙离子内流有关。并通过 MTT 比色法测得桑寄生在 HT22 细胞里对谷氨酸诱导的细胞死亡具有神经保护作用。Wong 等[6]研究结果证实桑寄生水溶性部分具有显著的神经保护活性，提出了用于治疗与氧化应激相关神经病症的可能性，支持了桑寄生治疗脑相关疾病的传统应用。

【降糖量效】

1. 常规剂量 桑寄生入煎剂 9～20 g。功在祛风除湿，强筋健骨，补益肝肾，适用于糖尿病中晚期出现并发症，如长期糖尿病肾病肝肾阴虚型患者，出现腰膝酸软、两腿无力等症状。

2. 大剂量 桑寄生入煎剂 21～30 g。功在补益肝肾之虚，常与怀牛膝、熟地黄、山茱萸等合用。

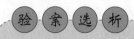

1. 桑寄生常规剂量验案[7]

林某，48 岁，女，福州人，2016 年 5 月 5 日初诊。

初诊：1 个月前因晨起眼睑浮肿，就诊于中国人民解放军联勤保障部队第九〇〇医院，查生化全套：血肌酐 90 μmol/L，BUN 8.9 mmol/L，24 h 尿蛋白定量白蛋白 1.2 g/L，诊断为糖尿病肾病，予对症治疗无明显好转。刻下：晨起眼睑浮肿，下午消退，自觉心中烦躁，无胸闷胸痛，无气促，不易入睡，多梦，纳可，精神一般，二便调，舌红苔薄黄，脉弦细，绝经 1 年。

中医诊断：消渴；证属肝肾阴虚，虚热内扰。

西医诊断：糖尿病肾病。

治法：养阴清热。

处方：

山茱萸 15 g	山药 15 g	桑寄生 15 g	川牛膝 15 g
牡丹皮 9 g	知母 6 g	生地黄 12 g	茯神 15 g
酸枣仁 15 g	麦冬 12 g	石莲子 12 g	郁金 12 g

14 剂，水煎服，每日 1 剂，早晚分服。

二诊（2016 年 5 月 21 日）：服药后浮肿较前消退，心中不觉烦躁，寐改善，因 3 日前吃油炸食物后口舌生疮，疼痛不已，余同前。中药守上方加生石膏 25 g、黄连 3 g，共 14 剂。

三诊（2016 年 6 月 11 日）：其间停诊一次，自行于门诊拿药，患者诉服药后，口腔溃疡已愈，寐尚可，晨起精神可，二便调，舌红苔薄黄，脉弦细。辅助检查：24 h 尿蛋白定量白蛋白 0.42 g/L。改为益肾清浊口服液继续服用。

按：桑寄生入煎剂 9～20 g，适用于糖尿病中晚期出现并发症，如长期糖尿病肾病患者中年女性，《素问·上古天真论》云："女子七七任脉虚，太冲脉衰少，天癸竭，地道不通，故形坏而无子也。"冲任渐亏，肝肾精血不足。阴阳失调，阴虚内热，虚火内扰，自觉心中烦躁。肾水不足，真阴不升而心阳独亢，水不制火，热扰心神，故失眠多梦。舌红苔薄黄，脉弦细为阴虚之象。结合"六看"，一看天：丙申年，少阳相火司天，厥阴风木在泉，上半年火气较盛易得热病，下半年风气较盛易得肝胆病。二看地：福州沿海，湿热之邪偏盛。三看时：立夏不久，阴消阳长。四看人：患者处于围绝经期妇女，冲任亏虚，肝肾不足。五看病：应考虑糖尿病及围绝经期激素紊乱。六看证：综合分析。方中常规剂量桑寄生配伍山茱萸、山药、川牛膝补肝肾，强筋骨，生地黄、牡丹皮、知母滋肾阴，清虚热，茯神、酸枣仁养心安神，麦冬、石莲子、郁金清心除烦安神。服药后虚热之象渐退，但因食辛热之品，火热上炎，于原方加生石膏、黄连清热泻火。三诊患者症状消失大半，改为口服液继续服用。

2. 桑寄生大剂量验案[8]

李某，女，72岁，2007年10月11日初诊。

初诊：2006年6月患者因"双下肢酸麻、视物不清"在北京大学第一医院确诊为2型糖尿病近1年余，一直服用阿卡波糖25 mg每日3次。刻下：面色晦暗，口唇、眼周黧黑，面部麻木、右耳侧皮肤发凉，右眼睑下垂。双下肢乏力酸麻，视物不清，纳少，眠可，二便可。舌暗，苔黄厚腐，脉沉细略数。既往有脑梗死病史3年，无后遗症。有巨大胎儿史。今日空腹血糖6.2 mmol/L。

中医诊断：消渴并病，口僻；证属气血亏损，痰瘀阻络。

西医诊断：糖尿病，面神经麻痹。

治法：补益气血，活血通络。

处方：当归补血汤合独活寄生汤、二陈汤加减。

黄芪 60 g	当归 15 g	桑寄生 30 g	川芎 12 g
熟地黄 30 g	山茱萸 15 g	怀牛膝 15 g	鸡血藤 30 g
清半夏 15 g	茯苓 30 g		

14剂，水煎服，每日1剂，早晚分服。

二诊（2007年10月25日）：患者诉用上药第3日后面部麻木、发凉症状好转，左侧面部稍麻木连及齿龈，头胀紧，双下肢仍乏力酸麻，尿中有异味。舌暗，苔黄厚腐，舌下脉络郁滞，脉沉细略数。当日空腹血糖6.2 mmol/L。

处方：当归补血汤合二妙丸加减。

黄芪 15 g	当归 30 g	苍术 30 g	黄柏 30 g
苦瓜 30 g	苦参 9 g	鸡血藤 30 g	首乌藤 30 g

14剂，水煎服，每日1剂，早晚分服。

三诊（2007年11月8日）：面部麻木消失，左侧头胀，时痛。右腿酸麻较前好转。唇暗，舌暗红，苔黄腐，脉沉。当日空腹血糖6.7 mmol/L。

处方：黄芪桂枝五物汤合都梁丸加减。

黄芪 30 g	川桂枝 30 g	白芍 30 g	鸡血藤 30 g
川芎 30 g	白芷 9 g	苍术 30 g	黄连 30 g
苦瓜 30 g	干姜 9 g	地龙 30 g	

14剂，水煎服，每日1剂，早晚分服。

按：糖尿病性面神经麻痹病机特点有二：一是气阴两虚为本；二是因虚风中经络。正如《诸病源候论》所说："偏风口喎是本虚受风，风入于夹口之筋也。足阳明之筋，上夹于口，其经偏虚，而风因乘之，使其经筋急而不调，故令口喎僻也。"本案所治患者72岁，肾气渐虚，体虚卫气不固，气血不足，络脉空虚，风邪入中，痹阻血脉，渐而生瘀，瘀则痰生，邪入于里，与瘀、痰互结，化热而毒生，本病病机特点有风、痰、瘀、毒及虚5个方面。治血亦为关键一要，古有云"治风先治血，血行风自灭"，且因瘀、毒在血分，又患者为72岁女性，"女子以血为本，以血为用"，这是诊治女性患者所需强调的一大原则，故用黄芪大补脾肺之气，以资化源，使气旺血生。配以少量当归养血和营，则浮阳秘敛，阳生阴长，气旺血生。配以怀牛膝、桑寄生、熟地黄、山茱萸补益肝肾之虚；清半夏、茯苓集二陈汤为一体，消痰行气；川芎、鸡血藤活血通络。二诊用药取效，麻木症状较前好转，但仍见舌暗、舌下脉络郁滞，苔黄厚腐，为瘀、痰之象，同时湿热、痰热突显。故考虑在补益气血、活血通络的基础上，加以二妙丸（苍术、黄柏）合苦参增清热燥湿利湿化痰之力，加苦瓜降糖，首乌藤加强活血通络之功。瘀散痰祛，经脉通达。三诊患者面部麻木不适症状消除，仍有头胀痛、腿酸等虚实夹杂表现。故方以黄芪益气实卫；川桂枝温经通阳；白芍和营养血；黄芪、川桂枝相伍补气通阳；干姜助桂枝以散风寒通血脉；川芎、鸡血藤、地龙活血通络祛瘀，白芷通达脑窍，黄连、干姜、苦瓜平稳降糖。然而临证用药在疾病的不同时期而有不同的应用，如初期遵从急则治标，损其偏盛的原则，重在风、痰、瘀、毒4个方面，中期则补偏救弊，标本兼顾，祛邪力不减，但要兼顾扶正，后期即恢复期则补其偏衰，减祛邪药，以扶正固本为重。

| 参考文献 |

［1］ 朱开昕,苏本伟,李永华,等.桑寄生药理作用及临床应用研究进展［J］.现代医学与健康研究电子杂志,2018,2（12）:189-190.

［2］ 张瑾.桑寄生的成分分析及其抗白血病细胞活性部位的筛选研究［D］.广州:广州中医药大学,2011.

［3］ 巨鲜婷.桑寄生浸膏的抗炎和镇痛作用研究［J］.杨凌职业技术学院学报,2012,

11（2）：5-7.

［4］ 何晓红,周颖燕,林洁华,等.熟地寄生壮骨方对膝骨关节炎模型大鼠抗炎作用的实验研究［J］.中药新药与临床药理,2015,26（3）：294-298.

［5］ Weon J B, Lee J, Eom M R, et al. The effects of *Loranthus* parasiticus on scopolamine-induced memory impairment in mice［J］. Evid Based Complement Alternat Med, 2014：860180.

［6］ Wong D Z H, Kadir H A, Lee C L, et al. Neuroprotective properties of Loranthus parasiticus, aqueous fraction against oxidative stress-induced damage in NG108-15 cells［J］. J Nat Med, 2012, 66（3）：544-551.

［7］ 谢灯飘,阮诗玮.阮诗玮教授治疗肝肾阴虚型糖尿病肾病临床经验［J］.亚太传统医药,2017,13（4）：88-89.

［8］ 仝小林.糖络杂病论［M］.北京:科学出版社,2010：191-192.

百 合

【本草记载】

1.《神农本草经》 百合,味甘平。主邪气腹胀心痛,利大小便,补中益气。生川谷。

2.《吴普本草》 百合一名重迈,一名中庭,生冠朐及荆山。（艺文类聚引云:一名重匡）

3.《本草蒙筌》 百合,白花者,养脏益志,定胆安心。逐惊悸狂叫之邪,消浮肿痞满之气。止遍身痛,利大小便。辟鬼气,除时疫咳逆；杀蛊毒,治外科痈疽。乳痈喉痹殊功,发背搭肩立效。

4.《本草新编》 百合,入肺、脾、心三经。安心益志,定惊悸狂叫之邪,消浮肿痞满之气,止遍身疼痛,利大小便,辟鬼气时疫,除咳逆,杀虫毒,治痈疽、乳肿、喉痹,又治伤寒坏症,兼能补中益气。此物和平,有解纷之功,扶持弱锄强,祛邪助正。但气味甚薄,必须重用,其功必倍。

5.《本草求真》 百合,（柔滑）清心肺余热、功有利于肺心,而能敛气养心,安神定魄。（朱二允曰:百合之甘敛,胜于五味之酸收。）然究止属清邪除热利湿之品,因其气味稍缓,且于甘中有收,故于心肺最宜。

【历代论述】

1.《名医别录》 一名重箱,一名摩罗,一名中逢花,一名强瞿,生荆州,二月八月,采根,暴干。案玉篇云:蟠,百合蒜也。

2.《医学入门》 百合,消腹胀痞痛心胁,肺痿寒热遍身疼,喉风癫涕疮痛捷。治伤寒坏症,百合病,腹中满痛及阴毒伤寒。消浮肿,胪胀痞满,大小便不利,心下急痛胁满，肺痿肺痈，肺热咳嗽，喉痹，烦闷寒热，遍身疼痛。治癫邪涕泣狂叫，及惊悸心胆不宁，兼治乳痈发背，诸疮肿，杀蛊毒，养五脏，补中气，通耳窍，亦渗利中之美药。

【名家经验】

1. 孙思邈　百合主邪气腹胀，心痛，利大小便，补中益气，除浮肿胪胀，痞满寒热，通身疼痛，及乳难，喉痹肿，止涕泪。

2. 张家林　百合味甘性平，有温肺止嗽、养阴清热、清心安神、利大小便等功效，尤以治疗心肺疾病为佳。对热病后余热未清、虚烦、惊悸、神志恍惚或肺痨久咳、咯血等，食用百合也都适宜。用百合作羹或煮粥，加入银耳服食，有滋阴润肺之功；如加入莲子，则有养阴清心之效。

3. 冯楚瞻　百合，养脏益志，润肺宁心，逐惊悸时疫，除邪热消肿，敛久嗽，疗肺痿，止涕泪，利二便，不独保肺之功。

4. 张山雷　百合之花，夜合朝开，以治肝火上浮，夜不成寐，甚有捷效，不仅取其夜合之义，盖甘凉泄降，固有以靖浮阳而清虚火也。

5. 仝小林　百合地黄汤和百合知母汤以阴虚内热为基本病机，咽干、失眠及心烦易怒等情绪症状为主症。此两方合方治疗围绝经期出现的多种疾病，如围绝经期失眠、口疮、血糖升高、狂躁症等[1]。

【现代药理】

1. 止咳、祛痰、平喘　研究表明，百合的水煎液也可抵抗对氨水引起的小鼠咳嗽；另经蜜制后的百合，可增强对上述两种化学物质引起的刺激性咳嗽的止咳作用。百合是通过增加气管黏液的分泌而达到祛痰作用。另外，百合对组胺引起的动物哮喘有缓解的作用[2]。

2. 抗抑郁　研究表明，百合皂苷可通过提高 5- 羟色胺、多巴胺的含量进而对抑郁症模型大鼠脑内单胺类神经递质的紊乱状态有很好的改善作用，这也为百合治疗抑郁症的作用机制提供了一定科学的依据，从而得出百合皂苷是抗抑郁的有效成分[3]。

3. 抗氧化　研究表明，百合粗多糖可使 D- 半乳糖导致的衰老小鼠的血液中 SOD、过氧化氢酶和谷胱甘肽酶活力升高，同时可降低血浆、脑匀浆和肝脏匀浆中的过氧化脂质的含量，这说明百合粗多糖具有抗氧化的作用[2]。

4. 抗炎　百合常用于肺炎、支气管炎的治疗，百合甲醇提取物的抗炎作用是由于下调诱导型氨基末端激酶和一氧化氮合酶，通过抑制转录因子的活化和核移位，以及阻断 LPS 刺激的 $RAW_{264.7}$ 细胞中 ERK 和氨基末端激酶的信号，从而抑制一氧化氮合酶和还氧化酶的活性[4]。

5. 抗肿瘤　通过用移植瘤模型观察纯化百合多糖的抗肿瘤作用和对荷瘤小鼠免疫功能的影响，结果发现百合多糖具有抑制 H22 肿瘤生长的作用，并能显著提高荷瘤小鼠的胸腺指数和脾指数、巨噬细胞吞噬功能及血清溶血素的含量，这表明百合多糖具有抗肿瘤和增强荷瘤小鼠免疫功能的作用[5]。

6. 调节免疫　将体内和体外实验结合起来综合评价百合多糖对正常小鼠及免疫功能低下小鼠的免疫功能的调节作用，结果表明，百合多糖可提高正常及环磷酰胺所致免疫抑制小鼠巨噬细胞的吞噬能力和吞噬指数，可显著提高小鼠血清特异性抗体水平，促进小鼠淋巴细胞的转化[6]。

7. 降血糖　百合多糖的抗糖尿病作用与促进胰岛 β 细胞增殖和胰岛素分泌功能有关，对 α- 葡萄糖苷酶活性的抑制作用很小。此外，百合多糖的降血糖效果也是通过调控糖代谢的酶系、促进胰岛 β 细胞增殖及胰岛素的分泌、抗自由基氧化损伤等多种机制而实现的[7]。

8. 抑菌　百合含有较为丰富的螺甾烷皂苷，而螺甾烷型皂苷具有一定的抗菌活性，因此百合具有抑菌的作用[2]。

【降糖量效】

1. 常规剂量[8-12]　百合入煎剂 15 ～ 20 g。适用于糖尿病气津两伤者、糖尿病合并肺结核等患者。

2. 大剂量[13-16]　百合入煎剂 21 ～ 30 g。适用于糖尿病伴睡眠障碍、糖尿病合并抑郁症及糖尿病伴围绝经期情绪障碍等患者。

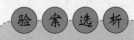

1. 百合常规剂量验案[12]

廖某，男，33 岁，2006 年 4 月 27 日初诊。

初诊：口干多饮，多食易饥，多尿，夜尿 3 ～ 4 次；怕热心烦，易汗，大便干结，乏力，夜寐欠安；舌胖、边有齿痕，苔薄，脉弦濡。

中医诊断：消渴；证属燥热内盛，气津两伤。

西医诊断：糖尿病。

治法：清心润肺，益气生津。

处方：百合地黄汤、百合知母汤加减。

川黄连 3 g	莲子心 3 g	生地黄 12 g	百合 15 g
知母 12 g	珠儿参 30 g	麦冬 12 g	黄芪 30 g
玉竹 12 g	山药 12 g	桑叶 9 g	桑白皮 30 g
地骨皮 30 g	天花粉 30 g	川石斛 12 g	

水煎服，每日 1 剂，早晚分服。

二诊（2006 年 5 月 4 日）：服用 1 周后，口干多饮改善，尿频减，夜尿仅 1 次，大便已畅，夜寐转安；舌胖、边有齿痕，苔薄，脉弦濡。方已中的，效不更方，予原方 14 剂。

三诊（2006 年 5 月 19 日）：症状已见瘥。

按：患者平素杂事冗繁，劳伤心神，心火炎上，肺金被灼，消烁津液，上源告竭，故见口干舌燥、烦渴多饮；肺主治节，功能失职，则水不化津，津不化气，气不摄水，直趋于下，则尿频量多；肺燥津伤，津液失布，则胃失濡润，胃火亢盛，故消谷善饥；善食而瘦，乃水谷精微不归正化；口干欲饮、乏力及舌胖、边有齿痕、脉濡，均为气液耗伤之象。金水不能相生，一水不能制二火，心肝阳越，故见怕热心烦；汗为心之液，心阳逼津外泄而多汗。故宜以清心润肺、益气生津为治。方中黄连味苦，性寒，直折心胃燔灼之火，使肺金无炎灼之忧；莲子芯味苦，性寒，清心去烦；麦冬甘寒生津，滋肺之上源；常规剂量的百合合知母滋阴泄热、清心润肺，用于治疗心移热于肺之消渴，甚为妥帖。

2. 百合大剂量验案 [17]

刘某，女，55岁，2008年5月19日初诊。

初诊：血糖升高10年余，失眠1年。近1年出现失眠甚，脾性改变，血糖控制不稳定。刻下：失眠甚，寐浅易醒，恶闻声响，醒后难复睡，每晚仅睡3～4h。急躁焦虑，遇事易怒，阵发烘热，时有心悸。胃脘不适，灼烧胀满感，口干苦，小便赤，舌红，脉弦细。患者1年前绝经。空腹血糖8.6 mmol/L，餐后2 h血糖12.3 mmol/L。身高164 cm，体重49 kg，BMI 18.2 kg/m²。

中医诊断：消瘅，失眠；证属阴虚内热，肝火偏旺。

西医诊断：糖尿病，失眠。

治法：滋阴清热，清肝泻火。

处方：百合地黄汤合知柏地黄丸、交泰丸加减。

百合 30 g	生地黄 30 g	知母 30 g	黄柏 30 g
黄连 18 g	肉桂 3 g	乌梅 9 g	牛膝 30 g
夏枯草 30 g	酸枣仁 30 g		

水煎服，每日1剂，早晚分服。

二诊（2008年7月2日）：服药40余剂，睡眠好转，急躁易怒好转，遇事已较平静，烘热减轻，胃脘烧灼胀满减轻，口干苦基本消失。空腹血糖6.4 mmol/L，餐后2 h血糖7.9 mmol/L。后多次复诊，睡眠已恢复正常。

按：本案患者为绝经后妇女，冲任空虚，精血匮乏，加之糖尿病日久，火热炽盛，伤阴耗气，致血不养心，心神被扰，肝血不足，肝火偏旺，中土受灼，因而出现失眠、急躁易怒、烘热等诸多病症，类似百合病。故以百合地黄汤为主，用大剂量百合合生地黄以滋阴清热，知母、黄柏清降虚火，交泰丸清泄心火，交通心肾，夏枯草清肝火，牛膝引火下行，酸枣仁养心安神，乌梅酸敛气阴，合黄连、黄柏苦酸制甜。症虽繁杂，然阴虚火旺是病之根本，结合患者为绝经期女性特点，故以百合地黄汤为主方，此亦为治疗女性围绝经前后失眠之常用方。

| 参考文献 |

［1］ 周强,赵锡艳,逄冰,等.仝小林教授应用百合地黄汤、百合知母汤验案分析［J］.
中国中医急症,2013,22（4）:581-582.

［2］ 李艳,苗明三.百合的化学、药理与临床应用分析［J］.中医学报,2015,30（7）:
1021-1023.

［3］ 弥曼,李汾,任利君,等.百合多糖的分离纯化及抗肿瘤作用［J］.西安交通大学学
报（医学版）,2009,30（2）:177-180.

［4］ Kwon O K, Lee M Y, Yuk J E, et al. Anti-inflammatory effects of methanol
extracts of the root o *Lilium lancifolium* on LPS-stimulated Raw264. 7 cells［J］. J
Ethnopharmacol, 2010, 130（1）: 28-34.

［5］ 李汾,袁秉祥,弥曼,等.纯化百合多糖抗肿瘤作用和对荷瘤小鼠免疫功能的影响
［J］.现代肿瘤医学,2008,16（2）:188-189.

［6］ 李新华,弥曼,李汾,等.百合多糖免疫调节作用的实验研究［J］.现代预防医学,
2010,37（14）:2708-2709.

［7］ 李玉萍,皮小芳,刘成梅,等.百合多糖降糖作用机理的体外研究［J］.时珍国医国
药,2012,23（8）:1964-1966.

［8］ 姜伟洲,迟晶宇.百合固金汤对糖尿病合并肺结核的疗效观察［J］.临床医药文献
电子杂志,2020,7（33）:144-146.

［9］ 王少波,张亚梅,马如臣.中西医结合治疗糖尿病合并肺结核11例体会［J］.黑龙
江医学,2000,24（5）:64.

［10］ 乔玉秋,王志同.百合固金汤治疗糖尿病合并肺结核11例体会［J］.浙江中医杂
志,1998,33（3）:129.

［11］ 刘洪波,肖跃红.中西医结合治疗糖尿病并发肺结核46例［J］.湖南中医药导报,
2001,7（10）:507.

［12］ 徐佩英,陆灏,陶枫,等.丁学屏运用经方辨治糖尿病经验撷英［J］.上海中医药杂
志,2012,46（7）:1-4.

［13］ 李丽娟,王京奇,潘满立.加味百合地黄汤联合耳针治疗2型糖尿病伴睡眠障碍的
临床观察［J］.北京中医药,2019,38（6）:546-549,554.

［14］ 李晶,张靖,贾文魁.百合解郁汤治疗糖尿病后抑郁症的效果［J］.中国当代医药,
2018,25（34）:157-160.

［15］ 宋婷婷,康学东,余臣祖,等.加味百合地黄汤治疗阴虚内热型初发2型糖尿病伴
更年期轻度情绪障碍的临床研究［J］.中医临床研究,2018,10（10）:12-16.

［16］ 徐晓艳,季淑梅.百合安神汤治疗2型糖尿病合并抑郁症患者30例［J］.中国药
业,2011,20（16）:87-88.

［17］ 仝小林.糖络杂病论［M］.北京:科学出版社,2010:46.

杜 仲

【本草记载】

1.《神农本草经》 杜仲味辛平。主腰脊痛，补中，益精气，坚筋骨，强志，除阴下痒湿，小便余沥。久服轻身耐老。一名思仙。生山谷。

2.《日华子本草》 治肾劳，腰脊挛。入药炙用。

3.《本草经疏》 杜仲，按《本经》所主腰脊痛，益精气，坚筋骨，脚中酸痛，不欲践地者，盖腰为肾之府，经曰，动摇不能，肾将惫矣。又肾藏精而主骨，肝藏血而主筋，二经虚，则腰脊痛而精气乏，筋骨软而脚不能践地也。

【历代论述】

1.《药性论》 治肾冷臀腰痛，腰病人虚而身强直，风也。腰不利加而用之。

2.《玉楸药解》 益肝肾，养筋骨，去关节湿淫，治腰膝酸痛，腿足拘挛。

3.《冯氏锦囊秘录》 杜仲性温而不助火，可以久服，功专肾肝二经，直走下部，筋骨气分，牛膝直走下部经络血分，熟地滋补肾肝筋骨精髓之内，续断调补筋骨曲节气血之间，故数味每相须为用，以为筋骨气血之需，互相佐使成功也。

【名家经验】

1. 李杲 能使筋骨相着。盖皮中有丝，有筋骨相着之象也。

2. 张从正 以杜仲去粗皮，细切，炒断丝，为细末，每服三钱，加猪腰子一枚，裹以荷叶，温酒送下，治疗腰痛长期不愈。

3. 方谷 凡下焦之虚，非杜仲不补；下焦之湿，非杜仲不利；足胫之酸，非杜仲不去；腰膝之疼，非杜仲不除。然色紫而燥，质绵而韧，气温而补，补肝益肾，诚为要剂。如肝肾阳虚而有风湿病者，以盐酒浸炙，为效甚捷；如肝肾阴虚，而无风湿病，乃因精乏髓枯，血燥液干而成痿痹，成伛偻，以致俯仰屈伸不用者，又忌用之。

4. 李中梓 杜仲，虽温而不助火，温肾阳，肾阳充，则水湿温化有力，脾阳得健。

5. 李济仁 常用杜仲配伍川续断、金狗脊等补益肝肾、强壮腰督之药，治疗强直性脊柱炎。

6. 仝小林 杜仲配伍大黄、黄连等治疗中焦热结、胃肠实热型糖尿病肾病Ⅲ期合并周围神经病变，用量为45 g[1]。

7. 李赛美 用六经辨治糖尿病，认为凡病在肌肉，在胃肠，且其证属实者，均可归属于阳明病范畴，此时多用黄连配炙甘草，黄连配苍术，黄连、黄芩配葛根清热泻实，燥湿解毒。

【现代药理】

1.**降血糖** 研究表明，杜仲的提取物杜仲多糖能显著降低自发性 2 型糖尿病 db/db 小鼠的体重、空腹血糖、TC、TG 和 LDL-C 的浓度，同时显著升高 HDL-C 的浓度，杜仲多糖灌胃可下调 db/db 小鼠血清中 IL-8、IL-1β 和 IL-6 含量，降低肝脏中 NF-κB p65 蛋白表达量，说明杜仲多糖可明显调节糖尿病 db/db 小鼠糖脂代谢，减轻炎症反应与抑制氧化应激水平，为杜仲在抗 2 型糖尿病健康产品开发方面的应用提供了药效学实验数据[2]。

2.**降压** 研究表明，杜仲所含的松脂醇二葡萄糖苷、脱氢二松柏醇二糖苷和丁香脂素二吡喃葡萄糖苷等对血压具有双向调节作用，是杜仲的主要降压成分，降压效果平稳，无毒副作用，被认为是"世界上无副作用的高质量天然降压药"[3]。

3.**抗氧化** 研究表明，杜仲抗肿瘤作用的机制为杜仲多糖能够诱导肿瘤细胞凋亡来直接杀伤肿瘤细胞，以环磷酰胺为阳性对照药，杜仲总多糖能够抑制 S180 肉瘤的生长，并能够提高胸腺指数和脾指数，具有一定的抗肿瘤活性，能够提高机体的免疫功能并拮抗环磷酰胺引起的骨髓抑制。抗肿瘤机制还表现为可以起到阻断亚硝胺的合成及清除亚硝酸盐的作用，采用紫外光解法测定杜仲提取物对 N- 二甲亚硝胺（NDMA）体外合成的阻断作用及对亚硝酸钠的清除作用，发现适量的杜仲提取物对亚硝化反应具有良好的抑制作用，而且对亚硝酸钠的清除作用较为明显[4]。

4.**增强免疫功能** 研究表明，杜仲的水提液和乙醇提取液能激活单核巨噬细胞系统和腹腔巨噬细胞系统的活性，又能对迟发型超敏反应起抑制作用，从而对细胞免疫起双向调节的作用[5]。小鼠碳粒廓清实验研究表明，生杜仲和盐杜仲均可提高小鼠非特异性免疫功能，且生杜仲和盐杜仲的醇煎液作用更显著[6]。研究表明杜仲叶多糖有增强免疫抑制小鼠免疫功能的作用[7]。

5.**保肝护肾** 研究表明，杜仲中的桃叶珊瑚苷、原儿茶酸等成分能增强肝脏 SOD 的活性，提高谷胱甘肽、谷胱甘肽过氧化物酶的水平，抑制脂质过氧化产物 MDA 的生成及抑制 NF-κB 的活性，减轻肝脏的炎症反应，进而增强 AST 和 ALT 的活性，达到保肝的作用。杜仲木脂素能保护自发性高血压大鼠的肾损伤，并对单侧输尿管阻塞诱导大鼠肾间质纤维化有改善作用，还可以保护镉对大鼠造成的肾损害[3]。

【降糖量效】

常规剂量 杜仲入煎剂 9 ～ 20 g。功在补肝肾、强筋骨，常用杜仲、续断、鸡血藤、苏木药串治疗糖尿病周围神经病变[8]。

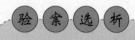

杜仲常规剂量验案[8]

患者，女，68 岁，2018 年 8 月 21 日初诊。

初诊：双下肢麻木刺痛 3 年来诊。患者 10 年前曾在某医院诊断为 2 型糖尿病，使用二甲双胍联合阿卡波糖控制血糖（具体剂量不详），3 年前诊断为糖尿病周围神经病变，间断针灸、中草药治疗，未规律监测血糖。刻下：双下肢麻木刺痛不温，常夜卧时下肢抽搐，头昏沉，偶有口干，纳可眠差，大便可，每日 1 次，小便可。舌淡苔白腻，脉弦。检查：糖化血红蛋白 7.0%。

中医诊断：消渴，痹证；证属肝肾亏虚，气虚血瘀。

西医诊断：糖尿病周围神经病变。

治法：滋补肝肾，补气活血。

处方：

炒杜仲 20 g	续断 30 g	鸡血藤 30 g	苏木 30 g
黄芪 30 g	太子参 30 g	川芎 30 g	当归 20 g
葛根 30 g	砂仁 10 g	桃仁 10 g	首乌藤 30 g

7 剂，水煎服，每日 1 剂，早晚分服。

嘱患者将多余药渣以合适水温泡脚，严防烫伤。

二诊（2018 年 9 月 18 日）：患者因家住外省，自觉上方效佳，抄方继用 21 剂，现足部刺痛症状缓解，抽搐好转，头昏沉好转，眠好转，舌红苔白，脉弦。上方去葛根、桃仁，加三棱 10 g、莪术 10 g。继服 7 剂，煎服法同前，用多余药渣泡脚。后患者症状缓解，间断复诊。

按：临床常用杜仲、续断、鸡血藤、苏木药串治疗糖尿病周围神经病变。糖尿病周围神经病变可归属于中医学"痹证"范畴，糖尿病日久，一则及肾，二则入络。消渴久病，气阴两虚，气虚不能推动血脉运行，阴虚暗耗津液，瘀血内生，脉络阻滞，经气不通，出现麻木疼痛等异常感觉。糖尿病日久，累及肝肾，肝肾亏虚，肾主骨，肝主筋，肝肾亏虚不荣，则筋骨失养，出现疼痛、麻木不仁、乏力等。阴阳互根，若疾病进一步发展，出现肾阳亏虚，阳虚则内寒自生，不能温煦四末，出现四肢冰凉、怕冷等症状，且阳虚寒凝，进一步加重血瘀。本病因虚致瘀，虚实夹杂，虚为本，瘀为标，故治疗糖尿病周围神经病变主要以补益肝肾、益气活血为主。炒杜仲以补肝肾为主，续断补而不滞，行而不泄，以调血脉、续筋骨为重。二者合用，补肝肾、强筋骨，对于肝肾亏虚引起的筋骨失养效佳；鸡血藤味甘苦，性微温，归肝、肾经，行血补血，舒筋活络；苏木味甘咸，性辛平，归心、肝经，活血疗伤，祛瘀通经。

| 参考文献 |

［1］ 邸莎，杨映映，王翼天，等. 杜仲临床应用及其用量［J］. 吉林中医药，2019，39（1）：24-27.

［2］ 陈小娟，何福根，周迪夷. 杜仲多糖对自发性 2 型糖尿病 db/db 小鼠糖脂代谢的影响［J］. 中国药学杂志，2020，55（17）：1433-1438.

［3］ 张萍,李明华,周娟,等.杜仲炮制工艺对其质量的影响及化学成分与药理研究进展［J］.中国药学杂志,2020,55（6）:421-427.

［4］ 辛晓明,王大伟,赵娟,等.杜仲总多糖抗肿瘤作用的实验研究［J］.医药导报,2009,28（6）:719-721.

［5］ 马山,卢少海,田景振.杜仲药效成分和药理学的研究概况［J］.食品与药品,2013,15（6）:449-451.

［6］ 王宇华,许惠琴,狄留庆,等.生杜仲和盐杜仲对小鼠免疫功能的影响和抗疲劳作用研究［J］.中药药理与临床,2008,24（2）:49-50.

［7］ 叶颖霞,林岚,赵菊香,等.杜仲叶多糖对免疫抑制小鼠免疫功能的影响［J］.中药材,2015,38（7）:1496-1498.

［8］ 孙思怡,冯兴中.冯兴中应用"药串"治疗糖尿病及其并发症经验［J］.北京中医药,2020,39（1）:36-38.

薏 苡 仁

【本草记载】

1.《本草衍义》 薏苡仁,《本经》云,微寒,主筋急拘挛。拘挛有两等:《素问》注中,大筋受热,则缩而短,缩短故挛急不伸,此是因热而拘挛也,故可用薏苡仁;若《素问》言因寒即筋急者,不可更用此也。凡用之,须倍于他药。此物力势和缓,须倍加用即见效。盖受寒即能使人筋急,受热故使人筋挛,若但热而不曾受寒,亦能使人筋缓,受湿则又引长无力。

2.《本草纲目》 薏苡仁阳明药也,能健脾、益胃,虚则补其母,故肺痿肺痈用之。筋骨之病,以治阳明为本,故拘挛筋急,风痹者用之。土能胜水除湿,故泄痢水肿用之。按古方小续命汤注云:中风筋急拘挛,语迟,脉弦者,加薏苡仁,亦扶脾抑肝之义。又《后汉书》云,马援在交趾,尝饵薏苡实,云能轻身省欲,以胜瘴气也。又张师正《倦游录》云,辛稼轩忽患疝疾,重坠,大如杯,一道人教以薏珠用东壁黄土炒过,水煮为膏服,数服即消。程沙随病此,稼轩授之,亦效。《本草》薏苡乃上品养心药,故有此功。

3.《本草新编》 薏仁最善利水,不至损耗真阴之气,凡湿盛在下身者,最宜用之,视病之轻重,准用药之多寡,则阴阳不伤,而湿病易去。故凡遇水湿之症,用薏仁一、二两为君,而佐之健脾去湿之味,未有不速于奏效者也,倘薄其气味之平和而轻用之,无益也。

4.《本草正》 薏苡,味甘淡,气微凉,性微降而渗,故能去湿利水,以其志湿,故能利关节,除脚气,治痿弱拘挛湿痹,消水肿疼痛,利小便热淋,亦杀蛔虫。以其微降,故亦治咳嗽唾脓,利膈开胃。以其性凉,故能清热,止烦渴、上气。但其功力甚缓，用为佐使宜倍。

5.《本草述》 薏苡仁，除湿而不如二术助燥，清热而不如芩、连辈损阴，益气而不如参、术辈犹滋湿热，诚为益中气要药。然其味淡，其力缓，如不合群以济，厚集以投，冀其奏的然之效也能乎哉？

6.《本草经疏》 薏苡仁，性燥能除湿，味甘能入脾补脾，兼淡能渗泄，故主筋急拘挛不可屈伸及风湿痹，除筋骨邪气不仁，利肠胃，消水肿，令人能食。总之，湿邪去则脾胃安，脾胃安则中焦治，中焦治则能荣养乎四肢，而通利乎血脉也。甘以益脾，燥以除湿，脾实则肿消，脾强则能食，如是，则以上诸疾不求其愈而自愈矣。

【历代论述】

1.《药品化义》 薏米，味甘气和，清中浊品，能健脾阴，大益肠胃。主治脾虚泻，致成水肿，风湿盘缓，致成手足无力，不能屈伸。盖因湿胜则土败，土胜则气复，肿自消而力自生。取其入肺，滋养化源，用治上焦消渴，肺痈肠痈。又取其味厚沉下，培植部，用治脚气肿痛，肠红崩漏。若咳血久而食少者，假以气和力缓，倍用无不效。

2.《本经疏证》 论者谓益气、除湿、和中，健脾，薏苡与术略似，而不知毫厘之差，千里之谬也。盖以云乎气，则术温而薏苡微寒，以云乎味，则术甘辛而薏苡甘淡。且术气味俱厚，薏苡气味俱薄，为迥不相侔也。

【名家经验】

冯兴中 教授认为保证脾胃的气机升降，给湿邪以出路是治疗糖尿病湿热内蕴证的重要方法，临床常用"知母、牛膝、薏苡仁、车前子"药串治疗糖尿病。

【现代药理】

1. 抗癌 现代药理研究发现主要药效物质存在薏苡仁油中，此外薏苡仁多糖、多酚也有辅助治疗作用；以薏苡仁油为原料研制出抗癌新药康莱特注射液，临床中常协同其他抗癌药物治疗癌症。网络药理学研究显示，从康莱特注射液筛选出 3 种主要活性成分：甘油三油酸酯、薏苡仁素、薏苡仁酯。3 种成分的潜在抗癌靶点有 25 个，通过不同通路对于 22 种癌症有治疗作用，经京都基因与基因组百科全书（KEGG）分析后筛选出 7 条通路与抗癌作用密切相关，主要与细胞增殖调控、蛋白激酶 B、COX 途径等过程有关[1]。近年来许多研究表明薏苡仁可通过不同治疗通路对多种癌症发挥治疗作用，对抗癌症晚期并发症恶病质，缓解患者疼痛和肌肉、脂肪丢失等症状，提高患者生存质量。

2. 调节脂代谢 张建民等[2]发现薏苡仁提取物可改善非酒精性脂肪肝大鼠的游离脂肪酸代谢，通过提高血液中脂联素含量，经过脂联素—单磷酸腺苷活化的蛋白激酶—乙酰辅酶 A 羧化酶—丙二酰辅酶 A—游离脂肪酸脂质代谢通路一系列反应，降低血液中游离脂肪酸含量，游离脂肪酸是胰岛素抵抗的重要节点，而胰岛素抵抗往往是糖脂代谢紊乱的标志之一。有研究表明薏苡仁可激活过氧化物酶受体，调控大鼠神经分泌发挥降低血脂效果，还可影响胰岛素抵抗，从多种机制改善患者症状[3]。

3. 调节糖代谢　徐梓辉等[4]建立 2 型糖尿病大鼠模型，虽然 2 型糖尿病胰岛素受体结合率没有降低，但胰岛素受体结合最大容量下降，大鼠服用薏苡仁多糖后糖尿病症状有所改善，但胰岛素受体结合率与结合容量没有变化，肝葡萄糖激酶活性较服药前升高，因此推测薏苡仁多糖治疗 2 型糖尿病与增强肝葡萄激酶活性、改善糖脂代谢异常有关。薏苡仁多糖对于脂质过氧化引起的糖尿病大鼠也有治疗意义，使糖尿病大鼠体内 SOD 含量及活性升高，血清中自由基下降，可以对抗糖代谢异常引起的自由基升高[5]。方向毅[6]发现服用薏苡仁多糖的糖尿病患者空腹血糖指数、餐后 2 h 血糖指数均低于仅服用二甲双胍的患者，且血糖波动幅度更小，各指数均有改善。薏苡仁多糖可保护胰岛 β 细胞，对各种类型的糖尿病均有治疗作用，在临床治疗糖尿病上值得进一步研究。

4. 调节免疫　苗明三[7]发现环磷酰胺造成的免疫低下小鼠模型经薏苡仁多糖注射治疗后，免疫细胞活性增强，溶血素和溶血空斑形成均有提升，表明薏苡仁多糖有免疫兴奋作用，可促进淋巴细胞转化。叶敏[8]使用薏苡仁水提液治疗环磷酰胺引起的免疫低下小鼠，能明显增强巨噬细胞活性和数量，促进 T 细胞酯酶阳性百分率。黄挺等[9]认为康莱特注射液能促进 NK 细胞活性及增殖的机制可能与 PI3K/Akt 通路有关，并且不影响正常小鼠免疫功能，但可在细胞层面上增强小鼠免疫功能，促进小鼠抗体生成能力。

5. 调节肠道菌群　近年来的研究表明肠道菌群的紊乱与许多重大疾病的发生存在联系，疾病发生前后肠道菌群相应的变化都揭示了肠道菌群在调节人体健康稳态中的作用，肠道菌群紊乱易引起多种疾病如代谢疾病、肠道疾病、神经精神类疾病、风湿免疫病等[10]。包辰[11]研究发现薏苡仁中的抗性淀粉可促进小鼠肠道中有益菌群如双歧杆菌的增殖，在胃肠道环境中保护益生菌使其免于失活，抑制致病菌或潜在致病菌增长；其中益生元效果最好的为薏苡仁抗性淀粉 MP-SAS3，能够促进 SD 大鼠肠蠕动，加快肠道上皮细胞代谢，增加肠道绒毛长度、黏膜厚度和肌层厚度，对大鼠肠道生长代谢有积极作用。

6. 降血压　天然蛋白质水解后可释放具有多种功能的生物肽，已有研究表明水解活性寡肽具有降血压作用。因此李玲玲等[12]模拟胃肠环境对薏苡仁醇溶性蛋白进行水解，将产生的生物肽灌胃给高血压小鼠，结果显示小鼠血压有显著降低，降压效果通过抑制血管紧张素转化酶实现，体外也有同样效果。

7. 镇痛抗炎　研究表明薏苡仁对于炎症疾病的治疗及疼痛的缓解方面具有一定的作用，其抗炎作用可能与薏苡仁降低血管通透性、减少炎性渗出、干预 IKK/NF-κB 信号通路，以及降低多种炎症因子分泌水平[13]有关。

8. 抑制黑色素生成　Amen 等[14]从薏苡仁乙醇提取物中分离了 10 种成分，使用 B16-F10 黑色素瘤细胞株对分离的化合物和乙醇提取物进行黑色素抑制实验，其中薏苡仁醇和 2-O-β- 吡喃葡萄糖基 -7- 甲氧基 -2H-1, 4- 苯并噁嗪 -3(4H)- 酮表现出较强抑制黑色素生成作用，其他成分表现出弱至中等活性；所有化学成分均无细胞毒作用，不影响黑色素细胞活性。

【降糖量效】

1. **小剂量**　薏苡仁入煎剂 6 ～ 15 g。参苓白术散可用于治疗糖尿病中期胃肠道相关并发症，如薏苡仁 15 g 可用于治疗糖尿病胃轻瘫患者。薏苡仁可除痹止泻、清热排脓及健脾渗湿，能够让血糖指标得到良好控制[15]，还有降脂作用。

2. **常规剂量**　薏苡仁入煎剂 16 ～ 30 g。治疗糖尿病早期肾功能正常期属中医肾消病阴虚型（气虚、阴虚证同见），和他药合用可滋肾固肾、益气培元。薏苡仁 25 g 适用于糖尿病早期标实证肾病形体肥胖痰湿阻滞者及中晚期肾功能失代偿期的水肿，且对糖尿病肾病肾衰竭低血钙症肢体抽筋有良好疗效[16]。

3. **大剂量**　薏苡仁入煎剂 31 g 以上。常用于治疗糖尿病中晚期胃肠道并发症。另外，用薏苡仁 100 g 同山药、枸杞子各 100 g 及适量大米煮粥可作为糖尿病患者的日常饮食[17]。

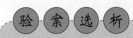

1. 薏苡仁小剂量验案[18]

患者，男，75 岁，2014 年 8 月 4 日初诊。

初诊：1 年前无明显诱因出现足趾麻木，并出现足上肢、足下肢、腰部大疱，形态、大小不一，多呈圆形、椭圆形，直径 2 ～ 4 cm 不等，局部皮肤颜色暗红，大疱内水液清亮，水疱溃破后可见粉红色破损面。舌质淡而稍胖，苔腻。有糖尿病病史 6 年。

中医诊断：消渴；证属湿浊困脾，肺失宣降。

西医诊断：2 型糖尿病。

治法：醒脾化湿，淡渗实脾。

处方：

茯苓 10 g	陈皮 10 g	薏苡仁 15 g	泽泻 10 g
藿香 10 g	佩兰 10 g	桑白皮 10 g	桂枝 6 g
黄芪 15 g	白术 10 g	地骨皮 10 g	苍术 10 g
白豆蔻 6 g			

7 剂，水煎服，每日 1 剂，早晚分服。

1 周后复诊，大便干结，其余症状同前。在上方基础上加入黄芩、鱼腥草以防湿郁生热；去辛温的苍术、白术以减少辛燥之性；予少量番泻叶泻浊通腑，以解决其便秘、邪无去路的问题；糖尿病水疱患者病久多兼瘀血，加桃仁、三棱、莪术以活血通络。

按：本病通常见于那些长期不治疗或者长期血糖控制很差的糖尿病患者，本案患者辨证为脾虚湿困，肺失宣降，属肺脾同病，以脾为主，治以醒脾化湿、淡渗实脾，辅以泻肺行水，助脾去湿。复诊时患者湿气渐散，继续坚持去湿，治疗仍以化湿醒脾为主，并加入黄芩、鱼腥草以防湿郁生热，并注意活血通络，临床效果明显。小剂量薏苡仁取淡渗健脾化湿之效。

2. 薏苡仁常规剂量验案[19]

患者，男，92 岁，2016 年 11 月 24 日初诊。

初诊：因"间断口干、乏力 20 余年，伴视物模糊 8 年"就诊。刻下：视物模糊，记忆力减退，口腻，双下肢浮肿，头晕，耳鸣，纳眠一般，大便不畅，2 ～ 3 日一行，小便次数偏多，夜尿 2 次。舌红，苔厚腻，脉弦滑。

中医诊断：消渴；证属湿热内蕴。

西医诊断：2 型糖尿病；糖尿病肾病；糖尿病视网膜病变。

治法：清热利湿。

处方：藿朴夏苓汤加减。

藿香 15 g（后下）	法半夏 9 g	猪苓 30 g	茯苓 15 g
佩兰 30 g（后下）	石菖蒲 30 g	郁金 10 g	干姜 10 g
滑石 15 g（包煎）	金钱草 30 g	苍术 15 g	厚朴 20 g
生薏苡仁 30 g	鸡内金 15 g	陈皮 15 g	红景天 15 g
生甘草 10 g			

7 剂，水煎服，每日 1 剂，早晚分服。

1 周后复诊，患者症状缓解，守前方继服 14 剂以巩固疗效。

按：患者因饮食不节，加之年老久病，脾胃虚损，脾主运化之功减退，酿湿生痰，郁而化热，湿热内蕴，耗伤津液，津液不能正常输布于机体，则发为消渴。气津两伤，则可见口干、乏力，津液不能上充明目则视物模糊。脾失健运，水湿内停则口黏，水湿下犯则见下肢浮肿。舌红，苔厚腻，脉弦滑也皆为湿热内蕴之征象。故辨证为湿热内蕴，治以清热利湿为主。方中于藿朴夏苓汤清热利湿的基础上加石菖蒲化湿开胃，郁金行气解郁，干姜温中散寒、燥湿消痰，苍术、陈皮行气燥湿，常规剂量生薏苡仁与滑石健脾清热利湿，金钱草清热通淋，鸡内金健胃消食，红景天益气活血。

3. 薏苡仁大剂量验案[20]

张某，男，53 岁，2008 年 4 月初诊。

初诊：体检发现 TG 6.8 mmol/L，CHO 12 mmol/L。肝功能、肾功能正常，心肌酶正常。予辛伐他汀 20 mg，每日 1 次，口服。1 个月后复查 TG 6 mmol/L、CHO 10 mmol/L。同时查 ALT、AST、肌酸激酶均有不同程度升高，且出现四肢肌肉拘挛酸痛。体检医生嘱咐患者停用辛伐他汀。患者形体高瘦，舌质淡胖、边有齿痕，苔白腻，脉沉滑。细询患者近几年工作奔波劳累，常常以酒代饭，爱喝啤酒。

嘱患者严格限制其烟酒，逐渐减戒。同时予薏苡仁 50 g、小米 30 g，每晨熬粥食用。1 周后四肢拘挛酸痛即消失。同时戒烟酒后没有戒断症状。

1 个月后复查 TG 3.6 mmol/L 和 CHO 6.8 mmol/L。ALT、AST、肌酸激酶均恢复正常。3 个月后血脂均正常。

按：中医认为，脾乃生痰之源，运化水湿之脏。患者由于饮食不节致使脾虚痰湿内生，日久蓄积而成高脂血症。薏苡仁，味甘，性微寒，无毒。《神农本草经》记载其："治筋急拘挛，不可屈伸。久服轻身益气。"《名医别录》谓其："治筋骨麻木，利肠胃，消水肿，健脾消食。"本品大剂量食用合小米熬粥，可达到脾胃健、痰湿消、瘀血祛、新血生之目的。

| 参考文献 |

［1］ 王博龙. 基于网络药理学的康莱特注射液 3 种主要成分抗肿瘤机制研究［J］. 中国现代应用药学, 2019, 36（1）: 58-63.

［2］ 张建民, 张娜娜, 崔瑾, 等. 薏苡仁提取物改善大鼠非酒精性脂肪肝游离脂肪酸的代谢机制研究［J］. 中国药师, 2017, 20（1）: 25-29.

［3］ 朱凯, 陈壮, 黄金龙, 等. 薏苡仁提取物调节大鼠非酒精性脂肪肝病游离脂肪酸的代谢作用机制［J］. 云南中医学院学报, 2018, 41（1）: 16-19.

［4］ 徐梓辉, 周世文, 黄林清. 薏苡仁多糖的分离提取及其降血糖作用的研究［J］. 第三军医大学学报, 2000, 22（6）: 578-581.

［5］ 徐梓辉, 周世文, 黄林清. 薏苡仁多糖对实验性糖尿病大鼠LPO水平、SOD活性变化的影响［J］. 成都中医药大学学报, 2002, 25（1）: 38-43.

［6］ 方向毅. 探讨薏苡仁提取物薏苡仁多糖对治疗糖尿病的影响研究［J］. 世界最新医学信息文摘, 2017, 17（6）: 94, 96.

［7］ 苗明三. 薏苡仁多糖对环磷酰胺致免疫抑制小鼠免疫功能的影响［J］. 中医药学报, 2002, 30（5）: 49-50.

［8］ 叶敏. 薏苡仁水提液对免疫抑制小鼠免疫功能的影响［J］. 安徽医药, 2006, 10（10）: 727-729.

［9］ 黄挺, 李小英. 康莱特注射液对人NK细胞功能作用研究［J］. 江西中医药, 2018, 49（4）: 35-39.

［10］ 罗博文, 刘芳, 姜振岳, 等. 薏苡仁肠道营养学的研究［J］. 现代食品, 2019（14）: 81-84.

［11］ 包辰. 薏苡仁抗性淀粉结构特性及其对肠道菌群调节机制的研究［D］. 福州: 福建农林大学, 2017.

［12］ 李玲玲, 李开, 张月圆, 等. 薏苡仁醇溶蛋白源小分子肽生物学活性研究［J］. 中医药学报, 2017, 45（5）: 21-25.

［13］孟利娜. 薏苡仁蛋白依赖IKK/NF-κB通道控制炎症及改善2型糖尿病胰岛素抵抗作用［D］. 合肥：合肥工业大学，2018.

［14］Amen Y, Arung E T, Afifi M S, et al. Melanogenesis inhibitors from *Coix lacryma-jobi* seeds in B16-F10 melanoma cells［J］. Nat Prod Res, 2017, 31（23）: 2712-2718.

［15］李梅萍. 浅谈薏苡仁治疗脾虚湿滞型糖尿病的临床疗效［J］. 世界最新医学信息文摘，2019, 19（97）: 211-212.

［16］陈慧，赵进喜. 赵进喜治疗糖尿病肾病经验［J］. 中医杂志，2011, 52（4）: 344-345.

［17］刘晓梅. 薏苡仁的药理研究与临床新用［J］. 中国医药指南，2010, 8（2）: 36-37.

［18］刘亚楠，衡先培. 衡先培辨证论治糖尿病水疱病经验［J］. 中华中医药杂志，2016, 31（7）: 2645-2646.

［19］陈宇，倪青. 倪青教授应用藿朴夏苓汤的横向比较研究［J］. 中医临床研究，2018, 10（20）: 103-105.

［20］张卫国，赵立军，邢燕. 薏苡仁治疗高脂血症［J］. 中医杂志，2011, 52（3）: 251.

何 首 乌

【本草记载】

1.《**本草经解**》 何首乌气微温，禀天春升少阳之气，入足少阳胆经、手少阳三焦经。味苦涩无毒，得地火水之味，入手少阴心经、足少阴肾经。气味升少降多，阴也；瘰，少阳之郁毒，首乌入少阳，气温则通达，所以主之。痈肿及头面风疮，皆属心火，味苦入心，气温能行，所以主之。肠为痔，痔者湿热伤血之症也，味苦清血，故亦主之。心为君火，火郁则痛，苦能泄，温能行，故主心痛。心主血，肾藏气，味苦益血，味涩益气也。髭发者血之余也，心者生之本，其华在面，心血通流，则髭发黑而颜色美矣。其黑髭发悦颜色者，苦益血而温能通也，肝主筋，肾主骨，藏精与髓，胆气疏则肝血润，心血充则肾精足，其坚筋骨益精髓者，气温益胆，味苦涩而交心肾也。心肾交，则火降水升，自延年不老矣，治产后及带下诸疾者，以气温能升少阳之生气，味苦涩交心肾之阴阳也。

2.《**本草图经**》 春生苗，叶叶相对，如山芋而不光泽；其茎蔓延竹木墙壁间，夏秋开黄白花，似葛勒花；结子有棱，似荞麦而细小，才如粟大。秋冬取根，大者如拳，各有五棱瓣，似小甜瓜。此有二种：赤者雄，白者雌。采时乘湿以布帛拭去土，后用苦竹刀切，米泔浸一宿，曝干。忌铁。以木臼杵捣之。一云：春采根，秋采花。九蒸九曝，乃可服。

3.《**本草新编**》 何首乌，味甘而涩，气微温，无毒。神农未尝非遗之也。以其功效甚缓，不能急于救人，故尔失载。然首乌蒸熟，能黑须鬓，但最恶铁器。凡入诸药之中，曾经铁器者，沾其气味，绝无功效。世人久服而不变白者，正坐此耳，非首乌之不黑须鬓也。近人尊此物为延生之宝，余薄而不用。惟生首乌用之治疟，实有速效，治痞亦有神功，世人不尽知也。虽然首乌蒸熟，以黑须鬓，又不若生用之尤验。盖首乌经九蒸之后，气味尽失，又经铁器，全无功效矣。不若竟以石块敲碎，晒干为末，同桑叶、茱萸、熟地、枸杞子、麦冬、女贞子、乌饭于黑芝麻、白果，共捣为丸，全不见铁器，反能乌须鬓，而延年至不老也。

4.《日华子本草》　治一切冷气及肠风。

5.《开宝本草》　主瘰疬，消痈肿，疗头面风疮，五痔，止心痛，益血气，黑髭鬓，悦颜色，亦治妇人产后及带下诸疾。

6.《滇南本草》　涩精，坚肾气，止赤白便浊，缩小便，入血分，消痰毒。治办白癜风，疮疥顽癣，皮肤瘙痒。截疟，治痰疟。

7.《本草纲目》　何首乌，白者入气分，赤者入血分。肾主闭藏，肝主疏泄，此物气温味苦涩，苦补肾，温补肝，能收敛精气，所以能养血益肝，固精益肾，健筋骨，乌发，为滋补良药，不寒不燥，功在地黄、天门冬诸药之上。气血太和，则风虚、痈肿、瘰疬诸疾可知（除）矣。

8.《本草汇言》　何首乌，前人称为补精益血，种嗣延年，又不可尽信其说。但观《开宝》方所云，治瘰疬，消痈肿，灭五痔，去头面热疮，苏腿足软风，其作用非补益可知矣。惟其性善收涩，其精滑者可用，痢泄者可止，久疟虚气散漫者可截，此亦莫非意拟之辞耳。倘属元阳不固而精遗，中气衰陷而泄痢，脾元困疲而疟发不已，此三证，自当以甘温培养之剂治之，又不必假此苦涩腥劣，寒毒损胃之物所取效也。

9.《神农本草经读》　何首乌，余于久疟久痢多取用之。盖疟少阳之邪也，久而不愈，少阳之气惯为疟邪所侮，俯首不敢与争，任其出入往来，绝无忌惮，纵旧邪已退，而新邪复乘虚入之，则为疟，纵新邪未入，而荣卫不调之气自袭于少阳之界亦为疟。首乌妙在直入少阳之经，其气甚雄，雄则足以折疟邪之势；其味甚涩，涩则足以堵疟邪之路，邪若未净者，佐似柴、苓、橘、半，若已净者，佐以参、术、耆、归，一、二剂效矣。设初疟而即用之，则闭门逐寇，其害有不可胜言者矣。久痢亦用之者，以土气久陷，当于少阳求其生发之气也，亦以首乌之味最苦而涩，苦以坚其肾，涩以固其脱；宜温者与姜、附同用，宜凉者与苓、连同用，亦捷法也。此外，如疽疮、五痔之病，则取其通经络；瘰疬之病，则取其入少阳之经；精滑、泄泻、崩漏之病，则取其涩以固脱。若谓首乌滋阴补肾，能乌须发，益气血，悦颜色，长筋骨，益精髓，延年，皆耳食之误也。凡物之能滋润者，必其脂液之多也；物之能补养者，必气味之和也。试问涩滞如首乌，何以能滋？苦劣如首乌，何以能补？今之医辈，竟奉为补药上品者，盖惑于李时珍《纲目》不寒不燥，功居于地黄之上之说也。

10.《本草正义》　首乌，专入肝肾，补养真阴，且味固甚厚，稍兼苦涩，性则温和，皆与下焦封藏之理符合，故能填益精气，具有阴阳平秘作用，非如地黄之偏于阴凝可比。

【历代论述】

1.《何首乌传》 治五痔腰膝之病，冷气心痛，积年劳瘦痰癖，风虚败劣，长筋力，益精髓，壮气驻颜，黑发延年，妇人恶血痿黄，产后诸疾，赤白带下，毒气入腹，久痢不止。

2.《药鉴》 气微温，味苦涩。疗头面风，消诸痈肿，长筋骨而悦颜色，益气力而止心疼。久服添精，令人有子。与血药同用，能黑须发。与利药同用，能收痔疮。佐白芷，又止痔疮作痒。君寄生，又驱风疾作痛。大都多年肥大者为美。忌萝菔。

3.《药品化义》 益肝，敛血，滋阴。治腰膝软弱，筋骨酸痛，截虚疟，止肾泻，除崩漏，解带下。

4.《重庆堂随笔》 何首乌，内调气血，外散疮痈、功近当归，亦是血中气药。第当归香窜，主血分风寒之病，首乌不香，主血分风热之疾为异耳。故同为妇科要药，兼治虚疟，并滑大肠，无甚滋补之力，昔人谓可代熟地，实未然也。

5.《江西草药》 通便，解疮毒；制熟补肝肾，益精血。

【名家经验】

1. 倪朱谟 生用气寒，性敛，有毒；制熟气温，无毒。

2. 叶天士 入足少阳胆经、手少阳三焦经、手少阴心经、足少阴肾经。

3. 刘翰 主瘰疬，消痈肿，疗头面风疮，五痔，止心痛，益血气，黑髭鬓，悦颜色，亦治妇人产后及带下诸疾。

4. 兰茂 涩精，坚肾气，止赤白便浊，缩小便，入血分，消痰毒。治办白癜风，疮疥顽癣，皮肤瘙痒。截疟，治痰疟。

【现代药理】

1. 降血脂、抗动脉粥样硬化 研究表明，用何首乌提取物顺式和反式二苯乙烯苷分别治疗正常小鼠，急性、慢性高血脂小鼠，比较三者间的差别。结果发现顺式和反式均有降脂效果，且顺式强于反式[1]。何首乌醇提物 0.084 g/kg、0.84 g/kg、8.4 g/kg 灌胃，连续 6 周，可抑制血浆 TC、TG、游离胆固醇和胆固醇酯的升高，延缓动脉粥样硬化的形成和发展。相关研究已经证实，内皮细胞严重损伤是产生动脉粥样硬化的主要病理基础，若是内皮细胞结构发生明显的损伤，导致血管平滑肌细胞发生增生、迁移、坏死及变性等，而致动脉粥样化病变。而何首乌能有效保护内皮细胞[2]。

2. 抗炎、抗菌、镇痛 研究表明，何首乌对人型痢疾杆菌和结核杆菌有显著的抑制作用[3]。动物实验发现，何首乌乙醇提取物具有抗炎作用，通过改善局部肿胀、降低血管的通透性，起到抗炎镇痛作用[4]。另外研究发现黑豆汁炮制的制何首乌皆具有抗炎作用，但黑豆汁蒸制 10 h 的何首乌抗炎效果最佳[5]。

3. 抗衰老、抗氧化 研究表明，何首乌具有抗氧化、延缓衰老的作用。何首乌活性多糖能增强内源性抗氧化酶活性及抗脂质过氧化的能力；降低过氧化脂质和脂褐质含量，清除自由基对机体的老化作用。从而达到延缓衰老的作用[6]。何首乌多糖治疗

D– 半乳糖致亚急性衰老模型小鼠，结果发现小鼠血清和肝肾组织中 SOD 及肝肾组织中谷胱甘肽过氧化物酶活性增高。何首乌可提高过氧化物酶的活性，降低 MDA 的含量，抑制单胺氧化酶的活性，增强损伤 DNA 的修复能力，延长二倍体细胞的生长周期，从而达到延缓衰老的作用[7]。

4. 提高免疫力　研究表明，胸腺是机体重要的免疫器官，何首乌可增加胸腺、肾上腺、脾脏及腹腔淋巴的重量，升高白细胞的数量，促进巨噬细胞的吞噬能力，从而拮抗免疫抑制剂引起小鼠胸腺萎缩、退化的免疫力下降[8]。何首乌能延缓内分泌腺体的衰老，增强免疫功能，何首乌中成分蒽醌类可提高巨噬细胞的吞噬能力，增强机体免疫应答和非特异性免疫反应。其中制何首乌能提高机体非特异性免疫和细胞免疫的功效，然而生何首乌不具有此功效[9]。

5. 减少胰岛素抵抗　王婷等[10]通过高脂饲料联合 STZ 诱导 2 型糖尿病大鼠模型，实验发现何首乌提取物二苯乙烯苷（TSG）可以减轻模型大鼠的氧化应激、骨骼肌脂质的蓄积、减少胰岛素抵抗，以及糖、脂肪代谢的异常，并能明显降低骨骼肌中 TG 和游离脂肪酸的含量。其作用机制与 TSG 可明显降低骨骼肌中 MDA 含量、增加 SOD 和过氧化氢酶（CAT）的活力有关。

6. 其他　何首乌可治疗老年性皮肤瘙痒、慢性支气管炎、支气管哮喘、日光疹等。何首乌乙醇提取物可促进色素的合成，可用于改善头发和皮肤的颜色，抑制角质细胞脂褐素的形成，还可以抑制脂肪酸合酶的生成，有减肥功能[11]。

【降糖量效】

1. 常规剂量　何首乌入煎剂 10 ～ 15 g。10 ～ 15 g 是临床降糖的常规剂量阈，单日剂量 15 g 在全小林院士门诊中占比 75.81 %[2]，适用于糖尿病中期，胃热与阴虚并存的状态。

2. 大剂量　何首乌入煎剂 16 g 及以上。适用于短时间内血糖升高明显，体重下降较快，脉细弱的中老年患者[12]。

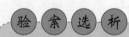

1. 何首乌常规剂量验案[13]

患者，男，52 岁。

初诊：近数月来多食易饥、口渴多饮、小便频数、困倦乏力、体重下降，查空腹血糖 13.5 mmol/L，空腹尿糖 +++，诊断为糖尿病。舌干苔燥，脉虚弦而数，尺脉沉弱。

中医诊断：消渴；证属气阴两虚。

西医诊断：糖尿病。

治法：健脾益肾，清热滋阴。

处方：

| 黄芪 15 g | 怀山药 20 g | 山茱萸 10 g | 生地黄 15 g |

制何首乌 15 g

10 剂，水煎服，每日 1 剂，早晚分服。

二诊：10 剂后诸症消失，复查空腹血糖 5.5 mmol/L，尿糖－。再用上方之药制成水丸，长服以巩固疗效，半年后随访化验指标正常。

按：方中黄芪、怀山药补中益气，健脾之运化，生地黄滋肾水生津止渴，山茱萸、制何首乌助黄芪、怀山药以健脾，助生地黄以生津。如此则脾运得健，胃阴得复，肾精得固，清气得升，浊气得降，水津得布，自无口干乏力之感。方中使用常规剂量制何首乌，既可调节脾胃功能，又可控制血糖，养阴生津，双管齐下。诸药共收降糖之功。

2. 何首乌大剂量验案 [12]

患者，男，52 岁，2013 年 2 月 26 日初诊。

初诊：患者 6 日前单位体检发现血糖升高，糖化血红蛋白 11%，空腹血糖 11.47 mmol/L。患者平素口干多饮，易饥饿，1 年来消瘦 4 kg，纳眠可，二便调，舌红，苔白腻，有齿痕，脉细。

中医诊断：脾瘅；证属热伤气阴，痰湿内盛。

西医诊断：糖尿病。

治法：清热燥湿，养阴生津。

处方：温胆汤合葛根芩连汤、生脉散。

茯苓 20 g	炙甘草 20 g	陈皮 10 g	法半夏 10 g
枳壳 10 g	竹茹 10 g	黄连 20 g	粉葛根 30 g
熟党参 20 g	黄芩 10 g	苍术 30 g	何首乌 30 g
山楂 15 g	决明子 15 g	生地黄 20 g	麦冬 30 g

7 剂，水煎服，每日 1 剂，早晚分服。

另予中成药：降糖三黄片 8 片，每日 3 次，黄连素片 0.3 g，每日 3 次，温胆片 4 片，每日 3 次，饭后服。并嘱患者完善糖尿病专科检查。

二诊（2013 年 3 月 2 日）：查口服葡萄糖耐量试验，空腹 12.45 mmol/L，0.5 h 21.61 mmol/L，1 h 26.2 mmol/L，2 h 26.76 mmol/L，3 h 19.9 mmol/L。胰岛素释放试验，空腹 17.7 μU/mL，0.5 h 11.96 μU/mL，1 h 23.12 μU/mL，2 h 19.19 μU/mL，3 h 20.69 μU/mL。7 剂后患者口干多饮症状好转。刻下：轻微口干口苦，胃纳佳，易饥，大便干，日一次，小便微黄，量不多，眠可，舌暗红，苔薄白，脉弦。

处方：温胆汤合葛根芩连汤、生脉散加减。

茯苓 20 g	炙甘草 6 g	陈皮 10 g	法半夏 10 g
枳壳 10 g	竹茹 10 g	黄连 30 g	粉葛根 45 g
熟党参 20 g	虎杖 30 g	苍术 30 g	何首乌 30 g

山楂 15 g	决明子 15 g	生地黄 20 g	麦冬 30 g
天花粉 15 g	干姜 6 g		

7 剂，水煎服，每日 1 剂，早晚分服。

另予中成药：降糖三黄片 8 片，每日 3 次，黄连素片 0.3 g，每日 3 次，温胆片 4 片，每日 3 次，饭后服。

三诊（2013 年 3 月 16 日）：查空腹血糖 7.6 mmol/L，患者口干口苦、易饥饿等症状消失，刻下见视物模糊、面部烫感，上方加枸杞子 15 g、密蒙花 15 g、青葙子 15 g，7 剂，水煎服，每日 1 剂，早晚分服。另予中成药：降糖三黄片 8 片，每日 3 次，黄连素片 0.3 g，每日 3 次，温胆片 4 片，每日 3 次，饭后服。

四诊（2013 年 4 月 20 日）：查空腹血糖 7.1 mmol/L，患者面烫感消失，仍有视物模糊，大便干，日一次，小便黄，纳眠可，舌红，苔薄黄，脉浮弦，效不更方。

五诊（2013 年 5 月 25 日）：查糖化血红蛋白 7.0 %，患者无明显不适，纳眠可，小便黄，大便干，日一次，舌红，苔薄黄，脉弦，给予小柴胡汤、茵陈蒿汤、葛根芩连汤合方，以和解少阳，畅达三焦，清利湿热。

处方：

柴胡 10 g	黄芩 10 g	法半夏 10 g	熟党参 30 g
黑枣 10 g	炙甘草 6 g	粉葛根 30 g	黄连 10 g
淫羊藿 15 g	砂仁 6 g	白芍 15 g	虎杖 30 g
天花粉 15 g	玉米须 30 g	茵陈 20 g	丹参 10 g

7 剂，水煎服，每日 1 剂，早晚分服。

另予中成药：降糖三黄片 8 片，每日 3 次，黄连素片 0.3 g，每日 3 次，温胆片 4 片，每日 3 次，饭后服。

六诊（2013 年 6 月 29 日）：查空腹血糖 6.3 mmol/L，服上方后大小便正常，纳眠可，无明显怕冷、怕热，口干口苦，舌淡红，苔薄白黄，脉细，效不更方，继续治疗。

七诊（2013 年 7 月 30 日）：查空腹血糖 5.67 mmol/L，诸症消失，舌淡红，苔薄白，脉细，给予柴芍地黄汤加味，以滋补肝肾、养肝明目。

处方：

柴胡 10 g	白芍 10 g	枸杞子 15 g	菊花 10 g
熟地黄 20 g	山药 30 g	山茱萸 15 g	牡丹皮 10 g
茯苓 15 g	泽泻 10 g	密蒙花 15 g	砂仁 6 g
千里光 15 g	茺蔚子 15 g	淫羊藿 15 g	

7 剂，水煎服，每日 1 剂，早晚分服。

给予中成药：降糖三黄片 8 片，每日 3 次，黄连素片 0.3 g，每日 3 次，杞菊地黄丸 8 粒，每日 3 次，饭后服。

患者每个月定期复诊，常守柴芍地黄汤滋养肝肾，2013 年 11 月 16 日查糖化血红蛋白 5.9 %。

按：患者糖尿病新发，短时间内血糖升高明显，体重下降较快，经 10 个月汤剂配合降糖三黄片、黄连素片治疗，糖化血红蛋白从 11 % 下降至 5.9 %，疗效显著。由于患者痰湿内盛为标，痰湿壅滞在体内，气机阻滞，化热生湿，日久热伤气阴。故前期治疗时对待标实，以祛滞除壅、化痰散结为主，以温胆汤为主方，配合何首乌、山楂、决明子健脾消积。其中，重用何首乌 30 g，快速将积累的病理产物排出体外，润肠通便的同时不伤正气，滋补肝肾，标本同治，效佳。

| 参考文献 |

[1]　董立华,郭盼盼,闫文英,等.顺式二苯乙烯苷与反式二苯乙烯苷降血脂作用的对比[J].沈阳药科大学学报,2014,31（12）:989-992,1014.

[2]　何昕徽.基于真实世界仝小林教授临床应用制何首乌经验总结及不良事件分析[D].北京:北京中医药大学,2017.

[3]　谭凯丽,廖海民.何首乌的药理作用研究进展[J].山地农业生物学报,2010,29（1）:72-75.

[4]　吕金胜,孟德胜,向明凤,等.何首乌抗动物急性炎症的初步研究[J].中国药房,2001,12（12）:712-714.

[5]　徐正哲,陈正爱.不同蒸制时间何首乌对小鼠急性炎症的影响[J].时珍国医国药,2006,17（7）:1170-1171.

[6]　陈素钦,张蕊,韩雯雯,等.闫良辨证论治女性阴道微生态失调经验[J].中医药临床杂志,2016,28（10）:1397-1402.

[7]　高雅含.基于数据挖掘探讨黄健玲教授治疗盆腔炎性后遗症经验[D].广州:广州中医药大学,2016.

[8]　张印发.何首乌的药理作用研究[J].中国现代医生,2007,45（15）:149-151.

[9]　吴婷.何首乌不同炮制品成分差异及其与肝细胞凋亡的相关性研究[D].咸阳:陕西中医药大学,2012.

[10]　王婷,范益.何首乌二苯乙烯苷对 2 型糖尿病大鼠骨骼肌胰岛素抵抗的影响[J].中国医药导报,2016,13（14）:25-28.

[11]　梅雪,余刘勤,陈小云,等.何首乌化学成分和药理作用的研究进展[J].药物评价研究,2016,39（1）:122-131.

[12]　李赛美.中医治疗糖尿病再实践再思考[C] // 中华中医药学会仲景学说分会.全国第二十二次仲景学说学术年会论文集.呼和浩特:全国第十二次仲景学说学术

年会, 2014 : 234-237.

[13] 牛治业. 何首乌有降血糖作用 [J]. 中医杂志, 2004, 45（8）: 572.

仙　鹤　草

【本草记载】

1.《履巉岩本草》 叶: 治疮癣。

2.《滇南本草》 治妇人月经或前或后, 赤白带下, 面寒腹痛, 日久赤白血痢。

【历代论述】

1.《生草药性备要》 理跌打伤, 止血, 散疮毒。

2.《百草镜》 下气活血, 理百病, 散痞满; 跌扑吐血, 血崩, 痢, 肠风下血。

3.《植物名实图考》 治风痰腰痛。

4.《伪药条辨》 治瘰疬。

5.《现代实用中药》 为强壮性收敛止血剂, 兼有强心作用。运用于肺病咯血, 肠出血, 胃溃疡出血, 子宫出血, 齿科出血, 痔血, 肝脓疡等症。

6.《中药大辞典》 止血, 健胃。治咯血, 吐血, 尿血, 便血, 赤白痢疾, 崩漏带下, 劳伤脱力, 痈肿, 跌打、创伤出血。

【名家经验】

1. 王一仁 《饮片新参》云:"形色: 叶色淡青。性味: 苦香涩。功能: 去瘀止血, 治吐衄, 退热。分量: 一钱半至三钱。用法: 生用。禁忌: 外感寒热者慎用。"

2. 仝小林 常在出血期应用, 多用 9 ~ 15 g。此外仙鹤草长于收敛止血, 出血期宜用, 若眼底出血, 瘀血较甚, 或处于吸收期、恢复期, 需注意用量, 避免止血留瘀, 闭门留寇。

【现代药理】

1. 抗炎 贺菊乔[1] 将仙鹤草与二至丸等合用用于治疗精囊炎。靳锋[2] 自拟肾炎方配伍牡丹皮 10 g、泽兰 10 g、仙鹤草 30 g, 用于治疗慢性肾小球肾炎伴见潜血症状。王玉林[3] 运用王氏肾炎汤治疗肾小球肾炎, 多味中药与仙鹤草合用。解乐业与谷越涛[4, 5] 分别将仙鹤草与自拟配方联用, 用于治疗过敏性紫癜性肾炎, 以上均由临床使用验证, 具有良好治疗效果, 在以上炎症的治疗过程中, 主要运用仙鹤草止血凉血、补益肾气的传统功效。

2. 抗肿瘤 宋富利等[6] 选择结肠癌患者 60 例, 在经过根治性手术后接受 FORFOX4 方案（奥沙利铂 100 mg/m^2 静脉滴注, 第 1 日; 亚叶酸钙 200 mg/m^2 静脉滴注 2 h，第 1、2 日；5- 氟尿嘧啶 400 mg/m^2 静脉滴注 2 h，第 1、2 日；21 日为 1 个周期）化疗，并在 FORFOX4 方案化疗每周期第 1 ～ 5 日肌内注射胸腺五肽进行治疗，随机选取 30 例作为观察组，剩余 30 例在观察组的基础上再给予仙鹤草鞣质（10 g/d）治疗，在化疗 4 个周期后仙鹤草鞣质辅助治疗组患者免疫力得到改善，治疗效果优于观察组。Wang 等 [7] 用 MTT 比色法验证了仙鹤草水提取物对体外培养的 S180 细胞的增殖有抑制作用，通过建立体内移植 S180 肿瘤小鼠模型，观察仙鹤草水提物对肿瘤生长的抑制作用，结果证明仙鹤草水提取物对 S180 肿瘤细胞在体内外均有抑制作用。

3. 对糖尿病的影响 黄双双等 [8] 通过腹腔注射 STZ 建立糖尿病模型，在仙鹤草给药剂量为 24 g/kg 时能够有效降低小鼠血糖。Jang 等 [9] 的研究结果表明仙鹤草水提取物可以改善高脂饮食引起的糖代谢异常，可能是通过降低促炎因子 TNF-α 和 IL-6 的同时提高脂联素的浓度，起到改善作用。Teng 等 [10] 从仙鹤草提取物中分离得到 5 种化合物，对胰岛素抵抗的 HepG2 细胞进行葡萄糖代谢评估，其中乌苏酸的活性最强，下降值与二甲双胍对照组相似；仙鹤草内酯和去甲基仙鹤草内酯有效增加了肝细胞中胰岛素介导的糖原水平，在浓度为 20 μmol/L 的情况下，5 种化合物均显著提高（$P < 0.05$）肝葡萄糖激酶的活性，去甲基仙鹤草内酯作用最佳，其次是仙鹤草内酯。仙鹤草内酯和去甲基仙鹤草内酯通过降低葡萄糖 -6- 磷酸酶和磷酸烯醇丙酮酸羧激酶的活性，抑制胰岛素抵抗的 HepG2 细胞的糖异生作用，减少内源性葡萄糖的生成，从而增加糖原水平，糖原含量升高，使胰岛素抵抗情况得到缓解。

4. 抗乙酰胆碱酯酶 Seo 等 [11] 从仙鹤草地上部分提取得到 8 种黄酮类化合物，其中 6 种具有乙酰胆碱酯酶抑制活性，IC_{50} 值在（76.59 ± 1.16）μmol/L 到（97.53 ± 1.64）μmol/L。

5. 抗氧化 Chen 等 [12] 首次报道了仙鹤草内酯和去甲基仙鹤草内酯可通过 Nrf2 相关信号通路促进 Ⅱ 期解毒酶的表达，并且对 DNA 氧化损伤也有明显的保护作用。仙鹤草内酯和去甲基仙鹤草内酯通过清除自由基的活性，激活 Nrf2 通路，抑制 p38 磷酸化，激活 ERK、JNK、MAPK 蛋白磷酸化，提高 SOD 抗氧化酶活性，有效地减轻了 H_2O_2 诱导的细胞损伤。

6. 对妇科疾病的影响 于瑞娜等 [13] 从临床案例对仙鹤草的治疗作用进行了说明，仙鹤草与益母草等合用可治疗月经过多，仙鹤草主要起到化瘀止血的作用，与败酱草、大血藤、当归等合用可治疗盆腔炎症引起的痛经，具有清热燥湿的作用，与生化汤、益母草、黄芪合用，可治疗产后恶露不绝，与败酱草、升麻、黄芪等合用，可治疗人乳头瘤病毒（HPV）感染。

7. 其他 仙鹤草还用于抗菌、驱虫，治疗急慢性痢疾、梅尼埃病、儿童原发免疫性血小板减少症等疾病，对紫外线辐射引起的细胞损伤也有一定的保护作用。经临床验证仙鹤草对各种乏力性疾病具有改善作用，仙鹤草的 50 % 乙醇提取液对尿酸诱发痛风疼痛模型具有良好的镇痛作用。最新报道指出仙鹤草和五倍子提取物混合使用具有较强的抗丙型肝炎病毒作用 [14]。

【降糖量效】

1. 常规剂量　仙鹤草入煎剂 6 ～ 15 g。常在出血期应用，多用 9 ～ 15 g。此外仙鹤草长于收敛止血，出血期宜用，若眼底出血瘀血较甚，或处于吸收期、恢复期，需注意用量，避免止血留瘀，闭门留寇。

2. 大剂量　仙鹤草入煎剂 16 g 及以上。可用于治疗糖尿病多汗症，其止汗功能可能与其味苦能清热凉血及降低基础代谢率、调节自主神经有关。

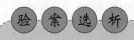

1. 仙鹤草常规剂量验案 [15]

刘某，男，68 岁。

初诊：血糖升高 24 年，双眼眼底出血 1 年余，加重 6 日。患者 24 年前体检查空腹、餐后血糖偏高，诊断为 2 型糖尿病，早期用药不详，目前用门冬胰岛素、甘精胰岛素皮下注射，二甲双胍肠溶片、阿卡波糖片口服控制血糖，空腹血糖控制在 7 ～ 8 mmol/L，餐后血糖控制在 10 ～ 12 mmol/L。1 年前因出现右眼视物异常于当地医院检查，诊断为双眼眼底出血，予激光手术治疗。6 日前自觉左眼视力下降，于当地医院检查，诊断为眼底出血。刻下：左眼视物模糊，易饥，口苦，夜间口干，时有便秘，排便困难，小便色黄稍浊，夜尿 2 次，寐安纳可。既往史：有高脂血症 5 年。眼底检查：双眼糖尿病视网膜病变。舌体胖大，边有齿痕，苔白厚腻，舌底瘀滞，脉弦滑偏数。身高 177 cm，体重 95 kg，BMI 30.32 kg/m²。

中医诊断：消渴目病；证属胃肠实热，瘀血阻络。

西医诊断：2 型糖尿病，糖尿病视网膜病变，双眼眼底出血激光术后，左眼眼底出血，高脂血症，肥胖。

治法：清胃降浊，活血通络。

处方：自拟降糖调脂方加减。

芦荟 6 g	黄连 15 g	知母 15 g	炒蒲黄 9 g（包煎）
苦瓜 15 g	红曲 6 g	三七 6 g	仙鹤草 15 g
生姜 3 片			

水煎服，每日 1 剂，早晚分服。

二诊：患者服上方 1 个月，视物模糊稍有好转，易饥稍减，口苦大减，口干稍减，排便好转。舌稍胖大，边有齿痕，舌苔白腻，舌底瘀滞，脉弦滑偏数。空腹血糖 7.9 mmol/L，餐后血糖 11 mmol/L，糖化血红蛋白 8.1%。予上方加川草薢 30 g，知母加至 30 g，仙鹤草减至 9 g。

三诊：患者服上方 1 个月，视物模糊大体缓解，自觉双眼偶有痒感，稍有口干，排便尚可，小便色稍黄，纳眠可。舌淡，苔稍厚微腻，脉细稍弦。空腹血糖 7.1 mmol/L，餐后血糖 10.3 mmol/L。宗上方去川草薢、仙鹤草，炒蒲黄改生蒲黄，加枸杞子 15 g、菊花 9 g、谷精草 15 g。患者后又服药 3 个月，后续治疗以控制血糖为主，随访 1 年未见眼底出血。

按：本案医者使用常规剂量仙鹤草意在收敛止血，尤其适用于出血期。考虑患者近期出血，用小剂量的炒蒲黄配合常规剂量的仙鹤草和三七止血。二诊患者易饥减轻，视物模糊稍减，然口干、小便浊缓解不明显，故守前方，加用萆薢分清化浊，知母加量以增清热滋阴之力，同时增强降糖之功，减仙鹤草以防收敛太过。三诊视物模糊、小便浊皆减轻，故去川萆薢、仙鹤草，炒蒲黄改生蒲黄以增活血之力，然自觉眼痒，加菊花、谷精草疏散风热，考虑患者年高肝肾亏虚，加枸杞子滋补肝肾。患者为近期二次出血，故早期以炒蒲黄、三七、仙鹤草止血，后未见出血加重，继以止血活血，后期改以活血通络为主。本案以自拟降糖调脂方合蒲黄、三七、仙鹤草三味小方治疗糖尿病性眼底出血，理法方药量皆以病情为基础，故见良效。

2. 仙鹤草大剂量验案 [16]

房某，女，47 岁，工人，1992 年 5 月初诊。

初诊：患者于 1990 年 11 月因"子宫肌瘤"行子宫全切术，术后 1 周即感口渴，多饮，多尿，乏力，经当地医院实验室检查，确诊为糖尿病。经用消渴丸、格列齐特等降糖药物，效果不著。刻下：尤以心胸部，头面部汗出明显，每因情绪激动及烦躁之时汗出加重，伴有口干、乏力，五心烦热，眠差，舌红，苔薄黄，脉细数。

中医诊断：消渴；证属阴虚烦热。

西医诊断：糖尿病多汗症。

治法：滋阴清热。

处方：

仙鹤草 30 g	生地黄 20 g	丹参 20 g	地骨皮 20 g
桑叶 20 g	当归 10 g	白芍 10 g	炒白术 10 g
知母 15 g			

水煎服，每日 1 剂，早中晚分服。

服用 10 剂后，多汗症状明显减轻，口干、乏力、五心烦热均有好转，继服上方 4 剂，出汗止，余症也基本消除。

按：本案重用仙鹤草意在止汗，其止汗功能可能与其味苦能清热凉血及降低基础代谢率、调节自主神经有关。糖尿病多汗症，是由于糖尿病控制不佳，累及交感神经节后纤维，引起汗腺调节功能紊乱所致，以肢体上半身多汗或食后汗出为特征，属中医学"汗症""半身汗"等范畴。

｜参考文献｜

［1］ 王帅,何勇凯,周青,等.贺菊乔治疗精囊炎验案举隅［J］.湖南中医杂志,2019,35（7）:92-93.

［2］ 韦丹,靳锋,谷慧萱,等.靳锋教授治疗慢性肾小球肾炎经验浅谈［J］.中医临床研究,2019,11（27）:4-5.

［3］ 刘晨珂,徐杰,刘厚颖,等.王玉林名老中医运用王氏肾炎汤治疗IgA肾病经验［J］.中西医结合心血管病电子杂志,2019,7（17）:52-53.

［4］ 于欣,解乐业.解乐业教授治疗紫癜性肾炎经验［J］.临床医药文献电子杂志,2019,6（42）:14.

［5］ 崔潇月,于秀梅.谷越涛主任医师治疗过敏性紫癜性肾炎经验［J］.世界最新医学信息文摘,2018,18（80）:202-203.

［6］ 宋富利,李克明,钟延法,等.仙鹤草鞣质辅助治疗结肠癌临床观察［J］.山东医药,2019,59（10）:69-71.

［7］ Wang X, Wang H Y, Zhang C B, et al. Experimental study on inhibition of S180 tumor cells by *Agrimonia pilosa* extract［J］. Afr J Tradit Complement Altern Med,2013, 10（3）: 475-479.

［8］ 黄双双,冉孟婷,吕艳春.仙鹤草对糖尿病小鼠血糖的影响研究［J］.遵义医学院学报,2017,40（4）:378-382.

［9］ Jang H H, Nam S Y, Kim M J, et al. *Agrimonia pilosa* Ledeb. aqueous extract improves impaired glucose tolerance in high-fat diet-fed rats by decreasing the inflammatory response［J］. BMC Complem Altern M, 2017, 17（1）: 442.

［10］ Teng H, Chen L, Song H B. The potential beneficial effects of phenolic compounds isolated from A. Pilosa Ledeb on hepatic HepG2 insulin-resistant cells［J］. Food Funct, 2016, 7（10）: 4400-4409.

［11］ Seo U M, Nguyen D H, Zhao B T, et al. Flavanonol glucosides from the aerial parts of *Agrimonia pilosa* Ledeb. and their acetylcholinesterase inhibitory effects［J］. Carbohyd Res, 2017, 445: 75-79.

［12］ Chen L, Teng H, Zhang K Y, et al. Agrimonolide and desmethylagrimonolide induced HO-1 expression in HepG2 cells through Nrf2-transduction and p38 inactivation［J］. Front Pharmacol, 2017, 7: 513-525.

［13］ 于瑞娜,赵珂.仙鹤草在妇科疾病中的应用［J］.中国民间疗法,2019,27（15）:89-91.

［14］ 李君,杨杰.仙鹤草主要化学成分与药理作用研究进展［J］.中国野生植物资源,2020,39（4）:54-60.

［15］ 吴浩然,仝小林,田佳星.蒲黄、三七、仙鹤草治疗糖尿病瘀血阻络型眼底出血经验——仝小林三味小方撷萃［J］.吉林中医药,2020,40（8）:1001-1003.

［16］ 曲丽卿.仙鹤草治疗糖尿病多汗症1例［J］.陕西中医,1996,17（12）:558.

第四章
益损降糖药

益损降糖药主要用于治疗糖尿病出现"损"的阶段，该阶段代表糖尿病并发症期，患者出现各种慢性并发症，严重者发生死亡。因此，脉损、络损诸证更宜及早、全程治络。辨证见肝肾阴虚、脾肾阳虚、阴阳两虚。肝肾阴虚可见小便频数浑浊，视物模糊，腰膝酸软，眩晕耳鸣，五心烦热，多梦遗精，雀目或失明，皮肤瘙痒，舌红少苔，脉细数；脾肾阳虚可见腰背冷痛，畏寒肢冷，气短懒言，身体倦怠，肢体浮肿，腹胀肠鸣，大便溏泻或五更泄泻，纳差，喜热饮，舌淡胖苔白滑，脉细弱；阴阳两虚可见夜尿增多，甚至饮一溲一，五心烦热，神疲乏力，耳轮干枯，面色黧黑，腰膝酸软，畏寒肢冷，阳痿，浮肿，舌淡苔白干，脉沉细无力。益损降糖药包括丹参、三七、水蛭、天花粉、熟地黄、附子、僵蚕、黄精、蒲黄、桑枝、益智仁、白芷等。

丹　参

【本草记载】

1.《神农本草经》 将其列为上品，谓其治心腹邪气，肠鸣幽幽如走水，寒热积聚，破癥除瘕，止烦满，益气。

2.《本草经集注》 丹参养血之说，最早记载于南北朝陶弘景《本草经集注》，后世本草传承其说者不乏其例。

3.《本草求真》 云入心包络破瘀一语，已尽丹参功效矣。然有论其可以生新安胎，调经除烦，养神定志，及一切风痹，崩带癥瘕，目赤疝痛，疮疥肿痛等症。总皆由其瘀去，以见病无不除。

【历代论述】

1.《妇人明理论》 四物汤治妇人病，不问产前产后，经水多少皆可通用唯一味丹参主治与之相同。

2.《名医别录》 谓其养血，主心腹痼疾，结气，腰脊强，脚痹，除风邪留热。久服利人。

【名家经验】

1. 陶弘景　《本草经集注》云："时人服（丹参）多眼赤，故应性热；今云微寒，恐为谬矣。"

2. 缪希雍　《本草经疏》云："丹参，《本经》味苦，微寒。陶云：性热，无毒。观其主心腹邪气……则似非寒药；止烦满，益气，及《别录》养血……又决非热药，当是味苦平，微温。"

3. 张璐　《本经逢原》云："丹参苦平微温。"

4. 张山雷　《本草正义》云："丹参色赤，专入血分，味苦而微辛，《本经》谓之微寒，陶弘景已疑其误，缪仲淳亦疑之，至张石顽乃改作微温。"

【现代药理】

1. 降血糖　丹参酮可提高外周血中基质细胞衍生因子 –1（SDF–1）水平，上调基质细胞衍生因子 –1 受体（CXCR4）的表达，诱导内皮祖细胞（EPC）从骨髓进入外周血，改善 2 型糖尿病患者内皮功能；丹参水提物能提高 STZ 所致糖尿病模型大鼠血清中的 SOD、谷胱甘肽过氧化物酶、CAT 活性，降低 MDA 含量，升高内生肌酐清除率，降低 BUN、CHO、尿微量白蛋白排泄率，调节肾组织血管内皮生长因子的表达[1]。

2. 降血脂　丹参能使主动脉粥样斑块形成面积明显减少，血清 TC、TG 均有一定程度的降低。丹参可抑制高脂膳食家兔的血脂上升。通过研究发现丹参素还能抑制细胞内源性 CHO 的合成[2]。

3. 抗菌　体外抑菌实验表明，丹参 1：1 煎剂对金黄色葡萄球菌、大肠埃希菌、变形杆菌、福氏痢疾杆菌、伤寒杆菌等均有不同程度的抑制作用。在试管内，丹参能抑制霍乱弧菌的生长。隐丹参酮、二氢丹参酮Ⅰ、羟基丹参酮ⅡA、丹参酸甲酯及丹参酮ⅡB 对金黄色葡萄球菌特别是耐药菌株有较强的抑制作用[3]。

4. 保肝　丹参对肝损伤有保护作用及促进肝细胞再生的作用。实验表明，丹参肌内注射能明显增加正常大鼠和小鼠肝脏血流量而急性和慢性四氯化碳中毒小鼠和大鼠肝脏血流量明显减少。使用丹参可使降低的肝血流量恢复至正常水平从而达到保护受损肝脏的作用。丹参对体外培养肝细胞 DNA 合成有增强作用，其对促进肝细胞再生、恢复肝功能有临床意义[4]。

【降糖量效】

大剂量　丹参入煎剂 30 g 及以上。功在活血祛瘀通脉，常与鸡血藤或降香配伍，用于治疗糖尿病并发症，包括脉损（即心、脑、下肢等大血管病变）和络损（眼、肾、神经等小血管病变）。

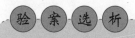

丹参大剂量验案[5]

张某，女，62岁，2008年3月24日初诊。

初诊：手足麻木，颜面及下肢浮肿，排尿自觉发胀，小便泡沫多，如洗衣液。双目干涩发胀，右眼失明。大便干，2～3日一行，自服通便药，眠可。患者1998年因多食、多饮、多尿、消瘦于当地医院查血糖升高，空腹血糖23.4 mmol/L，尿糖++++。诊断为2型糖尿病。自2000年开始使用胰岛素，精蛋白生物合成人胰岛素注射液（预混30 R）早16 U，晚6 U。2003年5月出现眼底出血，现右眼失明。2003年发现尿蛋白+++。既往有高血压、高血压眼、肾性贫血病史。2008年3月17日，生化检查：BUN 11.4 mmol/L，血肌酐248.4 mmol/L，空腹血糖7.69 mmol/L，CHO 6.41 mmol/L，TG 0.66 mmol/L，LDL 4.35 mmol/L。血常规：血红蛋白105 g/L。舌淡，苔腐腻，舌底瘀，脉细弦，上鱼际脉明显。当日血压180/80 mmHg。

中医诊断：消渴络病，关格，水肿，尿浊，视瞻昏渺；证属脾肾虚损，络脉瘀滞。

西医诊断：糖尿病肾衰，氮质血症，肾性贫血。

治法：健脾益肾，活血通络，利湿化浊。

处方：参芪丹鸡地黄汤合抵当汤加减。

黄芪30 g	党参15 g	丹参30 g	鸡血藤30 g
云苓60 g	炒白术30 g	水蛭6 g	佩兰9 g
苍术15 g	生大黄6 g（包煎）		

水煎服，每日1剂，早晚分服。

按：本案患者病久脾肾虚损，脾失健运，肾不主水，水湿泛滥，致颜面及下肢浮肿；湿浊上泛则见苔腐腻；前阴不利，则排尿不适，精微漏泄，则尿中泡沫量多；气血生化不足，以致贫血；眼络瘀滞，加之目失濡养，则目涩发胀；血瘀水停，血水不利，致血压升高。大剂量丹参配伍黄芪、党参、鸡血藤，益气活血通络，能有效地控制血肌酐、BUN、尿微量白蛋白排泄率，同时减少夜尿，为临证经验方；生大黄、水蛭活血通络，生大黄兼能通便排毒；云苓、炒白术健脾利湿；苍术、佩兰燥湿化浊。

| 参考文献 |

［1］　吕景娣,苗艳艳,苗明三.单味中药降血糖作用特点分析［J］.中医学报,2012,27（10）:1314-1318.

［2］　刘碧坚.黄芪、丹参注射液治疗糖尿病肾病疗效分析［J］.内蒙古中医药,2012,31（2）:91-92.

［3］　赵焱.丹参药理作用的研究进展［J］.内蒙古中医药,2008,27（11）：53-54.

［4］　刘永刚,陈厚昌,蒋毅萍.丹参酮ⅡA对四氯化碳致大鼠肝纤维化的实验研究［J］.中药材,2002,25（1）：31-33.

［5］　仝小林.糖络杂病论［M］.北京：科学出版社,2010：141-142.

三　七

【本草记载】

1.《本草纲目》 "味微甘而苦,颇似人参之味""凡杖扑伤损,瘀血淋漓者,随即嚼烂罨之即止,青肿者即消散。若受杖时,先服一、二钱,则血不冲心,杖后尤宜服之,产后服亦良。大抵此药气温、味甘微苦,乃阳明、厥阴血分之药,故能治一切血病"。

2.《本草求真》 三七（专入肝胃,兼入心大肠,又名山漆。时珍曰：或云能合金疮,如漆粘物也。）甘苦微寒而温。世人仅知功能止血住痛,殊不知痛因血瘀则痛作,血因敷散则血止。三七气味苦温,能于血分化其血瘀,试以诸血之中入以三七,则血旋化为水矣,此非红花紫草类也,故凡金刃刀剪所作,及跌仆杖疮血出不止,嚼烂涂之,或为末渗其血,即止。

3.《本草新编》 止血之神药也。无论上、中、下之血,凡有外越者,一味独用亦效,加入于补血补气药中则更神。盖此药得补而无沸腾之患,补药得此而有安静之休也。

4.《本草从新》 散血定痛。治吐血衄血。血痢血崩。目赤痈肿。

5.《本草纲目拾遗》 人参补气第一,三七补血第一,味同而功亦等,故称人参三七,为中药之最珍贵者。

6.《日华子本草》 三七祛瘀生新,消肿定痛,可止血而不留瘀血,行血而不伤新血。

【历代论述】

1.《玉楸药解》 和营止血,通脉行瘀,行瘀血而敛新血。凡产后、经期、跌打、痈肿,一切瘀血皆破;凡吐衄、崩漏、刀伤、箭射,一切新血皆止。

2.《药笼小品》 三七,广产者,细皮坚实,味甘苦,能生津补气。虚寒吐血,配入温滋剂中,宜炒用。

3.《药性切用》 参三七,甘苦微温,散血,止血,定痛。能损新血,吐衄无瘀者勿服。草三七：功用相仿,稍烈,藜藿辈宜暂用之。

【名家经验】

李时珍　此药近时始出，南人军中用为金疮要药，云有奇功。又云：凡杖扑伤损，瘀血淋漓者，随即嚼烂，罨之即止；青肿者，即消散。若受杖时，先服一、二钱，则血不冲心；杖后，尤宜服之。产后服，亦良。大抵此药气温、味甘微苦，乃阳明、厥阴血分之药，故能治一切血病，与骐竭、紫矿相同。

【现代药理】

1. 对心脑血管系统　研究发现三七中的三七总皂苷通过直接抑制心肌达到抗心律失常的目的，人参三醇苷可以使乌头碱所致大鼠心律失常的维持时间有效减少，减少室性期前收缩，避免出现心房颤动，抗拮抗是主要作用机制，能够对大鼠结扎冠状动脉导致的再灌注性和缺血性心律失常起到明显的对抗作用，有效缩小缺血再灌注导致的心梗范围。三七总皂苷可以使血管扩张，从而实现降压目的，主要因为三七总皂苷能够将去甲肾上腺素造成心脏的钙离子内流作用阻断，还能够使动脉压下降，使心率降低，减轻心脏负荷。三七总皂苷能够保护脑组织，主要是因为其能够对内源性 SOD 的活性有保护作用，同时还能够对脂质过氧化物的抗氧自由机制形成抑制。研究发现局灶性脑缺血患者使用三七后，其中的三七总皂苷可以将缺血脑组织内组织神经生长因子表达上调，同时能够调节碱性成纤维细胞生长因子表达，这也是三七总皂苷保护及修复脑缺血后损伤神经元的重要原因[1]。

2. 改善糖尿病肾脏　三七总皂苷对肾功能具有一定的保护作用，其保护机制可能为：① 降低多柔比星肾病患者肾组织转化因子的表达；② 抑制多柔比星肾病患者肾脏细胞胞质血小板源性生长因子的表达，从而实现对肾小球硬化的延缓。三七总皂苷能够有效增强肾脏基质金属蛋白酶的活性，增加细胞外基质（ECM）降解，从而实现缓解肾小球硬化。三七总皂苷对 2 型糖尿病患者具有显著的降糖、减肥和抑制肾病变的作用。在对三七总皂苷在糖尿病肾病当中的药理活性研究分析中发现，三七总皂苷对糖尿病患者肾脏进行的保护并不依赖降低血糖发挥作用，而是通过有效抑制氧化酶的激活，由此抑制了氧自由基，从而起到保护肾脏的作用[2]。

3. 抗肿瘤　人参环氧炔醇及人参炔醇能够分离于三七脂溶性成分中，这两种物质能够有效抑制很多肿瘤细胞的增殖[3]。借助改良 MTT 比色法对人源四种肿瘤细胞进行筛选，同时测定体外肿瘤药理活性，借助气相色谱 – 质谱联用法对三七提取物成分的含量进行相对的鉴定分析，结果得知三七提取物能够有效抑制体外胃癌细胞株 MKN–28 的增殖。

4. 保肝护肝　三七中的三七总皂苷能够使小鼠血清中 MDA、ALT、总胆红素（TB）、AST 的含量下降，可以将谷胱甘肽过氧化物酶及肝脏 SOD 的水平明显提高，还能够使细胞活性氧的含量降低，使瘦素及受体的表达水平下降[4]。

5. 抗炎　三七具有抑制毛细血管通透性功效，可有效控制发炎细胞出现增生，减轻组织水肿，起到消炎、消肿作用。研究证明，三七成分中的总皂苷可提升细胞吞噬率降低白细胞移动指数，增强淋巴细胞有丝分裂效果[5]。

【降糖量效】

1. **小剂量** 三七入煎剂及冲服 1～3 g。三七配伍大小蓟可治疗糖尿病眼底出血，入煎剂用量为 3 g；配伍川芎、赤芍等可治疗糖尿病合并冠状动脉粥样硬化性心脏病，冲服用量为 2～3 g[6]。知柏地黄丸加三七治疗糖尿病视网膜病变，冲服用量多为 2 g。

2. **常规剂量** 三七入煎剂 4～9 g，冲服 4～6 g。三七 6～9 g 可治疗胰岛素抵抗；三七 2～5 g（冲服）和水蛭合用可增强活血之力，治疗糖尿病周围血管病变[7]。

3. **大剂量** 三七入煎剂 10～15 g，冲服 7～12 g。全小林常用三七粉剂治疗眼底出血，且十分注意用量，避免活血太过加重出血，常用 10 g（冲服）治疗糖尿病性下肢动脉硬化性闭塞症[8] 和糖尿病肾脏病变，活血效强。三七 12 g 加入参苓白术散可治疗难治性脾虚湿阻型糖尿病，9～15 g 可治疗糖尿病合并冠状动脉粥样硬化性心脏病[9]、糖尿病合并不安腿综合征。

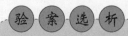

1. 三七小剂量验案[10]

患者，男，60 岁。

初诊：双眼视物模糊、眼干涩、视物变形 1 个月。右眼视力 0.2，左眼视力 0.25，双眼视网膜见较多微血管瘤，较多点片状出血及散在黄白色硬性渗出，黄斑区轻度水肿，伴口干喜饮，神疲乏力，腰膝酸软，自汗盗汗，五心烦热，舌淡，脉细数。空腹血糖 10.1 mmol/L。既往有糖尿病病史 10 年，一直服用降糖药物治疗。

中医诊断；消渴目病（双眼）；证属气阴两虚，虚火灼络。

西医诊断；糖尿病视网膜病变（双眼）。

治法：健脾益气，养阴凉血止血。

处方：知柏地黄汤合生脉散加减。

知母 15 g	黄柏 15 g	牡丹皮 12 g	生地黄 24 g
茯苓 15 g	泽泻 15 g	山药 18 g	山茱萸 12 g
党参 30 g	麦冬 18 g	大蓟 15 g	生蒲黄 15 g（包煎）
小蓟 15 g	三七粉 2 g（冲）		

14 剂，水煎服，每日 1 剂，早晚分服。

二诊：自述视物较前清晰，诸症好转，查右眼视力 0.3，左眼视力 0.5，双眼视网膜出血明显吸收，黄斑区水肿减轻。上方去大蓟、小蓟、生蒲黄，加菊花 18 g、枸杞子 18 g、决明子 15 g、制半夏 12 g、陈皮 9 g、沙苑子 15 g。继服 1 个月，诸症缓解，视力提高至双眼 0.8。眼底出血及渗出大部分吸收，黄斑区水肿消退，空腹血糖降至 7.9 mmol/L。后改服杞菊地黄丸 5 个月，病情稳定，未见复发。

按：本病多发生在糖尿病中后期，病程越长，发病率越高；与糖尿病病情亦密切相关，病情越重发病率越高。病机特点为本虚标实，脾气虚、肾阴亏虚为本，痰湿、血瘀互阻为标。脾虚则气血精微生化乏源，肾虚则阴精不足，气血精微不能上荣目窍，致目窍血络失养而致视物昏矇。脾虚聚湿生痰，痰浊上犯清窍，可致视网膜水肿及渗出。气虚无力摄血，阴虚虚火上炎、灼伤血络，均致血溢脉外而引起视网膜出血。瘀血阻于目络，或破入神膏而致神膏混浊，则神光发越受阻，导致视力剧降，甚至暴盲。本病病因病机、证候症状复杂。临证时当四诊合参，局部辨证与全身辨证相结合。全身辨证：若全身兼见口燥咽干、五心烦热、颧红盗汗、舌红少苔、少津、脉细数者为阴虚；若兼见心悸气短、神疲乏力、自汗恶风、舌淡胖、脉细弱无力者为气虚；若兼见肢体刺痛、四肢麻木、舌有瘀斑、脉涩者为血瘀。局部辨证：若视网膜出血色鲜红，为血热；若出血色暗红，为血瘀；若视网膜水肿、渗出较多者，为痰湿。本案眼视网膜见较多点片状出血，故应用小剂量三七以止血。

2. 三七常规剂量验案

见仙鹤草常规剂量验案。

3. 三七大剂量验案[11]

患者，男，55岁，2021年5月18日初诊。

初诊：2008年体检时确诊为2型糖尿病，开始西医治疗。13年来，血糖控制不稳，自述血糖波动于8～10 mmol/L。刻下：身热，口干口渴，疲乏，素喜肉食，双眼视物模糊，纳可，入睡困难，小便色黄，大便黏腻不爽，2日一次，自2020年4月至2021年5月体重减轻10 kg，舌苔黄腻，舌底红，脉沉滑数。既往无其他疾病。无家族史。检查：空腹血糖9.2 mmol/L，血压130/95 mmHg，身高173 cm，体重72 kg。现用药：盐酸二甲双胍缓释片500 mg，每日2次；达格列净片5 mg，每日1次。

中医诊断：消渴；证属肠道湿热。

西医诊断：2型糖尿病。

处方：参七糖络方加味。

黄连30 g	黄芩30 g	知母30 g	西洋参18 g
厚朴15 g	葛根45 g	桑叶45 g	三七12 g
苦瓜60 g	僵蚕18 g	干姜12 g	密蒙花10 g
酒黄精45 g	茯神30 g	鸡内金15 g	

7剂，水煎服，每日1剂，早晚分服。西药同前。

二诊（2021年5月25日）：服药后脾胃无不适，睡眠明显缓解，双眼仍感模糊，仍身热，便可，大便每日1次。苔微黄厚腻、底红，脉沉滑。检查：空腹血糖 8.8 mmol/L，血压 130/90 mmHg。上方疗效显著，守方随症加减，去密蒙花，加石膏 30 g，女贞子 30 g。7 剂水煎服，每日 1 剂。西药同前。

三诊（2021 年 6 月 1 日）：服药后脾胃无不适，身热，双眼明显缓解，便可，大便每日 1 次。苔白厚腻，脉沉迟。检查：空腹血糖 7.2 mmol/L，血压 125/90 mmHg，体重 71.5 kg。效不更方。嘱患者停用二甲双胍。

四诊（2021 年 6 月 8 日）：服药后脾胃无不适，身微热，便可，大便每日 1 次。舌红苔白厚，脉沉迟。检查：空腹血糖 7.5 mmol/L，血压 130/90 mmHg。患者诸症得到较好缓解，体内湿瘀得清，故改丸剂继续服用，巩固疗效。

处方：

黄连 45 g	黄芩 30 g	葛根 45 g	苦瓜 45 g
知母 45 g	西洋参 27 g	三七 18 g	僵蚕 27 g
干姜 18 g	女贞子 18 g	桑叶 45 g	

制水丸，每次 10 g，每日 2 次，服用 3 个月。西药同前。

按：患者 1 年左右体重下降 10 kg，且双眼视物模糊，络脉受损，辨为糖络病。患者大便黏腻不爽，小便色黄，舌苔黄腻，舌底红，脉沉滑数，故辨为肠道湿热证。患者素喜肉食，脾胃运化不及，郁而化生湿热，故身热、大便黏腻；内热煎灼津液，故口干口渴；脾为后天之本，一身气血来源于此，脾胃功能失常则机体营养不及，则体重下降；"壮火食气"，气虚则影响眼络的气血运行，故视物模糊。治疗用参七糖络方加味，方中黄连、黄芩清泄内热；知母、西洋参、酒黄精益气养阴；辛味、虫类药物通络效果甚佳，配伍僵蚕和大剂量三七活血通络；厚朴除中满；密蒙花清热、养肝明目；茯神宁心安神；鸡内金化浊消积；葛根、桑叶降糖。本方清热作用较剧，故以干姜固护脾胃，以防寒凉伤胃。纵观全程，本案患者已出现口干口渴、体重下降等"三多一少"的部分症状，可见已进入糖尿病的"虚、损"阶段，即消渴。对于糖尿病患者而言，血糖是观察疗效最直接的指标，定期检测血糖有利于判断治疗效果。患者初诊血糖升高，伴有眼部并发症，舌红苔黄腻，脉沉滑数，观之为湿热伴虚损之象，经参七糖络方加味治疗，舌苔开始松解，血糖逐步下降，体重稳定，体内湿热津液亏损之证得以缓解，更换剂型为水丸，继续服用以稳定病情，并嘱患者定期检测血糖，同时也应合理控制饮食。

| 参考文献 |

［1］ 胡启蒙，陈朝银，樊启猛，等.三七的炮制研究与规范［J］.中国当代医药，2015，22（5）：12-16.

［2］ 杨延.三七药理活性研究［J］.现代园艺，2019（11）：4-5.

［3］　苏萍,王蕾,杜仕静,等.三七皂苷对神经系统疾病药理作用机制研究进展［J］.中国中药杂志,2014,39（23）:4516-4521.

［4］　赵常英.关于三七的活性成分药理与临床应用功效的相关探讨［J］.世界最新医学信息文摘,2016,16（90）:195-196.

［5］　张洁.中药三七的药理作用及研究进展［J］.中国卫生产业,2017,14（28）:40-41.

［6］　李玉林,李建飞,李维芬.学习祝谌予治疗糖尿病经验的心得［J］.中医杂志,1991（6）:12-13.

［7］　房国伟,吉红玉,邸莎,等.三七的临床应用及其用量探究［J］.吉林中医药,2019,39（10）:1283-1286.

［8］　李连江,马晓玲.三七粉和水蛭粉3:1配制胶囊治疗间歇性跛行患者疗效观察［J］.新中医,2015,47（10）:81-82.

［9］　彭智平,张琳琳,赵锡艳,等.仝小林应用厚朴三物汤验案举隅［J］.辽宁中医杂志,2013,40（5）:1014-1015.

［10］　李希岭.治疗糖尿病视网膜病变临床验案［J］.临床合理用药杂志,2017,10（25）:89-90.

［11］　崔泽方,梁永林,李钦,等.基于"糖络病"学说自拟参七糖络方防治2型糖尿病血管并发症经验探讨［J］.中医临床研究,2023,15（6）:52-56.

水　蛭

【本草记载】

1.《神农本草经》　水蛭味咸平。主逐恶血瘀血,月闭。破血瘕积聚,无子;利水道。生池泽。

2.《汤液本草》　水蛭,苦走血,咸胜血,仲景抵当汤用虻虫、水蛭,咸苦以泄蓄血,故《黄帝内经》云有故无殒也。虽可用之,亦不甚安。莫若四物汤加酒浸大黄各半,下之极妙。

3.《本草经疏》　水蛭,味咸苦气平,有大毒,其用与虻虫相似,故仲景方中往往与之并施。咸入血走血,苦泄结,咸苦并行,故治妇人恶血、瘀血、月闭、血瘕积聚因而无子者。血蓄膀胱,则水道不通,血散而膀胱得气化之职,水道不求其利而自利矣。堕胎者,以具有毒善破血也。

4.《本草汇言》　水蛭,逐恶血、瘀血之药也。

【历代论述】

1.《名医别录》　水蛭,味苦,微寒,有毒。主堕胎。一名至掌。生雷泽。五月、六月采，暴干。

2.《备急千金要方》 治漏下去血不止方。取水蛭，治下筛。酒服一钱许，日二，恶血消即愈。

3.《经验方》 水蛭，新瓦上焙干，为细末，热酒调下一钱，食顷，痛可，更一服，痛止。便将折骨药封，以物夹定之。

【名家经验】

1. 陶弘景 处处河池有之。蛭有数种，以水中马蜞得啮人、腹中有血者，干之为佳。山蛭及诸小者，皆不堪用。

2. 苏恭 有水蛭、草蛭，大者长尺许，并能咂牛、马、人血。今俗多取水中小者，用之大效，不必食人血满腹者。其草蛭在深山草上，人行即着胫股，不觉入于肉中，产育为害，山人自有疗法。

3. 韩保升 惟采水中小者用之。别有石蛭生石上，泥蛭生泥中，二蛭头尖腰粗色赤。误食之，令人眼中如生烟，渐致枯损。

4. 方龙潭 按《药性论》言，此药行畜血、血症、积聚，善治女子月闭无子而成干血痨者，此皆血留而滞，任脉不通，月事不以时下而无子。月事不以时下，而为壅为瘀，渐成为热、为咳、为黄、为瘦，斯干血痨病成矣。调其冲任，辟而成娠，血通而瘀去矣。故仲景方入大黄䗪虫丸而治干血、骨蒸、皮肤甲错、咳嗽成劳者；入鳖甲煎丸而治久疟疟母、寒热面黄、腹胀而似劳者；入抵当汤、丸而治伤寒小腹鞕满、小便自利、发狂而属畜血证者。

5. 张锡纯 水蛭：味咸，色黑，气腐，性平。为其味咸，故善入血分；为其原为噬血之物，故善破血；为其气腐，其气味与瘀血相感召，不与新血相感召，故但破瘀血而不伤新血。且其色黑下趋，又善破冲任中之瘀，盖其破瘀血者乃此物之良能，非其性之猛烈也。

6. 仝小林 临床用水蛭时，用水蛭粉冲服，而非入汤剂，此因仝教授多年临床观察后发现，入汤剂后的水蛭效力会降低，相反用水蛭粉则疗效显著。亦有患者不耐水蛭粉腥气者，则将水蛭粉装入 0 号胶囊服用。

【现代药理】

1. 改善肾功能 有学者研究中药水蛭对糖尿病肾病大鼠内皮素 –1（ET–1）水平、肾功能及肾脏结构的影响，提出水蛭可纠正糖尿病肾病大鼠早期肾脏高滤过、高灌注，并对肾脏病变有一定的保护作用，其部分机制可能是通过下调 ET–1 水平及表达而实现的[1]。

2. 抗凝血，抑制血栓形成 研究水蛭不同提取物对人血浆的抗凝活性及作用环节，发现水蛭乙酸乙酯提取部分抗凝作用最强，直接抑制凝血酶催化的纤维蛋白原凝固；研究表明，水蛭提取物能延长小鼠凝血、出血时间和家兔离体血浆复钙时间，证实了水蛭提取物所含的游离氨基酸可能是其抗凝血作用的有效成分。水蛭提取液能抑制凝血酶诱导血管内皮细胞表达组织因子，并对抗凝血酶抑制血管内皮细胞释放组织因子途径抑制物，其作用机制可能与水蛭抗凝、抗血栓形成及对心脑血管疾病的治疗作用有关[2]。

3. 抗炎　研究发现水蛭素除了发挥其抗凝、抑制血栓形成的作用，亦能使载脂蛋白 ApoE-/- 模型鼠降低血 CHO 水平和斑块内脂质，并能有效降低炎症因子 TNF-α 水平、抑制血管平滑肌细胞增殖，进而降低动脉粥样硬化斑块面积[3]。

4. 降脂　研究水蛭乙醇提取物对实验性高脂血症大鼠血脂和一氧化氮及其合酶的影响，发现水蛭乙醇提取物能明显降低大鼠体内 TC、TG、LDL-C、一氧化氮浓度，调节高脂血症大鼠血脂代谢及纠正一氧化氮代谢紊乱。观察水蛭对实验性血瘀证家兔血脂代谢及其相关基因表达的影响，得知水蛭能显著降低血清中 TC、TG、LDL-C 水平，可显著上调血瘀证家兔肝脏中 *LDL-R* 基因、*ApoE* 基因的表达，进而推测水蛭有调节血脂代谢的作用，其机制可能与上调 *LDL-R* 基因和 *ApoE* 基因转录水平有关[4]。

5. 抗纤维化　研究表明[1]水蛭、地龙均可不同程度改善博来霉素所致的小鼠肺纤维化，而以水蛭为优；水蛭能抑制肝星状细胞活化胞质游离钙的升高，此可能是其发挥抗肝纤维化作用的重要途径之一；水蛭两部分胃蛋白酶酶解物的体外抗凝与纤溶活性均强于其他提取物。

【降糖量效】

1. 小剂量　水蛭入煎剂及冲服 1～3 g。功在缓图活血通络，适用于糖尿病后期出现并发症，久病入络而夹虚。正如叶天士认为的"至虚之处，便是容邪之处"，主张"大凡络虚，通补最宜"及"辛甘温补，佐以流行脉络"。

2. 常规剂量　水蛭入煎剂及冲服 4～10 g。功在活血化瘀，通络止痛，适用于糖尿病病程较长，瘀血严重者。

3. 大剂量　水蛭入煎剂 11～60 g，冲服 11～30 g。功在活血化瘀，疏通肾络。糖尿病肾病症状较重时，常常提示肾小球动脉硬化比较严重，应注重活血化瘀，疏通肾络，并随着病程延长及病情加重，水蛭用量可以逐渐增加，同时由于病程长者往往肾虚较著，故应注重补益肾脏。

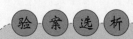

1. 水蛭小剂量验案[5]

胡某，女，58 岁，2017 年 11 月 8 日初诊。

初诊：患者有 2 型糖尿病病史 10 余年，未服用西药，血糖波动较大，每日均发生低血糖反应，血糖值最低可至 2.1 mmol/L，最高可超出血糖仪测定范围，每发作低血糖时出现心慌、大汗淋漓、眩晕、乏力、濒死感等症，严重时甚至意识丧失，曾多次因低血糖发作送至急诊抢救。西医诊断为脆性糖尿病，建议患者使用胰岛素强化治疗，但患者拒绝使用胰岛素，故求诊于中医。就诊时患者神清、精神可，时有汗出心悸，伴胸闷气短，时眩晕，双下肢乏力水肿，双眼干涩、视物模糊，偶有双胁胀痛，食后腹胀，嗳气，矢气多，纳可，入睡困难，大便干燥，排便无力，1～2日一行，小便黄臭、泡沫多，夜尿2～3次，舌红嫩，苔少，脉弦细。辅助检查：糖化血红蛋白10.1%，空腹血糖11.7 mmol/L，BMI 20.9 kg/m²，尿微量白蛋白34.1 mg/L。

中医诊断：消渴；证属气虚下陷，阴虚内热。

西医诊断：脆性糖尿病。

治法：补中益气，滋阴清热。

处方：

淫羊藿 15 g	黄芪 30 g	知母 30 g	黄柏 30 g
煅龙骨 30 g	陈皮 9 g	夜明砂 9 g	当归 15 g
煅牡蛎 30 g	五灵脂 9 g	枸杞子 15 g	生姜 15 g
水蛭粉 3 g（冲服）			

28剂，水煎服，每日1剂，早晚分服。

二诊（2017年12月20日）：患者服用上方后，诉低血糖发作次数较前明显减少，心悸、汗出症状明显减轻，现低血糖每周发作1～2次，血糖波动程度明显减小。现觉周身乏力，口有异味，恶心、反酸，无呕吐，食后双胁肋胀满，腹胀，视物模糊较前稍减轻，左肩疼痛恶风，后颈部恶风，纳差，寐尚安，大便每日一行，便稍干燥，小便调，舌红，苔干，脉弦细偏数。辅助检查：糖化血红蛋白9.8%，空腹血糖4.03 mmol/L，尿微量白蛋白15.6 mg/L。

处方：

清半夏 9 g	生姜 15 g	陈皮 9 g	煅瓦楞子 15 g
西洋参 6 g	黄芪 24 g	葛根 15 g	天花粉 15 g
知母 30 g	夜明砂 9 g	五灵脂 9 g	火麻仁 45 g

28剂，水煎服，每日1剂，早晚分服。

三诊（2018年3月28日）：患者服用上方2个月后，低血糖反应发作次数减少至每个月1次左右，自觉周身乏力缓解，恶心、反酸消失，左肩关节仍疼痛、恶风怕冷、活动受限、影响睡眠，食后腹胀，纳差，寐可，服药时大便正常，停药则干燥，1～2日一行，小便可，夜尿2次，舌微有齿痕，苔淡黄，脉弦细。辅助检查：糖化血红蛋白9.0%，空腹血糖8.05 mmol/L，尿微量白蛋白25.9 mg/L。

处方：

黄芪 30 g	桂枝 15 g	葛根 30 g	鸡血藤 15 g
五灵脂 15 g	桑叶 30 g	知母 30 g	赤芍 30 g
天花粉 30 g	生姜 15 g	大枣 9 g	水蛭粉 3 g（冲服）

28剂，水煎服，每日1剂，早晚分服。

其后患者定期随诊，低血糖症状基本消失，左肩臂疼痛明显缓解，血糖控制平稳。

按：根据脆性糖尿病的发病机制和临床特点，仝小林教授总结其中医病机为"无衰（虚）不脆"，严重的脆性糖尿病患者在低血糖发作时表现为气脱证，治疗当以气虚论治。本案患者以血糖不稳、反复发生严重低血糖反应就诊，故治以当归补血汤益气养血，加煅龙骨、煅牡蛎、淫羊藿、枸杞子以平补阴阳，敛汗固脱，知母、黄柏滋阴清热，陈皮健脾行气，因患者视物模糊，故用夜明砂、五灵脂、水蛭粉以清肝明目，活血通络。二诊时患者低血糖症状明显缓解，发作次数明显减少，糖化血红蛋白亦较前下降，但患者诉恶心、反酸等胃肠不适，故随症变方，以小半夏汤化裁，加西洋参、陈皮益气生津，健脾行气，煅瓦楞子制酸止痛，黄芪、葛根、天花粉、知母益气升清，清热生津，火麻仁润肠通便以去除血糖影响因素。三诊时患者低血糖症状每个月仅偶尔发作，胃肠症状较前明显缓解，糖化血红蛋白水平稳步下降，左肩关节有冷痛症状，且严重时影响睡眠，治疗以黄芪桂枝五物汤化裁为方，以益气温经、和血通痹为法，加少量水蛭粉合鸡血藤、五灵脂以活血通络止痛，桑叶、知母、赤芍、天花粉清热生津，整体降低血糖，巩固疗效。本案使用小剂量水蛭功在缓图活血通络，祛瘀而不伤正。

2. 水蛭常规剂量验案[6]

王某，女，65岁，2008年3月初诊。

初诊：因口干多饮，疲乏嗜睡，多尿8年，伴双下肢麻木、疼痛、针刺感半年来诊。糖尿病8年余，有高血压病史，长期服用二甲双胍、瑞格列奈控制血糖，硝苯地平缓释片、依那普利控制血压，空腹血糖8 mmol/L左右，餐后血糖10～12 mmol/L。刻下：双下肢麻木、疼痛，时有针刺感，夜间痛甚，四末凉，行走艰难，大便干结不畅，3～4日一行，尿频量多，形体偏胖，肌肤甲错，爪甲枯萎，舌下络脉严重迂曲，舌体偏胖，舌质暗红苔薄腻，脉沉细涩。

中医诊断：消渴，血痹；证属气阴两虚，瘀血阻络。

西医诊断：糖尿病周围神经病变。

治法：益气养阴，活血通络。

处方：

黄芪 30 g	太子参 30 g	山茱萸 30 g	怀山药 30 g
黄精 30 g	丹参 15 g	川芎 15 g	鸡血藤 30 g
葛根 30 g	生地黄 15 g	桂枝 12 g	桃仁 12 g
红花 9 g	路路通 30 g	地龙 6 g	水蛭 10 g
僵蚕 10 g	玄参 15 g	麦冬 15 g	大黄 6 g

10剂，水煎服，每日1剂，早晚分服。

二诊（2008年4月）：肢体麻痛症状明显好转，精神状态良好，可持杖步行散步。以原方去大黄，加鸡血藤30g补血活血，水蛭、土鳖虫减半量，再服10剂。

三诊（2008年4月25日）：诸症均减，体力与精神状态良好。坚持服用汤药半年余，病情持续稳定。2009年年初多次化验血糖，控制良好，至今肢体麻木疼痛等症状未进展。

按：糖尿病周围神经病变血瘀状态早已形成，因此强调活血化瘀法贯穿于病程治疗的始终，且早期应用活血化瘀药可预防糖尿病并发症发生和发展。常用的活血化瘀药如丹参、川芎、赤芍、生地黄、红花等。谢春光教授尤擅长运用虫类药物与藤、枝类药物结合治疗，以达到活血化瘀、通络止痛的目的。如常规剂量水蛭等，瘀血严重者常用，因其能深入筋骨络脉，搜风邪、透关节、通络止痛，有攻瘀逐邪之效。方中常规剂量水蛭临床疗效佳，且未见患者出现毒副作用。

3. 水蛭大剂量验案[7]

项某，女，20岁，2008年3月20日初诊。

初诊：发现血糖升高6年，排尿困难3年。6年前患者出现典型"三多一少"症状，查空腹血糖21mmol/L，当地医院诊断为1型糖尿病，开始皮下注射胰岛素。现胰岛素用量为精蛋白生物合成人胰岛素注射液（预混30R）早14U，晚14U，空腹血糖控制在5～6mmol/L。近3年患者逐渐出现小便困难，腰痛，四肢麻木、疼痛，肌电图示神经性损害，传导速度下降，膀胱B超示残余尿60mL，诊断为糖尿病神经源性膀胱，周围神经病变，现口服呋喃硫胺、卡马西平、甲钴胺片、胰激肽原酶肠溶片等治疗，症状无明显改善。刻下：排尿困难，腰痛，四肢麻木、疼痛，大便4～5日一行，排便无力，时有头晕，乏力，眠差。既往体健。月经4个月未至。舌暗淡，苔厚，舌下络滞，脉沉细弦数。身高160cm，体重40kg，BMI 15.63kg/m^2。

中医诊断：消渴并病，癃闭；证属气虚血瘀。

西医诊断：糖尿病神经源性膀胱，周围神经病变。

治法：益气养血通络，活血化瘀利尿。

处方：

黄芪120g	桂枝45g	琥珀粉3g（分冲）	三七粉3g（分冲）
白芍45g	鸡血藤30g	水蛭粉15g（包煎）	熟大黄6g（包煎）

28剂，水煎服，每日1剂，早晚分服。

二诊（2008年4月20日）：患者诉服药7剂后，小便困难改善，但仍不正常，大便2～3日一行。上方水蛭粉增至30g，加橘核、荔枝核各9g。服药1个月后，患者小便情况已基本恢复正常，膀胱B超示残余尿量6mL。

按：本案患者病程较长，形成了久病必虚、久病多瘀、久病入络的病理变化。故出现乏力，舌质紫暗，舌下络滞，肢体麻木刺痛等虚损、瘀血征象。气虚则水停，血液运行不畅，膀胱气化不利，出现小便困难等症状。该患者气虚症状明显，予大剂量黄芪补益中气，桂枝温通阳气，重用水蛭合琥珀粉、鸡血藤、三七粉活血化瘀，熟大黄通阳气，消散下焦瘀血，橘核、荔枝核疏膀胱郁气。水蛭粉用至30 g因肾络瘀损较重，故冀其量大而力专。

| 参考文献 |

［1］　顾江萍，赵玲，栗德林.水蛭对糖尿病肾病大鼠内皮素-1水平的影响［J］.中成药，2007，29（10）：1421-1424.

［2］　潘雪，马端鑫，李燕，等.水蛭药理作用的研究进展［J］.中国民族民间医药，2015，24（14）：24-25.

［3］　陈国伟，潘阳，商亮，等.水蛭对载脂蛋白E基因敲除鼠动脉粥样硬化斑块的影响［J］.武汉大学学报（医学版），2013，34（3）：344-347，367.

［4］　王宏涛，李春志，肖顺林，等.水蛭乙醇提取物对大鼠血脂和一氧化氮及其合酶影响［J］.中国现代医药杂志，2008，10（5）：24-26.

［5］　马运涛.仝小林治疗脆性糖尿病验案1则［J］.湖南中医杂志，2020，36（1）：70-71.

［6］　周兴华，谢春光.谢春光教授活血化瘀法治疗糖尿病周围神经病变经验［J］.光明中医，2010，25（3）：373-374.

［7］　仝小林.糖络杂病论［M］.北京：科学出版社，2010：139.

天 花 粉

【本草记载】

1.《神农本草经》 主消渴，身热，烦满，大热，补虚安中，续绝伤。

2.《本草纲目》 栝楼根，味甘微苦酸，酸能生津，故能止渴润枯，微苦降火，甘不伤胃，昔人只言其苦寒，似未深察。

3.《本经逢原》 栝蒌根，降膈上热痰，润心中烦渴，除时疾狂热，祛酒瘅湿黄，治痈疡解毒排脓。

4.《本草求真》 天花粉，较之栝楼，其性稍平，不似蒌性急迫，而有推墙倒壁之功也。

5.《滇南本草》 治痈疮肿毒，并止咳嗽带血。

6.《本草正义》 药肆之所谓天花粉者，即以蒌根切片用之，有粉之名，无粉之实。天花粉为葫芦科植物栝蒌的根，是一种中药，为清热泻火类药物，其具体功效是清热泻火，生津止渴，排脓消肿。

【历代论述】

1.《雷公炮制药性解》 天花粉，味苦，性寒无毒，入肺心脾胃小肠五经。主肺火盛而喉痹，脾胃火胜而口齿肿痛，清心利小便，消痰除咳嗽，排脓消肿，生肌长肉，止渴退烦热，补虚通月经。枸杞为使，恶干姜，畏牛膝，干漆，反乌头。

2.《药笼小品》 天花粉，即栝楼根生津止渴，清肺胃烦热。和平之品，同地骨皮、桑叶治客热久而不愈。同漂青黛，治火呛如神。

3.《仁斋直指方论》 本品善清肺胃热、生津止渴，可用治积热内蕴，化燥伤津之消渴证，常配麦门冬、芦根、白茅根等药用（《千金方》）；若配人参，则治内热消渴，气阴两伤者，如玉壶丸。

【名家经验】

1. 杨士瀛 本品甘寒，既能清肺胃二经实热，又能生津止渴，故常用治热病烦渴，可配芦根、麦冬等用，或配生地黄、五味子用，如天花散。

2. 陈自明 《妇人大全良方》云："本品既能清热泻火而解毒，又能消肿排脓以疗疮，用治疮疡初起，热毒炽盛，未成脓者可使消散，脓已成者可溃疮排脓，常与金银花、白芷、穿山甲等同用，如仙方活命饮。"

3. 龚居中 取本品清热、消肿作用，配薄荷等分为末，西瓜汁送服，可治风热上攻，咽喉肿痛，如银锁匙。

4. 沈金鳌 既能泻火以清肺热，又能生津以润肺燥，用治燥热伤肺，干咳少痰、痰中带血等肺热燥咳证，可配天冬、麦冬、生地黄等药用，如滋燥饮。

【现代药理】

1. 降血糖 Hikino 等[1]从天花粉中分离得到 5 种多糖类成分，即 Trichosans A、B、C、D、E，这 5 种多糖在正常大鼠中均可表现出降糖活性，其中 Trichosans A 可显著降低四氧嘧啶引起的糖尿病模型大鼠血糖浓度，且经检测 Trichosans A 的组成为鼠李糖、阿拉伯糖、甘露糖、半乳糖、葡萄糖、果糖。

2. 抗肿瘤活性 曹丽莉等[2]在人乳腺癌 MCF-7 细胞培养液中添加不同浓度的天花粉多糖（0 μmol/L、0.5 μmol/L、1.0 μmol/L、2.0 μmol/L、5.0 μmol/L、10.0 μmol/L、20.0 μmol/L），并采用 MTT 比色法观察 MCF-7 细胞的生长情况。结果证实，10 μmol/L 以上的天花粉多糖培养 2 日即可诱导人乳腺癌 MCF-7 细胞凋亡，凋亡率为 27.6 %。

3. 免疫增强活性 徐水凌等[3]采用 MTT 法测定了不同浓度天花粉多糖促进人外周血单个核细胞淋巴细胞增殖的作用，结果表明，天花粉多糖具有显著的免疫增强作用，可促进人外周血单个核细胞淋巴细胞的增殖和活化作用，上调 T 细胞含量，并诱导外周血单个核细胞淋巴细胞高水平分泌 TNF-α 和 IL-6。

【降糖量效】

1. **小剂量**[4] 天花粉入煎剂及丸剂 3～9 g。常用天花粉配伍太子参、黄连、浙贝母以健脾和胃，化湿升清，用天花粉配伍太子参、白术等以健脾益气，和胃安中；可用于糖尿病中后期，实证不显，虚证已出。

2. **常规剂量**[4] 天花粉入煎剂 10～30 g。全小林治疗糖尿病伴低血糖反应，方用天花粉与干地黄、山茱萸等配伍，调和阴阳，滋阴生津。

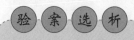

1. 天花粉小、常规剂量验案[5]

高某，男，48 岁，2007 年 8 月初诊。

初诊：2007 年 8 月发现血糖升高 1 月余。患者 2007 年 7 月 16 日因口渴、消瘦、乏力至医院检查发现尿酮体 150 mg/dL，即刻空腹血糖 24.4 mmol/L，诊断为 2 型糖尿病，糖尿病酮症。遂转急诊输液治疗，治疗结束时血糖 8.4 mmol/L，尿酮体 -。此后患者反复发作 2 次糖尿病酮症，空腹血糖波动于 22～26 mmol/L，每次均以胰岛素治疗，尿酮体转阴后停用。当时患者体重 70 kg，身高 161 cm，BMI 27 kg/m²，1 周前患者开始口服降糖西药，具体药物不详。仅服药 3 日，因效果不佳，患者自行停药。现口干渴甚，极欲饮水，易汗出，小便频多，乏力，消瘦明显，20 日内体重下降 10 kg，胸闷，胃胀，视物模糊，矢气多，大便干燥。舌质暗，苔少，舌下静脉增粗，脉沉略数。当日空腹血糖 20 mmol/L，尿常规示尿酮体 50 mg/dL。患者否认糖尿病家族史。

中医诊断：三焦火毒；证属热灼津伤。

西医诊断：糖尿病酮症。

治法：苦寒直折，泻火涤痰滋阴。

处方：三黄汤合白虎汤、小陷胸汤加减。

黄连 90 g	黄芩 60 g	生大黄 6 g	生石膏 60 g
知母 60 g	天花粉 30 g	清半夏 9 g	瓜蒌仁 30 g
生山楂 30 g	干姜 12 g		

水煎服，每日 1 剂，早晚分服。

二诊：患者服药 21 剂，自诉口渴减轻，胸闷、胃胀及矢气多消失，大便已正常。复诊前曾查 2 次尿常规，均示尿酮体 -，当日空腹血糖 6.3 mmol/L，餐后血糖 5.6 mmol/L。

处方：

知母 30 g	生石膏 30 g	葛根 30 g	天花粉 30 g
黄连 30 g	干姜 6 g	生大黄 3 g	水蛭粉 9 g

水煎服，每日 1 剂，早晚分服。

三诊：以上方加减服用 2 个月后，血糖平稳，空腹血糖 6.3 mmol/L 左右，餐后血糖 6.6 mmol/L 左右，糖化血红蛋白 6.2 %。故改以丸剂缓慢调理。

处方：

干姜 1 g	黄连 6 g	黄芩 4 g	西洋参 3 g
知母 5 g	天花粉 4 g	生大黄 1 g	水蛭粉 3 g

制水丸，每次 9 g，每日 3 次，服用 3 个月。

按：患者发病时形体肥胖，素有嗜食辛辣史，其本为痰湿痰热体质。痰热郁久化火，火热炽盛，以致发病。火热极盛，燔灼津液，津液亏极，故见口渴甚，极欲饮水，大便干燥，火热蒸迫津液外泄，因而易汗出，火热耗气，气虚则乏力；阴津亏耗，加之火热嚣张，代谢亢进，入不敷出，机体失养，以致消瘦明显；痰热互结于胸中，则胸闷、胃胀，气机紊乱，则矢气多；火热直逼津液下趋膀胱，故见尿多，水谷精微不能正常转化利用，堆积于血中以致血糖异常升高，代谢亢进，消耗膏浊，其分解之物下流，随尿液排出则见尿中酮体。总之，痰热、火热为病之本源，清火涤痰方是澄源之治。黄连、黄芩、生大黄，合为三黄汤，三药均为苦寒之品，擅于清泄火热，为苦寒直折之治，尤其黄连，苦寒降糖之功著，作为君药统领全方，用量之大达 90 g，驾其量宏力专，一者大剂苦寒，直击其本，二者苦能制甜，苦以降糖，针对空腹血糖 20 mmol/L，直需以峻猛之力攻之；黄芩用量 60 g 亦远远超出常规，合黄连增强苦寒清泄之力；生大黄既能泻火，还可通便。《医方考》有言味之苦者，皆能降火，黄芩味苦而质枯，黄连味苦而气燥，大黄苦寒而味厚。质枯则上浮，故能泻火于膈，气燥则就火，故能泻火于心。味厚则喜降，故能荡实攻邪。此天地亲上、亲下之道，水流湿、火就燥之义也。生石膏、知母乃白虎汤之意，清热生津，且大剂量生石膏其清热之功甚，大剂量知母缘于津液亏极，求其滋阴生津功速力专。从肥胖发展到糖尿病阶段，化热是关键环节。水火势不两立，热愈盛阴愈伤。体内代谢亢进譬如架锅烧水，火势过旺时水变成大量蒸汽挥发得无影无踪，火势却丝毫未减，反而越燃越旺。此即患者体重锐减的原因，是名副其实的消渴，因消而瘦，因消而渴。火热初盛而阴未伤，如锅中之水尚未耗损，口不渴时，三黄汤主之，火热炽盛而口渴，犹如热盛日久，锅中之水已蒸发殆尽，则白虎汤主之。因此，三黄汤与白虎汤的关键区别在于津伤甚否。黄连、清半夏、瓜蒌仁，合之为小陷胸汤，清热涤痰；生山楂，合黄芩、黄连苦酸制甜，同时消降清浊；天花粉，协知母滋阴生津。值得注意的是，此方虽以苦寒直折为旨，大剂苦寒直清火热，却加干姜一味，一者配茶、黄连、清半夏，辛开苦降，畅达气机；二者其性辛热可防大剂苦寒伤胃，纵使黄芩、黄连用量极大，亦无须虑其败胃之虞。因此患者仅服药 21 剂，诸症明显改善，尿酮体转阴，血糖亦趋于正常，改汤剂为丸剂，取其和缓之意，天花粉改为小剂量合其他中药，以用其生津清热之意。

2. 天花粉常规剂量验案 [5]

患者，男，33 岁，2006 年 12 月 25 日初诊。

初诊：发现血糖升高 2 个月余。2006 年 10 月患者因多饮多尿，至医院查血糖升高，空腹血糖 19 mmol/L。即服用瑞格列奈 1 mg 每日 3 次，因血糖控制不佳停用，现用精蛋白生物合成人胰岛素注射液（预混 30 R）早 14 U，晚 8 U。近期空腹血糖 7 mmol/L 左右，餐后血糖 9 mmol/L 左右。口渴甚，易饥，汗出阵作，自觉烦热，面红赤，小便黄，大便干结。舌红，少苔，脉滑数。身高 162 cm，体重 72 kg，BMI 27.4 kg/m²。2006 年 10 月 6 日查口服葡萄糖耐量试验：空腹 13.09 mmol/L，1 h 15.12 mmol/L，2 h 15.08 mmol/L，3 h 14.32 mmol/L。C 肽释放试验：空腹 0.76 ng/mL，1 h 1.05 ng/mL，2 h 1.17 ng/mL，3 h 1.38 ng/mL。糖化血红蛋白 11.9 %。

中医诊断：脾瘅；证属三焦火盛。

西医诊断：糖尿病。

治法：清热泻火。

处方：三黄汤合连梅汤加减。

黄连 30 g	黄芩 30 g	黄柏 9 g	乌梅 15 g
生地黄 30 g	天花粉 30 g	石榴皮 15 g	干姜 9 g

二诊（2007 年 1 月 29 日）：服药 30 余剂，诸症明显好转，2007 年 1 月 26 日查空腹血糖 6.4 mmol/L，餐后 2 h 血糖 8.3 mmol/L。上方加白芍 30 g，石榴皮减至 9 g。

三诊（2007 年 3 月 3 日）：服药 30 剂，口渴、汗多、便干等症进一步好转，2007 年 3 月 1 日查口服糖耐量实验：空腹 7.07 mmol/L，1 h 10.1 mmol/L，2 h 9.02 mmo/L，3 h 6.7 mmo/L。C 肽释放试验：空腹 0.82 ng/mL，1 h 1.12 ng/mL，2 h 1.17 ng/mL，3 h 1.5 ng/mL。糖化血红蛋白 9.9 %。胰岛素用量始终未变。可调整处方为大柴胡汤加生山楂、红曲等。上方加减服用 3 个月后，血糖基本稳定，胰岛素减为早 8 U、晚 6 U，故改为丸剂长期调理。后多次复诊，血糖控制平稳。

按：患者表现口渴甚、汗出多、便干尿赤等一派三焦火盛之象，当务之急应清泄三焦火热，兼顾收敛气阴，防火毒耗伤。黄连、黄芩、黄柏清三焦火毒，伍干姜辛热护中，乌梅酸敛气阴，兼以生津，合黄连及黄芩、黄柏苦酸制甜，合生地黄酸甘化阴，体现《温病条辨》连梅汤酸苦泄热坚阴之意，常规剂量天花粉，在降糖的同时生津益阴，石榴皮酸涩收敛，合乌梅防火毒耗伤气阴。二诊，火热客张之势已有缓解，因而一鼓作气，仍以清泄火毒为首务，同时加白芍增加酸土化阴之力，可减石榴皮之量。三诊，火势已基本得控，故可另立新方，消清降浊，清泄郁热，以肥胖、糖尿病同治。

| 参考文献 |

[1] Hikino H, Yoshizawa M, Suzuki Y, et al. Isolation and hypoglycemic activity of Trichosans A, B, C, D, and E : Glycans of Trichosanthes kirilowii roots [J]. Planta Med, 1989, 55（4）: 349–350.

[2] 曹丽莉, 徐妍, 徐水凌, 等. 天花粉多糖诱导人乳腺癌MCF-7细胞凋亡及其Caspase-3和Caspase-8活化对凋亡的影响 [J]. 浙江大学学报（医学版）, 2012, 41（5）: 527–534.

[3] 徐水凌, 赵桂珠, 屠婕红, 等. 天花粉多糖对人外周血单个核细胞的免疫活性作用 [J]. 中国中药杂志, 2010, 35（6）: 745–749.

[4] 宋宁, 王新苗, 樊俐慧, 等. 天花粉的临床应用及其用量探究 [J]. 长春中医药大学学报, 2020, 36（3）: 433–435.

[5] 仝小林. 糖络杂病论 [M]. 北京: 科学出版社, 2010: 101–216.

熟 地 黄

【本草记载】

1.《本草纲目》 按王硕《易简方》云: 男子多阴虚, 宜用熟地黄, 女子多血热, 宜用生地黄。又云, 生地黄能生精血, 天门冬引入所生之处, 熟地黄能补精血, 用麦门冬引入所补之处。

2.《本草汇言》 熟地稍温, 其功更溥。久病阴伤, 新产血败, 在所必需者也。但二地之性, 凉而泥膈, 凡产后恶食作泻, 虽见发热、恶露作痛, 不可用, 误用则泄不止。

3.《本草衍义》 地黄, 经只言干、生二种, 不言熟者。如血虚劳热, 产后虚热, 老人中虚燥热, 须地黄者, 若与生、干, 常虑大寒, 如此之类, 故后世改用熟者。

4.《本草正义》 熟地黄性平, 气味纯净, 故能补五脏之真阴, 而又于多血之脏为最要, 得非脾胃经药耶？且夫人之所以有生者, 气与血耳。

【历代论述】

1.《医学正传》 生地黄生血, 而胃气弱者服之恐妨食。熟地黄补血, 而痰饮多者服之恐泥膈。或云, 生地黄酒炒则不妨胃, 熟地黄姜汁炒则不泥膈, 此皆得用地黄之精微者也。

2.《本经逢原》 熟地黄, 假火力蒸晒, 转苦为甘, 为阴中之阳, 故能补肾中元气。必须蒸晒多次, 若但煮熟, 不加蒸、曝, 虽服奚益。脐下痛, 属肾脏精伤; 胫股酸, 系下元不足; 目琉琉如无所见, 乃水亏不能鉴物, 皆肾所主之病, 非熟地黄不除。

【名家经验】

1. 张元素 熟地黄补肾，血衰者须用之，又脐下痛，属肾经，非熟地黄不能除，乃通肾之药也。

2. 李杲 生地黄，治手足心热及心热，能益肾水而治血，脉洪实者宜此。若脉虚，则宜熟地黄。地黄假火力蒸，故能补肾中元气。

3. 虞抟 生地黄生血，而胃气弱者服之恐妨食。熟地黄补血，而痰饮多者服之恐泥膈。或云，生地黄酒炒则不妨胃，熟地黄姜汁炒则不泥膈，此皆得用地黄之精微者也。

4. 张景岳 而熟地黄，味甘微苦，味厚气薄，沉也……大补血衰，滋培肾水，填骨髓，益真阴，专补肾中元气，兼疗藏血之经，禀至阴之德，气味纯净，故能补五脏之真阴。

【现代药理】

1. 降血糖 研究表明，熟地黄被认为是中药治疗糖尿病的有效药物。除梓醇和环烯醚萜苷之外，熟地黄单体地黄苷 D 具有降糖作用。在正常小鼠中显示出降血糖作用，其机制是增强小鼠肝脏葡萄糖激酶（GK）和葡萄糖 -6- 磷酸脱氢酶（G-6-PD）的活性，刺激胰岛素的分泌并降低正常大鼠的肝糖原含量。研究发现地黄寡糖在四氧嘧啶诱导的糖尿病大鼠中发挥显著降血糖作用。地黄寡糖还可以显著提高地塞米松诱导的 3T3-L1 脂肪细胞的胰岛素抵抗 [1]。

2. 调控骨代谢 熟地黄对大麻素 2 型受体（CB2R）具有特异的激动作用，可促进成骨细胞的增殖、碱性磷酸酶（ALP）活性、骨矿化结节形成及骨形成关键蛋白的表达，抑制破骨细胞的形成分化、抗酒石酸酸性磷酸酶（TRAP）活性及骨吸收关键蛋白的表达，并且熟地黄对成骨细胞和破骨细胞功能的调节作用可被 CB2R 反向激动剂 AM630 逆转，表明熟地黄可能以 CB2R 为靶点发挥调控骨代谢的作用 [2]。

3. 抗衰老 熟地黄水提液富含 5- 羟甲基糠醛元素 [3]，对血清谷胱甘肽过氧化物酶起到增强活性的作用，抑制生成过氧化脂的含量，同时，通过改变孕激素受体、E_2 等含量，控制人体发生衰老病变，延缓机体衰老。

【降糖量效】

1. 常规剂量 熟地黄入煎剂 15 ～ 30 g。适用于糖尿病中晚期，此时疾病多处于"虚、损"阶段，以虚证或虚实夹杂为主，熟地用量不宜大。

2. 大剂量 熟地黄入煎剂 30 g 以上，多为 60 g 以上。适用于糖尿病早中晚各期，早中期疾病多处于"郁、热"阶段，以实证为主，虚证不甚，火热偏盛，表现为火热内盛之象，故治疗用量宜大。

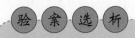

1. 熟地黄常规剂量验案[4]

患者，男，47岁，2016年2月29日初诊。

初诊：发现血糖升高4年。4年前体检发现血糖升高，未予重视。近期体检发现空腹血糖12.7 mmol/L，尿常规检查提示蛋白尿。自行监测空腹血糖8.1～13.8 mmol/L、餐后血糖11 mmol/L。刻下：疲倦乏力明显，不耐劳力，少气懒言，双目干涩，口干渴欲饮热水。食纳可，眠安嗜睡，大便调，小便频数时有泡沫，平素性急易怒。舌暗红有瘀色，苔薄白剥脱，脉沉细稍涩。既往有左肾结石、右肾囊肿病史。

中医诊断：消渴；证属肝、脾、肾三脏气阴两虚夹瘀、夹湿。

西医诊断：2型糖尿病。

治法：益气养阴，渗湿利浊，活血化瘀。

处方：参芪地黄汤加减。

生晒参 10 g	黄芪 30 g	黄连 10 g	丹参 30 g
熟地黄 30 g	山茱萸 10 g	山药 30 g	牡丹皮 10 g
茯苓 15 g	泽泻 10 g	赤芍 20 g	川牛膝 30 g
枸杞子 20 g	决明子 15 g	车前子 30 g（包煎）	

14剂，水煎服，每日1剂，早晚分服。

二诊（2016年3月14日）：自述服上方后血糖明显降低，空腹血糖控制在7～8 mmol/L。眼干、易疲劳、尿中泡沫多等症状略有改善，仍不耐劳。舌暗红，苔薄黄剥脱，脉沉细稍涩。血糖、主症得以控制，故守原方思路，于上方中加海金沙12 g、金钱草15 g、桃仁10 g，续服14剂。随访得知患者血糖控制平稳。

按：方中用常规剂量熟地黄的作用在于补脾填肾精，可用于消渴日久燥热易耗伤津气。参芪地黄汤出自清代沈金鳌的《杂病源流犀烛》，用于治疗肠痈溃后气血大亏之淋沥、疼痛之疾，组成为六味地黄汤去泽泻，加人参、黄芪。现代常用于糖尿病肾病、肾性贫血等疾病的治疗。高思华教授善用参芪地黄汤治疗消渴证属气阴两虚者。传统理论认为，消渴日久燥热易耗伤津气，易形成气阴两虚之表现，并随着病程逐渐加重。本案患者属典型的气阴两虚表现。脾为湿蕴，清阳不升，则清气不达于上，出现气短乏力、少气懒言；水津不得四布，气血化生乏源则孔窍干燥、渴欲饮水，有舌暗苔剥、脉沉细表现；肾失固摄，则小便频数、泡沫多；情志不调，气滞湿阻，血行不畅，瘀血内生，则舌暗、脉涩。因此治疗上选用沈氏参芪地黄汤加泽泻、黄连、丹参、赤芍、川牛膝、车前子、枸杞子、决明子，以参芪补气培元，用熟地黄、山药补脾气填肾精，山茱萸收敛元气，川牛膝、车前子助茯苓、泽泻渗利湿浊，赤芍、丹参伍牡丹皮活血化瘀，加黄连苦燥祛湿，决明子、枸杞子滋阴清肝明目。患者服药后症状明显缓解，故二诊守前方思路，加海金沙、金钱草清热利尿通淋，予湿邪以出路，加桃仁助活血之力。

全方思路严谨，临床效果满意。

2. 熟地黄大剂量验案[5]

患者，女，57 岁，2006 年 9 月 30 日初诊。

初诊：发现血糖升高 14 年余。患者自诉诊断为 2 型糖尿病已有 14 年，口服降糖药及胰岛素治疗，空腹血糖 7.1 ～ 11 mmol/L，口干饮温水，纳可，便溏结互见，夜尿频，怕冷，2006 年出现手脚麻木。右脉偏大，舌胖大而润，无苔。

中医诊断：消渴；证属火不归原，火不暖土。

西医诊断：2 型糖尿病。

治法：引火归原。

处方：引火汤合桂附理中汤。

熟地黄 90 g	砂仁 15 g	巴戟天 30 g	天冬 30 g
麦冬 30 g	茯苓 45 g	五味子 30 g	油桂 3 g（米丸吞）
制附子 100 g（先煎）	干姜 30 g	白术 30 g	红参 30 g
炙甘草 120 g			

10 剂，3 000 mL 水煎服，取 500 mL，分 3 次温服。

10 剂后患者口干、怕冷、尿频症状缓解，血糖下降至 6.5 mmol/L 左右，前方去引火汤，加生黄芪 250 g 处理善后，并逐渐减少降糖药及胰岛素用量，随访血糖稳定。

按：本案方中重用熟地黄意在补脾气填肾精，正好适合此时疾病的"虚、损"阶段。本案为糖尿病患者，虽已经接受西医临床医生降糖治疗，但患者血糖波动比较大，亦存在口干、大便失调、怕冷等不适症状。患者表现为一派火不归原、火不暖土之象，故以引火汤引火归原，并重用 100 g 制附子，以桂附理中汤补火暖土、健运中土，经治疗血糖稳定，症状改善，故再去引火汤，加大剂量黄芪运大气，定中轴，实土气，体现其"三阴统于太阴"的治疗观点。本案一开始已接受西医治疗，但降糖效果仍欠满意，得益李可老先生辨证得当，发挥中医药治疗的优势，以中医中药治疗获效，后渐至稳定，在此基础逐渐减少降糖药物使用。也体现其治病的井然有序，在维持原有治疗方案的基础上加以中医药干预治疗，不致突然撤除原有方案使病情发生变化。待治疗稳定后方减少原降糖方案的用量，也维持着血糖的稳定，体现中医药治疗的有效和稳定，也是中医辨证论治和整体观念的体现。

| 参考文献 |

［1］ Yokozawa T, Kim H Y, Yamabe N. Amelioration of diabetic nephropathy by dried Rehmanniae *Radix*（Di Huang）extract［J］. Am J Chin Med, 2004, 32（6）: 829–839.

［2］ 胡思婧,练晨霞,张奇,等.熟地黄的大麻素2型受体激动剂活性及对骨代谢的调控作用研究［J］.中草药,2022,53（20）:6481-6491.

［3］ 张丹.基于分子对接策略的熟地黄防治糖尿病性骨质疏松症有效成分及其作用机制研究［D］.上海:第二军医大学,2016.

［4］ 张泽涵,陈佳祺,孔维嘉,等.高思华"地黄汤"类方肝、脾、肾3脏同调辨治糖尿病经验浅析［J］.天津中医药大学学报,2021,40（1）:15-18.

［5］ 周楚山,徐国峰.名老中医李可治疗糖尿病经验［J］.天津中医药大学学报,2018,37（6）:455-458.

附 子

【本草记载】

1.《蜀本草》 附子、乌头、天雄、乌喙、侧子,五物同出而异名。作之法,以生熟汤浸半日,勿令灭气,出以白灰裹之,数易使干。又法以米粥及糟曲等淹之,并不及前法。

2.《本草图经》 乌头、乌喙生朗陵山谷;天雄生少室山谷;附子、侧子生犍为山谷及广汉,今并出蜀土。然四品都是一种所产,其种出于龙州。种之法,冬至前先将肥腴陆田耕五、七遍,以猪粪粪之,然后布种,逐月耘籽,至次年八。

3.《本草衍义》 乌头、乌喙、天雄、附子侧子凡五等,皆一物也,止以大小、长短、似象而名之。后世补虚寒,则须用附子,仍取其端平而圆大及半两以上者,其力全,不僭。风家即多用天雄,亦取其大者,以其尖角多热性,不肯就下,故取敷散也。此用乌头、附子之大略如此。余三等则量其材而用之。

4.《汤液本草》 附子,入手少阳三焦、命门之剂,浮中沉,无所不至,味辛大热,为阳中之阳,故行而不止,非若干姜止而不行也。非身表凉而四肢厥者不可僭用,如用之者以其治逆也。

5.《本草蒙筌》 天雄,其气亲上,补上焦阳虚;附子,其气亲下,补下焦阳虚;乌头,守而不移,居乎中者也;侧子,其气轻扬,宜其发四肢、充皮毛,为治风疹之神妙也;乌喙,其气锋锐,宜其通经络、利关节,寻蹊达径,而直抵病所也。

6.《本草纲目》 按《王氏究原方》云,附子性重滞,温脾逐寒;川乌头性轻疏,温脾去风;若是寒疾,即用附子;风疾即用川乌头。一云,凡人中风,不可先用风药及乌、附,若先用气药,后用乌、附乃宜也。又凡用乌、附药,并宜冷服者,热因寒用也。盖阴寒在下,虚阳上浮,治之以寒,则阴益甚而病增,治之以热,则拒格而不纳。热药冷饮,下咽之后,冷体既消,热性便发,而病气随愈,不违其情,而致大益,此反治之妙也。昔张仲景治寒疝内结,用蜜煎乌头;《近效方》治喉痹用蜜炙附子含之,咽汁;朱丹溪治疝气,用乌头、栀子,并热因寒用也。乌、附毒药,非危病不可用,而补药中少加引导甚捷。有人才服钱匕即发燥不堪，而昔人补剂用为常药，岂古今运气不同耶？荆府都昌王，体瘦而冷，无他病，日以附子煎汤饮，兼嚼硫黄，如此数岁。蕲州卫张百户，平生服鹿茸、附子药，至八十余，康健倍常。若此数人，皆其脏腑禀赋之偏，服之有益无害，不可以常理概论也。又《琐碎录》言滑台风土极寒，民啖附子如啖芋、栗，此则地气使然尔。

7.《本草正》 附子，因其善走诸经，故曰与酒同功，能除表里沉寒，厥逆寒噤，温中强阴，暖五脏，回阳气，格阳喉痹，阳虚二便不通及妇人经寒不调，小儿慢惊等证。大能引火归源，制伏虚热，善助参、芪成功，尤赞术、地建效，无论表证里证，但脉细无神，气虚无热者所当急用。

8.《本草汇言》 附子，回阳气，散阴寒，逐冷痰，通关节之猛药也。诸病真阳不足，虚火上升，咽喉不利，饮食不入，服寒药愈甚者，附子乃命门主药，能入其窟穴而招之，引火归原，则浮游之火自熄矣。凡属阳虚阴极之候，肺肾无热证者，服之有起死之殊功。

9.《神农本草经读》 附子，味辛气温，火性迅发，无所不到，故为回阳救逆第一品药。《本经》云，风寒咳逆邪气，是寒邪之逆于上焦也。寒湿踒躄，拘挛膝痛，不能行步，是寒邪着于下焦筋骨也。症坚积聚血瘕，是寒气凝结，血滞于中也。考《大观本草》，咳逆邪气句下有温中金疮四字，以中寒得暖而温，血肉得暖而合也。大意上而心肺，下而肝肾，中而脾胃，以及血肉筋骨营卫，因寒湿而病者，无有不宜。即阳气不足，寒自内生，大汗、大泻、大喘、中风卒倒等症，亦必仗此大气大力之品，方可挽回，此《本经》言外意也。误药大汗不止为亡阳，仲景用四逆汤、真武汤等法以迎之。吐利厥冷为亡阳，仲景用通脉四逆汤、姜附汤以救之。且太阳之标阳，外呈而发热，附子能使之交于少阴而热已；少阴之神机病，附子能使自下而上而脉生，周行通达而厥愈。合苦甘之芍、草而补虚，合苦淡之苓、芍而温固。仲景用附子之温有二法：杂于苓、芍、甘草中，杂于地黄、泽泻中，如冬日可爱，补虚法也；佐以姜、桂之热，佐以麻、辛之雄，如夏日可畏，救阳法也。用附子之辛，亦有三法：桂枝附子汤、桂枝附子去桂加白术汤、甘草附子汤，辛燥以祛除风湿也；附子汤、芍药甘草附子汤，辛润以温补水脏也；若白通汤、通脉四逆汤加入尿猪胆汁，则取西方秋收之气，保复元阳，则有大封大固之妙矣。

10.《本草正义》 附子，本是辛温大热，其性善走，故为通行十二经纯阳之要药，外则达皮毛而除表寒，里则达下元而温痼冷，彻内彻外，凡三焦经络，诸脏诸腑，果有真寒，无不可治。但生者尤烈，如其群阴用事，汩没真阳，地加于天，仓猝暴症之肢冷肤清，脉微欲绝，或上吐下泻，澄澈不臭者，非生用不为功。而其他寒症之尚可缓缓图功者，则皆宜熟用较为驯良。惟此物善腐，市肆中皆是盐制之药，而又浸之水中，去净咸味，实则辛温气味，既一制于盐之咸，复再制于水之浸，久久炮制，真性几于尽失，故用明附片者，必以干姜、吴萸等相助为理，方有功用，独以钱许，其力甚缓。寿颐尝于临症之余，实地体验，附片二钱，尚不如桂枝三、五分之易于桴应，盖真性久已淘汰，所存者寡矣。是以苟遇大症，非用至一、二钱，不能有效，甚者必三、五钱，非敢孟浪从事，实缘物理之真，自有非此不可之势。若用生附，或兼用乌头、草乌，终嫌毒气太烈，非敢操必胜之券矣。

11.《神农本草经》 主风寒咳逆邪气，温中，金疮，破症坚积聚，血瘕，寒湿，拘挛膝痛，不能行步。

12.《本草拾遗》 醋浸削如小指，纳耳中，去聋。去皮炮令坼，以蜜涂上炙之，令蜜入内，含之，勿咽其汁，主喉痹。

【历代论述】

1.《医学启源》 去脏腑沉寒一也；补助阳气不足二也；温（暖）脾胃三也。

2.《名医别录》 脚疼冷弱，腰脊风寒，心腹冷痛，霍乱转筋，下痢赤白，坚肌骨，强阴，又堕胎，为百药长。

3.《伤寒蕴要》 附子，乃阴证要药，凡伤寒传变三阴及中寒夹阴，虽身大热而脉沉者必用之，或厥冷腹痛，脉沉细，甚则唇青囊缩者，急须用之，有退阴回阳之力，起死回生之功。近世阴证伤寒，往往疑似不敢用附子，直待阴极阳竭而用之已迟矣。且夹阴伤寒，内外皆阴，阳气顿衰，必须急用人参健脉以益其原，佐以附子，温经散寒，舍此不用，将何以救之。

4.《本草经集注》 地胆为之使。恶蜈蚣。畏防风、甘草、黄芪、人参、乌韭、大豆。

5.《品汇精要》 妊娠不可服。

【名家经验】

1. 张元素　附子以白术为佐，乃除寒湿之圣药，湿药少加之引经。益火之原，以消阴翳，则便溺有节，乌、附是也。

2. 朱震亨　气虚热甚者，宜少用附子以行参、芪，肥人多湿，亦宜少加乌、附行经。《衍义》论附子有五等，同为一物，以其形命名而为用，至哉言矣，然犹未明也。仲景八味丸以附子为少阴向导，其补自是地黄为主，后世因以附子为补药误矣。附子之性走而不守，但取其健悍走下之性，以行地黄之滞，可致远尔。

3. 虞抟　附子禀雄壮之质，有斩关夺将之气，能引补气药行十二经，以追复散失之元阳；引补血药入血分，以滋养不足之真阴；引发散药开腠理，以驱逐在表之风寒；引温暖药达下焦，以祛除在里之冷湿。

4. 李杲　除脏腑沉寒，三阴厥逆，湿淫腹痛，胃寒蛔动；治经闭；补虚散壅。

5. 王好古　治督脉为病，脊强而厥。

【现代药理】

1. 降血糖　Kumar 等[1]认为某些天然来源的生物碱属于 α- 葡萄糖苷酶抑制剂，能有效预防糖尿病，从而减少心血管疾病的发生。目前刘华玲等[2]研究认为，经分离的 9 种附子生物碱通过加速神经传导，缩短潜伏期来减少糖尿病神经病变，也可能与经线粒体途径对施万细胞的保护作用有关[3]。研究发现附子多糖具有降血糖的功效，可减少凋亡基因 *BAX* 的表达，增加抗凋亡基因 *Bcl-2* 的表达，降低血清 TG、CHO、低密度脂蛋白的含量[4-7]。因此附子的降血脂作用可能与肝脏低密度脂蛋白受体的改变，胆固醇7α-羟化酶，3-羟基-3-甲基戊二酸单酰辅酶A还原酶的表达有关[8,9]。

2.镇痛 乌头类中药材川乌、附子、草乌及草乌叶均具有一定程度的镇痛活性，可以缓解各种疼痛，如心痛、腹痛、癌痛。临床上制川乌辅以蜂蜜对于缓解癌症晚期患者疼痛有良效[10]。陈绍斌[11]用乌头桂枝散（含生川乌、生草乌、桂枝）热敷患者痛点治疗坐骨神经痛，效果良好。从草乌叶蒸煮液中提取的3-乙酰乌头碱具有抑制因冰醋酸导致的小鼠扭体反应，镇痛作用较强[12,13]。通过药理实验发现，乌头碱、新乌头碱、草乌甲素[14]、粗茎乌头碱A等生物碱拥有优良镇痛作用的同时不会致人成瘾[15]。有动物实验表明[16]，乌头碱和次乌头碱能够减少足肿胀大鼠模型的抽搐次数和减轻疼痛，其镇痛机制与中枢神经细胞膜钠离子通道开放密切相关。乌头碱、新乌头碱等可作为钠离子通道的激活剂，对钠离子通道结合位点有较好的结合，致使其去极化而阻滞疼痛传导[17]。

3.抗炎 实验结果显示乌头碱、次乌头碱等均具有良好的抗炎活性，可明显抑制二甲苯导致的小鼠耳郭肿胀及毛细血管通透性的增加[18,19]。郑世超等[20]利用数据库检索化合物的作用靶点与蛋白的相互作用信息，构建川乌的蛋白互作网络研究川乌的抗炎机制，结果显示川乌调控前列腺素代谢所需的酶，影响前列腺素代谢过程及白细胞趋化而达到抗炎作用。此外，柳占彪等[21]发现草乌叶萃取物对棉球所致肉芽肿小鼠有明显的抗炎作用。有文献报道[22]，临床上以草乌叶为主要成分的咽炎灵胶囊用于急慢性咽炎的治疗。

4.抗肿瘤 近年来，乌头类药材对各种肿瘤细胞的抑制作用不断被报道。研究发现[23]，以C19-二萜生物碱为主的双酯型生物碱是抗肿瘤的主要活性成分。赵贝等[24]用小鼠Lewis肺癌细胞模型研究发现乌头含药血清可诱导肺癌细胞分化，抑制细胞迁移，从而抑制肺癌细胞增殖。熊慧生等[25]实验证实乌头碱能通过降低人肝癌细胞侵袭和转移活性，降低其扩散能力从而达到抗肿瘤作用，其机制可能与P38 MAPK信号通路的激活受到抑制有关。除此之外，川乌还具有抗宫颈癌、皮肤癌及逆转肿瘤耐药等作用[26]。

5.对心血管的作用 乌头类药材的强心成分包含脂溶性成分和水溶性成分。脂溶性成分有次乌头碱、新乌头原碱、次乌头原碱等。一定剂量的乌头类生物碱经过调控心肌细胞的基本生理代谢和信号转导，从而保护缺血心肌。王宁宁[27]通过能量代谢相关实验，探讨乌头碱的心肌保护作用及其机制，发现乌头碱能够影响心肌细胞线粒体代谢功能，维持心肌正常生理活动。水溶性成分有附子苷、香豆素苷、尿嘧啶、乌头原碱、氯化棍掌碱等[28]。周远鹏等[29]证实，附子对心肌收缩力和血压具有双向作用，先抑制或降低，后增强或升高；同时，首次证明附子中非生物碱的水溶性成分可以选择性对抗生物碱引起的心律失常，作用快速而持久。刘世芳等[30]研究发现，北乌头总碱能提高肾上腺素对家兔心肌的影响，抑制氯化钙引起的T波倒置。

6.免疫调节作用 有实验[31]通过采用热板致痛法和冰醋酸扭体法2种小鼠致痛模型，对附子炮制品药理活性进行研究，结果证明了附子炮制品均具有增强免疫力的作用，效果随炮制方法的不同存在差异。刘太华等[32]利用免疫图像分析法证实巨噬细胞的活性能被乌头碱、新乌头碱抑制，证实了乌头类药材对银屑病具有良好的治疗效果。此外，非生物碱成分——水溶性多糖也具有免疫调节活性，能明显提高巨噬细胞的吞噬能力，促进脾淋巴细胞的生长[33]。

【降糖量效】

1. 小剂量　附子入煎剂 3 ～ 10 g。可用于治疗糖尿病性腹泻[34]、糖尿病肾病[35]、糖尿病黄斑水肿[36]、糖尿病周围神经病变[37]、糖尿病足[38]、糖尿病合并冠心病[39]等疾病。

2. 常规剂量　附子入煎剂 11 ～ 20 g。可用于治疗糖尿病肾病[40]、糖尿病周围神经病变[41]、糖尿病视网膜病变[42]；附子熏洗可治疗糖尿病足[43]；口服配合针灸可治疗糖尿病眼睑下垂[44]、中老年女性糖尿病神经源性膀胱[45]；中药灌肠配合口服黄芪、太子参、猪苓等汤剂可明显改善糖尿病肾病[46]。

3. 大剂量　附子入煎剂 21 ～ 100 g。与黄芪、干姜、红参等药物配伍可治疗 2 型糖尿病[47]；配伍肉桂、当归等组成温阳活络方联合西药可治疗阳虚阻络型糖尿病足[48]；与黄芪、当归、桂枝等组成自拟降糖补肾方可用于治疗阳虚水泛型糖尿病肾病Ⅲ期[49]。中药熏洗联合西药注射可治疗 2 型糖尿病下肢血管病变[50]；与茯苓、白术等组成加味真武汤可治疗糖尿病肾病少阴证[51]；与熟地黄、肉桂等组成补肾利水丸配合中药热罨包可治疗糖尿病神经源性膀胱[52]。

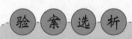

1. 附子小剂量验案[34]

李某，男，50 岁。

初诊：糖尿病史 7 年，近 1 个月来进食过多辛辣、肥厚、炙煿之品。半个月前出现脘腹闷痛，胃中嘈杂，嗳腐吞酸，下腹冷感，烦渴喜冷饮，饮则腹痛、肠鸣、泄泻，舌红苔黄腻，脉弦细，空腹血糖 8.3 mmol/L，大便常规无异常。

中医诊断：消渴；证属胃中燥热，下焦寒湿。

西医诊断：糖尿病性腹泻。

治法：辛开苦降，温寒清热。

处方：

乌梅 10 g	黄连 5 g	黄柏 5 g	制附子 3 g（先煎）
干姜 5 g	桂枝 5 g	党参 10 g	赤石脂 10 g
诃子肉 5 g			

水煎服，每日 1 剂，早晚分服。

另予二甲双胍降血糖。

服 1 剂后泻下量已减少，5 剂后下腹冷感消失，口干缓解，腹痛、腹泻已瘥，唯上腹仍痞闷不舒，予保和丸调理半个月而愈。

按：西医认为糖尿病性腹泻是自主神经病变影响了胃肠道的运动和吸收功能所致，目前治疗尚缺乏特异性的有效药物。祖国医学认为糖尿病性腹泻病位在脾胃和大小肠，与肝肾密切相关，并受精神因素等影响，其发病多见于糖尿病中、晚期，其以虚为本，以湿为标，临证时区别脏腑、寒热之不同，辨为脾虚湿盛、肝郁脾虚、寒热错杂、脾肾阳虚四型，治予健脾、利湿、疏肝、温肾、固涩等法，有是证用是药，缓解期予中药丸剂调理其所虚脏腑，收效显著。

本案证属糖尿病胃中燥热未除，下焦寒湿又生，胃肠功能不调，寒热夹杂，清浊不分，症见脘腹痞闷，嗳腐吞酸，肠鸣泄泻，口干喜冷饮，舌红苔黄腻，脉弦。方选乌梅丸加减。乌梅丸本为蛔虫症而设，据其胃热肠寒的相同病机，佐3g制附子以调寒热，扶正气，以酸收之，其利自止。

2. 附子常规剂量验案[42]

王某，男，68岁，2019年3月14日初诊。

初诊：双眼视力下降3年余。曾于外院诊断为双眼糖尿病视网膜病变、双眼黄斑水肿。双眼视物模糊不清，无眼胀痛不适，腰酸冷痛，纳、眠差，大便稀溏，夜尿频多。舌质暗，苔薄白，脉沉细。既往史：有高血压病史6年，自诉血压控制尚可；有糖尿病病史8年，现用胰岛素控制血糖，餐后2 h血糖控制在5.0～9.0 mmol/L，无其他病史。专科检查：右眼裸眼视力0.08，左眼裸眼视力0.06，双眼结膜充血+，角膜透明，瞳孔约3.0 mm×3.0 mm，对光反射存在，晶状体混浊，散瞳下眼底呈现双眼视网膜见多处散在出血点，黄斑囊样水肿，反光消失。

中医诊断：消渴目病；证属阳虚夹瘀。

西医诊断：双眼糖尿病视网膜病变，双眼黄斑水肿，双眼白内障。

治法：温阳化气，活血化瘀。

处方：右归丸合血府逐瘀汤加减。

制附子20 g（先煎）	肉桂15 g	生地黄15 g	山药15 g
山茱萸15 g	菟丝子15 g	杜仲15 g	当归15 g
川芎10 g	桃仁15 g	红花10 g	蒲黄15 g（包煎）
党参15 g	黄芪3 g	白术15 g	五灵脂15 g（包煎）
茯苓15 g	水蛭6 g	地龙15 g	甘草5 g

10剂，水煎服，每日1剂，早晚分服。

第二至五诊时随症加减，嘱患者严格控制血糖，避免体力劳动或剧烈运动。

六诊（2019年6月22日）：右眼裸眼视力0.5，左眼裸眼视力0.4，双眼前节同前，散瞳眼底示：双眼视网膜偶见散在出血点，黄斑水肿消失，中心凹反光微弱。

按：患者有糖尿病病史8年，早期未对血糖进行严格控制，导致视网膜病变，辨证为本虚标实，瘀血阻滞于目中，使得神光不得发越而导致视力下降，运用温阳化气、活血化瘀之法，选用右归丸合血府逐瘀汤加减，方中20g制附子配肉桂、黄芪、党参、白术等以益气健脾，助阳化气；重用黄芪加当归，以仿效当归补血汤之意，增强补气活血之效；桃仁、红花、生地黄、当归、蒲黄、五灵脂、水蛭、地龙以仿效血府逐瘀汤，以期加强活血化瘀通络之效，为臣药；佐以山药、山茱萸、菟丝子、杜仲以补肾益气，增强气化之功，助"阳化气"。故全方用以恢复机体"阳化气，阴成形"功能，使其处在动态平衡之中，既有益气补血通脉之功，又有活血化瘀通络之效，可祛除阻滞于脉络之中瘀血，恢复神光发越之功效。

3. 附子大剂量验案

同熟地黄大剂量验案。

| 参考文献 |

［1］ Kumar S, Narwal S, Kumar V, et al. α–glucosidase inhibitors from plants : a natural approach to treat diabetes［J］. Pharmacogn Rev, 2011, 5（9）: 19–29.

［2］ 刘华珍, 徐子亮. 加味附子汤治疗糖尿病周围神经病变临床研究［J］. 中国中医急症, 2013, 22（1）: 51–52.

［3］ Han J, Tan P, Li Z Y, et al. Fuzi attenuates diabetic neuropathy in rats and protects schwann cells from apoptosis induced by high glucose［J］. PLoS One, 2014, 9（1）: e86539.

［4］ Zhao C, Li M, Luo Y F, et al. Isolation and structural characterization of an immunostimulating polysaccharide from Fuzi, *Aconitum carmichaeli*［J］. Carbohydr Res, 2006, 341（4）: 485–491.

［5］ Toshima S, Hasegawa A, Kurabayashi M, et al. Circulating oxidized low density lipoprotein levels. A biochemical risk marker for coronary heart disease［J］. Arterioscler Thromb Vasc Biol, 2000, 20（10）: 2243–2247.

［6］ Steinberg D. Lipoproteins and pathogenesis of atherosclerosis［M］// Glagov S, Newan W P, Schaffer S A. Pathobiology of the Human Atherosclerotic Plaque. New York : Springer, 1990 : 497–512.

［7］ Steinberg D, Glass C K, Witztum J L. Evidence mandating earlier and more aggressive treatment of hypercholesterolemia［J］. Circulation, 2008, 118（6）: 672–677.

［8］ 周芹, 段晓云, 陆立鹤, 等. 附子多糖预防高胆固醇血症的作用及其对肝脏CYP7α–1表达的影响［J］. 中国病理生理杂志, 2011, 27（5）: 991–995.

［9］　Huang X，Tang J，Zhou Q，et al. Polysaccharide from Fuzi(FPS) Prevents Hypercholesterolemia in Rats［C］// 广东省中西医结合学会心血管病专业委员会，广东省江门市人民政府，广东省科学技术协会. 中国（江门）国际中西医结合心血管病学术会议论文汇编. 江门：中国（江门）国际中西医结合心血管病学术会议，2010：1.

［10］　葛瑞昌. 乌头蜂蜜煎止晚期癌痛［J］. 山西中医，1992，8（2）：13.

［11］　陈绍斌. 乌头桂枝散热敷治疗坐骨神经痛50例［J］. 四川中医，1993，11（10）：267.

［12］　图雅，张贵君，王淑敏，等. 草乌叶及其煎煮液中生物碱类药效组分的电喷雾串联质谱研究［J］. 中国中药杂志，2008，33（7）：789.

［13］　姚婉霞，陈夏平，张艳丽. 三乙酰乌头碱镇痛作用及机制的初步研究［J］. 宁夏医学杂志，2014，36（5）：388-390.

［14］　张轩，周斌，路慧丽. 草乌甲素的药理作用机制及临床应用研究进展［J］. 慢性病学杂志，2016，17（11）：1210-1213.

［15］　安婧娴，刘芳，刘芳，等. 近年来乌头属植物二萜生物碱化学成分及其镇痛活性研究进展［J］. 中南药学，2016，14（5）：521-525.

［16］　Nesterova Y V，Povet'yeva T N，Suslov N I，et al. Analgesic activity of diterpene alkaloids from *Aconitum baikalensis*［J］. Bull Exp Biol Med，2014，157（4）：488-491.

［17］　Kiss T，Orvos P，Bánsághi S，et al. Identification of diterpene alkaloids from *Aconitum napellus* subsp. *firmum* and GIRK channel activities of some *Aconitum* alkaloids［J］. Fitoterapia，2013，90：85-93.

［18］　沈映君. 中药药理学［M］. 北京：人民卫生出版社，2000：382-490.

［19］　郑世超，严小英，陈菊，等. 基于蛋白互作网络分析祛风湿药川乌的抗炎机制［J］. 中国中药杂志，2017，42（9）：1747-1751.

［20］　柳占彪，乌力吉特古斯，王怀松，等. 草乌叶抗炎作用的研究［J］. 天津中医药，2009，26（1）：75-77.

［21］　乌力吉特古斯，白学良，阿拉坦松布尔，等. 蒙药草乌叶化学成分及临床研究进展［J］. 中草药，2006，37（3）：472-474.

［22］　Wada K，Ohkoshi E，Zhao Y，et al. Evaluation of *Aconitum* diterpenoid alkaloids as antiproliferative agents［J］. Bioorg Med Chem Lett，2015，25（7）：1525-1531.

［23］　赵贝，侯西栋，李红，等. 黄连与乌头对lewis肺癌细胞分化的作用比较［J］. 中国中药杂志，2014，39（14）：2732-2738.

［24］　熊慧生，蒋参，高瑞，等. 乌头碱对肝癌MHCC97细胞生长、侵袭和迁移的调控作用及机制研究［J］. 中国免疫学杂志，2018，34（5）：688-692.

［25］　周长凯，高静，付蕾，等. 川乌抗肿瘤作用研究进展及可行性分析［J］. 中华中医药学刊，2020，38（12）：179-182.

［26］　王宁宁. 乌头碱激活Sirt3改善心肌细胞线粒体功能［D］. 广州：广东药科大学，2019.

［27］ 周远鹏. 作用于心血管系统的附子水溶性活性成分研究回顾和评价［J］. 中药药理与临床，2011，27（6）：106-110.

［28］ 周远鹏，刘文化. 附子对心血管系统作用研究的回顾及再评价（一）［J］. 中药药理与临床，2013，29（2）：198-205.

［29］ 刘世芳，杨毓章. 北乌头总生物碱及乌头碱对几种药物引起心电图变化的影响［J］. 药学学报，1980，15（9）：520-525.

［30］ 熊秋韵，李梦婷，缪璐琳，等. 附子不同炮制品抗炎、镇痛和提高免疫功能作用的比较研究［J］. 中药药理与临床，2017，33（1）：123-127.

［31］ 刘太华，刘德芳，汪晓军，等. 乌头碱与新乌头碱对巨噬细胞RAW$_{264.7}$的作用研究［J］. 西南国防医药，2009，19（12）：1168-1171.

［32］ Gao T, Ma S, Song J Y, et al. Antioxidant and immunological activities of water-soluble polysaccharides from *Aconitum kusnezoffii* Reichb［J］. Int J Biol Macromol, 2011, 49（4）：580-586.

［33］ 张蕾. 糖尿病性腹泻的辨证治疗体会［J］. 甘肃中医，2003，16（10）：25-26.

［34］ 钱荣江. 自拟益肾活血方治疗糖尿病肾病［J］. 中国中西医结合肾病杂志，2004，5（2）：102.

［35］ 张陶陶，王露露，肖艳萍，等. 固阳化水方治疗脾肾阳虚型糖尿病黄斑水肿的临床研究［J］. 南京中医药大学学报，2019，35（6）：646-650.

［36］ 曹晓琳. 活血化瘀通络法在糖尿病周围神经病变中的应用［J］. 世界中西医结合杂志，2007，2（11）：666-667.

［37］ 邵海晏. 中西医结合治疗糖尿病足42例临床观察［J］. 江西中医药，2005，36（1）：39.

［38］ 吴传中. 益气温阳通痹法治疗糖尿病合并冠心病的临床观察［J］. 中医药临床杂志，2015，27（9）：1286-1287.

［39］ 张耀虎. 中医药治疗糖尿病肾病的临床观察［J］. 全科口腔医学电子杂志，2016，3（15）：98-99.

［40］ 马明玉. 阳和汤加减联合胰岛素治疗糖尿病周围神经病变112例［J］. 黑龙江中医药，2020，49（3）：7-8.

［41］ 吴虎强，李戈媛，夏泽梅. 基于"阳化气，阴成形"理论探析糖尿病视网膜病变诊疗［J］. 中国中医眼科杂志，2020，30（7）：506-508.

［42］ 黄兰花. 中医特色护理对1级糖尿病足的应用观察［J］. 糖尿病新世界，2017，20（4）：155-157.

［43］ 王海春，王海亮. 经方合方配合针灸治愈糖尿病患者眼睑下垂一例临床分析［J］. 糖尿病新世界，2017，20（4）：49-50.

［44］ 方秀梅. 中药治疗女性糖尿病神经源性膀胱17例［J］. 四川中医，2008，26（12）：86.

［45］ 李映渊，吴宗彬，谢嘉嘉. 糖尿病肾病中西医结合治疗的护理体会［J］. 中国民间疗法，2008，16（2）：57-58.

［46］马春玲,阮永队,陈红梅.温中运脾补肾法治疗2型糖尿病临床研究［J］.云南中医学院学报,2015,38（2）：65-68.

［47］刘静.温阳活络方联合西医治疗阳虚阻络型糖尿病足临床疗效探究［J］.双足与保健,2019,28（13）：17-18.

［48］杜冬琛.自拟降糖补肾汤治疗3期糖尿病肾病患者45例［J］.环球中医药,2018,11（11）：1794-1796.

［49］王红芳.中药熏洗联合前列地尔注射液治疗2型糖尿病下肢血管病变50例［J］.中国中医药科技,2020,27（2）：274-276.

［50］蓝柳贵,彭万年,朱章志,等.加味真武汤治疗糖尿病肾病少阴证60例临床观察［J］.国医论坛,2006,21（2）：7-8.

［51］赵明权.中医综合治疗联合西药治疗糖尿病神经源性膀胱40例［J］.中医研究,2019,32（5）：35-37.

［52］周楚山,徐国峰.名老中医李可治疗糖尿病经验［J］.天津中医药大学学报,2018,37（6）：455-458.

僵 蚕

【本草记载】

1.《神农本草经》 白僵蚕,味咸,主小儿惊痫夜啼,去三虫,灭黑奸,令人面色好,男子阴疡病。

2.《本草纲目》 中则详细记载了其名称来源,"蚕病风死,其色自白,故曰白僵"。

3.《日华子诸家本草》 称之为蚕蛹子,并记:"蚕蛹子,食治风及劳瘦。又研敷蚕瘯,恶疮等。"

4.《本草择要纲目》 中名为僵蚕。

5.《药材资料汇编》 记载其别名为天虫、死冰,习称为僵虫。而天虫者,即是"蚕"字一分为二。

6.《本草图经》 主要记载其具有治疗中风、急性喉痹的疗效。

【历代论述】

1.《雷公炮炙论》 以布净试蚕上黄肉毛并黑口甲了。

2.《仙授理伤续断秘方》 去丝嘴。

3.《小儿药证真诀》 去头教丝。

4.《药性论》 中主要治疗牙关紧急,口不能张开的症状,并能发汗和治疗女性月经紊乱。

5.《普济方》 水浸,刷尽灰。

6.《名医别录》 白僵蚕，生颖川平泽，四月取自死者，勿令中湿，湿有毒不可用。

7.《玉楸药解》 记录了其活络通经、祛风开痹的功效，并且主要强调治疗各种头风头痛。

【名家经验】

1. 李时珍 在《本草纲目》中总结僵蚕：散风痰结核，瘰疬，头风，风虫齿痛，皮肤风疮，丹毒作痒，痰疟癥结，妇人乳汁不通，崩中下血，小儿疳蚀鳞体，一切金疮，疔肿风痔。

2. 杨栗山 在《伤寒瘟疫条辨》中创制热疫名方升降散，方用四味药：白僵蚕（酒炒，二钱），全蝉蜕（去土，一钱），广姜黄（去皮，三分），川大黄（生，四钱）。云：予更其名曰升降散，盖取僵蚕、蝉蜕升阳中之清阳；姜黄、大黄降阴中之浊阴，一升一降，内外通和，而杂气之流毒顿消矣……可与河间双解散并驾齐驱，名曰升降，亦双解之别名也。

【现代药理】

1. 降糖降脂 研究表明，僵蚕对糖尿病及高脂血症有较好治疗效果，能抑制体内CHO合成，促进CHO的排泄，提高磷脂合成的功能[1]。临床采用白僵蚕片治疗85例糖尿病患者，有效率为71.4%，三多症状缓解率为85.6%，尿糖控制有效率为85.7%，空腹血糖控制有效率为80%[2]。

2. 抗凝、抗血栓 研究表明，以体外活性凝血酶时间为评价指标，研究了生品、炮制僵蚕的抗凝活性大小和不同流动相对凝胶色谱法分离工艺的影响，实验结果表明，无论是僵蚕提取液还是凝胶分离液添加草酸铵溶液均使其凝血酶时间增加[3]。

3. 抗惊厥 相关实验结果表明，醇提取液经有机试剂萃取后具有抗惊厥活性，尼可刹米发作实验结果表明，氯仿与乙酸乙酯层有抗惊厥作用，而醇提液经有机试剂萃取后不具有抗惊厥的作用，结果表明在氯仿和乙酸乙酯层存在抗惊厥活性的物质，但此物质不是草酸铵，故可进一步研究除草酸铵之外的抗凝活性成分[4]。

4. 镇静催眠 研究表明，通过观察僵蚕水提醇沉提取物对小鼠自主活动的影响，结果发现僵蚕提取物能有效降低小鼠自主活动，作用强于酸枣仁，具有明显的镇静催眠作用，而水提物做相同实验却无明显镇静催眠作用。实验结果表明，僵蚕的镇静催眠活性成分在水提醇沉提取物中[5]。

5. 抗癌 研究表明，僵蚕醇提取物对小鼠S180肉瘤有抑制作用，醇提取物在体外实验表明可抑制肝癌细胞的生长，可用于治疗直肠腺癌型息肉等。

6. 抗菌 研究表明，白僵菌素是僵蚕生长过程中产生的，其是僵蚕主要药理活性的物质之一。有实验表明白僵菌素具有抑菌作用。白僵蚕醇提物对苹果炭疽病菌、腐烂病菌、花椒落叶病菌等病菌均有一定的抑制作用[6]。

7. 营养和保护神经 研究表明，僵蚕提取物能对抗兴奋性氨基酸诱导的神经毒性，从而保护海马神经元、降低脑缺血及其他神经损害导致的神经损伤。僵蚕可能对人脑有保护作用。

【降糖量效】

1. **小剂量**　僵蚕入煎剂 3 ～ 6 g。辛苦气薄，性轻浮，小剂量应用可升阳中之阳，"能辟一切拂郁之气"，可降浊清滞，化瘀散结，故善治痰浊瘀血互结顽症，能有效改善症状，恢复受损的神经功能。

2. **常规剂量**　僵蚕入煎剂 7 ～ 9 g。用于糖尿病中期，可明显控制血糖。

3. **大剂量**　僵蚕入煎剂 10 g 及以上。用于糖尿病中晚期，降糖作用显著。

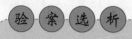

1. 僵蚕小剂量验案 [7]

患者，男，63 岁，2005 年 3 月 22 日初诊。

初诊：患者因身浮肿 3 年，加重半年由门诊收入院。入院后第 41 日，患者发热，不恶寒，体温最高达 39.4℃，应用多种抗生素无效。刻下：患者极度虚弱，高热，无汗，口渴，伴咳嗽、气喘，全身高度浮肿，小便短少，全天小便量 600 mL。舌质淡，苔白厚腻，脉沉弱细数。既往有 2 型糖尿病 20 年，糖尿病肾病 9 年，慢性肾衰竭（尿毒症晚期）1 年，肾性贫血、高血压 20 年，冠心病 15 年。

中医诊断：高热，消渴并病，关格；证属风温，气分热盛。

西医诊断：感染，糖尿病，糖尿病肾病，慢性肾衰竭，高血压，冠心病。

治法：清泄气分邪热。

处方：升降散加减。

| 蝉蜕 6 g | 僵蚕 6 g | 片姜黄 6 g | 生大黄 3 g |
| 黄芩 15 g | 桑白皮 15 g | 白茅根 60 g | 芦根 30 g |

患者当日服药 1 剂，药后第 2 日小便量增至 1 000 mL 以上，热随溲泄，脉静身凉，体温降至 37℃，病情平稳，已入坦途。

按：春季阳气升发，温暖多风，受邪则易发风温，肺卫之邪不解，内传气分，致气分热盛，故见高热、无汗、口渴等，本已有水液代谢障碍，加之气分热盛，邪热塞肺，致肺气不宣，通调不利，则小便愈加短少，周身高度浮肿。然患者本病为肾阳衰败，风温热盛仅为标之病，故虽高热，仍见舌淡、脉沉细数。蝉蜕性寒，清热解毒；姜黄味辛苦，行气解郁；大黄性大寒，味大苦可降浊阴。《伤寒瘟疫条辨》曰："僵蚕、蝉蜕升阳中之清阳，姜黄、大黄降阴中之浊阴。"僵蚕味辛气薄，僵而不腐，性轻浮，得清气为最，小剂量应用可升阳中之阳，"能辟一切拂郁之气"，又可降浊清滞，化痰散结，故善治痰浊瘀血互结顽症，能有效改善症状，恢复受损的神经功能。四药合用，一升一降调畅气机，宣畅卫、气、营、血，调理三焦，既升清阳又降浊邪，既宣肺气又散郁火，使邪热去，腑气通，故"一升一降，内外通和，而杂气之流毒顿消矣……名升降，亦双解之义"。黄芩清泻肺热，桑白皮泻肺利水平喘，白茅根、芦根清肺热利尿，此四味专为气分热盛，邪热壅肺致小便不利而设。本案治疗的关键在于舍舌舍脉而从证，重用清热泻火利尿之品，迅速阻截病势。

2.僵蚕常规剂量验案[7]

患者，男，20岁，2009年1月14日初诊。

初诊：癫痫反复发作11年，加重4年，发现血糖升高3年。1998年10月患者因病毒性脑膜炎出现昏迷伴癫痫大发作，当时即予对症治疗，脑膜炎治愈后癫痫未再发作。2005年4月患者无明显诱因再次突发癫痫大发作，初未服药，后因发作愈加频繁，自2006年开始药物治疗，现服用奥卡西平450 mg，每日2次，仍无法控制发作。同年患者因腿部疖疮至医院治疗时发现空腹血糖8 mmol/L，诊断为糖尿病，查各项抗体均为阴性，间断应用胰岛素25 R早18 U，晚18 U，二甲双胍缓释片0.5 g，每日2次，血糖控制不佳。刻下：癫痫反复发作，大发作约半年1次，小发作每2周1个周期，其间每日发作2～3次，持续2～3日。小发作时右侧口角及肢体抽搐，持续约10 s。面部潮红，平素手足冷，时有上半身皮肤瘙痒，头皮油脂分泌旺盛，偶有口臭，纳眠可，二便调。舌红苔黄略厚，舌底瘀滞，脉动数。其父患糖尿病。2009年1月7日查生化：ALT 120 U/L，AST 49 U/L，糖化血红蛋白8.2%。2009年1月14日查空腹血糖10.8 mmol/L，餐后血糖14 mmol/L，尿常规：尿糖55.50 mmol/L。

中医诊断：痫证，脾瘅；证属风痰阻络，痰热内结。

西医诊断：癫痫，糖尿病。

治法：祛风通络，清热涤痰。

处方：止痉散加减。

全蝎9 g	蜈蚣4条	僵蚕9 g	蝉蜕9 g
地龙30 g	天龙30 g	天麻15 g	天竺黄15 g
石菖蒲10 g	清半夏30 g	黄连30 g	黄柏30 g
龙胆草15 g	酒大黄6 g	三七9 g	生姜3片

水煎服，每日1剂，早晚分服。

二诊（2009年2月9日）：服药25剂，癫痫发作频率降低，此次间隔3周，持续2日，每日仅发作1次，且发作时症状减轻。睡眠好转，多梦减轻，头皮油脂分泌较前减少，血糖下降，空腹血糖8 mmol/L左右，餐后血糖10 mmol/L左右，自觉上半身瘙痒明显。舌红苔黄微腻，脉小滑数。上方加白鲜皮30 g、苦参30 g、竹叶15 g，生姜增至5片。

三诊（2009年3月9日）：服药28剂，癫痫发作减少，1个月内累计发作4次，自诉发作时腿部抽搐感及面部表情改善，发作程度轻，皮肤瘙痒缓解，大便时偏稀，每日1次。寐不实，纳可，小便调。2009年3月7日查ALT 48 U/L，空腹血糖6.96 mmol/L。二诊方去黄柏，加知母30 g、广郁金15 g，生姜改为15 g。

四诊（2009 年 4 月 18 日）：服药 30 余剂，癫痫持续时间缩短，发作时间间隔延长，仅 2009 年 3 月 27 日和 2009 年 4 月 8 日发作，累计 4 次。发作时症状较前减轻。现觉白日精神明显好转，头脑清晰，皮肤瘙痒消失，睡眠安，二便调。服药期间曾出现头晕。血糖较前下降，空腹血糖 6 mmol/L 左右，餐后血糖 7.8 ～ 9.8 mmol/L。2009 年 4 月 10 日查糖化血红蛋白 6.8 %。2009 年 1 月 14 日方蜈蚣加至 12 条，加珍珠母 120 g。嘱此诊后可开始减少奥卡西平用量，2 年内可逐渐停用。后患者定期复诊，其间仅发生癫痫大发作 1 次，时间及程度均减轻，小发作次数较前较少。患者定期监测肝肾功能，未见异常，奥卡西平已逐渐减量，病情未见反复，血糖控制亦较为平稳，将蜈蚣用量减至 8 条，珍珠母减至 60 g 可长期服用，嘱定期复诊并复查肝肾功能。

按：糖尿病非酮症非高渗状态，仅单纯的高血糖症可造成癫痫发作，癫痫可以是非酮症性高血糖的症状之一，且可能是糖尿病的首发症状。糖尿病患者由于存在微循环的改变可导致脑微血管病变，脑血流自动调节受损，局部脑血流量下降，容易出现微小血管中糖原、糖蛋白的沉积，刺激内皮细胞的增生及中外膜增厚，造成血管内狭窄，无氧代谢和酸性物增加，进而神经元的轴索、髓鞘及大脑皮质广泛受损，成为"癫痫细胞"，这种细胞对代谢紊乱敏感，在高血糖时引起癫痫发作。糖尿病的存在可加重癫痫发作，使病情不易控制。本案虽然癫痫发作在先，糖尿病发生在后，但是由于血糖控制不佳，高血糖状态常常加剧癫痫反复发作。癫痫的发生多是由痰瘀邪毒阻塞经络窍道所致，该患者形体肥胖，痰瘀积聚是癫痫和糖尿病发生的共同病理基础，感受疫疠毒邪后，风、痰、毒、瘀等多种病理因素混杂而致发病，因此化瘀涤痰通络、清热解毒祛风是打破恶性循环，治疗本案的关键。临证施治务必以大量峻猛走窜之品荡涤顽痰败瘀，以毒攻毒，方能力拔沉疴。方中常规剂量僵蚕配合他药以祛风解痉，化痰散结。

3. 僵蚕大剂量验案[8]

患者，女，52 岁，2002 年 6 月 23 日初诊。

初诊：自诉口干、口渴、乏力、小便频数，经某医院确诊为糖尿病 1 个月。因其爱人患糖尿病 5 年，服西药疗效欠佳，而拒服西药治疗。曾服中药 20 余日，症状和血糖均无明显改善。刻下：体胖，神疲，乏力，口干，口渴，口苦，易饥，视物昏花，腰膝酸软，小便频数，舌质偏红，苔稍黄腻，脉沉无力。查空腹血糖 16.8 mmol/L，餐后 2 h 血糖 22.4 mmol/L，TG 3.47 mmol/L，尿糖 ++++。

中医诊断：消渴；证属脾肾亏损，气阴两虚，燥热血瘀。

西医诊断：糖尿病。

治法：补脾益肾，益气滋阴。

处方：补脾益肾活血方加味。

山药 60 g	太子参 30 g	地骨皮 30 g	僵蚕 30 g

荔枝核 30 g	生地黄 20 g	何首乌 20 g	山茱萸 20 g
天花粉 20 g	苍术 20 g	丹参 20 g	赤芍 20 g
黄连 12 g	甘草 6 g	石斛 20 g	菊花 15 g

水煎服，每日 1 剂，早晚分服。

药用半个月后口干、口渴、乏力等症明显改善，1 个月空腹血糖降至 9.7 mmol/L。上方加减巩固治疗 2 个月临床症状完全消失，空腹血糖 5.6 mmol/L，餐后 2 h 血糖 7.8 mmol/L，尿糖－，TG 1.93 mmol/L。随访半年，病情稳定。

按：糖尿病属中医学"消渴"范畴，系由先天不足，后天失养所致。这与现代医学认为本病的发生与遗传和环境因素有关甚相吻合。因素体禀赋不足，体质羸弱，或遗传基因缺陷，加之饮食不节，情志失调，劳欲过度，损伤脾胃，脾胃虚弱不能滋养先天，而致脾肾亏损，气阴两虚。脾虚运化失调，肾虚开合失司，气化不利，导致津液输布、代谢失调而发为本病。因这一过程往往进展缓慢，临床又无明显症状，偶因体检发现血糖升高，而常被忽视。但随着病情的不断发展，阴虚产生燥热，燥热更加耗气伤津，故临床可见口干、口渴、乏力等症；而气虚则气行不畅，气机郁滞，甚则血瘀络损。现代医学研究亦发现糖尿病患者通常伴有不同程度高脂血症和血液流变学改变。由此可见，脾肾亏虚，阴虚燥热，气滞血瘀，应为本病的主要病因病机。只不过不同阶段侧重可有所不同，但总体应以"虚""瘀"而论。"虚"为脾肾之虚，为本病发病之本，而瘀乃因虚所致，是本病最终导致多脏器和组织器官受损的直接原因。针对这一认识，本着治病必求于本及防患于未然的方针，特拟定补脾益肾，益气滋阴，清热活血，化瘀通络的治疗原则。补脾益肾活血方即据此拟定。方中太子参、山药、苍术、甘草益气健脾；生地黄、何首乌、山茱萸滋阴补肾；黄连清热燥湿；地骨皮、天花粉清热凉血，生津止渴；丹参、赤芍活血化瘀；荔枝核理气行滞；大剂量僵蚕通络散结。全方共奏补脾益肾、气阴双补、清热化瘀、通经活络、降糖止渴之功。据现代药理学研究，方中太子参、山药、苍术、僵蚕、黄连、地骨皮、荔枝核等均有明显降低血糖作用。诸药通过合理配伍，合理运用，内调脏腑、气血、阴阳，从而发挥更好的治疗作用，而活血化瘀药在方中的运用能够改善胰腺的血液循环，有效激活胰岛功能[14]。

| 参考文献 |

［1］ 赵建国.僵蚕抗凝活性部位的定量研究［D］.长沙：湖南中医药大学，2005.

［2］ 严铸云，李晓华，陈新，等.僵蚕抗惊厥活性部位的初步研究［J］.时珍国医国药，2006，17（5）：696-697.

［3］ 胡鹏飞，王敬平，范荣培，等.僵蚕提取物对小鼠自主活动的影响［J］.时珍国医国药，2005，16（11）：1113-1114.

[4]　陈可冀.抗衰老中药学［M］.北京：中医古籍出版社,1989：309.

[5]　江苏无锡市第一医院.白僵蚕治疗糖尿病35例临床疗效观察及动物实验研究［J］.中药药理与临床,1985,1（0）：209-210.

[6]　柴卫利,项林平,王珏,等.僵蚕醇提物对林木病原真菌的抑菌作用［J］.林业实用技术,2009（12）：33-34.

[7]　仝小林.糖络杂病论［M］.北京：科学出版社,2010：220-237.

[8]　杜长欣,郑桂琴,李倩.补脾益肾活血方治疗2型糖尿病34例［J］.陕西中医,2005,26（6）：486-487.

黄　精

【本草记载】

1.《神仙本草经》　黄精宽中益气,使五脏调良,肌肉充盛,骨髓坚强,其力倍增,多年不老,颜色鲜明,发白更黑,齿落更生。

2.《本草纲目》　黄精受戊己之泻气,故为补黄宫之胜品。土者万物之母,母得其养,则水火既济,木金交合,而诸邪自去,百病不生矣。补诸虚,止寒热,填精髓,下三浊。

3.《本草备要》　平补而润。平甘。补中益气,安五脏,益脾胃,润心肺,填精髓,助筋骨,除风湿,下三虫。以其得坤土之精粹,久服不饥。气满则不饥。

4.《本经逢原》　黄精为补黄宫之胜品,宽中益气,使五脏调和,肌肉充盛,骨髓坚强,皆是补阴之功。

5.《本草便读》　黄精味甘而厚腻,颇类熟地黄,按其功力,亦大类熟地,补血补阴,而养脾胃是其专长。

6.《本草乘雅》　无缘自生,独得土大之体用,故名黄精。一名戊己芝也。土位乎中,故补中而益中气。为风所侵而土体失,濡湿泥泞而土用废者,黄精补土之体,充土之用,即居中府藏,亦藉以咸安矣。形骸躯壳,悉土所摄,轻身延年不饥,总属土事耳。

【历代论述】

1.《景岳全书》　一名救穷草。味甘微辛,性温。能补中益气,安五脏,疗五劳七伤,助筋骨,益脾胃,润心肺,填精髓,耐寒暑,下三虫,久服延年不饥,发白更黑,齿落更生。

2.《药性解》　黄精,味甘,性平,无毒,入脾、肺二经。补中益气,除风湿,安五脏,驻颜色。按：黄精甘宜入脾,润宜入肺,久服方得其益。实胜于根,花胜于实,但难辨耳。

【名家经验】

1. 陶弘景 在《名医别录》中第一次将黄精收入，曰：甘，平，无毒。主补中益气，除风湿，安五脏。久服轻身、延年、不饥。

2. 李时珍 在《本草纲目》中突出强调补诸虚，填精髓，平补气血而润的作用。

3. 张志远 认为黄精属野生植物，道家常采集蒸熟食之，尊为养生上品。因能降血糖、血脂，预防糖尿病、中风，使人健康长寿，而有仙药之称。补气滋肾，可养脑益髓，延缓动脉硬化，抗早衰与老年性痴呆。同何首乌相比，其消血脂作用较逊，但降血糖的功力却超出甚多，为何首乌所不及。二味虽都有返老还童之说，然治疗各异。

4. 唐学游 认为黄精的具体应用是热象明显者代替黄芪使用，以避免黄芪的甘温之性损伤阴液。热象不显者合黄芪同用，以加强补气之力。阴液亏损者可单服或复方给药。黄精的成分主要是黏液质、淀粉、糖分等，副作用小，但阴寒内盛，痰湿壅阻者亦应少用或不用，免致泄泻或痞满之苦[1]。

【现代药理】

1. 降血糖 研究发现黄精多糖对实验性糖尿病模型小鼠血糖和血清糖化血红蛋白浓度有一定影响，可能与其抑制糖基化损伤有关，促进胰岛素及 C 肽分泌，从而达到降低血糖的作用，研究发现黄精多糖对正常小鼠的血糖值无影响，但可显著降低肾上腺素诱发的高血糖小鼠的血糖值[2]，表明黄精具有显著的降血糖功效。

2. 增强免疫功能 研究表明黄精用于长期超负荷游泳致阴虚内热模型大鼠，可以提高其血清免疫球蛋白 A、免疫球蛋白 G、免疫球蛋白 M 水平及 IL-2 含量，对免疫力低下大鼠具有改善其免疫功能的作用。给予免疫抑制模型小鼠免疫球蛋白低、高剂量（200 mg/kg、600 mg/kg）的黄精多糖，可使小鼠胸腺及脾脏质量增加，血清溶血素含量及巨噬细胞吞噬指数明显提高，表明黄精多糖对免疫抑制小鼠的免疫力有一定的增强作用[2]。

3. 改善记忆力和痴呆 研究表明黄精具有提高学习、记忆力的作用，主要依赖于改善神经突触功能实现的。研究发现黄精口服液可提高血管性痴呆模型大鼠的海马结构突触膜糖蛋白免疫活性，进一步改善海马突触的重建，完善神经突触效能，并且可使突触后致密物的厚度增加，从而提高突触传递效能，达到改善血管性痴呆雄性大鼠学习、记忆力的目的，通过减少老年痴呆大鼠海马区神经细胞凋亡及海马组织中 β- 淀粉样蛋白沉积的作用，改善老年痴呆大鼠的学习、记忆力[2]。证明了黄精作为补益中药，具有提高记忆力及学习能力的独特作用。

4. 抗病原微生物 研究表明黄精的抗病原微生物作用确切，对多种细菌及真菌的抑制作用突出，黄精可拟制哈氏弧菌，并破坏其生物膜，从而达到抗菌效果，对白葡萄球菌、副伤寒杆菌、大肠埃希菌、金黄色葡萄球菌产生了明显抑制作用，研究表明黄精还具有抗结核杆菌作用。

5. 抗炎 实验证实黄精多糖能有效减轻二甲苯对小鼠耳肿胀造成的局限性炎症，且可减少细菌带来的炎症损伤，提示黄精多糖具有抗炎作用。

【降糖量效】

1. **小剂量**　黄精入煎剂 9 ～ 20 g。适用于糖尿病早中期，病史较短，无并发症时期，可长期控制血糖[3]。

2. **常规剂量**　黄精入煎剂 21 ～ 35 g。适用于糖尿病中晚期，此时病程到达一定程度，热伤阴液，病势处于虚实夹杂阶段，以常规剂量黄精入煎剂滋养阴液，量不宜过大，防止过补以至于邪恋，亦可补益肾气。热象过于重时可适当配伍养阴清热之品[3]。

3. **大剂量**　黄精入煎剂 36 ～ 60 g。适用于糖尿病的早期及晚期，大剂量黄精药专力宏，可及时控制血糖，缓解症状。特别适用于脾肾不足、气阴两虚证，并伴瘀血、湿浊之象，对早期糖尿病肾病亦具有一定的治疗作用，且发生药物不良作用较少[3]。

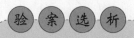

1. 黄精小剂量验案[4]

杜某，女，47 岁，1996 年 10 月初诊。

初诊：口干多饮，多尿半月余，空腹血糖 12.7 mmol/L，尿糖 +++。刻下：口干多饮，多尿。患者 2 个月前因子宫肌瘤行子宫切除术，现腰膝酸软。舌淡苔薄白，脉细。

中医诊断：消渴；证属阴虚内热。

西医诊断：2 型糖尿病。

治法：健脾益肾，水火并补。

处方：

黄精 20 g	丹参 15 g	葛根 30 g	怀山药 15 g
枸杞子 15 g	太子参 30 g	地骨皮 20 g	薏苡仁 20 g
茯苓 15 g	白扁豆 15 g	大黄 6 g	三七 3 g

10 剂，水煎服，每日 1 剂，早晚分服。

二诊：服上方 10 剂，后复查空腹血糖降至 8.5 mmol/L，尿糖消失，自觉上述症状消失，继服上方 1 个月，后服用六味地黄丸巩固疗效。

按：糖尿病属祖国医学"消渴"范畴。多因素体阴虚，饮食不节，复因情志失调，劳欲过度导致肺胃燥热，消烁阴津而成，为本虚标实之证。治当补肾滋阴清热。黄精汤即根据这一原则遣方用药。方中黄精、枸杞子滋阴补肾；怀山药、太子参、薏苡仁、茯苓、白扁豆补脾；地骨皮、大黄泻肺胃之火；葛根生津止渴；丹参、三七活血化瘀。诸药配合，共奏补肾滋阴清热之功。在服药的同时要严格控制饮食，注意饮食调理。

2. 黄精常规剂量验案[5]

李某，女，58 岁。

初诊：患者有糖尿病病史 12 年，餐后、空腹血糖 22～25 mmol/L，伴随眼部神经病变，视线模糊，慢性咽炎，尿微量蛋白尿，伴有尿沫。

中医诊断：消渴；证属阴虚燥热。

西医诊断：2 型糖尿病。

治法：滋补脾肾，泄热生津。

处方：

黄精 30 g	葛根 30 g	牛蒡根 20 g

28 剂水煎服，每日 1 剂，早晚分服。

二诊：服用 2 周后，餐后、空腹血糖稳定在 15～17 mmol/L，咽部不适症状缓解，4 周后，餐后空腹血糖为 10 mmol/L 左右，慢性咽炎消退，全身症状如尿沫消失，视力得到改善。前方继服巩固疗效。

按：中医认为糖尿病以阴虚为本，燥热为标，主要由阴虚引发燥热，故治宜滋阴润燥。糖尿病发展到后期耗气伤阴，往往存在气阴两虚。牛蒡根疏风清热解毒，糖尿病患者阴虚内热，可改善慢性咽炎等症状，另外牛蒡根的抗氧化作用也可保护肾脏胰腺器官的细胞免受氧化损伤；黄精补肝肾明目，可益肾健脾；葛根清肺脏燥热，解阳明之郁遏，疏里而解壅，合黄精而健后天之本。葛根升阳布津，牛蒡根清金降胃，配葛根寓脾升胃之机，一升一降，开气机，通路径，开通堵塞的排毒管道。

3. 黄精大剂量验案[6]

王某，男，49 岁，1996 年 4 月初诊。

初诊：患糖尿病 3 年余，曾长期服用二甲双胍，症状无改善。刻下：烦渴多饮，口苦咽干，周身乏力，尿频量多，舌边尖红，苔薄黄，脉滑数，空腹血糖 15.2 mmol/L，尿糖 +++。

中医诊断：消渴；证属肺热炽盛。

西医诊断：2 型糖尿病。

治法：清热润肺，生津止渴。

处方：

黄精 40 g	生地黄 30 g	天花粉 15 g	山药 15 g
沙苑子 15 g	玉竹 20 g	玄参 10 g	麦冬 10 g
天冬 10 g	黄芪 10 g	茯苓 10 g	黄连 10 g
山茱萸 6 g	石膏 30 g	石斛 10 g	菟丝子 10 g
桑螵蛸 10 g			

18 剂，水煎服，每日 1 剂，早晚分服。

二诊：复查空腹血糖 8.4 mmol/L，尿糖 -，上方去石膏，加党参、北沙参、白术各 10 g，继服 18 剂。

三诊：上症基本消失查空腹血糖 7.8 mmol/L，尿糖±，原方去玉竹、天冬、黄连，加菟丝子、覆盆子各 10 g，鹿角霜 20 g，龟甲 6 g。

四诊：继服 24 剂后无明显不适，复查空腹血糖 5.9 mmol/L，尿糖－，为巩固治疗，服用六味地黄丸巩固 2 个月。随诊 2 年，症状消失。

按：《医学心悟》曰："大法治上消者，宜润其肺，兼清其胃；治中消者，宜清其胃，兼滋其肾；治下消者，宜滋其肾，兼补其肺。三消之治，不必专执本经但滋其化源，则病易痊矣。"王相才医生自拟黄精地黄汤，方中以大剂量黄精配伍玉竹、麦冬滋阴益肾；黄连、玄参、天花粉、生地黄泻肺胃之火，益肺胃之阴；黄芪、山药、茯苓益气健脾，沙苑子、山茱萸温肾固摄。本方以益气养阴、清润燥火为主，滋阴治本清热治标，使肺、脾、肾三脏之阴得以滋养，燥热得以消除，扶助正气，血脉畅通，临床症状得以缓解，血糖也能得以控制。

| 参考文献 |

[1]　唐学游. 浅谈黄精的临床运用[J]. 黑龙江中医药，1992，21（4）：55.

[2]　赵文莉，赵晔，Yiider Tseng. 黄精药理作用研究进展[J]. 中草药，2018，49（18）：4439-4445.

[3]　徐锦龙，马卫成，张明，等. 黄精成方治疗早期糖尿病肾病的荟萃分析[J]. 中国现代应用药学，2018，35（4）：561-565.

[4]　石力军. 黄精汤治疗糖尿病30例[J]. 湖南中医杂志，1997，13（3）：43.

[5]　陈希瑞，陈靠山. 明雪汤的中药组方论述[J]. 中国中医药现代远程教育，2018，16（7）：89-90.

[6]　王相才，王吉亮，王广. 黄精地黄汤治疗2型糖尿病187例[J]. 实用中医内科杂志，2004，18（3）：232.

蒲　黄

【本草记载】

1.《神农本草经》　味甘平。主心腹膀胱寒热。利小便。止血消瘀血。久服轻身益气力。延年神仙。生池泽。

2.《日华子本草》　治（颠）扑血闷，排脓，疮疖，妇人带下，月候不匀，血气心腹痛，妊孕人下血坠胎，血运血癥，儿枕急痛，小便不通，肠风泻血，游风肿毒，鼻洪吐血，下乳，止泄精，血痢。破血消肿生使，补血止血炒用。

3.《本草正义》　蒲黄，专入血分，以清香之气，兼行气分，故能导瘀结而治气血凝滞之痛。……东璧李氏虽谓其凉血、活血，亦以水产之品，故以为凉。颐为蒲

4.《本草纲目》《普济本事方》云，有士人妻舌忽胀满口，不能出声，以蒲黄频掺，比晓乃愈。又《芝隐方》云，宋度宗，一夜忽舌肿满口，用蒲黄、干姜末等分，干搽而愈。据此二说，则蒲黄之凉血活血可证矣。盖舌乃心之外候，而手厥阴相火乃心之臣使，得干姜是阴阳能相济也。

5.《本草汇言》　蒲黄，性凉而利，能洁膀胱之原，清小肠之气，故小便不通，前人所必用也。至于治血之方，血之上者可清，血之下者可利，血之滞者可行，血之行者可止。凡生用则性凉，行血而兼消；炒用则味涩，调血而且止也。

【历代论述】

1.《药品化义》　蒲黄，若诸失血久者，炒用之以助补脾之药，摄血归源，使不妄行。又取体轻行滞，味甘和血，上治吐衄咯血，下治肠红崩漏。但为收功之药，在失血之初，用之无益。若生用亦能凉血消肿。

2.《本经逢原》　蒲黄，《神农本草经》主心腹膀胱寒热，良由血结其处，营卫不和故也。与五灵脂同用，胃气虚者，入口必吐，下咽则利，以五灵脂性味浊恶也。舌根胀痛，亦有属阴虚火旺者，误用前法（指同干姜末干掺），转伤津液，每致燥湿愈甚，不可不审。

【名家经验】

1. 汪绂　蒲黄、五灵脂，皆下和冲任，而上行手厥阴、少阴者，其性和平，去瘀而能补。

2. 王邦才　蒲黄入血分，既能止血，又能活血，有双向调节作用。炮制不同，功效有殊，生用性滑，行血消癥；炒用性涩，功专止血。经期用炒蒲黄化瘀止血，月经将至则用生蒲黄通利经脉。

3. 王暴魁　生蒲黄既可清热凉血，又可活血化瘀，是治疗糖尿病视网膜病变的特效药物。

4. 海派蔡氏妇科　蔡氏妇科重用生蒲黄，其认为生蒲黄既有止血和活血化瘀之效，且蔡师强调生蒲黄止血功用优于蒲黄炭。

5. 朱南孙　蒲黄质轻入血，善治癥结，常用于子宫肌瘤、卵巢囊肿、子宫内膜异位症，每每用之，多配石见穿、铁刺苓、皂角刺、生山楂等。

6. 仝小林　临证常在出血期应用炒蒲黄，静止期及恢复期用生蒲黄，临床使用及相关报道未见明显不良反应，常用 9～30 g 以达活血、止血之效。

7. 张大宁　蒲黄炭有良好的吸附毒素作用，在治疗糖尿病过程中以蒲黄炭、大黄炭等配伍，可取得良好的效果。

【现代药理】

1. 促进葡萄糖摄取和利用，改善胰岛素抵抗　体外研究显示，蒲黄提取物蒲黄总

黄酮干预 3T3-L1 脂肪细胞 24 h，能显著促进细胞葡萄糖摄取和利用，改善高糖高胰岛素所诱发的胰岛素抵抗[1]；蒲黄总黄酮呈时间依赖性促进 C2C12 骨骼肌细胞葡萄糖利用；而在游离脂肪酸诱导产生胰岛素抵抗的骨骼肌细胞，蒲黄总黄酮能明显改善游离脂肪酸对骨骼肌细胞葡萄糖摄取和利用的抑制[2, 3]。

2. 调节脂代谢，抗动脉粥样硬化　动物研究也表明，蒲黄能明显降低高脂喂养动物血清 TC、TG、低密度脂蛋白，抑制 CHO 吸收与合成，促进 CHO 排泄，同时降低低密度脂蛋白受体基因的表达，减少脂质在血管壁的沉积[4]。蒲黄中非饱和脂肪酸有降低血脂及抗动脉粥样硬化的作用。其中，6-三十一烷醇是降低 TG 的物质基础，G-谷甾醇葡苷是蒲黄降血脂的有效成分，可作用于动脉粥样硬化密切相关的多个环节[5]。

3. 抗炎　体外研究显示[3-6]，游离脂肪酸诱导骨骼肌细胞 16 h 能提高细胞 IL-6 mRNA 表达，并促进其分泌。而蒲黄总黄酮干预则能抑制 IL-6 基因表达，减少 IL-6 分泌，进而促进骨骼肌细胞葡萄糖摄取和利用，改善胰岛素抵抗。进一步研究发现，蒲黄总黄酮抗炎效应与 NF-κB 抑制剂相类似，提示蒲黄总黄酮抗炎效应与 NF-κB 通路活性受到抑制密切相关。

4. 改善微循环　蒲黄提取物能够激活 XII 因子，缩短凝血酶原时间、活化部分凝血酶原时间和复钙时间，进一步研究表明其有效成分可能是蒲黄多糖。在凝血方面，蒲黄炭能明显缩短大鼠凝血酶原时间；生蒲黄及蒲黄炭均能明显缩短大鼠活化部分凝血酶原时间，降低纤维蛋白原含量，且生蒲黄的作用强于蒲黄炭。这些证实蒲黄具有抗凝和促凝的双向调节作用[7]。

【降糖量效】

1. 小剂量　蒲黄入煎剂 5 ～ 9 g。适用于糖尿病中晚期出现并发症，如长期眼底出血，故小剂量长期出血宜用，意在长期、缓慢调节改善并发症。

2. 常规剂量　蒲黄入煎剂 10 ～ 20 g。功在活血止血，化瘀利尿，对症使用。

3. 大剂量　蒲黄入煎剂 21 ～ 45 g。功在行气止痛，化瘀止血，大剂量使用，意在"急则治标，缓则治本"，适用于急性出血性并发症，以达止血而不留瘀之效。

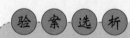

1. 蒲黄小剂量验案
见仙鹤草常规剂量验案。

2. 蒲黄常规剂量验案[8]
唐某，男，60 岁，2015 年 5 月 10 日初诊。
初诊：发现血糖升高 10 年余，发现尿蛋白 6 年。患者 10 年前发现血糖升高，于当地医院诊断为"2 型糖尿病"，予二甲双胍，服用后出现不适。8 年前开始应用胰岛素。现在应用胰岛素早 24 U，晚 24 U，阿卡波糖片 1 片，每日 3

次，现空腹血糖 6 ～ 7 mmol/L，餐后血糖 8 ～ 11 mmol/L。6 年前体检发现尿常规示尿蛋白 +，未予重视。半年前发现尿蛋白增多，8 h 尿微量白蛋白 156.14 μg/mL，于外院诊断为糖尿病肾病，予阿魏酸哌嗪片 150 mg，每日 3 次，金水宝胶囊 3 粒，每日 3 次。刻下：尿泡沫增多，余无明显不适。舌淡暗，苔薄白、中有裂纹，脉弦滑。既往有高血压 10 年，最高 180/90 mmHg。现服用苯磺酸氨氯地平片 10 mg，每日 1 次，氯沙坦钾氨氢氯噻嗪片 1 片，每日 1 次，现血压控制在 130 ～ 150/80 mmHg；有脑梗死 2 年，现服用银杏叶片 1 片，每日 3 次。理化检查：2015 年 5 月 13 日查尿微量白蛋白排泄率 >200 μg/min。血生化：血清白蛋白 42 g/L，BUN 6.75 mmol/L，血肌酐 100 μmol/L，内生肌酐清除率 74.6 mL/min，空腹血糖 8 mmol/L。

中医诊断：消渴肾病；证属血热。

西医诊断：2 型糖尿病，糖尿病肾病Ⅲ期，高血压病 3 级极高危组，脑梗死。

治法：清热凉血，祛风化痰。

处方：

葛根 60 g	黄连 20 g	黄芩 10 g	生地黄 20 g
天花粉 30 g	生蒲黄 10 g	炒白术 20 g	苍术 10 g
青风藤 30 g			

14 剂，颗粒剂，水冲服，日 1 剂。

二诊（2015 年 6 月 24 日）：自觉有时头晕，四肢有些麻感，自述精神体力有所改善，舌淡暗，苔薄白、中有裂纹，脉弦滑有力。于上方基础上加太子参 20 g、天麻 10 g。

三诊（2015 年 7 月 1 日）：患者诉血压不平稳：早 140 ～ 150/80 mmHg，晚 130/60 mmHg。舌淡暗，苔薄白，脉弦滑。理化检查：2015 年 7 月 1 日查眼底示眼压：右 16 mmHg，左 14 mmHg。双眼可见散在少量出血点。双眼糖尿病视网膜病变Ⅰ期，双眼干眼症。尿微量白蛋白 44.6 μg/mL（8 h 尿量 300 mL），8 h 尿微量白蛋白排泄率 27.9 μg/min。于上方基础上改生蒲黄 20 g。

按：根据患者肾脏检查情况可知，患者目前属于糖尿病肾病中期阶段，热邪客留肾脏，血热这一病机位于主导地位。以清热凉血为主，辅以祛风、化痰等治疗。药用葛根、黄连、黄芩、生地黄、天花粉等大量清热凉血之品，以伏其主；配以青风藤祛风以复肾脏封藏之力，炒白术、苍术健脾以化痰燥湿。王暴魁教授认为常规剂量的生蒲黄既可清热凉血，又可活血化瘀，是治疗糖尿病视网膜病变的特效药物。常规剂量生蒲黄与全方合用，疗效可观。

3. 蒲黄大剂量验案 [9]

患者，女，59 岁，2016 年 10 月 11 日初诊。

初诊：双眼视力下降半年，右眼视物不见 1 个月。刻下：全身无不适症状，舌质暗红，苔薄黄，脉细。眼科检查：右眼视力，手动 /10 cm，矫正不提高，前节－，晶状体皮质轻度混浊，玻璃体血性混浊，眼底窥不入，眼压 9.4 mmHg；左眼视力 0.2，矫正不提高，前节－，晶状体皮质轻度混浊，玻璃体混浊，眼底视神经盘界清，色淡红，视网膜散在点片状出血及渗出，黄斑区水肿，中心凹光反射未见，眼压 9.3 mmHg。彩色超声：右眼玻璃体积血，左眼玻璃体轻度混浊，双眼后极部颞侧球壁略隆起。OCT：左眼黄斑水肿（271 μm），右眼窥不入。BMI 24.58 kg/m^2。

中医诊断：双眼视瞻昏渺；证属阴虚火旺，兼目络瘀滞。

西医诊断：双眼糖尿病视网膜病变（右眼Ⅳ期，左眼Ⅲ期），右眼玻璃体积血，2 型糖尿病，高血压病 1 级，脑梗死。

治法：滋阴清热，化瘀通络止血。

处方：生蒲黄汤加减。

生蒲黄 15 g	炒蒲黄 15 g	牡丹皮 10 g	墨旱莲 15 g
广郁金 10 g	荆芥炭 10 g	生地黄 10 g	钩藤 15 g
夏枯草 15 g	桑叶 10 g	知母 10 g	熊胆粉 0.25 g（分冲）

8 剂，水煎服，每日 1 剂，早晚分服。

二诊：患者于 2016 年 10 月 20 日在局麻下行右眼玻璃体切割＋视网膜激光光凝＋注药术。术后第 1 日，眼科检查：右眼视力，指数 /10 cm，矫正不提高，下方球结膜水肿，角膜内皮皱褶，前房中深，房闪，晶状体皮质轻度混浊，玻璃体积血，眼底见橘红色发光。给予眼部常规散瞳、抗炎治疗，加压包扎，中药原方去郁金，加仙鹤草 10 g、白茅根 10 g 收敛止血。7 剂，水煎，日 1 剂，早晚分服。

术后第 3 日，右眼视力 0.2，球结膜略充血，无水肿，角膜清，前房中深，房闪+，晶状体皮质轻度混浊，玻璃体腔液体填充，眼底：视神经盘界清，视网膜散在出血点、渗出，激光光凝斑可见，黄斑区欠清。眼压：右眼 11.8 mmHg，左眼 9.1 mmHg。

按：本案患者右眼糖尿病视网膜病变Ⅳ期，辨为阴虚火旺之证。患者玻璃体出血 1 个月，全身无不适，但见舌质暗红、苔薄黄、脉细虚热之象，方用生蒲黄汤加减，以滋阴凉血、活血散血；加用钩藤、夏枯草、桑叶以达清热平肝、散结明目之功；加知母、熊胆粉清热泻火明目，以加强本方清热凉血明目之效。经玻璃体切割手术，术后第 1 日玻璃体再次出血，眼底可见橘红色发光，为中度玻璃体积血，考虑为残留血块扩散，以及血管渗漏，故去郁金，加仙鹤草、白茅根以清热，收敛止血，促进出血尽快吸收。因术前应用生蒲黄汤，术后又加用了收敛止血之药，术后第 3 日玻璃体积血已大部分吸收。

生蒲黄汤是近代中医眼科医家陈达夫教授多年临床实践所创，是治疗眼底出血证的有效经验方，最早见于《中医眼科六经法要》，具有滋阴降火、化瘀止血的功效。方药组成：生蒲黄 24 g、墨旱莲 24 g、丹参 15 g、郁金 15 g、牡丹皮 12 g、生地黄 12 g、荆芥炭 12 g、川芎 6 g。生蒲黄专入血分,行气止痛,化瘀止血,与炒蒲黄合用量大力宏为君;生地黄、牡丹皮清热凉血而不伤正,合荆芥炭、墨旱莲四药为臣,共奏清热凉血止血之功,以助君药滋阴降火、清热凉血;佐味苦、性微寒之丹参以活血化瘀;郁金、川芎为使,清热凉血,行气止痛,并引诸药直达病所。合而用之,则虚火得降、瘀祛络通、出血自止。该方以滋阴降火、化瘀止血之功,不仅能减少术后再出血,也使瘀血尽快吸收,从而有效预防玻璃体切割术后的眼底出血。

| 参考文献 |

［1］ 何燕铭,王文健,陈伟华,等.蒲黄总黄酮对3T3-L1脂肪细胞糖脂代谢的影响［J］.中西医结合学报,2006,4（6）:593-595.

［2］ 傅晓东,何燕铭,陈伟华,等.蒲黄总黄酮对3T3-L1前脂肪细胞增殖分化及相关基因表达的影响［J］.医学研究生学报,2010,23（5）:456-459.

［3］ 娄少颖,刘毅,陈伟华,等.蒲黄总黄酮对Palmitate培养下的C2C12骨骼肌细胞葡萄糖代谢的影响［J］.上海中医药大学学报,2008,22（2）:39-42.

［4］ 周芳,李爱媛,谢金鲜,等.蒲黄抗鹌鹑高脂血症及动脉粥样硬化的实验研究［J］.中国实验方剂学杂志,2006,12（8）:48-49.

［5］ 刘成彬,张少聪.中药蒲黄的药理与临床研究进展［J］.世界中西医结合杂志,2009,4（2）:149-152.

［6］ 娄少颖,刘毅,陈伟华,等.蒲黄总黄酮抑制棕榈酸培养下C2C12骨骼肌细胞白细胞介素6的表达［J］.中西医结合学报,2008,6（5）:488-492.

［7］ 冯晓桃,王文健.蒲黄治疗糖尿病的药理机制研究进展［J］.上海中医药杂志,2013,47（4）:94-96.

［8］ 闫凯.王暴魁“清热凉血”法治疗糖尿病肾病用药规律分析以及经验总结［D］.北京:北京中医药大学,2016.

［9］ 王建伟,接传红.生蒲黄汤在增生性糖尿病视网膜病变玻璃体切除围手术期的应用［J］.北京中医药,2018,37（11）:1031-1033.

桑 枝

【本草记载】

1.《本草纲目》 桑叶乃手足阳明之药,汁煎代茗,能止消渴。

2.《本草再新》 味清苦，微寒，无毒。桑头：味苦，性寒，无毒。

3.《本草图经》 疗遍体风痒干燥，脚气风气，四肢拘挛，上气，眼晕，肺气嗽，消食；利小便，兼疗口干。

4.《本草撮要》 入手、足太阴经。

5.《本草备要》 利关节，养津液，行水祛风。

【历代论述】

1.《玉楸药解》 治中风歪斜，咳嗽。

2.《岭南采药录》 去骨节风疾，治老年鹤膝风。

3.《丹溪心法》 经霜桑叶研末，米饮服，止盗汗。

4.《医部全录》 逐湿，令人瘦，过肥者宜久服之。

5.《现代实用中药》 嫩枝及叶熬膏服，治高血压，手足麻木。

【名家经验】

1. 李时珍　桑之功最神，在人资用尤多。

2. 魏龙骧　桑叶止夜汗。

【现代药理】

1. 抗氧化　章丹丹等[1] 通过对桑枝总黄酮的直接抗氧化能力测定及其对 2 种细胞炎症模型抗氧化活性的研究，明确桑枝总黄酮于体外直接测定或干预细胞后均显示出抗氧化活性，其作用机制侧重于自由基的清除。廖森泰等[2] 研究表明桑枝总黄酮含量越高，抗氧化能力越强。张作法等[3] 通过液相色谱 - 电喷雾质谱联用法鉴定桑枝的主要抗氧化活性物质是氧化芪三酚，定量分析显示桑枝中氧化芪三酚含量丰富。此外，桑枝多糖可显著升高糖尿病模型小鼠的血清 SOD 活性，降低 MDA 含量，具有清除自由基和抗脂质过氧化的能力[4]。由此可见，桑枝具有较强的抗氧化作用，如桑枝的水提醇沉液对糖尿病小鼠脑缺血再灌注损伤具有保护作用，即为其抗氧化作用的结果[5]。

2. 抗炎、镇痛　Guo 等[6] 研究表明，应用桑枝多糖对小鼠进行灌胃治疗后，肾组织中 IL-6、IFN-γ 和 TNF-α 水平下降，病理切片显示小鼠肾损伤有效减轻，IL-1 的蛋白质水平和 IL-1 受体表达在肾组织中出现了明显下降，NF-κB 被抑制，认为桑枝多糖的肾脏保护功能与阻断 IL-1/NF-κB 通路从而减轻肾内炎症反应有关。

3. 降血脂　刘先明等用桑枝皮水醇提取物灌胃治疗急性高脂血症模型小鼠，18 h 后小鼠血清中的 TG 含量水平得到显著抑制，其中高剂量组（600 mg/kg）小鼠血清中的 TG 含量下降 36.6 %，TC、LDL-C 含量分别下降 8.3 %、18.3 %，HDL-C 含量升高 9.3 %，同时小鼠血清动脉粥样硬化指数值、LDL-C 与 HDL-C 的比值也明显下降。何雪梅等用桑枝 60 % 乙醇提取物对脂肪乳制备的高脂血症大鼠干预治疗 4 周，高、中、低剂量组均能显著降低高脂血大鼠的 TC、TG 含量，其中高剂量组 TC 含量与正常对照组差异不显著，高、中、低剂量组桑枝提取物均能显著升高 HDL-C 含量，桑枝提取物高剂量组和中剂量组能显著降低血清 LDL-C 含量[7]。

4. 降血糖　吴志平等[8]用 STZ 复制糖尿病小鼠模型，分别用桑叶、桑枝、桑白皮和桑皮的乙醇提取液灌胃治疗 15 日，发现桑枝的降血糖作用最为显著，并且进行了桑枝总黄酮类化合物的降血糖药效学实验研究，认为桑枝总黄酮是桑枝降血糖作用的有效部位。1- 脱氧野尻霉素（DNJ）在小肠内能与 α- 葡萄糖苷酶结合，且亲和性明显比麦芽糖、蔗糖等双糖高，因而可抑制双糖的分解，使糖分在肠道内的吸收量明显降低，可抑制餐后血糖升高，达到预防和治疗糖尿病的目的，其降糖机制是减缓小肠对多糖的消化及对葡萄糖的吸收[9]。

5. 抗病毒、抗肿瘤　在培养丙型肝炎病毒感染细胞的培养基中加入 DNJ 后，丙型肝炎病毒被迅速杀灭，表明 DNJ 及其衍生物是潜在的用于治疗病毒性丙型肝炎的药物[10]。此外，Wang 等[11]以小鼠 B16 肺黑色细胞肿瘤为模型，研究 DNJ 及其衍生物的抗肿瘤转移活性，结果表明 DNJ 能显著抑制肿瘤细胞的入侵、迁移和黏附，其机制可能与抑制 MMP-2 和 MMP-9 的活性，以及增强金属蛋白酶组织抑制剂 2 的核糖核酸表达有关。

6. 免疫调节作用　通过二硝基氟苯诱导的迟发型超敏反应研究桑枝多糖对小鼠细胞免疫功能的影响，同时通过溶血素生成实验研究桑枝多糖对小鼠体液免疫功能的影响。实验结果显示，桑枝多糖能显著抑制迟发型超敏反应小鼠的耳肿胀程度[12]。另有实验通过给小鼠灌胃治疗 7 日，观察桑枝多糖对小鼠免疫器官重量、腹腔巨噬细胞吞噬功能、淋巴细胞转化率、血清溶血素含量、溶血空斑的影响，结果显示桑枝多糖可显著提高小鼠胸腺指数、脾脏指数、腹腔巨噬细胞吞噬鸡红细胞的吞噬率与吞噬指数，显著促进淋巴细胞的转化，以及血清溶血素和溶血空斑的形成[13]。由此说明桑枝多糖具有增强细胞免疫功能、体液免疫功能和非特异性免疫功能的作用。

7. 降血压　桑枝或桑根的皮煎剂口服有较好的降压效果，其降压成分可能为乙酰胆碱样物质。有研究认为[14]，这种降压成分为 kuwanon G、H，sanggenon C、D 和桑呋喃 C、F、G。

【降糖量效】

1. 常规剂量　桑枝入煎剂 10 ～ 15 g[15]。桑枝具有通络优势，可疏通经络清除痰、瘀、热等病理产物，用于治疗糖尿病周围神经病变引起的肢体疼痛、寒凉、麻木等。配伍丹参活血通络，或配伍川牛膝疏经通络，或配伍木瓜祛湿通络，或配伍蛇蜕祛风通络治疗糖尿病症见关节疼痛、麻木，或舌淡暗，苔薄黄或白腻者；桑枝 10 g 可用于治疗糖尿病周围神经病变气阴两虚、络脉失养者，桑枝配伍其他药物以益气养阴、解毒通络，可配合生脉注射液、黄芪注射液或脉络宁注射液静脉滴注[16]。另外桑枝具有滋肾水、养津液、润燥之功，吕仁和教授常用[15]桑枝配伍天花粉、玉竹、玄参治疗糖尿病口干、口渴，兼舌红质嫩少苔，脉弦细数，辨证为阴津不足者，常用量 15 g，起滋阴润燥、濡养津液功效。

2. 大剂量　桑枝入煎剂 16 ～ 30 g。桑枝性味平和，善祛风湿，通经络，达四肢，利关节，并有镇痛之功，常用于治疗糖尿病周围神经病变，仝小林教授观察到[17]有手脚发烫的感觉异常患者，用桑枝不仅可通络，还可散肢体郁热，常用鸡血藤相配，既可显著降低血糖，又能缓解症状，共同调节"络瘀态"。

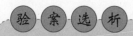

1. 桑枝常规剂量验案

见桑椹常规剂量验案。

2. 桑枝大剂量验案[18]

张某，75岁。

初诊：右足第2趾破溃、青紫、肿胀、渗黄色脓液，麻木、疼痛较甚。右足背部连及小腿色红，肿胀，触之热。精神不振，周身乏力，口干多饮，纳、眠差，小便偏黄，大便偏稀。舌暗红，苔黄腻，脉虚涩。患者因血糖升高25年，足部破溃2年，坐轮椅来就诊。因患者不耐受手术治疗，特来内科门诊服用中药调理。

中医诊断：消瘅，脱疽，证属血脉瘀滞，湿热内生。

西医诊断：糖尿病足。

治法：补气活血通络，清热解毒祛湿。

处方：补阳还五汤合四妙勇安汤加减。

生黄芪45g	桂枝15g	地龙12g	赤白芍各30g
当归15g	桃仁12g	红花12g	蒲公英20g
川芎18g	金银花18g	牡丹皮18g	鸡血藤30g
元参20g	丹参30g	桑枝30g	川牛膝30g
土元12g	全蝎9g	炙甘草6g	水蛭3g

三七粉6g（分冲）

7剂，水煎服，每日1剂，早晚分服。

同时继续服用降糖西药、皮下注射胰岛素控制血糖。局部创面按时换药。

二诊：患者服上药后右足第2趾肿胀、疼痛大为减轻，局部仍有渗液及热感，双下肢麻木，周身仍觉乏力感，舌脉同前。处方：上方改生黄芪60g，加木瓜20g、黄柏12g、苍白术各20g、茯苓15g。14剂，水煎服，每日1剂，早晚分服。西药照前使用，按时换药。

三诊：患者服上药2周后，诸症减轻，局部破溃面亦见愈合迹象。效不更方，上方改为丸剂继服，每日2～3次，每次10g，使药力缓和而持久。西药照前使用，换药照旧。3个月后患者复诊，诉足趾部溃疡已基本愈合，足部肿胀、疼痛、麻木感不甚明显，偶有乏力、口干症状。患者见症状极大改善，不欲再服中药。遵从患者意见，为其调整降糖西药及胰岛素用量，对其进行糖尿病教育，并嘱其注意保护足部。半年后随访，患者诉自上次门诊后足趾破溃未再出现，现已能轻微下地活动。

按：患者因其后天饮食起居失于调护，机体失养，久之导致正气虚弱。又年逾古稀，"阴气自半"，使得正虚进一步加重。故患者可见精神不振、周身乏力等症状。正气虚弱，则行血无力，血脉瘀滞，瘀阻脉络，趾端失于气血荣养。

"不通则痛""不荣则通",故可见右足第 2 趾破溃、青紫、肿胀、麻木、疼痛等症状。患者有糖尿病病史 25 年,脉络瘀久化热,可见口干多饮,局部色红、发热。脾虚无以化湿,湿热下注,可见破溃处渗黄色脓液。舌暗红,苔黄腻,脉虚涩亦是瘀血、湿热之象。患者正虚邪实,血脉瘀滞,筋脉失养,湿毒内生,化腐致损的病机特点明确,故处方予补阳还五汤合四妙勇安汤加减以补气活血通络、清热解毒祛湿。因其病史较长,"久病入络",仅靠草木药物不能迅速起效,必借虫类药入络搜剔络内久踞之邪,使"血无凝著,气可宣通"。因此地龙、全蝎、水蛭、土元四种"血肉有情之品"合用,增强其通络止痛效果。二诊时患者气虚、湿热、瘀阻脉络之象仍较明显,故黄芪加量以大补正气,加用木瓜舒筋活络;黄柏清热燥湿;苍术、白术、茯苓健脾祛湿。三诊时诸症向愈,为继续巩固疗效,又减轻患者服药负担,遵从岳美中先生"治慢性病要有方有守"的训诫,改为丸剂,长期服用,使药效缓慢持久发挥,慢病缓图。故服药数月后,足部溃疡基本痊愈。本案重用桑枝,目的是祛湿通络、镇痛、散肢体郁热,配伍其他药物更可加强通络活血、益气的功效。

参考文献

［1］　章丹丹,高月红,Li J T,等.桑枝总黄酮的抗氧化活性研究［J］.中成药,2011,33（6）:943-946.

［2］　廖森泰,何雪梅,邹宇晓,等.广东桑枝条黄酮含量测定及抗氧化活性研究［J］.北方蚕业,2005,26（3）:37-38,41.

［3］　张作法,时连根.在线液相色谱法和液相色谱-电喷雾质谱联用法检测桑枝中抗氧化活性成分［J］.中国中药杂志,2012,37（6）:800-802.

［4］　洪德志,时连根.桑枝多糖对糖尿病模型小鼠的降血糖作用［J］.中国药理学与毒理学杂志,2012,26（6）:806-809.

［5］　韩蕾,黄卫,于滢,等.桑枝对小鼠脑缺血再灌注损伤的保护作用［J］.中华中医药学刊,2012,30（9）:1945-1947.

［6］　Guo C, Liang T, He Q, et al. Renoprotective effect of ramulus mori polysa-ccharides on renal injury in STZ diabetic mice［J］.Int J Biol Macromol,2013,62（11）:720-725.

［7］　邢冬杰,项东宇,张彩坤.桑枝活性成分提取及药理作用研究进展［J］.中国现代中药,2014,16（11）:957-960.

［8］　吴志平,周巧霞,顾振纶,等.桑树不同药用部位的降血糖效果比较［J］.蚕业科学,2005,43（2）:215-217.

［9］　王晓梅,郑涛,魏莉芳.桑枝提取物对α-葡萄糖苷酶的作用［J］.世界科学技术（中医药现代化）,2012,14（2）:1464-1467.

［10］ Timokhova A. V, Bakinovskii L V, Zinin A I, et al. Effect of deoxynojirimycin derivatives on morphogenesis of hepatitis C virus［J］. Mol Biol, 2012, 46（4）: 579-587.

［11］ Wang R J, Yang C H, Hu M L. 1-Deoxynojirimycin inhibits metastasis of B16F10 melanoma cells by attenuating the activity and expression of matrix metalloproteinases-2 and-9 and altering cell surface glycosylation［J］. J Agric Food Chem, 2010, 58（16）: 8988-8993.

［12］ 游元元, 万德光, 杨文宇, 等. 四种桑类药材对小鼠免疫功能的影响［J］. 中药药理与临床, 2008, 24（3）: 83-84.

［13］ 洪德志, 陈亚洁, 蒋学, 等. 桑枝水提物对正常小鼠免疫功能的影响［J］. 蚕桑通报, 2012, 43（3）: 22-25.

［14］ 姜乃珍, 薄铭, 吴志平, 等. 中药桑枝化学成分及药理活性研究进展［J］. 江苏蚕业, 2006, 28（2）: 4-7.

［15］ 史银春, 傅强, 王世东, 等. 国医大师吕仁和应用桑科植物治疗糖尿病及并发症临床经验［J］. 海南医学院学报, 2021, 27（13）: 1028-1031.

［16］ 刘辉. 糖尿病性周围神经病变辨治探析［J］. 河南中医学院学报, 2003, 18（4）: 53-54.

［17］ 朴春丽, 罗金丽, 刘文科. 态靶辨证在气虚络瘀型糖尿病周围神经病变中的运用——黄芪桂枝五物汤加川乌、鸡血藤、桑枝［J］. 辽宁中医杂志, 2020, 47（2）: 4-6.

［18］ 王振源, 徐云生. 徐云生教授治疗糖尿病足经验［J］. 实用中西医结合临床, 2016, 16（6）: 59-60.

益 智 仁

【本草记载】

1.《神农本草经》 白棘, 勒、棘, 声相近, 则今人用此, 亦非无因也。味甘, 平。主五脏邪气, 安志厌食。久报, 强魂、聪明、轻身、不老, 通神明。一名益智。生山谷。

2.《吴普本草》 龙眼, 一名益智。

3.《本草蒙筌》 益智仁, 味辛, 气温。无毒。主君相二火, 入脾肺肾经。在四君子则入脾, 在集香丸则入肺, 在凤髓膏则入肾。三经而互用者, 盖有子母相关意焉。和中气及脾胃寒邪, 禁遗精并小便遗溺。止呕哕而摄涎唾, 调诸气以安三焦。更治夜多小便, 入盐煎服立效。

4.《本草新编》 益智, 味辛, 气温, 无毒, 入肺、脾、肾三经。能补君、相二火,和中焦胃气，逐寒邪，禁遗精溺，止呕哕，摄涎唾，调诸气，以安三焦。夜多小便，加盐服之最效，但不可多用，恐动君相之火也，然能善用之，则取效甚捷。大约入于补脾之内则健脾，入于补肝之内则益肝，入于补肾之中则滋肾也。

【历代论述】

1.《名医别录》　其大者，似槟榔。生南海松树上。五月采，阴干。

2.《广雅》　益智，龙眼也。

3.《医学入门》　益智（仁）辛温疗胃寒，和中止呕唾涎残，固精止溺及余滴，养神补气三焦安。服之益人智能，故名。无毒。疗脾胃中受寒邪，止呕哕涎唾，当于补中、和中药内兼用之。又治遗精虚漏，小便余滴。夜多小便者，取二十四枚碎之，入盐煎服，奇验。诸辛香剂，多耗神气，惟此能益气安神，安三焦，补不足，然亦不可多服。《液》云：主君相二火，手足太阴，足少阴，本脾经药也。与诸香同用则入肺，与补气药同用则入脾，与滋补药同用则入肾。盖脾、肺、肾三经，子母互相关也。去皮用。

4.《冯氏锦囊秘录》　益智行阳退阴，通心脾子母之药。三焦命门气弱者，及心虚脾弱者禁之。心者脾之母，故进食不止于和脾，益使心药入脾药中，土中益火，火能生土也。若血燥多火，及因热而遗浊，三焦火动者禁之。

【名家经验】

1. 沈文彬　益智仁入肺、心、肾，温脾胃而加餐，暖膀胱以节溺。腹中疝冲，调气功最；肠鸣肾泻，扶虚堪尝。能祛胃脘之涎，偏补命门之火。

2. 黄凯钧　益智仁，辛温，治脾阳郁滞，冷气腹痛，又能使气宣通，温中进食，摄涎缩小便。血燥有热不宜用。出岭南，取仁炒。

3. 黄元御　凡男子遗精淋浊，女子带下崩漏，皆水寒土湿，肝脾郁陷之故。总之，木郁亦生下热，而热究不在脾胃。庸工谓其相火之旺，胡说极矣！其脾胃上逆，则病吐血，往往紫黑成碗，终损性命。益智仁温燥湿寒，运行郁结，戊己旋转，金木升降，故治诸证。然非泻水补火，培土养中之药，未能独奏奇功。

4. 严洁　能于土中益火，兼治下焦虚寒。开郁散结，温中进食，摄唾涎，缩小便。治冷气腹痛，呕吐泄泻，及心气不足，泄精崩带。得茯神、远志、甘草，治赤浊。配乌药、山药，治溲数。配浓朴、姜、枣，治白浊腹满。同山药，补脾胃。盐拌炒，去盐研用，或盐水炒亦可。怪症：腹胀多时，忽泻不止，诸药不效，此气脱也。用益智仁二两，煎浓汁服之，立愈。

5. 张元素　益智仁治脾胃中寒邪，和中益气，治人多唾，当于补中药内兼用之，不可多服。去皮捣用。

【现代药理】

1. 抗菌　研究表明，采用抑制菌丝生长速率法测定从益智仁中分离出来的益智酮甲、杨芽黄素、白杨素、胡萝卜苷、邻苯二甲酸-双（2′-乙基庚基）酯、1-（4′-羟基苯基）–7–（3″– 甲氧基 –4″– 羟基苯基）–4– 烯 –3– 庚酮等 17 个单体成分的抑菌能力，结果表明其在 0.0625 ～ 1.0 mg/mL 浓度内对小麦赤霉病菌、烟草赤星病菌、马铃薯干腐病菌和马铃薯枯萎病菌均具有抑制生长的作用，抑菌强度与浓度呈正相关 [1]。

2. 调节排尿 研究表明，以益智仁提取物 200 mg/kg、400 mg/kg 的剂量灌胃给药后，具有明显抑制大鼠尿量的现象，且剂量为 400 mg/kg 的益智仁提取物可增加钾离子电解质排泄；随后通过分析其含有的成分，鉴定出了益智酮甲和圆柚酮，结果表明这两个化合物可能是益智仁发挥调节排尿作用的主要活性物质 [2]。

3. 抗糖尿病肾病 研究表明，用益智仁提取物灌胃给药，作用于 2 型糖尿病小鼠，发现 500 mg/kg 的益智仁提取物可显著降低血糖水平和尿白蛋白排泄，并在处理小鼠粪便时，发现益智仁提取物可增加小鼠拟杆菌与拟杆菌的比例和幽门螺杆菌的感染，表明益智仁提取物治疗可通过调节肠道菌群的组成，降低 2 型糖尿病小鼠的血糖水平并降低肾脏病理损害。由此可见，益智仁具有很好的抗糖尿病肾病作用 [3]。

4. 保护神经 研究表明，剂量为 10 mg/kg 的圆柚酮可缓解 LPS 诱导的小鼠学习和记忆障碍，并降低 IL-1β、IL-6、TNF-α、核苷酸结合寡聚化结构域样受体 –3（NLRP3）和 NF-κB p65 等炎症因子的表达，对神经性炎症和阿尔茨海默病起治疗作用 [4]。

5. 抗氧化应激 研究表明，从益智仁中提取分离出浓度为 1.0 μmol/L 的原儿茶酸和 20.0 μmol/L 白杨素作用于非酒精性脂肪肝细胞模型，结果发现其可降低 AST、ALT、TG、MDA 的含量，升高谷胱甘肽过氧化物酶和 SOD 的含量，通过抗氧化应激减少肝细胞内脂肪，对非酒精性脂肪肝细胞起到保护作用 [5]。

6. 改善肠胃功能 研究表明，用剂量均为 10 g/kg 的益智仁 4 种不同部位提取物作用于实验性肠炎模型小鼠，发现乙酸乙酯部位和正丁醇部位可使小鼠结肠组织中 SOD 活性升高、MDA 活性降低，改善实验性肠炎 [6]。

7. 抑制血管生成 研究表明，从益智仁乙酸乙酯部位分离出益智酮甲和益智酮乙，并作用于转基因荧光斑马鱼和人脐静脉内皮细胞，进行体内和体外实验。结果表明这两种成分具有很好的血管生成抑制活性，其中体外实验显示益智酮甲和益智酮乙血管生成抑制指数（AI）分别为 18、4.2，体内实验分别为 0.65、0.25，益智酮甲效果比益智酮乙好，且推测二苯庚烷类为抑制血管生成的物质基础 [7]。

8. 镇静催眠 研究表明剂量为 240 mg/kg 的益智仁水提物、醇提物氯仿部位、正丁醇部位均可抑制小鼠自主活动，增加戊巴比妥钠阈下剂量引起的小鼠入睡率和阈上剂量的睡眠维持时间，具有较好的镇静催眠作用 [8]。

9. 抗肿瘤 将不同浓度化合物作用于人肺癌细胞株 A549 细胞、人乳腺癌细胞株 MCF-7 细胞、人结肠腺癌细胞株 SW620 细胞，结果表明从益智仁中具抗肿瘤活性的乙酸乙酯部位分离出益智酮甲、杨芽黄素、白杨素、胡萝卜苷、oxyphyllenone B、邻苯二甲酸 – 双（2′– 乙基庚基）酯、1–（4′– 羟基苯基）–7–（3″– 甲氧基 – 4″– 羟基苯基）– 4 – 烯 – 3 – 庚酮等 13 个单体成分均具有一定的抑制肿瘤作用，其中益智酮甲抗肿瘤作用最强 [1]。

【降糖量效】

1. 常规剂量[9]　益智仁入煎剂 10 ～ 15 g。适用于糖尿病胃肠功能紊乱等，益智仁降糖的同时亦可调节肠道菌群。

2. 大剂量[10]　益智仁入煎剂 16 ～ 30 g。适用于糖尿病肾病夜尿频多等，益智仁降糖的同时亦可调节排尿。

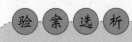

1. 益智仁常规剂量验案[9]

田某，女，79 岁，2006 年 3 月 2 日初诊。

初诊：患者以"多饮、多尿、消瘦 10 年，神志朦胧 1 日"为主诉于 2006 年 1 月 28 日抬送收住福建省福州中西医结合医院内科。既往史：1 周前摔倒致胸椎压缩性骨折。2 年前患肺结核。有高血压病史、2 型糖尿病史 10 年，服用格列齐特、阿卡波糖、二甲双胍，间断服用降压药，否认其他疾病史。2006 年 1 月 28 日急查血糖 51.93 mmol/L，尿酮体 +。入院后给予小剂量胰岛素、补液、改善循环及对症处理等治疗，患者神志转清，尿酮体转阴。因左下大腿肿胀，左膝关节以下皮肤黑暗、冰冷，左足背动脉搏动消失，考虑左下肢动脉栓塞，下肢出现坏死，请骨科会诊，于 2006 年 2 月 1 日行右下肢大腿中段高位截肢手术。术后出现失血性贫血、肺部感染，给予输血、抗感染等治疗，患者贫血改善、感染好转、血糖控制稳定，切口愈合良好。患者入院以来始终大便异常，每日排稀便 3 ～ 5 次，无黏液脓血便，无里急后重，大便常规检查无异常。考虑糖尿病肠病，胃肠功能紊乱，给予缓解肠道痉挛、止泻等治疗，先后予蒙脱石散、盐酸洛哌丁胺、双歧杆菌三联活菌、复方黄连素等，腹泻症状无改善。2006 年 2 月 1 日行左下肢大腿中段高位截肢手术，术后出现失血性贫血、肺部感染，给予输血。2006 年 2 月 12 日开始伴阵发性腹部痉挛感（腹部绞迫），腹泻日 10 余次，每因腹部绞迫而大便自遗，予口服阿托品、阿片酊，肌内注射山莨菪碱（654–2）等，未效。自 2006 年 2 月 21 日始，每日肌内注射山莨菪碱 10 mg，次数增加达 5 ～ 6 次，症状无改善。刻下：形体消瘦，面色苍白，神疲懒言，口干不喜饮，腹部绞迫难忍欲死（其家属形容腹绞如孙悟空在肚子里翻滚），日发数次，大便失禁，质稀（家属诉说），日 10 余次，肠鸣音较活跃，每分钟 10 次左右，但无腹痛腹胀。舌体瘦小、舌暗红绛、裂纹、无苔少津，脉芤。

中医诊断：消渴；证属脾虚失健，肾虚不固。

西医诊断：糖尿病肠病，高血压病 2 级，胸椎压缩性骨折，陈旧性肺结核。

治法：健脾止泻，理气解痉。

处方：参苓白术散加减。

| 太子参 30 g | 黄芪 24 g | 茯苓 15 g | 山药 15 g |
| 枳壳 10 g | 砂仁 6 g | 芡实 15 g | 天花粉 15 g |

| 益智仁 15 g | 白术 10 g | 五味子 10 g | 黄连 5 g |
| 白芍 15 g | 甘草 5 g | | |

1 剂，水煎服，温服。

二诊（2006 年 3 月 2 日）：诸症无改善，再守原法观之。

处方：

太子参 30 g	党参 30 g	黄芪 30 g	延胡索 10 g
山药 24 g	茯苓 24 g	泽泻 10 g	川楝子 10 g
车前子 15 g	薏苡仁 24 g	白扁豆 24 g	白芍 30 g
砂仁 6 g	枳壳 10 g	槟榔 10 g	甘草 5 g
木香 10 g	神曲 10 g	麦芽 15 g	麦芽 15 g
芡实 20 g	麦冬 10 g	沙参 15 g	莪术 10 g

3 剂，水煎服，每日 1 剂，早晚温服。

三诊（2006 年 3 月 6 日）：诸症仍无改善，每日仍需肌内注射山莨菪碱数次。细辨之，患者久病，脾肾俱虚，腹绞难忍，大便失禁，当属中气下陷，脾虚气滞，肾虚不固，治宜补中益气，升阳举陷，温肾理气。

处方：补中益气汤合四神丸加减。

党参 30 g	白扁豆 15 g	山药 30 g	肉豆蔻 6 g
五味子 6 g	补骨脂 12 g	白术 15 g	桂枝 5 g
枳壳 20 g	升麻 5 g	柴胡 5 g	陈皮 6 g
川楝子 10 g	甘草 5 g	石斛 10 g	赤石脂 10 g
天花粉 15 g			

1 剂，水煎服，每日 1 剂，早晚温服。

四诊（2006 年 3 月 7 日）：诸症仍无改善，昨日出现发热，体温 38.6℃，右肺底可闻及湿啰音，考虑卧床引起肺部感染，西医予抗感染等对症治疗。因始终仅听家属诉说患者腹泻，大便稀，未曾亲见患者大便情况，今要求查看患者大便，见大便色黄、软，外观正常，仅形状不成形，堆积于肛门口，家属擦净大便后发现患者肛门口松弛张开（脱肛不收），内见红色直肠黏膜，再次查粪常规无异常。笔者恍然大悟，冰冻三尺，非一日之寒，此病也非一日可愈。患者大便外观基本正常，非脾肾虚而食不消化之泄泻，乃中气下陷之大便滑脱。患者虽有阴亏之征，舌暗红绛、无苔少津，但口干不多饮，且昨日试探性服用温药桂枝、补骨脂等未出现口干加剧；面色㿠白，神疲懒言，均为气虚、阳虚之象，故治疗应以补中益气为主，佐以温阳固涩。方用补中益气汤加减，重用枳壳提气升阳。

处方：

| 党参 30 g | 黄芪 30 g | 白术 10 g | 当归 10 g |

陈皮 5 g	升麻 5 g	柴胡 5 g	枳壳 20 g
鹿衔草 10 g	石榴皮 10 g	乌梅 10 g	白芍 30 g
芡实 10 g	鹿角霜 10 g	吴茱萸 6 g	桂枝 5 g
补骨脂 10 g	益智仁 10 g	甘草 5 g	

2 剂，水煎服，每日 1 剂，早晚温服。

五诊（2006 年 3 月 9 日）：腹部绞迫症状减轻，昨日仅中午肌内注射山莨菪碱 10 mg。因饮食不慎，今腹泻加重，大便稀水样，夹有黏液，日 10 余次，伴肠鸣辘辘，查大便常规：脓球 +++，黏液 +。嘱今天节制饮食，治疗仍守上法，加用清利肠热及消导之品马齿苋、秦皮、麦谷芽、神曲。

处方：

党参 30 g	黄芪 30 g	白术 15 g	当归 9 g
陈皮 5 g	升麻 5 g	柴胡 5 g	野麻草 15 g
黄芩 10 g	马齿苋 15 g	秦皮 10 g	石榴皮 10 g
乌梅 10 g	白芍 30 g	芡实 10 g	吴茱萸 6 g
枳壳 20 g	桂枝 5 g	麦芽 15 g	谷芽 15 g
神曲 10 g	甘草 5 g		

2 剂，水煎服，每日 1 剂，早晚温服。

六诊（2006 年 3 月 11 日）：腹绞次数明显减少，山莨菪碱每日肌内注射 1～2 次。仍低热，昨日起黏液样便已止，查看肛门口已收紧，未见直肠黏膜，但大便仍因腹部绞迫而滑脱，日 2～4 次，患者自诉纳呆（原先均为家属诉说，患者懒言，现患者自诉，说明其有欲食之意），面色明显好转，呈红润，初次见其笑容。继守原法，补中益气为主，佐以温阳固涩。

处方：

党参 30 g	黄芪 30 g	白术 10 g	野麻草 20 g
鹿角霜 10 g	当归 9 g	陈皮 5 g	升麻 5 g
柴胡 5 g	乌梅 10 g	白芍 30 g	马齿苋 20 g
枳壳 20 g	乌药 10 g	补骨脂 10 g	桂枝 5 g
芡实 10 g	鸡内金 10 g	谷芽 15 g	麦芽 15 g
鹿衔草 10 g	木瓜 10 g	甘草 5 g	

2 剂，水煎服，每日 1 剂，早晚温服。

七诊（2006 年 3 月 13 日）：昨日体温正常，未肌内注射山莨菪碱，困扰日久的腹部绞迫感症状终于消失，诉腰部酸痛，纳少无味，口不干，今晨排一次溏便后，11 时左右查看患者时，肛门口未见大便堆积。舌质由暗红绛转红，少许薄苔，脉象应指渐有力。病情明显好转，信心倍增，继守原法治之。

处方：

党参 30 g	黄芪 30 g	白术 12 g	当归 9 g
陈皮 5 g	升麻 5 g	柴胡 5 g	乌梅 10 g
白芍 30 g	枳壳 20 g	甘草 5 g	鹿角霜 10 g
芡实 15 g	桂枝 5 g	补骨脂 10 g	杜仲 10 g
益智仁 15 g	鸡内金 10 g	谷芽 15 g	麦芽 15 g
鹿衔草 10 g			

2 剂，水煎服，每日 1 剂，早晚温服。

八诊（2006 年 3 月 15 日）：昨日拔除尿管后，现已能自行排尿，昨大便随小便而出，便溏，日 3～4 次，无腹绞不适，口干但饮不多，腰酸，今日舌质明显好转，仅稍红，少许薄苔，脉沉弦有力，治守上法，加壮腰健肾之品。

处方：

党参 30 g	黄芪 30 g	白术 12 g	当归 9 g
陈皮 5 g	升麻 5 g	柴胡 5 g	乌梅 15 g
白芍 20 g	枳壳 20 g	鹿角霜 10 g	芡实 15 g
桂枝 5 g	补骨脂 10 g	杜仲 10 g	续断 15 g
山药 25 g	谷芽 15 g	麦芽 15 g	茯苓 15 g
甘草 5 g			

2 剂，水煎服，每日 1 剂，早晚温服。

九诊（2006 年 3 月 17 日）：昨日下午大便又失禁，夹黏液，日 7～8 次，今晨已止，腰酸，舌淡红，苔薄白，脉弦。守上法并加用壮腰补肾之品。

党参 30 g	黄芪 30 g	白术 10 g	鹿角霜 10 g
芡实 15 g	当归 9 g	陈皮 5 g	升麻 5 g
柴胡 5 g	白芍 15 g	枳壳 10 g	山药 24 g
补骨脂 10 g	神曲 10 g	谷芽 15 g	麦芽 15 g
茯苓 15 g	菟丝子 10 g	山茱萸 10 g	杜仲 10 g
葛根 10 g	甘草 5 g		

2 剂，水煎服，每日 1 剂，早晚温服。

十诊（2006 年 3 月 19 日）：因仍排稀便，上方加益智仁 10 g、马齿苋 15 g、石榴皮 15 g、野麻草 15 g、鹿衔草 15 g。2 剂，水煎服，每日 1 剂，早晚温服。

十一诊（2006 年 3 月 21 日）：今大便次数及量减少，惟仍有黏液果冻样，已开始进食咸蛋、肉松等，口稍干，纳增，面色苍白，唇淡，腰酸，舌淡红，苔薄白，脉弦有力。继守原方。2 剂，水煎服，每日 1 剂，早晚温服。

十二诊（2006 年 3 月 23 日）：昨日上午排便 5～6 次，下午未排便，今晨未排便，继守原方。1剂，水煎服，每日1剂，早晚温服。

十三诊（2006年3月24日）：近2日无排便。守上方，去清热之品，加重温补升清之品。

处方：

党参30 g	黄芪30 g	白术10 g	羌活5 g
葛根10 g	当归10 g	陈皮5 g	升麻5 g
柴胡5 g	芡实20 g	制附子5 g	山药30 g
补骨脂15 g	桂枝10 g	鸡内金10 g	茯苓15 g
甘草5 g	白芍15 g		

2剂，水煎服，每日1剂，早晚温服。

此后效不更方，继守原法。纳食日增，大便成形，日1～2次，于2006年4月2日好转出院。出院后继服中药调理1周左右，大便成形，日1次，达1年。患者因行走不便，长期卧床，1年之后患者又恢复了从前的便秘状态，需服麻仁丸等通便之药方可解便。随访至今，患者仍健在。

按：患者腹部绞迫翻滚难忍欲死（听诊肠鸣音活跃），非一般的腹痛、腹胀，也不伴嗳气、矢气。此症状较为少见，且为患者最为痛苦的症状。中医辨证当属土虚木乘，气结中焦。故治疗除用补中益气之药外，加用疏肝理气之品。综观患者消渴之疾已10余年，且年过古稀，肝肾阴亏，而该患者热象不明显，虽有阴虚的征象，如舌体瘦小、裂纹，舌暗红绛无苔且舌面干燥，口干等表现，但仔细观察，患者面色㿠白，虽口干但不喜饮，神疲懒言，怕冷，大便失禁、肛脱不收，脉芤。辨证应以气虚、阳虚为主，当准确辨为中气下陷之后，在治疗中除补中益气汤外，应用温阳之品，脾肾阳气得以恢复，如阳光照耀，阴霾自散，则腹绞难忍之痛苦在补气补阳中自然迎刃而解。方中使用常规剂量益智仁，在降糖同时可调节脾胃，温脾止泻。

2. 益智仁大剂量验案[11]

陈某，男，77岁，2019年10月8日初诊。

初诊：因反复口渴、多饮、多尿8年余，复发加重10余日就诊。刻下：口渴、多饮、多尿，每日饮水量及尿量均大于3 000 mL，尿中泡沫增多，不易消散，双下肢凹陷性水肿，按之凹陷不易恢复，肢体乏力，时感腰部疼痛，病来精神、纳眠差，大便可，舌淡边有齿痕，苔薄白腻，脉沉细滑无力。肾功能：尿素12.21 mmol/L，肌酐158.0 μmol/L，尿酸668 μmol/L。尿常规：蛋白质+++，尿糖±。随机血糖13.9 mmol/L。

中医诊断：消渴；证属脾肾亏虚。

西医诊断：糖尿病肾病。

治法：健脾益肾，活血消癥。

处方：

酒黄连 10 g	黄芪 30 g	六月雪 30 g	丹参 30 g
党参 15 g	生大黄 10 g	茯苓 30 g	桂枝 6 g
三七粉 30 g	益智仁 30 g	法半夏 15 g	桑螵蛸 30 g

15 剂，水煎服，每日 1 剂，早晚分服。

二诊：上述症状明显减轻，舌淡白，苔白腻，脉沉细滑。尿常规示：尿蛋白++，肾功能：肌酐 130.0 μmol/L。守方加减，去益智仁、法半夏、桑螵蛸，酒黄连改为 15 g，15 剂，水煎服，早中晚餐前温服。

三诊：上述症状明显缓解，尿常规正常，肾功能：肌酐 121.0 μmol/L。舌淡红，苔薄白，脉沉细。

按：本案患者为老年男性，既往糖尿病肾病多年，目前已经进展到慢性肾病；刘厚颖认为患者有多年糖尿病病史，脾虚不运，水谷精微不能正常疏布，日久湿热血瘀阻滞，损伤肾络，导致脾肾亏虚。脾虚不能运化水谷精微，则水肿、乏力、舌淡边有齿痕，脏腑功能失养，肾虚不能固摄精微物质，则出现蛋白尿。当以补肾健脾、通络消癥，方中黄芪、茯苓、党参益气健脾，利水消肿，桂枝温阳化气，用六月雪、酒黄连清热解毒，三七粉、丹参活血化瘀，生大黄通腑泻浊，法半夏加强泻浊功效，益智仁、桑螵蛸补肾助阳，诸药合用，共奏补肾健脾、通络消癥之效。其中，大剂量益智仁使降糖效佳，同时维持水液正常运行。

｜ 参考文献 ｜

［1］　王亚玲. 益智仁乙酸乙酯部位化学成分及生物活性的研究［D］. 郑州：郑州大学，2019.

［2］　Li Y H, Tan Y F, Wei N, et al. Diuretic and anti-diuretic bioactivity differences of the seed and shell extracts of *Alpinia oxyphylla* fruit［J］. Afr J Trad Compl Altern Med, 2016, 13（5）：25-32.

［3］　Xie Y Q, Xiao M, Ni Y L, et al. *Alpinia oxyphylla* miq. extract prevents diabetes in mice by modulating gut microbiota［J］. J Diabet Res, 2018, 2018：1-10.

［4］　Wang Y, Wang M, Xu M, et al. Nootkatone, a neuroprotective agent from Alpiniae Oxyphyllae Fructus, improves cognitive impairment in lipopolysaccharide-induced mouse model of Alzheimer's disease［J］. Int Immunopharmacol, 2018, 62：77-85.

［5］　陈益耀，陈轶，何周桃，等. 原儿茶酸、白杨素对非酒精性脂肪肝细胞模型的抗氧化作用［J］. 中西医结合肝病杂志，2018，28（5）：294-296，322.

［6］　房磊臣，刘嫱，高新征，等. 黎药益智仁不同极性部位提取物对实验性肠炎模型小鼠的影响［J］. 中国药房，2017，28（16）：2220-2223.

[7] 高晓平,陈丽晓,殷志琦,等.益智仁中二苯基庚烷类化合物的血管生成抑制活性[J].中国药科大学学报,2015,46(1):85-88.

[8] 刘冰,于宏伟,李梅,等.益智仁镇静催眠活性部位的筛选[J].时珍国医国药,2015,26(1):53-55.

[9] 肖丽春,杨煜,陈翎,等.糖尿病腹部绞迫、大便滑脱治验1例[J].光明中医,2011,26(9):1893-1895.

[10] 黄玉起,许慧艳.中医辨证治疗糖尿病肾病51例[J].辽宁中医药大学学报,2008,10(5):111-112.

[11] 范小芹,刘厚颖,李正胜,等.刘厚颖治疗糖尿病肾病经验总结[J].医学食疗与健康,2020,18(2):36.

白　芷

【本草记载】

1.《神农本草经》 白芷,一名芳香,一名菌,味辛,温,无毒。治妇人漏下赤白、血闭、阴肿、寒热、风头侵目泪出,长肌肤,润泽,可作面脂,生川谷下泽。

2.《本草求真》 通窍行表,为足阳明经祛风散湿主药。故能治阳明一切头面诸疾,如头目昏痛、眉棱骨痛,暨牙龈骨痛、面黑瘢疵者是也。且其风热乘肺,上烁于脑,渗为渊涕,移于大肠,变为血崩血闭,肠风痔漏痈疽;风与湿热,发于皮肤,变为疮疡燥痒;皆能温散解托,而使腠理之风悉去,留结之痈肿潜消,诚祛风上达,散湿火要剂也。

3.《汤液本草》 (白芷)气温,味大辛,纯阳、无毒。气味俱轻,阳也,阳明引经药……头痛甚者加蔓荆子。

4.《证类本草》 白芷出齐郡,黄泽者善。

5.《神农本草经集注》 首次提出白芷根和叶均可药用,云:"白芷,味辛温,无毒,疗风邪,久渴,吐呕,两肋满,风痛,头眩,目痒,可作膏药面脂,润颜色。叶名蒚麻,可作浴汤。生河东川谷下泽。二月、八月采根,曝干……道家以叶香浴去尸虫,又用合香也。"

6.《日华子本草》 首次提出白芷治疥癣、生肌、治内风(肠风),云:"治目赤胬肉,用补胎漏滑落,破宿血,补新血,乳痈,发背,瘰疬,肠风,痔瘘,排脓,疮痍,疥癣,止痛,生肌。去面皯疵瘢。"

7.《本草衍义》《经》曰:能蚀脓。今人用治带下,肠有败脓,淋露不已,腥秽殊甚,遂至脐腹更增冷痛。

8.《本草纲目》 叶作浴汤,去尸虫,治风毒瘾疹、疗风痰、小儿身热。

【历代论述】

1.《药性论》　新增止痛、明目、止逆、蚀脓之功效，称白芷："治心腹血刺痛，除风邪，主女人血崩及呕逆，明目、止泪出，疗妇人沥血、腰腹痛，能蚀脓。"

2.《外台秘要》　治丹瘾疹，白芷及叶煮汁洗之效。

3.《医学集成》　以白芷一味治"女人白带"。

4.《五十二病方》　首次提出白芷治痈"用白芷、白衡、菌口桂、枯蛋、薪（新）难，凡五物等。

5.《夷坚志》　此药不难得，亦甚易办，吾不惜传诸人，乃香白芷一物也。

【名家经验】

1. 李时珍　漏带痈疽诸病，三经之湿热也，以白芷之"温以除之"。

2. 李东垣　白芷疗风通用，其气芳香，能通九窍，表汗不可缺也。

3. 王好古　白芷同辛夷、细辛用治鼻病，入内托散用长肌肉，则入阳明可知矣。

4. 蒲辅周　以白芷配蝉蜕、防风治疗周身风疹块、剧烈瘙痒，认为"白芷祛风为主并能下乳，常配伍当归、漏芦、王不留行治疗产后乳汁不通或乳汁不足"。

5. 朱仁康　以白芷配伍硫黄、胆矾、五倍子等制成软膏，治疗牛皮癣。

6. 严用和　以白芷配伍薄荷、辛夷、苍耳子，芳香通窍治疗鼻渊流浊涕不止。

7. 刘完素　谓白芷为"手阳明引药要药，同升麻则通行手、足阳明经，亦入手太阴经，治正阳明头痛，热厥头痛，加而用之"。

8. 张锡纯　创卫生防疫宝丹治霍乱吐泻转筋，下痢腹痛及一切疹证，即由白芷、细辛、冰片等组成。

【现代药理】

1. 降血糖　研究表明，白芷具有降血糖的作用。白芷中的提取物，用于体外和体内的降血糖作用，结果显示，与对照组相比，白芷提取物处理的细胞显示出 G 蛋白偶联受体 119（GPR119）活化，细胞内 cAMP 水平，GLP-1 水平和葡萄糖刺激的胰岛素分泌显著增加。在正常小鼠中，用白芷提取物的单次治疗改善了葡萄糖耐量并增加了胰岛素分泌。用不同剂量的白芷提取物或正己烷提取部位治疗改善了糖尿病 db/db 小鼠的葡萄糖耐量。并在白芷提取物的活性成分中鉴定出欧前胡素、珊瑚菜素和异欧前胡素。其中，珊瑚菜素激活 GPR119 并增加活性 GLP-1 和体外胰岛素分泌，并增强正常和 db/db 小鼠的葡萄糖耐量，推测其可能具有治疗 2 型糖尿病的潜力[1]。

2. 解热、镇痛、抗炎　研究表明，白芷具有解热、镇痛、抗炎的药理作用，其中白芷的镇痛作用对治疗头痛具有良好的效果。白芷总香豆素和挥发油组合物对硝酸甘油诱导的大鼠偏头痛具有一定的预防作用，其作用机制可能降低血中降钙素基因相关肽（CGRP）、一氧化氮及内皮素（ET）水平，恢复血管活性物质的平衡，调节血管活性物质水平和功能，从而降低血管和神经的进一步损伤，减轻神经源性炎症[2]。有研究报道，将白芷的两种主要有效成分白芷总香豆素和总挥发油按不同比例配伍组成组合物，结果发现，配伍后药物提升了抗炎、镇痛作用，其中以两者比例为 3 ∶ 1 时疗效最好[3]。

3. 抑制病原微生物　研究表明，白芷具有很强的抗菌作用，对大肠埃希菌、痢疾杆菌、伤寒杆菌、铜绿假单胞菌、革兰阳性菌及人型结核杆菌等细菌均有抑制作用[4]。有研究发现，用琼脂平板打孔法和倍比稀释法得到的川白芷的三氯甲烷、乙酸乙酯和正丁醇提取液对金黄色葡萄球菌、大肠埃希菌、铜绿假单胞菌及肺炎克雷伯氏菌均具有抑制作用，对抑制铜绿假单胞菌抑制最优，其中乙酸乙酯萃取物的抑菌效果最好，且随提取物浓度越大抑制效果越强[5]。兴安白芷 75 % 乙醇提取物对病原菌的菌丝生长抑制效果较好，尤其对杨树灰斑病菌有较好的抑制作用[6]。

4. 抗肿瘤　研究表明，欧前胡素在异种移植肿瘤模型中能抑制肿瘤生长并阻断肿瘤血管生成。欧前胡素是一种有效的缺氧诱导因子 –1（HIF–1）抑制剂。欧前胡素显著抑制 HT–29 结肠癌细胞生长，IC_{50} 值为 78 μmol/L。欧前胡素通过上调 p53 和 Caspase 级联诱导结肠癌细胞凋亡，体现了可作为结肠癌抗癌剂的潜力。欧前胡素、异欧前胡素对 MDA–MB–231 乳腺癌细胞增殖有明显抑制作用。不同浓度的多柔比星与欧前胡素、氧化前胡素和白当归脑合用后对 MCF–7 和 MDA–MB–231 细胞与不同浓度的多柔比星单独组比较，增殖抑制作用更加明显，IC_{50} 显著降低，增敏倍数增加。

5. 对酶的影响　研究表明，白芷对酶具有一定的抑制作用。朝鲜产的白芷的甲醇提取物可明显加强戊巴比妥的催眠作用，其作用机制是白芷中的佛手内酯、氧化前胡内酯等直链型呋喃香豆素类酶抑制药，能抑制药物代谢。大剂量白芷香豆素类具有一定中枢兴奋作用，但同时可能具有肝药酶抑制作用。而具有中枢抑制或兴奋作用的药物也有可能延长或缩短其催眠作用。因此，香豆素对戊巴比妥钠催眠效应的影响可能通过抑制肝微粒体细胞色素 P450（CYP）介导来增强其中枢抑制作用的药动学因素和中枢兴奋作用的药效学因素。香豆素对 CYP 的抑制作用较强，白芷水提液也可以提高大鼠血清酪氨酸酶的含量[7]。延胡索配伍白芷可以通过抑制药物代谢酶活性来引起大鼠脑组织分布改变。

6. 美白、抗氧化　研究表明，白芷在古代就可被用作面部来护肤保养，白芷挥发油具有一定的美白活性，抑制酪氨酸酶的活性为（43.21 ± 1.96）%。可以推测，白芷与酪氨酸酶的铜离子进行反应，使酪氨酸酶活性降低从而抑制黑色素生成的作用，应该是各组分综合协同作用的结果；挥发油中比例较大的不饱和双键对抑制酪氨酸酶活性起重要作用，白芷还可与其他中药配制成中药外用制剂治疗白癜风，在临床治疗过程中通常将白芷和其他中药配伍制成复方白芷酊和补骨脂酊等酊剂使用[8]。白芷具有抗氧化活性和体外清除自由基能力，白芷醇提取物具有较强的氧化活性，能延缓皮肤衰老。白芷 75 % 乙醇提取物能有效清除自由基，可作为一种性能良好的新型天然清除自由基、抗氧化剂。白芷的提取物清除自由基和抗氧化作用的物质基础是香豆素化合物，如异欧前胡素等。

7. 对中枢神经系统的作用　研究表明，白芷对中枢神经具有一定的调节作用，白芷总挥发油在外周能显著降低血中单胺类神经递质的含量，在中枢能显著升高 5- 羟色胺的含量，降低去甲肾上腺素从而产生镇痛作用。CGRP 为偏头痛发病的关键因子之一，通过外周炎症和中枢调节来提高偏头痛患者的神经传递，在偏头痛功能失调和头痛产生过程中起着重要的作用[9]。白芷能改善偏头痛动物行为学表现，增加 5- 羟色胺含量，同时减少一氧化氮的分泌，降低 CGRP 阳性率。

【降糖量效】

1. 小剂量　白芷入煎剂 6 ~ 9 g。可用于糖尿病各种阶段，意在长期控制血糖。

2. 常规剂量　白芷入煎剂 10 ~ 14 g。用于糖尿病中、后期阶段，可改善糖耐量，增加胰岛素分泌，控制血糖。

3. 大剂量　白芷入煎剂 15 g 及以上。用以辅助降糖，入散剂外敷，可用于治疗糖尿病足产生的溃疡等，敛溃生肌，改善糖尿病并发症。

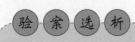

1. 白芷小剂量验案[10]

患者，女，53 岁，1990 年 6 月 22 日初诊。

初诊：多饮、多尿伴视力下降 5 年，左眼失明 7 个月。患者于 1985 年因多饮、多尿伴视物不清，确诊为糖尿病，予饮食控制及口服降糖西药治疗，血糖不稳定，视力逐渐下降。1989 年 2 月经眼科检查为糖尿病视网膜病变Ⅳ期，行氩激光治疗 3 个月。当年 11 月因负重物导致左眼底大出血而失明，仅有光感和可见手动，当时眼科检查发现左眼底有条状出血，视神经盘呈增殖性玻璃体视网膜病变，其他部分被混浊的玻璃体所覆盖。经用卡巴克络、芦丁、维生素 C 等治疗半年，视力未见恢复。昨日眼科检查视力右眼 0.1，左眼仅见手动，右眼底出血较前吸收，颞下增殖膜伴血管。左眼仅见机化膜、玻璃体混浊。目前口服格列本脲 2.5 mg/d。空腹血糖 8.43 mmol/L，午餐后 2 h 血糖 9.76 mmol/L，尿糖－。求治于中医。刻下：右眼视物模糊不清，左眼仅有光感和手动。多年来大便秘结，靠服泻药排便。舌淡，苔薄白，脉弦细。

中医诊断：消渴；证属气阴两伤，肝肾不足，瘀阻目络。

西医诊断：糖尿病视网膜病变。

治法：益气养阴，滋补肝肾，活血止血。

处方：

生黄芪 30 g	生地黄 30 g	苍术 15 g	玄参 30 g
葛根 15 g	丹参 30 g	川芎 10 g	白芷 9 g
谷精草 10 g	密蒙花 10 g	青葙子 10 g	木贼草 10 g
决明子 30 g	牡丹皮 15 g	制何首乌 15 g	女贞子 15 g
当归 15 g	白芍 30 g		

水煎服，每日 1 剂，早晚分服。

二诊（1990 年 8 月 10 日）服上方治疗近 2 个月，大便较畅，1990 年 7 月 10 日查空腹血糖 7.6 mmol/L，午餐后 2 h 血糖 6.65 mmol/L。1990 年 8 月 6 日右眼视力又下降，眼科查右眼视力 0.06，左眼仅见手动。眼底检查：右眼颞下机化团处出血，视神经盘上下方玻璃体条形出血混浊，黄斑小圆点出血，中心光不清。左眼颞侧机化团盘斑间变薄。仍守前法，加重凉血止血之药。

处方：

生黄芪 30 g	生地黄 30 g	苍术 15 g	玄参 30 g
葛根 15 g	丹参 30 g	黄芩 10 g	黄连 5 g
川芎 10 g	白芷 10 g	菊花 10 g	青葙子 10 g
谷精草 10 g	密蒙花 10 g	决明子 30 g	枸杞子 10 g
白芍 30 g	大蓟 10 g	小蓟 10 g	

水煎服，每日 1 剂，早晚分服。

三诊（1991 年 8 月）：服上方 2 个月余，右眼视物较前清晰，左眼突然复明，1990 年 10 月 15 日视力检查左眼 0.07，右眼 0.04。继以上方随症加生大黄、三七粉、生蒲黄、茺蔚子等，服至 1991 年 4 月，视力进一步恢复。眼科复查双眼视力均为 0.1，眼底可见激光斑，未见出血。刻下：病情稳定，空腹血糖 6.27 mmol/L，午餐后 2 h 血糖 7.44 mmol/L。遂将原方配制水丸长服以图巩固，随诊至今，未见反复。

按：糖尿病视网膜病变属于中医之"血灌瞳神"或暴盲的范畴，若发生增殖性视网膜病变，视网膜上出现新生血管，则可引起玻璃体出血、纤维组织增生、视网膜剥离等严重后果，是导致失明的重要原因。本病之病机主要是气阴两虚，肝肾阴亏，瘀阻目络。糖尿病以气阴两虚为本，气虚不运或阴虚血滞均可产生瘀血，又因肝藏血，肾藏精，肝肾同源，肝开窍于目，目得血而能视，故以益气养阴、滋补肝肾、活血止血为原则。早期病变出现视物不清、视力下降者常用川芎、菊花、青葙子、谷精草、密蒙花及小剂量白芷以益气养阴，活血化瘀，祛风明目；晚期病变由于眼底出血，视物发红甚或失明者，常加大小蓟、茜草根、三七粉、生蒲黄、槐花以止血凉血，活血消瘀。大便干燥，视物模糊常加当归、白芍、制何首乌、女贞子、决明子以滋补肝肾，养血明目，润肠通便。祝谌予指出，治疗糖尿病眼底出血不宜恣用敛涩止血之药，因瘀血阻络则血不循经而外溢，瘀血不去则新血不生，故习用川芎、白芷、菊花、大蓟、茜草根、槐花、生蒲黄、三七粉等辛凉散风，化瘀止血之品，有助于出血吸收，防止机化物的形成，以免再次出血。本案系糖尿病视网膜病变晚期，虽经氩激光治疗，但双眼底仍反复出血，右眼视力严重下降，左眼已经失明，经治疗后使左眼复明，右眼出血控制，血糖正常疗效巩固，其处方用药独到之处，足启后学深思。

2. 白芷常规剂量验案 [11]

患者，女，46 岁，2009 年 7 月 2 日初诊。

初诊：自诉有糖尿病史 8 年，2 个月前出现右足跟疼痛伴发溃疡，经外科清创及民间验方治疗，效果欠佳。刻下：右足跟溃疡伴疼痛，脓液臭秽，足背肿胀，四肢麻木，手足如冰，头晕气短，精神萎靡，大便稀溏，食后即泻，舌淡苔黄腻，脉沉细无力。

中医诊断：脱疽；证属脾肾阳虚，瘀毒蕴结。

西医诊断：糖尿病足。

治法：温阳益气，化瘀解毒。

处方：四逆汤加味。

制附子 30 g（先煎）	干姜 15 g（先煎）	炙甘草 20 g（先煎）	黄芪 40 g
人参 10 g	白芷 10 g	当归 15 g	玄参 20 g
金银花 20 g	乳香 10 g	没药 10 g	桂枝 10 g
紫花地丁 30 g	牛膝 6 g		

水煎取汁 400 mL，分早、中、晚 3 次口服。

外洗方：

金银花 20 g	黄连 10 g	黄柏 10 g	白芷 10 g
桂枝 6 g	附子 6 g（先煎）	当归 15 g	红花 10 g
赤芍 10 g	防风 10 g		

日 1 剂，水煎取汁 1 000 mL，分早、晚 2 次熏洗，洗后予云南白药粉敷疮面包扎。

二诊（2009 年 7 月 7 日）：疮面始收，无脓无臭，全身症状均有好转。上方去紫花地丁加鹿角胶 15 g（烊化）继服，外用方同前。

三诊（2009 年 7 月 12 日）：疮面鲜红活嫩，有新生肉芽生长，精神转佳，头晕告愈，四肢转温，大便成形，舌淡红苔薄白而润，脉沉细。阳气未复，病将向愈，守上方继服 20 剂，合以其他调理，溃疡痊愈，诸症悉除。

按：本案患者足跟溃疡，貌似热毒，但据"脉微细，但欲寐，手足厥冷"之特点，实乃阳虚至极、气血衰少、瘀毒蕴结所致。故重用四逆汤温脾肾之阳；黄芪、人参、当归补气血之虚；配血肉有情之品鹿茸补肾阳，益精血；常规剂量白芷配伍玄参、金银花、紫花地丁、乳香、没药化瘀解毒，止痛生肌；桂枝、牛膝温通血脉，旁达四末。外用化瘀解毒，温通经脉之品熏洗，药效直达病所，加速溃疡愈合。

3. 白芷大剂量验案 [12]

患者，女，47 岁，2017 年 10 月 27 日初诊。

初诊：患者自诉患 2 型糖尿病 1 年，平素口服二甲双胍每日 3 次，每次 500 mg 联合阿卡波糖每日 3 次，每次 50 mg 控糖，自测空腹血糖控制在 7～10 mmol/L，餐后血糖 10～14 mmol/L。刻下：头痛、身体沉重，彻夜难眠，情绪低落，大便干，小便黄。望舌质红，苔黄腻，脉弦数。检查：血糖 9.8 mmol/L，

TC 6.68 mmol/L，TG 4.05 mmol/L，血压 120/75 mmHg。尿常规－。

中医诊断：消渴；证属津亏气郁，热扰心神。

西医诊断：糖尿病。

治法：和解安神。

处方：小柴胡汤加味。

柴胡 15 g	桂枝 10 g	黄芩 10 g	党参 20 g
清半夏 15 g	生牡蛎 30 g	甘草 15 g	生姜 10 g
麦冬 30 g	浮小麦 50 g	煅赭石 30 g	茯苓 30 g
生白术 20 g	白芷 15 g	蜈蚣 3 g	川芎 15 g

颗粒配方 14 剂，水冲服，每日 1 剂。

另改口服阿卡波糖为每日 3 次，每次 100 mg。

二诊（2017 年 11 月 10 日）：患者诉头痛、身体沉重感明显缓解，睡眠较前改善，大便仍干，口渴，上方基础上加生石膏 20 g，去蜈蚣，7 剂。

三诊（2017 年 11 月 17 日）：患者已无头痛、口渴、便干，情绪仍低落，上方基础上去生石膏、白芷、川芎，加百合 40 g、生地黄 20 g，即合用百合地黄汤以养阴清热安神，14 剂。

四诊（2017 年 12 月 1 日）：患者无不适主诉，血糖 6.2 mmol/L，嘱患者调畅情志，合理饮食、运动，遵嘱服用降糖药物。

按：本案患者不适症状较多，以和法思想为指导，认为患者处于气血津液不和的状态，且侧重于津亏、气郁，津亏故便干；一身气机为热邪壅遏，见身体沉重、头痛；热扰心神，所以彻夜难眠。舌红、苔黄、脉弦数为阳气内郁之佐证。治疗宜宣畅气机、解郁热、复津液，以小柴胡汤为基础方和枢机，疏利三焦，以和津液，使其正常敷布。患者来诊以头痛为主诉，结合便干、尿黄及舌红脉数辨为热性头痛，症、证结合，合用芎芷石膏汤、止痉散，方中白芷"主风头侵目泪出"（《神农本草经》），大剂量应用不仅意在解患者头痛之苦，而且配合他药以达降糖之效；另加麦冬寒润之品养阴清热，既可补津亏，又防蜈蚣、川芎等辛温之品劫阴。患者彻夜难眠，加生牡蛎、煅赭石、浮小麦安神，有柴胡加龙骨牡蛎汤之意，如此和解清热与安神并举而收效。

| 参考文献 |

［1］　王蕊, 刘军, 杨大宇, 等. 白芷化学成分与药理作用研究进展［J］. 中医药信息, 2020, 37（2）：123-128.

［2］　倪红霞, 王春梅. 白芷总香豆素联合白芷挥发油对大鼠偏头痛的预防作用及其机制［J］. 吉林大学学报（医学版）, 2018, 44（3）：487-492.

［3］　王春梅, 孙晶波, 刘惠民. 白芷总香豆素和白芷总挥发油配伍药效学比较［J］. 北

华大学学报（自然科学版），2015，16（4）：450-453.

［4］　李蜀眉，王丽荣，刘玉玲，等.白芷黄酮类化合物的提取及抗氧化性研究［J］.食品科技，2018，43（7）：221-224.

［5］　刘洋，冉聪，刘琼，等.川白芷抑菌活性及对铜绿假单胞菌群体感应的抑制作用［J］.天然产物研究与开发，2019，31（1）：135-141.

［6］　刘莹.5种药用植物提取液对杨树灰斑病抑菌活性研究［J］.辽宁林业科技，2012，39（3）：5-7.

［7］　刘忠和，李佳，吴基良.杭白芷香豆素对巴比妥类药物催眠作用的影响及其机制研究［J］.武汉大学学报（医学版），2006，27（1）：63-65.

［8］　韦刚.中药内服加外用治疗白癜风新突破［J］.世界最新医学信息文摘，2018，18（71）：192-193.

［9］　聂红，沈映君.白芷挥发油对伤害性疼痛模型大鼠基因表达的影响［J］.中药新药与临床药理，2003，14（1）：21-22，70.

［10］　本刊编辑.祝谌予消渴兼症验案（三）［J］.中国社区医师，2010，26（17）：18.

［11］　李崇健.四逆汤临床应用举隅［J］.河北中医，2010，32（3）：371，375.

［12］　宋锦华，刘秀萍.小柴胡汤和枢机治疗糖尿病刍议［J］.环球中医药，2019，12（6）：946-949.

第五章
其他降糖药

其他降糖药主要用于糖尿病痰、湿、浊、瘀等各类兼证，见于肥胖糖尿病患者、糖尿病胃肠病变、糖尿病血管病变、糖尿病血脂及血尿酸较高患者等，其中痰湿者众，应以祛痰化湿、排浊祛瘀为要。其他降糖药包括茯苓、苍术、苍耳子、石榴皮。

茯　　苓

【本草记载】

1.《神农本草经》 茯苓味甘平。主胸胁逆气，忧恚，惊邪，恐悸，心下结痛，寒热烦满，咳逆，口焦舌干，利小便。久服安魂养神，不饥延年。一名茯菟，生山谷。

2.《本草衍义》 茯苓、茯神，行水之功多，益心脾不可阙也。

3.《开宝本草》 止消渴，好睡，大腹淋沥，膈中痰水，水肿淋结，开胸腑，调脏气，伐肾邪，长阴，益气力，保神守中。

4.《本草蒙筌》 为除湿行水圣药，生津液缓脾，驱痰火益肺。

5.《本草纲目》 所谓肺气盛者，实热也，其人必气壮脉强，宜用茯苓甘淡以渗其热。

6.《本草经疏》 甘能补中，淡而利窍，利中则心脾实，利窍则邪热解，心脾实则忧恚惊邪自止，邪热则心下结痛，寒热烦满咳逆，口焦舌干自除。

7.《本草备要》 治忧恚惊悸，心肝不足，心下结痛，寒热烦满，口焦舌干，口为脾窍，舌为心苗，火下降则热除，咳逆肺火，呕哕，胃火，膈中痰水，脾虚。

8.《本草新编》 除湿行水，养神益智，生津液，暖脾，去痰火，益肺，和魂练魄，开胃厚肠，却惊痫，安胎孕，久服耐老延年。

9.《本经逢原》 其性先升后降，人手、足太阴、少阴、足太阳、阳明，开胃化痰。利水定悸，止呕逆泄泻，除湿气，散虚热。

10.《药性本草》 开胃、止呕逆，善安心神。主肺痿痰壅。治小儿惊痫，心腹胀满，妇人热淋。

【历代论述】

1.《药鉴》　主治膈中痰火，驱水肿，除淋结。开胃腑，调脏气，伐肾邪。和中益气，利窍宁心。

2.《名医别录》　止消渴，好睡，大腹，淋沥，膈中痰火，水肿淋结。开胸腑，调脏气，伐肾邪，长阴，益气力，保神守中。

3.《苏沈内翰良方校释》　茯苓自是仙家上药，但其中有赤筋脉，若不能去，服久不利人眼，或使人眼小。当剥去皮，切为方寸块，银石器中清水煮，以酥软解散为度。入细布袋中，以冷水揉摆，如作葛粉状。澄取粉，而筋脉留布袋中，弃去不用。其粉以蜜和如湿香状，蒸过食之尤佳。

4.《医学启源》　除湿益燥，利腰脐间血，和中益气为主。治小便不通，溺黄或赤而不利，如小便利，或数服之，则损人目。如汗多人久服之，损元气，夭人寿。

5.《丹溪手镜》　甘平，开胃府止渴，伐肾水消痰，止小便多，分小便涩。

6.《罗氏会约医镜》　茯苓，假松脂之余气，得坤厚之精英，为脾家要药。益脾除湿，入肺泻热而下通膀胱以利水。

7.《医门法律》　茯苓误渗而利窍，小便既利，即防阴津暗竭，不当更渗。

8.《长沙药解》　除汗下之烦躁，止水饮之燥渴，淋癃泄利之神品，崩漏遗带之妙药。气鼓与水胀皆灵，反胃与噎膈俱效，功标百病，效著千方。

9.《药品化义》　白茯苓，味独甘淡，甘则能补，淡则能渗，甘淡属土，用补脾阴，土旺生金，兼益肺气。主治脾胃不和，泄泻腹胀，胸胁逆气，忧思烦满，胎气少安，魂魄惊跳，膈间痰气。

【名家经验】

1.李时珍　下有茯苓，则上有灵气如丝之状，山人亦时见之。茯苓有大如斗者，有坚如石者，绝胜。其轻虚者不佳，盖年浅未坚故尔。

2.张景岳　能利窍去湿，利窍则开心益智，导浊生津，去湿则逐水，燥脾，补中，健胃，祛惊痫，厚肠脏，治痰之本，助药之降。以其味有微甘，故曰补阳，但补少利多，故多服最能损目，久弱极不相宜，若以人乳拌晒，乳粉既多补阴亦妙。

3.贾九如　茯苓最为利水除湿要药，书曰健脾，即水去而脾自健之谓也。

4.李杲　白茯苓，其用有六：利窍而除湿；益气而和中；小便多而能止；大便结而能通；心惊悸而能保；津液少而能生；白者人壬癸，赤者人丙丁。

5.张锡纯　茯苓，以其得松根有余之气，伏藏地中不外透生苗，故又善敛心气之越以安魂定魄，兼能泻心下之水饮以除惊悸，又为心经要药。且其伏藏之性，又能敛抑外越之水气转而下注，不使作汗透出，兼为止汗之要药也。

6.章次公　古人治奔豚病，每用茯苓，并非用茯苓利水，不过取茯苓之滋养和缓而已。

7.石恩骏　常用较大量茯苓与山药为方，治疗虚性神经衰弱及一些心脏疾病所致心悸、虚怯之病证。

8. 仝小林　提出"态靶因果"中医处方策略，对糖尿病进行重新分类、分期、分证，将其病程概括为"郁、热、虚、损"4 个阶段，其中肠道湿热证是热阶段最为典型的证候，患者以大便黏稠、舌苔黄腻等为主要表现，治疗上在采用葛根芩连汤调整肠道湿热之偏态的同时，加用云苓利湿健脾，生姜辛开苦降，态靶结合，疗效甚佳。

【现代药理】

1. 降血糖、调血脂　经研究证明茯苓胞外多糖可显著促进高胰岛素抵抗的肝癌 HepG2 细胞葡萄糖消耗，加速其糖原合成，并且在适宜浓度时，还可以抑制 α- 葡萄糖苷酶活性[1]。茯苓水不溶性多糖能够增加肠道中丁酸盐水平，上调回肠黏膜蛋白和紧密连接蛋白的表达，而改善肠道黏膜完整性，其机制主要通过调节肠道菌群，改善糖脂代谢，减轻炎症和肝脏脂肪病变[2]。此外，茯苓酸可以诱导 GLUT4 的表达，并刺激 GLUT4 从细胞内小泡重新分布到脂肪细胞的质膜上，上调 IRS-1、Akt 和 AMPK 磷酸化水平，还可以诱导分化脂肪细胞中 TG 的积累和抑制脂肪分解[3]。

2. 免疫调节　茯苓不仅能够增强非特异性免疫系统，还能提高特异性免疫系统。经研究证明，茯苓多糖可促进小鼠外周血免疫球蛋白 IgA、IgG 和 IgM 的生物合成，且存在剂量 - 效应关系，作用随茯苓多糖浓度的增大而增强[4]。茯苓多糖 PCP-I 作为一种佐剂，能够显著增强炭疽保护性抗原特异性体液免疫和细胞免疫，还能够诱导树突细胞上调 CD80、主要组织相容性复合体（MHC-Ⅱ）分子，促进抗原呈递[5]。

3. 抗氧化、抗衰老　现代药理学研究表明，茯苓多糖能不同程度增加血清中 SOD 活性，降低 MDA 含量，从而达到抗衰老的目的[6]。茯苓三萜类化合物可以抑制酪氨酸酶的活性，治疗黄斑，从而达到美白的效果[7]。茯苓酸可以通过调节与自噬有关的蛋白质，降低衰老细胞中哺乳动物雷帕霉素靶蛋白（mTOR）磷酸化和 p70 S6K 的水平，负调节胰岛素样生长因子 1 信号通路，从而诱导细胞自噬以延缓衰老[8]。

4. 抗炎　茯苓酸可通过下调诱导型一氧化氮合酶和 COX-2 的表达，抑制一氧化氮和前列腺素 E_2 的生成，从而发挥抗炎作用[9]。茯苓酸还可以抑制 LPS 诱导的心肌细胞炎症和凋亡，其机制可能是通过抑制 ERK1/2 和 p38 途径[10]。相关研究对茯苓多糖进行盐提和水提，证明两者均能够明显抑制炎症[11]。

【降糖量效】

1. 小剂量　茯苓入煎剂 10 ～ 20 g。意在长期、缓慢调节糖尿病并发阳证水肿，不论在糖尿病发展中处于什么阶段，血糖控制达标，水肿等病理基础基本清除后，可用小剂量茯苓长期控制血糖。

2. 常规剂量　茯苓入煎剂 21 ～ 30 g。适用于糖尿病中期，此时水肿多处于脾肾阳虚、浊毒内蕴阶段，茯苓用量不宜过大。

3. 大剂量　茯苓入煎剂 30 g 以上，多为 30 ～ 60 g。适用于糖尿病中后期，此时疾病多处于"虚、损"阶段，以虚证为主，表现出水湿泛滥之象，故治疗应以利水渗湿为主，茯苓用量宜大。

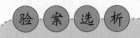

1. 茯苓小剂量验案 [12]

王某，女，79 岁，2011 年 4 月 19 日初诊。

初诊：体胖，肤色黄暗少光泽，面目浮肿，面颊部色斑呈暗褐色。患者有糖尿病病史 14 年、高血压病史 10 年，服用降糖药物及降压药物（具体用药不详），但血糖和收缩压控制不理想。近 10 年来常觉头昏、全身乏力，行走尤甚，腰酸背痛而胀；恶风、怕冷，双膝以下尤甚，左手时有麻木感；腰酸痛，双脚大趾时跳痛，皮肤增厚变黄，小腿抽筋；小便泡沫多但量不多，大便溏；舌体胖大、色暗、有瘀点，脉弦硬。20 年前有甲状腺腺瘤手术史，之后出现甲状腺功能减退。查体：腹部膨大，腹壁松软，双下肢浮肿按之没指。实验室检查：血肌酐在正常范围，空腹血糖 8.79 mmol/L。超声心动图示左室舒张功能减退，二尖瓣反流。

中医诊断：消渴；证属脾肾阳虚。

西医诊断：糖尿病，甲状腺功能减退。

治法：温阳利水。

处方：黄芪桂枝五物汤合真武汤、四味健步汤。

桂枝 15 g	生黄芪 60 g	葛根 60 g	赤芍 15 g
川芎 15 g	怀牛膝 30 g	丹参 20 g	川石斛 20 g
制附片 15 g（先煎）	白术 15 g	茯苓 15 g	干姜 10 g

15 剂，水煎服，隔日 1 剂，早晚分服。

二诊（2011 年 5 月 21 日）：头昏乏力明显好转，小腿抽筋改善，双膝以下怕风冷及左手麻木感减轻，腰酸痛、下肢浮肿度减轻，小便泡沫减少，大便成形，舌体胖大、色暗、有瘀点，脉弦硬。血压 160/100 mmHg。

处方：葛芪黄芪桂枝五物汤合四味健步汤。

生黄芪 60 g	桂枝 20 g	赤芍 20 g	葛根 60 g
怀牛膝 30 g	川石斛 20 g	丹参 20 g	川芎 10 g
干姜 5 g			

15 剂，水煎服，隔日 1 剂，早晚分服。

三诊（2011 年 7 月 9 日）：诉服药第 1 日出现腹泻，未停药，后腹泻自止；出现走窜性身体疼痛，减小服药剂量后好转；无头昏，手麻明显减轻，小腿抽筋偶作；腰酸痛消失，但腰骶部感酸胀；小便泡沫少，下肢轻度浮肿；舌体偏胖、色暗淡、有瘀点，苔薄白。血压稳定，维持在 140/85 mmHg 左右；空腹血糖 7.1 mmol/L。加大干姜、川芎用量，并加入大枣。

处方：

生黄芪 60 g	桂枝 20 g	赤芍 20 g	葛根 60 g

怀牛膝 30 g	丹参 20 g	川石斛 20 g	川芎 15 g
干姜 10 g	大枣 20 g		

15 剂，水煎服，隔日 1 剂，早晚分服。

按：患者系老年女性，面色黄暗、体胖形丰、肌肤松软，症见头昏、肢麻身痛、疲乏气短及舌胖而暗淡，属于黄芪桂枝五物汤体质。因此，黄煌在一诊时选用了黄芪桂枝五物汤，并加入葛根、川芎（称为葛芎黄芪桂枝五物汤）；考虑患者合并心功能不全及甲状腺功能减退，出现浮肿及怕冷，故合用真武汤；患者有小腿抽筋等下肢不适感，又加用黄煌经验方四味健步汤（怀牛膝、石斛、赤芍、丹参）。二诊时，患者诸症大减，考虑血压偏高，故去真武汤，用葛芎黄芪桂枝五物汤合四味健步汤，着重于改善心脑血管功能。患者于初服药时出现腹泻、体痛，可能与药性偏凉有关，故于三诊方中增加干姜、川芎用量，加入大枣护养脾胃，另告知患者该药物对血糖无不良影响。黄煌教授结合临床经验，总结得出"黄芪桂枝五物汤体质"，即面色黄暗或暗红、舌质偏淡而暗；体胖形丰、肌肉松弛，皮肤缺乏弹性；平时缺少运动，食欲好，易出汗甚至动辄汗出；易出现肢麻身痛、疲乏气短、头晕眼花等症状。四味健步汤能强筋骨、活血化瘀，是良好的血管保护剂，尤其适合于下肢血管疾病，对糖尿病足、糖尿病肾病有良效。方中使用小剂量茯苓，长期控制血糖，减轻水肿。

2. 茯苓常规剂量验案[13]

陈某，男，61 岁，2014 年 7 月 29 日初诊。

初诊：患者有糖尿病病史 10 余年，血糖控制不佳，近半年来双下肢浮肿明显，小便泡沫多，伴畏寒肢冷，腰膝酸软，双下肢麻木，乏力，时有胸闷、憋气，纳眠可，舌质淡暗，苔薄腻，脉沉细无力。辅助检查：血压 135/85 mmHg。尿常规：蛋白 +++，潜血 ++，24 h 尿蛋白定量 3.9 g。肾功能：BUN 5.3 mmol/L、肌酐 85 μmol/L。空腹血糖 9.2 mmol/L。眼底检查：糖尿病视网膜病变。

中医诊断：消渴水肿病，正水；证属肾阴阳两虚，湿浊内蕴。

西医诊断：糖尿病肾病，糖尿病视网膜病变。

处方：金匮肾气丸加味。

桂枝 9 g	制附子 12 g（先煎）	熟地黄 15 g	山药 15 g
牡丹皮 12 g	山茱萸 12 g	茯苓 30 g	泽泻 12 g
白术 15 g	车前子 30 g（包煎）	桑白皮 15 g	黄芪 15 g
芡实 30 g	胡芦巴 15 g		

14 剂，水煎服，每日 1 剂，早晚分服。

二诊（2014 年 8 月 12 日）：服药 14 剂后，患者水肿逐渐消退，畏寒肢冷减轻，双下肢麻木，无胸闷憋气，舌脉同前，查尿常规：蛋白 ++，潜血 +。空腹血糖

7.2 mmol/L。予上方去胡芦巴、桑白皮、车前子，加积雪草 30 g、鸡血藤 30 g、葛根 15 g。继服 14 剂。

三诊（2014 年 9 月 4 日）：服上方 28 剂，患者水肿消退，疲乏改善，双下肢麻木亦减，舌质淡暗，苔薄白，复查尿常规：蛋白 +，潜血 +，24 h 尿蛋白定量 1.2 g。肾功能：BUN 6.0 mmol/L，肌酐 62 μmol/L。空腹血糖 6.1 mmol/L。患者病情好转，坚持服药，继续门诊巩固治疗。

按：糖尿病肾病的发生是由于消渴迁延而致，病之早期，其病机以气阴两虚为主，病情发展必损及肾阴肾阳，肾失封藏，精微外泄，表现为大量蛋白尿、低蛋白血症；脾肾亏虚，温运失职，水湿泛滥，则见高度浮肿，腹部胀大，尿少；甚则肾元虚衰，水湿浊毒瘀阻，重则凌心射肺，出现心力衰竭、呼吸困难等。糖尿病肾病发展到水肿，全方以清宣透热之品配以凉血生津之品，共奏疏风清热、凉血解毒生津之功。方中使用常规剂量茯苓以化气行水。

3. 茯苓大剂量验案 [14]

宗某，男，55 岁，2008 年 4 月 10 日初诊。

初诊：血糖升高 10 年，慢性肾衰竭 5 个月。1997 年患者因多饮、多尿、视物模糊于当地医院检查空腹血糖 10.7 mmol/L，餐后血糖 18 mmol/L，诊断为 2 型糖尿病。口服二甲双胍、格列吡嗪、消渴丸等，血糖控制不佳。2005 年发现血压升高，当时血压 170/100 mmHg，自服复方利血平氨苯蝶啶片、酒石酸美托洛尔片，血压控制不稳，波动于 180～140/110～80 mmHg。2007 年 6 月出现间断性双下肢浮肿，久坐为重。2007 年 10 月查尿常规示尿蛋白 +，2007 年 11 月查 24 h 尿蛋白定量 4.99 g，血肌酐 3.12 mg/dL，血红蛋白 106 g/L，尿沉渣红细胞 540 个 /μL，遂诊断为糖尿病肾衰竭。刻下：眼睑及下肢浮肿，面色萎黄，腰酸，夜尿 2～3 次，视物模糊，迎风流泪，盗汗，手足麻木，皮肤瘙痒，大便质黏，眠可，舌暗红，苔薄黄腻，脉沉弦略滑数。

中医诊断：糖尿病络病，水肿；证属浊毒湍留，湿热内蕴，肾脏虚损。

西医诊断：糖尿病肾病，肾衰竭，高血压，高脂血症。

治法：通腑泄浊，祛风除湿止痒。

处方：大黄附子汤加减。

茯苓 120 g	生黄芪 30 g	苦参 15 g	生大黄 15 g（包煎）
土茯苓 60 g	荆芥 9 g	黄连 30 g	淡附片 15 g（先煎 8 h）
防风 9 g	怀牛膝 30 g	地龙 30 g	干姜 6 g

水煎服，每日 1 剂，早晚分服。

二诊（2008 年 5 月 12 日）：患者服药 30 剂，眼睑及双下肢浮肿消失，自诉皮肤瘙痒已基本消失，夜尿减少，每晚 1 次，仍盗汗，迎风流泪，左手食指及双足跟麻木，腰痛，乏力，头痛，血压偏高，160/90 mmHg 左右，大便略稀，2～3

次/日（未减大黄）。当日血压 160/90 mmHg（未服药）。舌胖，苔黄白相间微腻，脉沉细弦略数。上方加生薏苡仁、茺蔚子、天麻、钩藤各 30 g，蝉蜕 9 g，茯苓与土茯苓均减为 30 g，去防风。

　　三诊（2008 年 6 月 18 日）：患者服药 34 剂，自诉乏力、盗汗消失，手足麻木好转，迎风流泪好转，腰痛好转。头痛未见好转。夜间泛恶，面色萎黄，舌淡胖大，苔腐腻，脉濡缓。此诊时，已出现浊毒犯胃，故改用小半夏汤合大黄附子汤加减。

处方：

清半夏 15 g	生姜 15 g	蝉蜕 9 g	淡附片 15 g（先煎 8 h）
茯苓 60 g	荆芥 9 g	熟地黄 30 g	生大黄 15 g（包煎）
砂仁 6 g			

水煎服，每日 1 剂，早晚分服。

　　令加药浴泡洗方：生麻黄 30 g、川桂枝 30 g、葛根 30 g、透骨草 30 g、川芎 30 g，嘱每周药浴 1 次，边饮水边洗浴，汗出辄止。

　　后电话随访，患者病情稳定，未见明显变化。

　　按：茯苓健脾利水，且大剂量应用一则利水之功著，二则培补后天之本而无腻滞之弊，荆芥、防风御表祛风，提高机体抵抗力，预防感冒；地龙清热平肝利尿，怀牛膝引火下行，活血利水兼具补益之功，生黄芪补气利水，黄连清热燥湿，苦寒降糖，配干姜辛热以护胃。二诊，从患者症状改善及舌脉表现看，湿热浊邪已有解化之势，故可守方。加生薏苡仁 30 g 渗湿化浊；头痛可能因于血压不稳，故加茺蔚子、钩藤、天麻平肝降压；水肿及皮肤瘙痒已消，故茯苓与土茯苓均减量；去防风，加蝉蜕，明目祛风。三诊，病机稍有变化，浊毒内蕴基础上，出现上逆犯胃，故增加清化和降之治。为促进代谢与循环，加强排泄毒邪之力，加用药浴泡洗方，内外配合而事半功倍。

┃参考文献┃

［1］　杨瑾，殷智，袁德培，等．液体发酵茯苓胞外多糖的体外降糖效果研究［J］．基因组学与应用生物学，2018，37（11）：4955-4960．

［2］　Sun S S, Wang K, Ma K, et al. An insoluble polysaccharide from the sclerotium of *Poria cocos* improves hyperglycemia, hyperlipidemia and hepatic steatosis in *ob/ob* mice via modulation of gut microbiota［J］. Chin J Nat Med, 2019, 17（1）: 3-14.

［3］　Huang Y C, Chang W L, Huang S F, et al. Pachymic acid stimulates glucose uptake through enhanced GLUT4 expression and translocation［J］. Eur J Pharmacol, 2010, 648（1/3）: 39-49.

［4］　张志军，冯霞，蒋娟，等．茯苓多糖对小鼠血清IgA、IgG和IgM生物合成水平的影响

［J］.中国免疫学杂志,2013,29(11):1213-1215.

［5］　刘坤.茯苓多糖PCP-I对炭疽保护性抗原的佐剂效应研究［D］.北京:中国人民解放军军事医学科学院,2017.

［6］　侯安继,陈腾云,彭施萍,等.茯苓多糖抗衰老作用研究［J］.中药药理与临床,2004,20(3):10-11.

［7］　陈怡,梁伟,郑思琦,等.茯苓三萜类化合物对酪氨酸酶的抑制作用［J］.新经济,2016(s1):156.

［8］　Lee S G, Kim M M. Pachymic acid promotes induction of autophagy related to IGF-1 signaling pathway in WI-38 cells［J］. Phytomedicine, 2017, 36 : 82-87.

［9］　Lee S R, Lee S, Moon E, et al. Bioactivity-guided isolation of anti-inflammatory triterpenoids from the sclerotia of *Poria cocos* using LPS-stimulated Raw264.7 cells［J］. Bioorg Chem, 2017, 70 : 94-99.

［10］　Li F F, Yuan Y, Liu Y, et al. Pachymic acid protects H9c2 cardiomyocytes from lipopolysaccharide-induced inflammation and apoptosis by inhibiting the extracellular signal-regulated kinase 1/2 and p38 pathways［J］. Mol Med Rep, 2015, 12(2): 2807-2813.

［11］　侯安继,彭施萍,项荣.茯苓多糖抗炎作用研究［J］.中药药理与临床,2003,19(3):15-16.

［12］　薛蓓云,李小荣,黄煌.黄煌经方内科医案(三)——糖尿病治验2则［J］.上海中医药杂志,2012,46(3):34-35.

［13］　孙蓓蓓,孙云松,王荣,等.于俊生运用金匮肾气丸治疗肾病医案举隅［J］.黑龙江中医药,2015,44(5):41-42.

［14］　仝小林.糖络杂病论［M］.2版.北京:科学出版社,2014:129-131.

苍　术

【本草记载】

1.《本草衍义》　其长如大拇指,肥实,皮色褐,气味辛烈,须米泔浸洗,再换泔浸二日,去上粗皮。

2.《本草新编》　苍术,气辛,味浓,性散能发汗。入足阳明、太阴经。

3.《本草备要》　脾燥湿,宣,升阳散郁,甘温辛烈。燥胃强脾,发汗除湿,能升发胃中阳气,止吐泻,逐痰水,消肿满,辟恶气。暑湿月,焚邪恶之佳。

4.《本草求原》　止水泻飧泄,伤食暑泻,脾湿下血。

【历代论述】

1.《珍珠囊补遗药性赋》 气味主治与白术同。补中除湿，力不及白，宽中发汗，功过于白。

2.《本经逢原》 苍术，辛烈，性温而燥。可升可降，能径入诸经，疏泄阳明之湿，而安太阴，辟时行恶气。因经泔浸炒，故能除上湿发汗，与白术止汗则异，腹中窄狭者须之。

3.《药鉴》 苍术，气温，味甘辛，气薄味浓，无毒，可升可降，阳也。入足阳明太阴经药也。消痰结窠囊，去胸中窄狭。治身面游风，风眩头痛甚捷。辟山岚瘴气，时气瘟疫尤灵。暖胃安胎，宽中进食，驱痰癖气块，止心腹胀痛，与白术同功。但补中除湿，力不及白，若宽中发汗，功过于白。以黄柏牛膝石膏下行之药引之，则除下部湿痰。以甘草陈皮厚朴之药引之，则除中焦湿证，而平胃中有余之气。以葱白麻黄杏仁之类引之，则除肉分至皮表之邪。大都有邪者宜用，无邪者禁忌。庸医不分虚实，及七情气闷，概用白术误矣。古人载腹中窄狭，须用苍术，医者徒诵言而不察其所以言也。盖苍术乃辛散之剂，必有湿症实邪者，方才可用，岂谓不分虚实而概用之乎。抑且虚闷者用之，则耗其气血，燥其津液，其虚火益动而愈闷矣。

4.《雷公炮制药性解》 苍术，味甘辛，性温无毒，入脾胃二经。主平胃健脾，宽中散结，发汗祛湿，压山岚气，散温疟。泔浸一宿，换泔浸，炒用，使忌同白术。

【名家经验】

1. 刘完素 明目，暖水脏。

2. 许叔微 脾土也，恶湿，而水则流湿，莫若燥脾以胜湿，崇土以填窠臼，则疾当去矣。于是悉屏诸药，一味服苍术，三月而疾除。

3. 李杲 除湿发汗，健胃安脾，治痿要药。

4. 朱震亨 散风益气，总解诸郁。

5. 黄元御 燥土利水，泄饮消痰，行瘀，开郁，去漏，化癖，除症，理吞酸去腐，辟山川瘴疠，回筋骨之痿软，清溲溺之混浊。

6. 仝小林 仝小林教授认为脾胃乃气机运行之中枢，代谢性疾病要从脾胃入手，调畅中焦气机。炒苍术燥脾湿，常用剂量为 9 ～ 30 g。

【现代药理】

1. 降血糖 苍术水煎液、醇浸液灌胃或皮下注射 89 g/kg，使家兔血糖升高，1 h 内达高峰，以后缓慢下降，持续 6 h 以上[1]。Konno 等[2]研究发现，苍术多糖 A、B、C 对降低正常小鼠的血糖水平具有剂量依赖性，苍术多糖 A 可降低四氧嘧啶高血糖模型小鼠的血糖水平。苍术提取液可抑制小肠蔗糖酶对蔗糖的水解，可用于减少糖尿病患者对葡萄糖的吸收[3]。

2. 对消化系统的作用

（1）抗胃溃疡作用：中国古代医家认为苍术可用于湿阻中焦、脘腹胀满、泄泻等，现代研究则发现苍术有保护肠道、促进肠道运动的功效。北苍术 75% 乙醇提取物对盐酸性、水浸应激性、吲哚美辛 - 乙醇性大鼠溃疡有显著抑制作用；北苍术、茅苍术 50% 甲醇提取物具有较广谱的抗溃疡（结扎幽门性、阿司匹林性、组胺性、5- 羟色胺性和水浸应激性大鼠溃疡）作用和减少胃液量、胃酸排出量及抑制胃蛋白酶活性作用，茅苍术中的抗溃疡成分 β- 桉叶醇是组胺 H_2 受体拮抗剂[4]。

（2）对胃肠运动的影响：苍术对胃肠运动有调节作用。对整体动物用炭末推进实验研究苍术对胃肠运动的作用，发现苍术丙酮提取物 75 mg/kg 可明显促进胃肠运动，β- 桉叶醇和茅术醇为该作用的主要成分[4]。

3. 抗缺氧　茅苍术丙酮提取物 750 mg/kg 经口服能明显提高氰化钾所致小鼠缺氧模型的小鼠存活时间，降低相对死亡率，说明茅苍术有抗缺氧作用，进一步研究表明茅苍术抗缺氧作用的主要活性成分是桉叶醇[4]。

4. 抗炎　苍术中的挥发油有明显的抗炎作用，其机制与抑制组织中的前列腺素 E_2 生成有关[5]。常温下保存时，随着保存时间的延长，苍术挥发油抗炎作用增强[6]。尹秀芝等[7]对苍术的萃取物进行了系统的多梯度体验外抑菌实验，结果显示苍术对 15 种真菌有不同程度的抑制作用，并且作用效果优于土槿皮、黄柏等中药。

5. 利尿　苍术酮是苍术所含的倍半萜类化合物，被发现有利尿作用[8]。Satoh 等[9]通过研究发现苍术通过抑制 Na^+，K^+-ATP 酶的活性，从而阻止水和 Na^+ 在肾脏的重吸收产生利尿作用。苍术的有效成分 β- 桉叶油醇有很强的抑制 Na^+，K^+-ATP 酶活性作用，抑制率为 85%，从而降低该输送动能提供细胞内 Na^+、K^+ 的交流而达到利尿效应，但如增加浓度，抑制率反不增加。作用机制是抑制其磷酸化反应。也有报道，苍术无利尿作用，但却显著增加钠、钾的排泄。

【降糖量效】

大剂量　苍术入煎剂 15～30 g。用于燥湿醒脾，来推中焦痰湿结聚。用于脾瘅阶段中焦壅滞证。苍术入肝经，苍青之色，主木气升发，中焦木气升发上来，郁滞才能打开。肝胆与脾胃密切相关，肝气郁滞则肝木横脾土，脾失健运则土壅木郁。人身之气机，肝脾为轴，脾胃为枢，苍术一味药肝脾同治，运转全身气机。此外肝脏是糖脂代谢的重要器官，也是胰岛素抵抗的主要成因[10]。

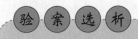

苍术大剂量验案[11]

程某，男，70 岁，2017 年 12 月 18 日初诊。

初诊：发现血糖升高 13 年，脑血栓 7 年。患者于 2004 年因晕倒就诊于北京同仁医院，测血糖 18 mmol/L，确诊为 2 型糖尿病，予二甲双胍等药物治疗，服药半年后患者因恐二甲双胍伤肾自行停药，未监测血糖，至 2010 年 11 月 22 日因脑梗死就诊于北京同仁医院，查血糖 29 mmol/L，予二甲双胍等口服药治疗，服药 1 年后自行停药。2011～2015 年未服药，未监测血糖，2016 年因视物模糊就诊于北京安贞医院，查血糖 22 mmol/L，予二甲双胍、格列美脲片口服治疗至今，未监测血糖。刻下：左下肢轻度水肿，小便量可，视物模糊，2010 年脑梗死后左侧肢体活动不利，右手麻木，伴口干口苦，纳眠可，大便偏干，日 1 次，夜尿 2 次，舌胖大，苔浊，淡黄厚腐腻，脉弦硬。辅助检查：2017 年 12 月 14 日北京市医疗机构临床检验中心，糖化血红蛋白 7.1%，空腹血糖 10.28 mmol/L，餐后 2 h 血糖 18.08 mmol/L，血压 150/80 mmHg。

中医诊断：消渴；证属湿热蕴结。

西医诊断：2 型糖尿病，糖尿病肾病，高血压。

处方：黄芪桂枝五物汤加苍术、砂仁、薏苡仁三味小方。

黄芪 60 g	桂枝 15 g	地龙 30 g	黄连 15 g
知母 30 g	赤芍 30 g	茺蔚子 30 g	茯苓 120 g
炙淫羊藿 15 g	生姜 24 g	大枣 9 g	鸡血藤 30 g
制水蛭 3 g	牛膝 30 g	盐杜仲 30 g	天麻 30 g
三七 15 g	败酱草 30 g	麸炒苍术 15 g	薏苡仁 30 g
砂仁 6 g			

水煎服，每日 1 剂，早晚分服。

二诊（2018 年 1 月 23 日）：患者服上方 1 个月，双下肢凹陷型水肿减轻，晨起口干口渴，舌胖大，细颤，苔厚腻，脉涩弦硬。上方去制水蛭，牛膝改 60 g，加附子 15 g，嘱糖肾饮食。

三诊（2018 年 2 月 27 日）：双下肢凹陷型水肿明显减轻，口干、口渴明显缓解，大便调，夜尿 1 次。

按：本案患者多次检查发现血糖升高，故中医辨证为消渴，伴水肿，口干口苦，舌胖大，苔黄厚腻，脉弦硬，为湿热蕴结体内，水行不畅，证型为湿热蕴结。同时基于络病理论，应用黄芪桂枝五物汤加减治疗糖尿病伴麻木等周围神经病变，黄芪治血痹之本虚，桂枝味辛甘性温以疏络，走四肢及肌表营卫，白芍味苦酸性凉，养血柔肝，缓中止痛，入营理血，又缓急柔筋。生姜助桂枝以温阳行痹，大枣助白芍以养阴血，生姜、大枣同用以调和营卫，因本案患者湿热内蕴，故改用赤芍，取其凉性兼以清热。并加用鸡血藤类以通络，制水蛭血肉之品通滞，加炙淫羊藿、盐杜仲、牛膝以固本。麸炒苍术、砂仁、薏苡仁三味燥脾之湿，通中焦疏转气机，通体内水道，水肿缓解，水能上呈，口干减轻[11]。

| 参考文献 |

［1］　唐汝愚,苍术的药理［J］.中华医学杂志,1958,44（2）:150-152.

［2］ Konno C, Suzuki Y, Oishi K, et al. Isolation and hypoglycemic activity of atractans A, B and C, glycans of Atractylodes japonica rhizomes［J］. Planta Med, 1985, 35（2）: 102-103.

［3］ 刘晓雯, 刘克武, 江琰, 等. 部分中药材及调味料对小肠蔗糖酶活性的影响［J］. 中国生化药物杂志, 2003, 23（5）: 229-232.

［4］ 孙勇, 冯煦, 董云发. 苍术化学成分与现代药理研究进展［C］//中国植物学会药用植物及植物药专业委员会. 药用植物研究与中药现代化——第四届全国药用植物学与植物药学术研讨会论文集. 南京: 东南大学出版社, 2004: 8.

［5］ 李鲁钦. 基于数据挖掘的张德英教授治疗高血压病经验研究［D］. 石家庄: 河北医科大学, 2014.

［6］ 邓时贵, 胡学军, 李伟英.（茅）苍术挥发油主要化学成分的稳定性及其抗炎作用的初步比较［J］. 辽宁中医杂志, 2008, 35（11）: 1733-1734.

［7］ 尹秀芝, 蒲卓, 王冰梅, 等. 中药苍术抗真菌作用的研究及临床观察［J］. 北华大学学报, 2000, 1（6）: 492-494.

［8］ 刘国生, 孙备, 明亮. 苍术挥发油与水溶性成分的主要药理作用比较［J］. 安徽医科大学学报, 2003, 38（2）: 124-126.

［9］ Satoh K, Yasuda I, Nagai F, et al. The effects of crude drugs using diuretic on horse kidney（$Na^+ + K^+$）-adebosine triphosphatase［J］. Yakugaku Zasshi, 1991, 111（2）: 138-145.

［10］ 韦宇, 张莉莉, 顾成娟等. 生白术、炒白术、炒苍术治疗代谢性疾病经验——仝小林三味小方撷萃［J］. 吉林中医药, 2020, 40（4）: 431-433.

［11］ 安学冬, 顾成娟. 苍术、砂仁、薏苡仁燥脾湿经验——仝小林三味小方撷萃［J］. 吉林中医药, 2020, 40（7）: 847-849.

苍 耳 子

【本草记载】

1.《神农本草经》 枲耳实, 味甘温。主风头寒痛、风湿周痹、四肢拘挛痛、恶肉死肌。久服益气, 耳目聪明, 强志轻身。一名胡葈, 一名地葵。生川谷及田野。

2.《新修本草》 苍耳叶主大风癫痫, 头风湿痹, 毒在骨髓、令省睡, 除诸毒, 杀痛湿, 久服益气, 耳目聪明, 轻身强志, 主腰膝中风毒, 亦主猘狗毒。

3.《本草易读》 苦辛微寒, 除大热癫痫, 去头风湿痹, 追骨髓腰膝之风毒, 解中风伤寒之表邪。

4.《日华子本草》 治一切风气, 填髓, 暖腰脚。治瘰疬、疥癣及瘙痒。

5.《本草蒙荃》 止头痛善通顶门, 追风毒任在骨髓, 杀疳虫湿匿。

【历代论述】

1.《名医别录》 叶辛苦，微寒，有小毒，主膝痛，溪毒，生安陆川谷及六安田野，实熟时采。

2.《雷公炮制药性解》 苍耳子，味甘，性温有小毒，入肺经。主风寒湿痹，头风脑漏，疔肿困重，疥癣瘙痒，血崩，大风癫痫，善能发汗。炒令香，杵去刺用，反猪肉，解狗毒。

3.《玉楸药解》 消肿开痹，泄风去湿。治疥疠风瘙瘾疹。

4.《要药分剂》 治鼻瘜。

【名家经验】

1. 陈藏器 《本草拾遗》云："浸酒去风，补益。"

2. 汪昂 善发汗，散风湿，上通脑顶，下行足膝外达皮肤。治头痛，目暗，齿痛，鼻渊，去刺。

3. 黄元御 苍耳子消肿开痹，泄风去湿。治疥疠风瘙瘾疹。

4. 张山雷 苍耳子，温和疏达，流利关节，宣通脉络，遍及孔窍肌肤而不偏干燥烈，乃主治风寒湿三气痹著之最有力而驯良者。又独能上达巅顶，疏通脑户之风寒，为头风病之要药。而无辛香走窜，升泄过度，耗散正气之虑。以视细辛、羌活等味，功用近似，而异其态度；即例以川芎、白芷等物之以气为胜者，犹难同日而语，但和缓有余，恐未易日奏功耳。

5. 干祖望 对于变应性鼻炎，干祖望提出选用脱敏汤和苍耳子散进行治疗，药方组成：紫草、地龙、墨旱莲、茜草、辛夷、白芷各 10 g，苍耳子 9 g，薄荷 6 g，蝉蜕 5 g。

【现代药理】

1. 降血糖 张梅等[1]研究苍耳子水提物对高血糖模型小鼠的影响，小鼠连续给药 10 日后，取血浆利用葡萄糖酶氧化法检测血糖值。结果显示苍耳子各剂量组均能降低高血糖模型小鼠的血糖，并具有改善糖耐量的作用。Hwang 等[2]研究发现 3, 5- 甲基咖啡酰奎宁酸是苍耳子降血糖活性成分。在葡萄糖负荷瑞士白化小鼠的葡萄糖耐量实验中，发现苍耳子醇提物具有明显的剂量依赖性，表明苍耳子提取物具有降血糖作用。

2. 抗肿瘤 苍耳类药材中的苍耳亭是抗肿瘤的主要活性物质。俞发荣等[3]研究苍耳子药物血清对人脑神经胶质瘤细胞（H4 细胞）生长和凋亡的影响，为 H4 细胞给予苍耳子药物血清（低、中、高浓度）和 5- 氟尿嘧啶培养 48 h。MTT 比色法测定细胞抑制率分别为 43.21 %、49.38 %、69.13 %、61.72 %，流式细胞仪测得凋亡率为 15.1 %、22.6 %、25.4 %、23.3 %。结果表明苍耳子药物血清对 H4 细胞具有细胞毒性和抑制作用。苍耳子对肿瘤细胞具有抑制增殖和诱导凋亡的作用，包括非小细胞肺癌细胞、人胃癌 MKN-45 细胞、人乳腺癌 MDA-MB-231 细胞等。

3. 抑菌 刘环香等[4]研究表明复方苍耳子散提取物具有显著的抗菌作用，对大肠埃希菌、铜绿假单胞菌、金黄色葡萄球菌等多种细菌均有一定的抑制作用，且抗菌谱广，抗菌作用强。还有研究发现苍耳子甲醇提取物对病原真菌均具有一定的抑制作用，包括绿色木霉、黄瓜灰霉菌、黑曲霉、终极腐霉等。

4. 抗炎镇痛　孙延萍等[5]证明苍耳子正丁醇部位对小鼠腹腔毛细管通透性增加具有显著降低现象，具有明显的抗炎作用；通过小鼠扭体实验，观察到苍耳子能明显降低乙酸引起的扭体次数，具有镇痛作用。有研究用咖啡酰苍耳子噻嗪双酮苷（CYXD）腹腔注射由内毒素诱导的败血症模型小鼠，结果发现 CYXD 可显著降低小鼠血清中 TNF-α 和 IL-6 的水平；此外，CYXD 还可抑制 LPS 诱导的小鼠巨噬细胞中 TNF-α 和 IL-6 mRNA 的表达。而 CYXD 对脓毒症小鼠也有保护作用。苍耳子的临床抗炎作用主要表现为抗鼻炎、中耳炎、关节炎等。加味苍耳子丸具有良好的消炎作用，可降低二甲苯导致的小鼠耳肿胀度程度，能显著推迟乙酸所致小鼠扭体反应的时间。

5. 毒副作用　苍耳类药材具有抗菌、抗病毒、镇痛、调节免疫、降血糖、抗过敏、降压等广泛药理作用。其他成分如羧基苍术苷、羧基苍术酸钾也具有较强的毒性。毒理学研究表明苍术苷、羧基苍术苷具有一定的毒性，对多脏器均有损伤，尤其对肝脏和肾脏的损害较为严重。有报道指出苍耳子水提物的毒性明显大于醇提物，认为毒性物质存在于水提物中，醇提物中未含明显有毒成分。研究表明苍耳子油及苍耳子蛋白毒性甚小，毒性成分系一种由水浸剂中分离的黄色结晶性苷[6]。

【降糖量效】

大剂量　苍耳子入煎剂 10 g 以上。功效为祛风止痒，与地肤子、蛇床子合用以祛风止痒，减轻糖尿病引起的皮肤瘙痒问题。

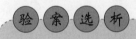

苍耳子大剂量验案[7]

马某，男，67 岁，2013 年 9 月 5 日初诊。

初诊：口干多饮 20 年，皮肤瘙痒 3 年。患者 20 年前无明显诱因开始口干多饮，于当地医院就诊，诊断为 2 型糖尿病，目前口服降糖药治疗，血糖控制欠佳，3 年前皮肤瘙痒，皮疹色暗，脱屑，反复发作，遂来就诊。平素口干喜饮，喜温饮，近日夜寐欠佳，入睡困难，易醒，醒后难复，脑鸣，恶心，面赤，性急，右腿皮肤色暗，脱屑，起疹瘙痒，怕热，冬日怕冷，汗多，飞蚊症，纳可，二便尚调。舌暗红，苔白腻，脉浮。

中医诊断：消渴；证属阳虚阴浮，心肾不交。

西医诊断：2 型糖尿病。

治法：潜阳封髓，交通心肾。

处方：

制附片 60 g（先煎）	生黄柏 20 g	砂仁 15 g	炙甘草 5 g
知母 20 g	肉桂 15 g	淫羊藿 20 g	地肤子 15 g

苍耳子 15	蛇床子 15 g	朱茯神 15 g	生姜 30 g

7 剂，水煎服，每日 1 剂，下午 3 时和 7 时温服。

二诊（2013 年 9 月 12 日）：患者诉右腿红疹已消，瘙痒未作，但小腿皮肤仍变暗脱屑，口干好转，脑鸣未减，飞蚊症有好转，大便日 1～2 次，不干，小便频，白日频，夜尿 1 次，时觉心前区疼痛持续数秒，近天凉出汗不多。舌脉同前。守法更进，上方去地肤子、苍耳子、蛇床子，加石菖蒲 20 g、生紫菀 15 g、益智仁 20 g。

处方：

制附片 60 g（先煎）	生黄柏 20 g	砂仁 15 g	炙甘草 5 g
知母 20 g	肉桂 15 g	淫羊藿 20 g	生紫菀 15 g
朱茯神 15 g	石菖蒲 20 g	益智仁 20 g	生姜 20 g

14 剂，水煎服，每日 1 剂，下午 3 时和 7 时温服。

三诊（2013 年 9 月 26 日）：诉近期血糖控制尚可，右后枕部脑鸣，右小腿发斑块样皮疹，色红，摸之碍手，皮肤热，口不干，夜间断续咳嗽，少痰，恶心欲吐，胃脘不胀，纳食欠佳，多汗，二便正常。舌暗红，苔白腻，脉浮。病机：肺气不清，痰湿内伏。治法：通阳宣肺，化痰止咳。

处方：

生紫菀 15 g	苍术 15 g	石菖蒲 20 g	法半夏 20 g
朱茯神 15 g	陈皮 15 g	杏仁 15 g	紫苏子 15 g
厚朴 15 g	藿香 15 g	生姜 20 g	炙甘草 5 g
侧柏叶 15 g			

7 剂，水煎服，每日 1 剂，上午 9 时和下午 3 时温服。

四诊（2013 年 10 月 10 日）：药后血糖控制尚为平稳，咳嗽已愈，皮疹消退，未再发作，口干明显减轻，汗出减少，夜寐仍差，纳食尚可。舌暗红，苔白腻，脉浮。方选初诊方去苍耳子、蛇床子、地肤子。

处方：

制附片 60 g（先煎）	生黄柏 20 g	砂仁 15 g	炙甘草 5 g
知母 20 g	肉桂 15 g	淫羊藿 20 g	朱茯神 15 g
生姜 30 g			

7 剂，水煎服，每日 1 剂，下午 3 时和 7 时温服。

药后血糖控制平稳，继续调养后病情稳定。

按：患者苦于"口干、多饮"数年，西医诊断为 2 型糖尿病，中医诊断为消渴，基本病机是阳虚阴浮，心肾不交，阳虚而使肾水不能蒸腾于上，真龙不藏，浮阳外越，心火不能下潜，心肾失交，所以患者会出现口干、多饮、喜温饮、寐差等症状，基于此，初诊中治以潜阳封髓，交通心肾，潜阳封髓丹主方加用地肤子、蛇床子、大剂量苍耳子，治以祛风止痒兼顾解决皮肤瘙痒的问题，初诊后患者皮肤瘙痒明显好转，口干亦有好转。此处先是解表，再是畅中，最后利下，由表到里，再由里出表，由上到下，遂二诊中亦考虑道路未通，遂加用生紫菀、石菖蒲、益智仁。生紫菀用处有二，一是性辛甘苦温，单独一味药具有辛开苦降的功效，二是生紫菀具有交通心肾的作用；石菖蒲又名九节菖蒲，其从水中生出，遂具有开通之力到巅顶，患者脑鸣严重，遂加用石菖蒲，同时患者阳虚而气失固化，遂加用益智仁益肾止尿。三诊患者出现咳嗽的情况，四诊合参考虑病机为肺气不清，痰湿内伏，治以通阳宣肺，化痰止咳，郭立中教授不拘泥于一方，结合病证，随证治之。四诊患者咳嗽已清，初诊时症状已去大半，效不更方，继续初诊方去治疗皮肤瘙痒的三子，经过治疗，患者血糖控制平稳，痛苦已去几分，治疗有次第，用药如用兵，步步为营，遂取良效。

| 参考文献 |

[1]　张梅, 吴越, 慕春海, 等. 苍耳子对小鼠血糖影响的研究 [J]. 时珍国医国药, 2009, 20 (3): 669-671.

[2]　Hwang S H, Wang Z Q, Yoon H N, et al. *Xanthium strumarium* as an inhibitor of α-glucosidase, protein tyrosine phosphatase 1β, protein glycation and ABTS⁺ for diabetic and its complication [J]. Molecules, 2016, 21 (9): 1241.

[3]　俞发荣, 谢明仁, 张琛, 等. 苍耳子药物血清对H4细胞毒性作用的实验研究 [J]. 中国临床研究, 2013, 26 (3): 209-210, 220.

[4]　刘环香, 傅道珍, 张倩, 等. 复方苍耳子散提取物的体外抗菌作用研究 [J]. 中国医院药学杂志, 1999, 19 (6): 347-348.

[5]　孙延萍, 郑立运, 李晓红. 苍耳子抗炎活性部位的筛选 [J]. 今日科苑, 2009, 13 (16): 281.

[6]　刘娟秀. 苍耳类药材的品质评价研究 [D]. 南京: 南京中医药大学, 2016.

[7]　杨亚丽. 郭立中教授运用温潜法治疗2型糖尿病的病案研究 [D]. 南京: 南京中医药大学, 2021.

石 榴 皮

【本草记载】

1.《本草纲目》　石榴皮味甘酸涩，性温，止下痢，治筋骨风、腰脚不遂、步行挛急疼痛。取汁点目，止泪下；煎服，下蛔虫，止泻痢。

2.《滇南本草》　石榴皮，味酸、涩，性寒。治日久水泻，煨砂糖吃。治久痢脓血、大肠下血。根，走经络。

3.《本草便读》　石榴皮，甘涩治久伤之泻痢，固肾摄肠，酸温医宿咳之虚寒，保金敛肺，肠红吐血烧灰服，带下崩中煎水尝，榴花散心郁之吐红，炙黑吹鼻中之衄血。

4.《本草备要》　石榴皮，涩肠，外用染须，酸涩而温。能涩肠，止泻痢下血（末服），崩带脱肛（泻痢至于脱肛者，以石榴皮、陈壁土加明矾少许，浓煎熏洗，再用五倍子炒研、敷托而止之）。浸水，汁黑如墨，乌须方绿云油中用之。勿犯铁器。

【历代论述】

1.《药性论》　治筋骨风，腰脚不遂，步行挛急疼痛。主涩肠，止赤白下痢。取汁止目泪下，治漏精。

2.《雷公炮炙论》　凡使石榴皮、叶、根，勿令犯铁。若使石榴壳，不计干湿，先用浆水浸一宿，至明漉出，其水如墨汁，方可用。

【名家经验】

1. 虞抟　石榴皮，治脚肚生疮，初起如粟，搔之渐开，黄水浸淫，痒痛溃烂，遂致绕胫而成痼疾：酸榴皮煎汤冷定，日日扫之，取愈乃止。

2. 董幼祺　用石榴皮治疗小儿腹泻，石榴皮清肠固涩，轻酸于肠以收敛滋涩，董老用药不苟于下工之重剂猛料以求一时之速效，去邪而不伤正，不碍小儿柔弱脾胃之运化，确有四两拨千斤之效[1]。

3. 孙伯扬　在临床中擅长应用炭类药，无论寒热虚实之证均有应用，并且每用必效。石榴皮，炒炭后其收敛性多增强。

4. 张泽安　重用石榴皮治疗糖尿病腹泻，糖尿病患者腹泻属中医学"腹泻""飧泄"等病证范畴。其主要由于消渴日久，耗损脾肾之阴，阴损及阳，脾气亦虚，清气不升，水湿内停，下趋于肠而致严重者脾肾阳虚，命门火衰，不能助脾胃腐熟水谷，运化精微，因而形成"五更泻"。张泽安教授自拟健脾止泻汤加减，并重用石榴皮治疗糖尿病腹泻，获得满意疗效[2]。

【现代药理】

1. 降血糖　研究表明[3]，石榴中含有丰富的多酚类和黄酮类物质，其治疗糖尿病功效已经得到证实。有学者研究表明[4]，对STZ诱导的糖尿病大鼠模型灌胃石榴汁可增加其对氧磷酶1（PON1）基因的表达和酶的活性，从而缓解大鼠糖尿病症状。研究发现[5]，石榴皮鞣质可降低血糖、TG、ET-1浓度，升高血清一氧化氮含量及一氧化氮/ET-1的值，具有明显保护糖尿病大鼠血管的作用。

2. 抗菌、抗病毒　研究发现[6]，石榴皮及其有效成分鞣质类、黄酮类对多种细菌及病毒具有较强的抗菌、抗病毒活性。现有资料表明，石榴皮粗粉经提取、萃取、冷冻干燥等工艺制备得到的鞣质、黄酮类化合物能在体外不同程度地抑制金黄色葡萄球菌、部分志贺菌、肠杆菌科阴性杆菌和白念珠菌的生长繁殖，且鞣质类化合物呈现广谱抗菌特性，并具有抗耐药菌作用。

3. 抗氧化 通过体外抗氧化活性实验发现[7]，石榴皮乙醇提取物对 3 种自由基（$O_2^-\cdot$、$OH\cdot$、$DPPH\cdot$）的 EC50 分别为 22.4 mg/L、350.3 mg/L、4.7 mg/L，效果明显优于合成抗氧化剂 2, 6- 二叔丁基 -4- 甲基苯酚（BHT）；给予小鼠石榴皮抽提物灌胃后，血、肝脏、脑组织中 MDA 含量与模型对照组相比分别下降了 21.04 %、30.26 % 和 32.24 %（$P < 0.05$）。

4. 调节血脂 研究发现，石榴活性成分能降低人体 TC，升高 HDL，降低 VLDL 和 TC/HDL，对于调节脂代谢紊乱具有积极作用。

【降糖量效】

1. 常规剂量 石榴皮入煎剂 9 ～ 15 g。可用于糖尿病后期，石榴皮酸涩收敛，合乌梅可防火毒耗伤气阴。意在长期、缓慢调节血糖，防余毒耗伤气阴[4]。

2. 大剂量 石榴皮入煎剂 16 ～ 30 g。可用于糖尿病中期，此时疾病多处于"郁、热"阶段，以实证为主，火热相对较甚，大剂量石榴皮酸涩收敛，合乌梅可防火毒耗伤气阴。

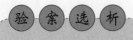

1. 石榴皮常规剂量验案
见黄柏小剂量验案。

2. 石榴皮大剂量验案
见地骨皮大剂量验案。

| 参考文献 |

［1］ 沈达.董幼祺治疗小儿腹泻验案 2 则［J］.江苏中医药，2012，44（9）：49-50.

［2］ 张泽安. 重用石榴皮治疗糖尿病腹泻体会［J］.中国中医药现代远程教育，2005，3（12）：56.

［3］ Raafat K，Samy W. Amelioration of diabetes and painful diabetic neuropathy by *Punica granatum* L. extract and its spray dried biopolymeric dispersions［J］. Evid Based Complement Alternat Med，2014：180495.

［4］ Betanzos-Cabrera G，Guerrero-Solano J A，Martinez-Perez M M，et al. Pomegranate juice increases levels of paraoxonase 1（PON_1）expression and enzymatic activity in streptozotocin-induced diabetic mice fed with a high-fat diet［J］. Food Res Int，2011，44（5）：1381-1385.

［5］ 王明智,梅志刚,曾永保,等.石榴皮鞣质对糖尿病大鼠血管保护作用及其机制初探［J］.医学研究杂志,2011,40（5）:71-75.

［6］ 刘宇,蔡霞,曾勇,等.石榴药理研究新进展［J］.世界科学技术-中医药现代化,2015,17（3）:679-686.

［7］ 李建科,李国秀,赵艳红,等.石榴皮多酚组成分析及其抗氧化活性［J］.中国农业科学,2009,42（11）:4035-4041.